中医执业助理医师资格考试实践技能指导用书

（具有规定学历 师承或确有专长）

国家中医药管理局中医师资格认证中心
中医类别医师资格考试专家委员会　编写

中国中医药出版社
·北京·

图书在版编目（CIP）数据

中医执业助理医师资格考试实践技能指导用书：具有规定学历 师承或确有专长/国家中医药管理局中医师资格认证中心中医类别医师资格考试专家委员会编写.—北京：中国中医药出版社，2020.2（2020.4重印）

ISBN 978-7-5132-5852-4

Ⅰ.①中… Ⅱ.①国… Ⅲ.①中医师-资格考试-自学参考资料 Ⅳ.①R2

中国版本图书馆CIP数据核字（2019）第257199号

中国中医药出版社出版
北京经济技术开发区科创十三街31号院二区8号楼
邮政编码 100176
传真 010-64405750
山东临沂新华印刷物流集团有限责任公司印刷
各地新华书店经销

开本 889×1194 1/16 印张 27.75 字数 702千字
2020年2月第1版 2020年4月第2次印刷
书号 ISBN 978-7-5132-5852-4

定价 168.00元
网址 www.cptcm.com

社 长 热 线 010-64405720
购 书 热 线 010-89535836
维 权 打 假 010-64405753

微信服务号 zgzyycbs
微商城网址 https://kdt.im/LIdUGr
官方微博 http://e.weibo.com/cptcm
天猫旗舰店网址 https://zgzyycbs.tmall.com

如有印装质量问题请与本社出版部联系（010-64405510）
版权专有 侵权必究

中医执业助理医师资格考试实践技能指导用书

(具有规定学历 师承或确有专长)

编 委 会

(以姓氏笔画为序)

主 审

石 岩　李灿东　余曙光　谷晓红　张伯礼
陈 伟　蒋梅先

主 编

丁建中　刘明军　吴力群　张书信　陆小左
周桂桐　周家俊　赵吉平　崔晓萍　蒋 茹
曾 亮　潘 涛

编 委

王 飞　王 玫　王凤珍　王雪峰　王景龙
孔德智　卢依平　刘 盼　闫东宁　李 沙
李新民　杨博华　邹小娟　张凤华　张宁苏
张燕生　陈 晟　陈明龄　陈宪海　陈家旭
林雪娟　倪 伟　隋博文　阙华发　裴晓华
谭 程　霍婧伟

出版说明

医师资格考试是行业准入考试,是评价申请医师资格者是否具备从事医师工作所必须的专业知识与技能的考试。为帮助考生熟悉、了解、掌握执业所必须具备的基础理论、基本知识与基本技能,提高综合应用能力,从而安全有效从事医疗、预防和保健工作,根据《医师资格考试大纲(中医、中西医结合)2020年版》相关规定,国家中医药管理局中医师资格认证中心(以下简称"认证中心")组织专家全面修订了相关医师资格考试系列指导用书。

一、2020年中医、中西医结合医师资格考试指导用书修改重点

在总结医师资格考试工作改革取得的成果和经验基础上,认证中心坚持以习近平新时代中国特色社会主义思想为遵循,紧密结合《中华人民共和国中医药法》和中共中央印发的《关于促进中医药传承创新发展的意见》的具体要求,对2020年版大纲及2020年医师资格考试指导用书进行了修订:一是以中医思维为导向,突出中医药特色,将穿插在各科目的中医经典内容整合成单独的章节;二是结合中医师岗位胜任力,逐步淡化科目概念,体现知识整合;三是以解决临床实际问题为原则,根据当前中医临床需求适当调整其结构与测试范围;四是体现医师职业素养,强调"大医精诚",注重医患沟通、人文关怀;五是依据最新修订的法律法规和部门规章,增加和修订相关章节内容。

二、2020年中医、中西医结合医师资格考试指导用书特点

本系列指导用书具有三个鲜明的特点。一是权威性。以医师资格准入基本要求为依据,紧扣《医师资格考试大纲(中医、中西医结合)2020年版》,由认证中心组织相关科目权威专家编写。二是全面性。该书为《医师资格考试大纲(中医、中西医结合)2020年版》的细化、扩展,覆盖全部考点。三是实用性。充分体现国家中医药法律法规及相关政策,适应当前疾病谱变化及中医、西医临床诊疗技术发展,以及人民群众对中医药服务需求的变化,并结合中医药教育特点和新版国家规划教材编写原则,方便考生全面复习,提升专业能力与素质。

三、2020年中医、中西医结合医师资格考试指导用书种类

本系列指导用书包括中医执业医师(具有规定学历、师承或确有专长)和执业助理医师(具有规定学历、师承或确有专长)实践技能指导用书、医学综合指导用书以及中西医结合执业医师和执业助理医师实践技能指导用书、医学综合指导用书,共8种。

四、2020年中医、中西医结合医师资格考试指导用书购买途径

2020年版医师资格考试系列指导用书受国家中医药管理局中医师资格认证中心授权,由中国中医药出版社独家出版。考生可直接到中国中医药出版社天猫旗舰店(https://zgzyycbs.tmall.com)购买正版图书。

五、2020年中医、中西医结合医师资格考试指导用书使用建议

考生购得考试指导用书后，可采取以下备考措施：一是认真分析考试大纲，明确考试内容与范围；二是仔细研读考试方案，熟悉考试项目与流程；三是结合自身实际情况，按照轻重缓急制订阶段性复习计划；四是突出重点，系统学习考试指导用书；五是科学复习，逐步消化吸收知识要点，不放过难点和自身的弱项，适当拓展复习范围；六是重视医师职业素质，不可忽视人文关怀；七是对于实践技能考试，要突出实际动手能力，按照指导用书提前进行实际操作演练；八是对于医学综合考试，应按照指导用书内容，突出理解和应用，不应以简单记忆为主；九是通过练习做题检验复习效果，找到薄弱环节，循序渐进提高能力。

本系列指导用书的编审得到了北京中医药大学、天津中医药大学、上海中医药大学、南京中医药大学、山东中医药大学、河南中医药大学、陕西中医药大学、江西中医药大学、长春中医药大学、辽宁中医药大学、黑龙江中医药大学、河北中医学院、暨南大学等院校的大力支持，在此谨示感谢！

由于时间仓促，书中难免有不足和错漏之处，希望各位考生及其他读者在使用中对本指导用书提出宝贵意见。

国家中医药管理局中医师资格认证中心
2019年12月

实践技能考试须知

实践技能考试是国家医师资格考试的重要组成部分。只有通过实践技能考试者才有资格参加医学综合考试。实践技能重点考查应试者综合运用所学知识、所掌握技术去分析问题、解决临床问题的能力。考查内容包括病案（例）分析、中医基本操作、体格检查、西医基本操作、病史采集、临床问题答辩、辅助检查结果判读分析、医学人文素养等。为了更好地帮助考生有效掌握所必须具备的基础理论、基本知识和基本技能，提高综合应用能力，进而能够安全有效地从事医疗、预防和保健工作，并顺利通过实践技能考试，现将医师资格考试实践技能考试情况介绍如下。

一、为什么要通过医师资格考试？

《中华人民共和国执业医师法》第八条明确规定：国家实行医师资格考试制度。《医师资格考试暂行办法》第二条规定：医师资格考试是评价申请医师资格者是否具备执业所必须的专业知识与技能的考试；第三条规定：考试方式分为实践技能考试和医学综合笔试；第二十五条规定：实践技能考试合格者方可参加医学综合笔试；参加过医学综合笔试，按照《医师资格考试暂行办法》第三十三条规定：考试成绩合格的，授予执业医师资格或执业助理医师资格，由省级卫生行政部门颁发卫生部统一印制的《医师资格证书》。《医师资格证书》是执业医师或执业助理医师资格的证明文件。按照执业医师法规定，取得医师资格的，可以申请注册，医师经注册后，可以在医疗、预防、保健机构中按照注册的执业地点、执业类别、执业范围执业。

二、参加医师资格考试应具备的条件是什么？

《中华人民共和国执业医师法》第九条规定：具有下列条件之一的，可以参加执业医师资格考试：（一）具有高等学校医学专业本科以上学历，在执业医师指导下，在医疗、预防、保健机构中试用期满一年的；（二）取得执业助理医师执业证书后，具有高等学校医学专科学历，在医疗、预防、保健机构中工作满二年的；具有中等专业学校医学专业学历，在医疗、预防、保健机构中工作满五年。第十条规定：具有高等学校医学专科学历或者中等专业学校医学专业学历，在执业医师指导下，在医疗、预防、保健机构中试用期满一年的，可以参加执业助理医师资格考试。第十一条规定：以师承方式学习传统医学满三年或者经多年实践医术确有专长的，经县级以上人民政府卫生行政部门确定的传统医学专业组织或者医疗、预防、保健机构考核合格并推荐，可以参加执业医师资格或者执业助理医师资格考试。

三、实践技能考试包括哪些内容？

实践技能考试包括病案（例）分析、中医基本操作、体格检查、西医基本操作、病史采集、临床问题答辩、辅助检查结果判读分析、医学人文素养等内容，主要考查考生对所学知识和所掌握技术的综合理解、运用和实际操作能力，同时考察其心理素质及应变能力，强调中医思维的贯穿体现、医疗安全意识、职业素质以及具体操作流程的完整性、动作的规范性、过程的熟练性。

具体考试内容详见大纲及其实践技能考试指导用书。考生复习时一定要认真、细致，并加强临床工作实践，才能全面掌握执业所必须的专业知识和技能。

四、实践技能考试各站考什么？

实践技能考试目前主要采用纸笔作答、动手操作、口述答辩的综合方式进行考核。

第一考站为病案（例）分析，主要考查考生运用中医思维进行中医诊断及辨证论治的能力。要求考生依据提供的病案（例）资料，运用中医思维进行病因、病机辨析，辨病辨证分析，并给出治法、方药治疗。

第二考站为中医临证，主要考查考生中医四诊信息采集能力、中医临床实际操作能力及中医临床思辨能力，包括中医操作、中医答辩。中医操作在被操作者或医用模具上进行，考查考生对中医望诊、切诊、闻诊、腧穴定位、针刺、艾灸、推拿、拔罐等中医技术的掌握情况，考生须根据要求动手操作，并回答考官提问。中医答辩是通过对考生临床接诊后围绕病情的问诊及特定临床问题辨析回答，分析其中医基础知识的扎实度、逻辑的严密性、语言的流畅度、反应的灵敏度等，判断其中医思辨能力水平。总体要求，本站是综合模拟中医临床全过程，考查考生的综合运用及思考能力。

第三考站为西医临床，包括体格检查和西医操作、西医答辩。主要考查考生进行体格检查、西医操作的能力以及针对西医临床问题的思辨能力、对辅助检查结果的判断分析能力等。体格检查要求考生直接在被检者身上或模具上进行查体操作，并根据提问回答相应问题。西医操作在医用模拟人或医用模具上进行。西医答辩是根据要求回答问题或针对辅助检查结果进行判读分析。总体要求，本站是考查考生的综合运用及思考能力。

上述三站，中医思维、医学人文贯穿整个考试的始终。在临床实践中，一名合格的中医师需要具有"医乃仁术""大医精诚"的医德，需要具有良好的医患关系（沟通能力与人文关怀）；需要具有护患护己的安全防护意识，这是其必备的基本职业素质。

五、每年什么时间举行考试？

每年年初，由国家卫生健康委医师资格考试委员会发布公告，公布考试具体时间等相关信息。

最后，希望各位考生认真复习，努力实践，诚信参试，并取得好成绩。

国家中医药管理局中医师资格认证中心

目 录

第一章 医师职业素养 …………………… 1
第二章 中医四诊 ………………………… 7
  第一节 望诊 …………………………… 7
  第二节 舌诊 …………………………… 15
  第三节 闻诊 …………………………… 20
  第四节 问诊 …………………………… 23
  第五节 脉诊 …………………………… 33
  第六节 按诊 …………………………… 36
第三章 针灸常用腧穴 …………………… 42
第四章 针灸技术 ………………………… 51
  第一节 毫针法 ………………………… 51
  第二节 艾灸法 ………………………… 54
  第三节 拔罐法 ………………………… 57
  第四节 其他疗法 ……………………… 58
  第五节 针灸异常情况处理 …………… 60
  第六节 常见急性病症的针灸治疗 …… 62
第五章 推拿技术 ………………………… 68
第六章 体格检查 ………………………… 76
  第一节 全身状态检查 ………………… 76
  第二节 皮肤检查 ……………………… 79
  第三节 浅表淋巴结检查 ……………… 80
  第四节 头部检查 ……………………… 81
  第五节 颈部检查 ……………………… 82
  第六节 胸廓、胸壁与乳房检查 ……… 83
  第七节 肺和胸膜检查 ………………… 84
  第八节 心脏检查 ……………………… 87
  第九节 血管检查 ……………………… 91
  第十节 腹部检查 ……………………… 92
  第十一节 脊柱、四肢检查 …………… 96
  第十二节 神经系统检查 ……………… 98
第七章 基本操作 ………………………… 102
第八章 辅助检查 ………………………… 114
  第一节 心电图 ………………………… 114
  第二节 影像学 ………………………… 127
  第三节 实验室检查 …………………… 133
第九章 中医常见病 ……………………… 146
  第一节 感冒 …………………………… 146
  第二节 咳嗽 …………………………… 149
  第三节 哮病 …………………………… 152
  第四节 喘证 …………………………… 156
  第五节 肺痨 …………………………… 159
  第六节 肺胀 …………………………… 161
  第七节 心悸 …………………………… 164
  第八节 胸痹 …………………………… 166
  第九节 不寐 …………………………… 170
  第十节 痫病 …………………………… 172
  第十一节 胃痛 ………………………… 174
  第十二节 呕吐 ………………………… 177
  第十三节 腹痛 ………………………… 180
  第十四节 泄泻 ………………………… 182
  第十五节 痢疾 ………………………… 185
  第十六节 便秘 ………………………… 188
  第十七节 胁痛 ………………………… 191
  第十八节 黄疸 ………………………… 193
  第十九节 鼓胀 ………………………… 196
  第二十节 头痛 ………………………… 200
  第二十一节 眩晕 ……………………… 203
  第二十二节 中风 ……………………… 205
  第二十三节 水肿 ……………………… 209
  第二十四节 淋证 ……………………… 212
  第二十五节 郁证 ……………………… 215
  第二十六节 血证 ……………………… 218
  第二十七节 消渴 ……………………… 225
  第二十八节 内伤发热 ………………… 228
  第二十九节 痹证 ……………………… 230
  第三十节 痿证 ………………………… 233

第三十一节	腰痛	236	第十三节	冠状动脉粥样硬化性心脏病 … 322
第三十二节	痹	238	第十四节	病毒性心肌炎 329
第三十三节	乳癖	239	第十五节	慢性胃炎 331
第三十四节	湿疮	241	第十六节	消化性溃疡 333
第三十五节	痔	244	第十七节	胃癌 336
第三十六节	肠痈	247	第十八节	溃疡性结肠炎 338
第三十七节	崩漏	249	第十九节	肝硬化 341
第三十八节	痛经	252	第二十节	急性胰腺炎 344
第三十九节	绝经前后诸证	255	第二十一节	慢性肾小球肾炎 348
第四十节	带下病	257	第二十二节	尿路感染 349
第四十一节	胎漏、胎动不安	260	第二十三节	慢性肾衰竭 352
第四十二节	不孕症	262	第二十四节	缺铁性贫血 355
第四十三节	肺炎喘嗽	264	第二十五节	再生障碍性贫血 357
第四十四节	小儿泄泻	266	第二十六节	甲状腺功能亢进症 360
第四十五节	积滞	268	第二十七节	甲状腺功能减退症 363
第四十六节	鹅口疮	270	第二十八节	糖尿病 365
第四十七节	水痘	271	第二十九节	血脂异常 371
第四十八节	手足口病	273	第三十节	高尿酸血症与痛风 374
第四十九节	麻疹	275	第三十一节	类风湿关节炎 377
第五十节	丹痧	277	第三十二节	脑梗死 380
第五十一节	紫癜	279	第三十三节	脑出血 383
第五十二节	肩周炎	280	第三十四节	病毒性肝炎 386
第五十三节	颈椎病	283	第三十五节	乳腺增生病 390
第五十四节	腰椎间盘突出症	286	第三十六节	急性阑尾炎 392
第十章 西医常见病 290			第三十七节	胆石症 394
第一节	急性上呼吸道感染	290	第三十八节	良性前列腺增生症 396
第二节	慢性支气管炎	292	第三十九节	排卵障碍性异常子宫出血 … 399
第三节	慢性阻塞性肺疾病	293	第四十节	绝经综合征 401
第四节	慢性肺源性心脏病	295	第四十一节	阴道炎 404
第五节	支气管哮喘	298	第四十二节	先兆流产 406
第六节	肺炎	301	第四十三节	异位妊娠 408
第七节	肺结核	303	第四十四节	小儿肺炎 409
第八节	原发性支气管肺癌	306	第四十五节	小儿腹泻病 416
第九节	慢性呼吸衰竭	309	第四十六节	水痘 421
第十节	心力衰竭	311	第四十七节	流行性腮腺炎 423
第十一节	心律失常	315	第四十八节	手足口病 425
第十二节	原发性高血压	317		

附录：中医执业助理医师资格考试实践技能考试大纲 …………………………………… 427

第一章　医师职业素养

医师职业素养是由观念、能力、知识、情感、意志、气质等多种因素综合而成的从医者的内在品质，是医师在执业过程中所应具备的职业操守。医师职业素养可以外显为正确的价值观念、科学的思维方式、爱岗敬业的工作态度、严谨求实的工作作风以及良好的行为习惯等。良好的职业素养对于规范医师医疗实践活动、提高执业能力与水平具有重要作用。

中医学历来重视医师的职业素养问题。《素问·著至教论》曰："子知医之道乎？……上知天文，下知地理，中知人事，可以长久"，从天、地、人三个维度提出了医者应该具备的素质结构。晋代杨泉《物理论·论医》"夫医者，非仁爱之士，不可托也；非聪明理达，不可任也；非廉洁淳良，不可信也"，宋代《小儿卫生总微方论·医工论》"凡为医者，性存温雅，志必谦恭，动须礼节，举止和柔，无自妄尊，不可矫饰"，以及清代张璐提出的"薰莸时习戒""持才妄作戒""任性偏执戒""同流合污戒""因名误实戒""师事异端戒""贫富易心戒""贵贱混治戒""乘危苟取戒""诋毁同道戒"医门十诫论述，即是中国古代对医师职业素养的基本要求。

一、医德医风

医德医风是指医师在从事医疗实践活动中应遵循的道德规范和应具备的人格风尚。

中医学对医德医风的论述由来已久。自《黄帝内经》开始至清代以及近现代，一直将良好的医德医风作为医师从事医疗实践活动的基础。历代医书中多有关于医德医风的记载，其中唐代孙思邈《备急千金要方·大医精诚》，被认为是对医德医风最为系统的论述，至今仍然具有重要的现实意义。

（一）以德为先，德医并重

《灵枢·师传》中"上以治民，下以治身，使百姓无病，上下和亲，德泽下流，子孙无忧，传于后世，无有终时"的论述，可以理解为是对医生提出的道德责任要求。《备急千金要方·大医精诚》之精是指医术的精湛，而诚则是要求医生要有高尚的品德修养。宋代林逋《省心录》"无恒德者，不可以作医"，提出了社会大众对医生道德的期待。

清代名医吴鞠通在《医医病书》中说："天下万事，莫不成于才，莫不统于德。无才固不足以成德，无德以统才，则才为跋扈之才，实足以败，断无可成。有德者，必有不忍人之心。不忍人之心油然而出，必力学诚求其所谓才者。医也，儒也，德为尚矣。"说明了以德为先，德与才的辩证关系。

近代名医冉雪峰言："士先曰识而后文章，医先品德而后学问。"作为当代中医师，必须不忘初心，牢记使命，时刻以医德约束言行，不仅仅重视"术"的学习，更应重视"德"的修行，以德为先，德术双馨。

（二）规矩准绳，法铸方圆

中医师必须依法行医，遵守国家有关法律法规。中医师必须首先遵守《中华人民共和国中医药法》，履行法定职责，以继承和弘扬中医药、保护人民健康为己任。中医师还必须遵守《中华人民共和国执业医师法》，如第二十二条规定，执业医师必须"遵守法律、法规，遵守技术操作规范；树立敬业精神，遵守职业道德，履行医师职责，尽职尽责为患者服务；关心、爱护、尊重患者，保护患者的隐私；努力钻研业务，更新知识，提高专业技术水平；宣传卫生保健知识，对患者进行健康教育"。另外，第二十四、二十六、二十七、二十八、二十九等条款还规定：医生不得拒绝急救处置；对患者交代病情时避免引起患者造成精神压力、产生不利的后果；不得利用职务之便获取不当利益；遇有灾情疫情等威胁人民生命健康的紧急情况时，应服从卫生行政部门的调遣和及时向有关部门上报。

近年来，国家卫生健康委员会和国家中医药管理局颁布了很多有关医师道德规范的规定。中医师必须以国家相关法律法规为准绳，在法律法规允许的范围内履行职责与义务。

（三）普同一等，皆如至亲

对待患者一视同仁，是对医生道德的基本要求。医生对于患者，不论男女老幼、地位高低、权力大小、美丑智愚、亲疏贵贱，都应平等地给予尊重，不能厚此薄彼，亲疏有别，媚权重利，轻民薄义。

《备急千金要方·大医精诚》中说："若有疾厄来求救者，不得问其贵贱贫富，长幼妍媸，怨亲善友，华夷愚智，普同一等，皆如至亲之想。亦不得瞻前顾后，自虑吉凶，护惜身命，见彼苦恼，若己有之。"就是要求医生把患者当作自己的至亲好友来对待，同情共情，尊重平等，一视同仁。

（四）至意深心，智圆行方

《素问·征四失论》中说："循经受业，皆言十全……所以不十全者，精神不专，志意不理，外内相失，故时疑殆"，要求医生在诊疗时必须如《素问·宝命全形论》中所言"如临深渊，手如握虎，神无营于众物"。

《备急千金要方·大医精诚》中说："凡大医治病，必当安神定志，无欲无求……省病诊疾，至意深心，详察形候，纤毫勿失，处判针药，无得参差。虽曰病宜速救，要须临事不惑，唯当审谛覃思，不得于性命之上，率尔自逞俊快，邀射名誉，甚不仁矣。"即是要求医生在诊察疾病、遣方用药时必须具有严肃认真的工作态度、专心致志的敬业精神。

清代程文囿在《医述·医则》中记载："孙思邈之祝医者曰：行欲方而智欲圆，心欲小而胆欲大"，就是要求医生临症时既要大胆自信，当机立断，又要心思缜密，用药精当，安全有效；既要圆机活法，随机应变，又要方正有序，中规中矩，纤毫勿失。

（五）易地以观，自澹利心

明代王绍隆传、清代潘楫增注的《医灯续焰·医范》中规定了医之守，即"医虽为养家，尤须以不贪为本"。清代医家费伯雄在其所著《医方论》中说："我若有疾，望医之救我者何如？我之父母妻子有疾，望医之相救者何如？易地以观，则利心自澹矣"，即是要求医生必须以患者为中心并懂得换位思考，在应用各种可能的技术去追求准确的诊断或改变疾病的进程时，充分考虑患者及家属的经济状况与承受能力，尽可能选择简便、经济的诊疗手段解决临床问题。切忌出现张仲景在《伤寒论》序中所批评的"但竞逐荣势，企踵权豪，孜孜汲汲，惟名利是务"。一切以治愈疾病、维护健康为首要。《备急千金要方·大医精诚》中言，"所以医人不得恃己所长，专心经略财物"，应"一心赴救，无作功夫形迹之心"。

医生与医生、医生与护士、医生与技术人员之间还要注重团队合作，方能使病人更多获益。医生不能为了自己名利而抬高自己、贬低他人。诚如《医灯续焰·医范》所说，"不可夸己之长，不可谈人之短，不可浮诞而骇惑病人，不可轻躁而詆诽同类"。

（六）大医之体，不皎不昧

端庄的仪态、整洁的衣着、得体的言行是对医生行为习惯的要求。对中医医师来讲，过去还有医生必须要"四季衣裳"以及让患者"望而生威"的说法。任何一种要求，都是社会与患者对医生这一特殊职业仪态仪表与言行的约束与期待。因此，医生在接诊时必须举止得体，言行得当，不卑不亢。

《备急千金要方·大医精诚》曰："夫大医之体，欲得澄神内视，望之俨然，宽裕汪汪，不皎不昧……又到病家，纵绮罗满目，勿左右顾盼，丝竹凑耳，无得似有所娱，珍羞迭荐，食如无味，醽醁兼陈，看有若无"，"夫为医之法，不得多语调笑，谈谑喧哗，道说是非，议论人物，炫耀声名，訾毁诸医，自矜己德。偶然治瘥一病，则昂头戴面，而有自许之貌，谓天下无双，此医人之膏肓也"，较为系统地对医生言行举止进行了规定。

（七）考镜源流，精勤不倦

中医学理论博大精深，历代医书"汗牛充栋"，明代医家张景岳在《类经图翼》说："《内经》者，三坟之一。盖自轩辕帝同岐伯、鬼臾区等六臣，互相讨论，发明至理，以遗教后世，其文义高古渊微，上极天文，下穷地纪，中悉人事。"因此，从医者必须认真学习、用心体悟才能领会其真谛。

随着社会发展与时代进步，医学知识不断丰富与发展，治疗手段不断更新与进步，病谱病机也在不断增多与复杂，更是需要医生不断学习。因此，自主学习、终身学习能力也是执业医师的基本素养。

孙思邈在《备急千金要方·大医精诚》曰："世有愚者，读方三年，便谓天下无病可治；及治病三年，乃知天下无方可用。故学者必须博极医源，精勤不倦，不得道听途说，而言医道已了，深自误哉"，说明古代医家已经充分认识到了医生不断学习以及终身学习的重要性与必要性。

（八）博学能文，医文并茂

中医学根植于中国文化，中国文化为中医学认知生命提供了认识论与方法论基础。建立在中国文化基础上的中医学对于人体生理、病理与疾病防治的认识在思维方式上与西医学不尽相同，因此，中医师必须具有中国文化底蕴。《针灸甲乙经·林序》中言："臣闻通天地人曰儒，通天地不通人曰技，斯医者虽曰方技，其实儒者之事乎"，说明了儒与医的关系。元代朱震亨在《格致余论》中言："《素问》，载道之书也。词简而义深，去古渐远，衍文错简，仍或有之，故非吾儒不能读。"清代罗美《内经博议》曰："夫岐黄之业，谈何容易。不知阴阳消长之理者，不可与言医；不知死生变化之故者，不可与言医；不知草木虫鱼邱陵牝牡之性情者，不可与言医；不知古今异宜刚柔互用应变合于秒忽者，不可与言医。若是则五经四子之书，医之宗旨也。"

历代中医师多有工于书法、绘画、篆刻之人，也多有文辞古雅而出口成章，韵律修辞以文采飞扬，临证处方堪称书法大作之士。民间也有中医师应该有"一笔好字，两口二黄"的要求，都说明中医师必须具有良好的中国文化素养，能文多艺，医文并茂。

（九）传承为本，守正创新

中医师必须以传承中医学术为自己的初心与使命，以敬畏之心学习中医理论，掌握中医思维，传承中医学术，尊重中医学独特的生命与疾病认知方式。必须在习近平总书记2019年10月25日对中医药做出的"要遵循中医药发展规律，传承精华，守正创新"重要指示精神指导下，正本清源而传承中医精华，在守住正道的前提下，善于借鉴、利用现代科学技术不断创新，促进中医学在新时代不断进步与发展。

二、沟通能力

沟通能力是医生职业素养的组成部分。医患有效沟通对于赢得患者信任、全面准确了解病情、合理遣方用药施术、体现人文关怀、提高临床疗效、减少医患纠纷具有重要的作用。

（一）询问病情，全面详细

医生需要全面详细询问了解患者基本情况，

除姓名、性别、年龄之外，还需要询问患者从事职业、居处环境、文化背景、婚姻状况、心理状况、人际关系、生育情况以及经济承受能力等。育龄期妇女还必须询问末次月经与备孕情况。

在询问病情时，可以通过开放式、闭合式、聚焦式询问等沟通技巧了解患者主诉、现病史、既往史、个人史、过敏史等。牢记《景岳全书·传忠录·十问篇》的"十问歌"，是全面详细询问病情，防止病情漏项缺项，提高沟通能力的有效措施之一。

（二）倾听所苦，专心专注

心无旁骛、用心倾听患者所苦，是全面、详细了解患者病情的基础，也是赢得患者信任的前提。合理运用催促、重复、沉默、归纳与确认、同感与认同、严肃与争论以及肢体语言等倾听技能，可以有效提高沟通效率。对于部分情绪暴躁、不善表达、喋喋不休、肢体残障等患者，更需专心专注，使用特殊沟通技能进行沟通，不得出现轻视讽刺、干扰转移、道德评判等问题，也不得与患者沟通时间过短就急于得出结论。

清代喻昌《医门法律·问病论》中说："医，仁术也，仁人君子，必笃于情。笃于情，则视人犹己，问其所苦，自无不到之处。古人闭户塞牖，系之病者，数问其情，以从其意，诚以得其欢心。则问者不觉烦，病者不觉厌，庶可详求本末，而治无误也。"说明同情患者、用心倾听对于全面、详细了解病情具有重要的作用。

（三）四诊合参，详察形候

望、闻、问、切四诊融合了医生与患者语言沟通和非语言沟通的多种方式，是中医师了解疾病情况的主要手段。在询问与倾听的基础上，望患者神、色、形、态、五官、舌象，闻语音、语调、气味，切脉之浮沉迟数、肢体胸腹之寒热温凉，望闻问切，四诊合参，详察形候，可以有效了解患者的阴阳表里、寒热虚实、脏腑失衡情况，为辨证施治奠定基础。

（四）病历书写，规范准确

古代中医将病历称为"诊籍"，始于汉初医家淳于意，后世多称"医案"。

病历亦称病史、病案，是医务人员在医疗活动过程中记录疾病诊疗过程的文件，记载了患者疾病发生、发展、转归及住院期间整个医疗活动的全部过程，形成了文字、符号、图表、影像、各种报告单等资料。规范准确书写病历既是医生水平的体现，又是医患沟通的平台以及医患双方合法权益的保障依据。医生必须熟练掌握病历书写的基本要求，严格按照规范书写病历，做到及时记录、立论有据、重点突出、注重细节、涂改留痕、医师签字等。不得出现记录不及时、不完整、不真实、不准确、不签名、代签名以及修改不规范等问题。对临床疗效不佳、有医患纠纷苗头及高危患者的病历更应特别注意，必要时及时请上级医师审阅。

（五）病情晓告，用语得当

医生对患者进行诊疗时需要对诊疗的方式、可能出现的风险、治疗效果、治疗费用、需要配合的事项以及疾病预后转归等告知患者或患者家属，使之知晓、知情、同意并配合医生诊疗。

告知患者病情时需要注意语言表达技巧，关注患者感受，言语简洁明了，通俗易懂，尽量不使用患者不易懂的专业术语。

告知还需要根据患者情况合理运用沟通技巧。《灵枢·师传》中"人之情，莫不恶死而乐生，告之以其败，语之以其善，导之以其所便，开之以其所苦，虽有无道之人，恶有不听者乎"，以及《医灯续焰·医范》中"病情之来历，用药之权衡，皆当据实晓告，使之安心调理。不可诬轻为重，不可诳重为轻。即有不讳，亦须委曲明谕。病未剧，则宽以慰之，使安心调理；病既剧，则示以全归之道，使心意泰然"等，都是中医对于医患告知技能的专门论述。

（六）标本相得，互信互动

医生赢得患者信任，患者积极配合检查与治疗，医患互信互动是获得良好疗效的前提和关键。《素问·五脏别论》中"拘于鬼神者，不可与言至德。恶于针石者，不可与言至巧。病不许治者，病必不治，治之无功矣"的描述，就是患者不信任医生而导致的"不治"与"无功"，说明了医生赢得患者信任的重要性。

《素问·汤液醪醴论》指出："病为本，工为标，标本不得，邪气不服"，从医患关系、医患沟通的角度，可以将"病为本"理解为病人为本，"工为标"理解为医生为标。"病为本"一方面体现了以患者为中心，另一方面强调了患者配合医生的重要性。只有标本相得，互信互动，才能使邪气得服，疾病得愈。

（七）三因制宜，关注个性

"因时、因地、因人制宜"是中医学重要而具有特色的诊疗原则，医患沟通同样也应在这一原则指导下，关注不同患者患病时间、居处环境，以及病情、性格、地位、经历、文化、经济状况、健康观念上的差异，实施个性沟通。

明末医家李中梓在《医宗必读·不失人情论》中言："所谓病人之情，五脏各有所偏，七情各有所胜……性好吉者危言见非，意多忧者慰安云伪，未信者忠告难行，善疑者深言则忌，此好恶之不同也。富者多任性而禁戒勿遵，贵者多自尊而骄恣悖理，此交际之不同也。贫者衣食不周，况乎药饵？贱者焦劳不适，怀抱可知，此调治之不同也……此皆病人之情，不可不察者也。"

三、人文关怀

《孟子·梁惠王上》中认为"医者，是乃仁术也"。医生具有慈爱之心、关怀之情，对患者予以人文关怀是医生的职责。

（一）仁心仁术，关爱关怀

《素问·宝命全形论》曰："天覆地载，万物悉备，莫贵于人"，说明了人的重要价值与生命的珍贵性。

《类经图翼》中"垂不朽之仁慈，开生民之寿域"以及《温病条辨》中"医，仁道也，而必智以先之，勇以副之，仁以成之"等论述，都是医乃仁术思想的具体体现。

中医师面对的是人的生命，必须以仁心仁术关爱体贴患者。2016年8月，习近平总书记在全国卫生与健康大会上，对医生提出了"敬佑生命、救死扶伤、甘于奉献、大爱无疆"的指示。习总书记上述对医生的十六字要求，是对医务工作者基于仁心仁术职业素养的高度凝练，是每一位医生都必须履行的职责与使命。

（二）民族国别，尊重差异

《灵枢·师传》有云："入国问俗，入家问讳，上堂问礼，临病人问所便"，说明自古以来中医学就非常重视患者在习俗等方面的差异问题。

中国有56个民族，世界上一百多个国家有中医师在为当地人民健康服务，而各个民族有自己的生活习惯，不同国别有不同的文化背景，中医师需要尊重不同民族与不同国别的患者在个人信仰、人文背景与价值观念等方面的差异，在诊察过程中注意了解患者民族所属、生活习惯、文化信仰、教育背景等，实施个性化服务。

（三）保护隐私，维护尊严

医生必须具有隐私意识，不得随意泄露患者的隐私。《日内瓦宣言》规定"我将尊重患者所交给我的秘密"。就是要求医生对于某些不宜公开的患者诊疗信息、生理缺陷、家庭生活史、某些情志疾病、既往病史等予以保密。

保守患者的隐私包括5个方面：①患者不愿向外透漏的诊疗信息，如一些特殊疾病（性功能疾病、妇科病、精神病等）；②患者不愿向外透漏的生理缺陷；③患者不愿外人观察的行为，如私生活及医学生理状态；④患者不愿外人知道的决定，如人工流产等；⑤患者不愿外人干扰的生活习惯等。

保守秘密可以使患者敢于说出与疾病有关的信息，从而得到及时的医疗，保守秘密也体现了对患者权利、人格的尊重和维护。

保密不仅指医务人员应当保守患者的隐私秘密，还包括在一些特定情况下不向患者泄露真实病情，即向患者本人保密。

对于一般性疾病，医生应尊重患者的知情权，如慢性疾病、神经症、癌症早期等，告诉患者的目的是为了在诊疗时取得患者的配合。但对于一些重症疾病的诊断结果及不良预后等医疗信息，可以先告知家属，以免对患者造成急性、恶性刺激，使其丧失治疗信心或导致病情加重等。

第二章　中医四诊

第一节　望　诊

望诊，是医生运用视觉对人体外部情况进行有目的的观察，以了解健康状况、测知病情的方法。望诊的基本内容包括全身、局部、排出物、小儿食指络脉和舌等。

望诊要求，在刚一接触病人的短暂时间内，首先对病人的整体状况（神气、面部色泽、形体及动态等）进行观察；在对整体状况进行望诊的基础上，根据诊断和病情的需要，对病人的某些局部（如头面、颈项、躯体、四肢、二阴、皮肤等）的情况及某些排出物（如痰、涎、涕、呕吐物、大小便等）的形、色、质、量进行观察；常规情况下，对每个病人的舌象都要观望。如果病人为3岁以下的婴幼儿，还应注意观察患儿食指络脉的情况。

一、全身望诊

（一）方法与要求

1. 方法

（1）病人面向自然光线，坐位或仰卧位。

（2）病人体态自然，充分暴露受检部位。

（3）遇到一些望诊内容在就诊刻下无法获取的，可通过询问病人、家属获取，或事后有条件时再观望获取。

2. 操作

（1）望神　望神时医者首先应观察眼睛的明亮度，即目光是明亮有泽还是晦暗无光；其次，应观察眼球的运动度，即眼球运动灵活还是运动不灵。具体操作时医者可将食指竖立在患者眼前，并嘱患者眼睛随医者的食指做上下左右移动。若患者眼球移动灵活是有神的表现，反之，若移动迟钝或不能移动均为失神的表现。然后，观察患者思维意识是否正常，有无神志不清或模糊、昏迷或昏厥等。精神状态是否正常，有无精神不振、萎靡、烦躁、错乱等；应观察患者面部表情是丰富自然还是淡漠无情，有无痛苦、呆钝等表现。最后得出病人得神、少神、失神或假神等结论。

（2）望色　望色，是指观察人体皮肤色泽变化以诊察病情的方法，又称"色诊"。色是颜色，即色调变化；泽是光泽，即明亮度。除了皮肤色泽之外，望色还包括对体表黏膜、排出物等颜色的观察，但在临证过程中望色的重点是面部皮肤的色泽。

（3）望形体　观察患者体型、体质、营养、发育状况。有无体胖、体瘦、虚弱等。重点观察体型、头型、颈项、肩部、胸廓。

（4）望姿态　观察患者行走坐卧姿势有无异常改变。体位、步态、运动是否自如，有无蜷卧、躁动不安、强迫体征等。坐形要观察是坐而仰首还是坐而俯首，是端坐还是屈曲抱腹或抱头。卧式要观察卧时面部朝里还是朝外，仰卧还是俯卧，平卧、斜卧还是侧卧等。立姿要观察端正直立还是弯腰屈背，有无站立不稳或不耐久站或扶物支撑的情况。行态要观察行走时是否以手护腰，行走之际有无突然停步以手护心或行走时身体震动不定的情况。异常动作要注意有无睑、唇、面、指（趾）的颤动，有无颈项强直、四肢抽搐、角弓反张的情况，有无猝然昏倒、不省人事、口眼㖞斜、半身不遂的情况，有无恶寒战栗、肢体软弱的情况，有无关节拘挛、屈伸不利。儿童还应注意有无挤眉眨眼、努嘴伸舌的情况。

（二）望诊注意事项

1. 充分暴露，细致观察

诊察时要充分暴露受检部位，以便完整、细致地进行观察。

2. 静心凝神，排除杂念

望诊时医生应集中注意力，排除杂念，这样才能发现异常体征，捕捉到疾病的相关信息。如望神的方法是"以神会神"，即是以医生之神去观察、体会患者之神。

3. 辨别真假，排除假象

望诊时医者应注意辨识假象。如假神与疾病好转的区别在于二者虽然都是以病情危重为前提，但假神出现多为久病、重病治疗无效的前提下，突然出现个别现象的一时性好转，且与整体病情危重情况不相一致。

在对患者的面色、唇色进行望诊时一定要注意是患者本来的颜色还是化妆使然。故对女患者进行面部和口唇的望诊时，一定要嘱其在卸妆的情况下进行。观察头发，应注意是真发还是假发，头发颜色是本色还是染色，观察头发色泽时还应注意是否刚上了发蜡、发油等。

4. 注意非疾病因素影响

望诊时应注意排除各种体内外因素所致色泽的生理性改变（如饮酒、气温、情绪激动等）及人为因素所致改变（如染发、化妆等）。要注意将病人色泽的变化与正常的色泽进行比较。

（三）望神的内容与临床意义

1. 得神

得神即有神，是精充气足神旺的表现。

（1）临床表现　神志清楚，语言清晰，目光明亮，精彩内含；面色荣润含蓄，表情丰富自然，反应灵敏，动作灵活，体态自如；呼吸平稳，肌肉不削。

（2）临床意义　提示精气充盛，体健神旺，为健康的表现，或虽病而精气未衰，病轻易治，预后良好。

2. 少神

少神又称为神气不足，是指精气不足、神气不旺的表现。介于得神与失神之间。

（1）临床表现　精神不振，两目乏神，面色少华，肌肉松软，倦怠乏力，少气懒言，动作迟缓等。

（2）临床意义　提示正气不足，精气轻度损伤，脏腑功能减弱。常见于虚证患者，或病后恢复期的人。

3. 失神

失神即无神，是精亏神衰或邪盛神乱的表现。

（1）精亏神衰

1）临床表现：精神萎靡，意识模糊，反应迟钝，面色无华，晦暗暴露，目无光彩，眼球呆滞，呼吸微弱，或喘促无力，肉消著骨，动作艰难等。

2）临床意义：提示脏腑精气亏虚已极，正气大伤，功能活动衰竭。多见于慢性久病重病之人，预后不良。

（2）邪盛神乱

1）临床表现：神昏谵语，躁扰不宁，循衣摸床，撮空理线；或猝然昏倒，双手握固，牙关紧闭等。提示邪气亢盛，热扰神明，邪陷心包；或肝风夹痰，蒙蔽清窍，阻闭经络。

2）临床意义：提示气血功能严重障碍，气血津液失调，多见于急性病病人，亦属病重。

4. 假神

假神是指久病、重病患者，精气本已极度衰竭，而突然一时间出现某些神气暂时"好转"的虚假表现，是脏腑精气极度衰竭的表现。

（1）临床表现　如久病、重病患者，本已神昏或精神极度萎靡，突然神识清楚，想见亲人，言语不休，但精神烦躁不安；或原本目无光彩，突然目光转亮，但却浮光外露，目睛直视；或久病面色晦暗无华，突然两颧泛红如妆等；或原本身体沉重难移，忽思起床活动，但并不能自己转动；或久病脾胃功能衰竭，本无食欲，而突然欲进饮食等。

（2）临床意义　提示脏腑精气耗竭殆尽，正气将绝，阴不敛阳，虚阳外越，阴阳即将离决，属病危。常见于临终之前，为死亡的预兆。故古人比喻为回光返照、残灯复明。

5. 神乱

神乱是指神志错乱失常。临床常表现为焦虑恐惧、狂躁不安、淡漠痴呆和猝然昏倒等，多见于癫、狂、痴、痫、脏躁等病人。

（1）焦虑恐惧　焦虑恐惧是指病人时时恐惧，焦虑不安，心悸气促，不敢独处的症状。多由心胆气虚、心神失养所致，常见于卑惵、脏躁等病人。

（2）狂躁不安　狂躁不安是指病人毫无理智，狂躁不安，胡言乱语，少寐多梦，甚者打人毁物，不避亲疏的症状。多由痰火扰乱心神所致，常见于狂病等。

（3）淡漠痴呆　淡漠痴呆是指病人表情淡漠，神识痴呆，喃喃自语，哭笑无常，悲观失望的症状。多由痰浊蒙蔽心神，或先天禀赋不足所致，常见于癫病、痴呆等。

（4）猝然昏倒　猝然昏倒是指病人突然昏倒，口吐白沫，目睛上视，四肢抽搐，移时苏醒，醒后如常的症状。多由于脏气失调，肝风夹痰上逆，蒙蔽清窍所致，属痫病。

（四）望色的内容与临床意义

望色要重点观察患者面部肌肤所属色调（青、赤、黄、白、黑）及光泽（荣润含蓄或晦暗枯槁）的情况，以区分常色与病色。必要时结合其他内容进一步区分常色中的主色与客色及病色中的善色与恶色等。

在观望整体面色的基础上，可根据具体情况对病人面部不同部位（如额部、鼻部、左右颊部、左右颧部、下颌部等）的色泽进行重点观望，为判断疾病的部位提供依据。

1. 面部分区

中医认为，面部不同区域，分候不同脏腑，通过观察面部不同部位的色泽变化，可以诊察相应脏腑的病变。具体分法有两种：

（1）《灵枢·五色》分候法　即将面部不同部位，分别命名，鼻称明堂，眉间叫阙，额称庭或颜，颊侧称藩，耳门为蔽。然后再将上述不同部位分候五脏，即庭候首面，阙上候咽喉，阙中（印堂）候肺，阙下（下极、山根）候心，下极之下（年寿）候肝，肝部左右候胆，肝下（准头）候脾，方上（脾两旁）候胃，中央（颧下）候大肠，夹大肠候肾，明堂（鼻端）以上候小肠，明堂以下候膀胱、子处。（图2-1）

（2）《素问·刺热》分候法　左颊—肝，右颊—肺，额—心，颏—肾，鼻—脾。

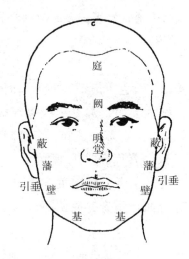

明堂藩蔽图

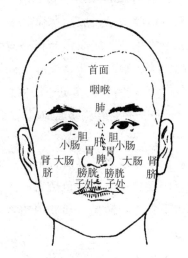

面部脏腑分属部位

图2-1　《灵枢·五色》面部分候脏腑示意图

2. 五色主病的临床表现及其意义

病色大致可分为赤、白、黄、青、黑五种，分别见于不同脏腑和不同性质的疾病。

（1）赤色　赤色主热证，亦可见于戴阳证。满面通红者，多属外感发热，或脏腑火热炽盛的实热证；两颧潮红者，多属阴虚阳亢的虚热证；久病重病面色苍白，却颧颊部嫩红如妆，游移不定者，属戴阳证。是脏腑精气衰竭殆尽，阴阳虚极，阴不敛阳，虚阳浮越所致，属病重。

（2）白色　白色主虚证（包括血虚、气虚、阳虚）、寒证、失血证。面色淡白无华，舌、唇色淡者，多属血虚证或失血证；面色㿠白者，多属阳虚证；面色㿠白而虚浮者，多属阳虚水泛；面色苍白（白中透青）者，多属阳气暴脱之亡阳证；或阴寒凝滞，血行不畅之实寒证；或大失血之人。

（3）黄色　黄色主虚证、湿证。面色淡黄，枯槁无华，称为萎黄，常见于脾胃气虚、气血不足者；面黄虚浮，称为黄胖，多是脾气虚衰、湿邪内阻所致；若面目一身俱黄，称为黄疸，黄而鲜明如橘子色者，属阳黄，为湿热熏蒸之故，黄而晦暗如烟熏者，属阴黄，为寒湿郁阻之故。

（4）青色　青色主寒证、气滞、血瘀、疼痛和惊风。面色淡青或青黑者，属寒盛、痛剧；突然面色青灰，口唇青紫，肢凉脉微，多为心阳暴脱、心血瘀阻之象；久病面色与口唇青紫，多属心气、心阳虚衰，血行瘀阻，或肺气闭塞，呼吸不利；面色青黄（苍黄），多见于肝郁脾虚；小儿眉间、鼻柱、唇周色青者，多属惊风或惊风先兆。

（5）黑色　黑色主肾虚、寒证、水饮、瘀血、剧痛。面黑暗淡者，多属肾阳虚；面黑干焦者，多属肾阴虚；眼眶周围色黑者，多属肾虚水饮或寒湿带下；面色黧黑、肌肤甲错者，多由瘀血日久所致。

（五）望形体

望形体包括形体的强弱、胖瘦和体质类型三个部分。

1. 形体强弱的判断要点

皮肤是润泽还是枯槁，肌肉是结实还是瘦削，骨骼是粗大还是细小，胸廓是宽厚还是狭窄。

2. 形体胖瘦的判断标准

男子BMI＞25为肥胖，BMI＜20为消瘦。女子BMI＞24为肥胖，BMI＜19为消瘦。

注：BMI（国际通用身体质量指数）=体重（kg）／身高（m）的平方

（1）体胖　是指身体质量指数超过正常者。体胖能食，为形气有余；体胖食少，为形盛气虚，是阳气不足、痰湿内盛的表现。

（2）消瘦　是指身体质量指数小于正常者。体瘦食多，属中焦有火；体瘦食少，属中气虚弱；体瘦颧红，皮肤干枯，多属阴血不足，内有虚火；久病重病卧床不起，骨瘦如柴者，为脏腑精气衰竭，气液干枯，属病危。

3. 体质形态的观察要点

体型：矮胖、瘦长还是适中。

头型：偏圆、偏长还是居中。

颈项：粗短、细长还是适中。

肩部：宽大、窄小还是居中。

胸廓：宽厚、薄平还是适中。

姿势：后仰、前屈还是挺直。

通过对上述部位的观察，再结合询问患者平素的寒热喜恶、大便溏结情况，就可对患者的体质形态进行判断。

（六）望姿态

望姿态以动静、强弱、仰俯、伸屈为要点，观察患者自然状态下的动静姿态。

观察患者患病后被迫出现的一些特殊姿态，注意姿态变化与病情变化间的关系。观察患者患病后出现的一些异常动作（如半身不遂、四肢抽搐、肌肉软弱、行走困难等）。

1. 坐形

坐而喜仰，但坐不得卧，卧则气逆，多为咳喘肺胀，或水饮停于胸腹等所致肺实气逆；坐而喜俯，少气懒言，多属体弱气虚；但卧不得坐，坐则神疲或昏眩，多为气血俱虚，或夺气脱血，或肝阳化风；坐时常以手抱头，头倾不能昂，凝神熟视，为精神衰败。

2. 卧式

卧时常向外，躁动不安，身轻能自转侧，多为阳证、热证、实证；卧时喜向里，喜静懒动，身重不能转侧，多为阴证、寒证、虚证；蜷卧缩足，喜加衣被者，多为虚寒证；仰卧伸足，掀去衣被，多属实热证；咳逆倚息不得卧，卧则气逆，多为肺气壅滞，或心阳不足，水气凌心，或肺有伏饮。

3. 立姿

站立不稳，伴见眩晕者，多属肝风内动，或脑有病变；不耐久站，站立时常欲倚靠他物支撑，多属气虚血衰；若以两手护腹，俯身前倾者，多为腹痛之征。

4. 行态

以手护腰，弯腰曲背，行动艰难，多为腰腿疼；行走之际，突然止步不前，以手护心，多为脘腹痛或心痛；行走时身体震动不定，为肝风内动。

5. 异常动作

病人睑、面、唇、指（趾）不时颤动者，在外感热病中，多是动风预兆；在内伤杂病中，多是气血不足，筋脉失养，虚风内动。四肢抽搐或拘挛，项背强直，角弓反张，常见于小儿惊风、痫病、破伤风、子痫、马钱子中毒等。猝然昏倒，不省人事，口眼㖞斜，半身不遂者，属中风病。猝倒神昏，口吐涎沫，四肢抽搐，醒后如常者，属痫病。恶寒战栗（寒战），见于疟疾发作，或伤寒、温病邪正剧争欲作战汗之时。肢体软弱无力，行动不灵而无痛，是痿病。关节拘挛，屈伸不利，多属痹病。儿童手足伸屈扭转，挤眉眨眼，努嘴伸舌，状似舞蹈，不能自制，多由气血不足，风湿内侵所致。

二、局部望诊

（一）望头面

望头面包括望头颅、囟门、头发和面部。要观望头颅的大小及形状，以辨别是否存在头颅过大、过小及方颅等。观望小儿囟门的形状，以判断是否存在囟陷、囟填及囟门迟闭等。观望头发的色泽、形质、多少等情况，以判断是否出现发白、发黄、发稀疏及脱发等。观察面部及五官是否对称，表情是否自然，以及有无肿胀等，以判断是否存在口眼㖞斜、肌肉抽动、腮部肿大、颜面水肿以及惊恐貌、苦笑貌等特殊面部表情。观察头部的动态是否自然，以判断有无头摇、头颤等。

1. 头颅

重点了解其大小和形状。其大小是以头部通过眉间和枕骨粗隆的横向周长来衡量的。一般新生儿为34cm，半岁为42cm，1岁为45cm，2岁为47cm，3岁为48.5cm。明显超过这个范围为头颅过大，反之为头颅过小。

2. 囟门

重在观察前囟有无突起（小儿哭泣时除外）、凹陷或迟闭的情况。前囟位于头顶前部中央呈菱形，在出生后12~18个月闭合。

3. 头发

主要观察头发颜色、疏密、光泽以及有无脱落等情况，其中光泽是头发望诊的重点。

4. 面部

有无面肿、腮肿、面削颧耸或口眼㖞斜，有无特殊面容，如惊怖貌、苦笑貌等。

（二）望五官

包括目、耳、鼻、口、唇、牙齿、牙龈和咽喉。

1. 望目

（1）目色　观察目眶周围的肤色有无发黑、发青等，白睛的颜色有无变红、黄染、蓝斑、出血等，目内外眦脉络的颜色有无变浅及变红等，眼睑结膜颜色是否变浅或变红。

（2）目形　观察眼睑是否浮肿、下垂，有无针眼、眼丹；眼窝有无凹陷，眼球有无突出等。

（3）目态　观察其眼睑的闭合、睁开是否自如、到位，有无眼睑的拘挛，有无不能闭合或昏睡露睛等；眼球是否可灵活转动，有无瞪目直视、戴眼、横目斜视等；两眼的瞳孔是否等大等圆，对光反射是否存在，以及有无瞳孔缩小、瞳孔散大等。

2. 耳

（1）耳郭　观望耳郭的色泽、大小、厚薄等，以辨别是否出现耳轮淡白、青黑及红肿、干枯焦黑、甲错等；对于发热小儿，观察其耳背有无红络出现，以辨别是否麻疹将出。

（2）耳道　观望耳道内有无分泌物、耳痔、耳疳及异物等。

3. 鼻

观察鼻部的色泽、形状及动态等，以辨别是否出现鼻部红肿或生疮、酒渣鼻、鼻部色青及鼻翼扇动等。观察鼻道内有无分泌物及其质地、颜色等。

4. 口与唇

（1）口唇　观察口唇的颜色、形状、润燥及动态的情况，以辨别口唇的色泽是否有淡白、深红、青紫等改变，口唇是否出现肿胀、干裂、渗血、脱皮、水疱、糜烂、结痂等，口角有无流涎，口开合是否自如及有无口噤、口撮、口僻、口振、口动、口张等。

（2）口腔　观察口腔内有无破溃、出血及黄白腐点等，以辨别有无口疮、鹅口疮及糜烂等。

5. 齿与龈

（1）牙齿　观察牙齿的形质、润燥及动态，以辨别是否存在牙齿干燥、牙齿稀疏松动、齿根外露及牙关紧闭等。

（2）牙龈　观察牙龈的色泽、形质等，以辨别是否存在牙龈色淡、红肿、溢脓、出血及黑线、萎缩等。

6. 咽喉

观察咽喉部的色泽、外形等，以辨别咽喉部色泽有无加深变红、出现伪膜，喉核有无肥大、红肿、溃烂及脓液。如有伪膜应观察其颜色、形状、分布范围及擦除的难易程度。

（三）望躯体

包括颈项、胸胁、腹部、腰背。

1. 颈项

观察颈项部是否对称，活动是否自如，生理前曲是否正常，有无平直或局限性后凸、侧弯、扭转等畸形，局部肌肉有无痉挛或短缩，有无项强及项软等。观察颈项部有否包块，并结合按诊辨别是否存在瘿瘤、瘰疬、外伤以及颈脉搏动、颈脉怒张等。

2. 胸胁

（1）胸廓形态　观察胸廓形态是否正常、对称，注意有无桶状胸、扁平胸、鸡胸、漏斗胸、肋如串珠等。

（2）呼吸　观察胸式呼吸是否均匀，节律是否规整，胸廓起伏是否左右对称、均匀协调，吸气时肋间隙及锁骨上窝有无凹陷等。

（3）乳房　观察两侧乳房、乳头的大小、形状、位置、对称性、皮肤及乳晕颜色、有无凹陷、有无异常泌乳及分泌物。男性有无乳房增生等。

3. 腹部

观察腹部是否平坦，注意有无胀大、凹陷及局部膨隆。观察腹式呼吸是否存在或有无异常。观察腹壁有无青筋暴露、怒张及突起等。

4. 腰背部

观测腰背部两侧是否对称，脊柱是否居中，注意颈、胸、腰、骶段之生理弯曲是否正常，注意有无脊柱侧弯、龟背或驼背、背屈肩堕及脊疳等。观察腰部活动是否自如，有无局部的拘挛、活动受限等。

（四）望四肢

1. 手足

注意观察肢体有无萎缩、肿胀的情况，四肢各个关节有无肿大、变形，小腿有无青筋暴露，下肢有无畸形，观察患者肢体有无运动不灵，手足有无颤动、蠕动、拘急及抽搐的情况，高热神昏的患者还应观察其有无扬手踯足的情况。对于病重神昏的患者，还应注意观察有无循衣摸床或撮空理线等异常动作。

2. 手掌

注意观察手掌的厚薄、润燥以及有无脱屑、

水疱、皲裂的情况。

3. 鱼际

观察患者鱼际（大指本节后丰满处）是丰满还是瘦削，颜色有无发青、红赤等情况。

4. 指趾

观察手指有无挛急、变形，脚趾皮肤有无变黑、溃烂，趾节有无脱落。注意爪甲颜色是粉红（正常）还是淡白、鲜红、深红、青紫或紫黑，另外，为了观察气血运行是否流畅，医者可用拇指、食指按压患者手指爪甲，并随即放手，观察其甲色变化情况及速度。若按之色白，放手即红，说明气血流畅，其病较轻；反之，按之色白，放之不即红者为气血不畅之象，病情较重。

（五）二阴

1. 前阴

观察男性的阴茎、阴囊和睾丸有无肿胀、内缩及其他异常的形色改变。观察女性的外阴部有无肿胀、溃疡、肿瘤、畸形及分泌物等。

2. 后阴

观察肛门及其周围有无肿物、脱出物以及红肿、分泌物等，注意有无肛痈、肛裂、痔瘘、脱肛等。

（六）皮肤

观察皮肤的色泽、润燥、形质等，注意有无肌肤颜色的异常，是否出现肌肤干燥、甲错，以及有无斑、疹、水疱、疮疡等。

（七）排出物

观察病人的痰、涎、涕、唾、月经、带下、大便、小便、呕吐物等分泌物、排泄物、病理产物的形、色、质、量等。望排出物总的规律是色白质稀者属虚寒，色黄质稠者属实热。

三、望小儿食指络脉

望小儿食指络脉的对象为3岁以内小儿。部位在食指掌侧前缘部的浅表络脉。

（一）操作方法

让家长抱小儿于光线明亮处，医生用左手拇指和食指握住小儿食指末端，以右手拇指在小儿食指掌侧前缘从指尖向指根部推擦数次，即从命关向气关、风关直推，络脉愈推愈明显，直至医者可以看清络脉为止，注意用力要适中，以络脉可以显见为宜。病重患儿，络脉十分显著，不推即可观察。

（二）观察内容

观察络脉显现部位的浅深（浮沉）及所在食指的位置，络脉的形状（络脉支数的多少、络脉的粗细等）、色泽（红、紫、青、黑）及淡滞（浅淡、浓滞）。

风关（又名寅关）即食指的第三指节（近端指节，即掌指横纹至第二节横纹之间），气关（又名卯关）即食指的第二指节（中间指节，即第二节横纹至第三节横纹之间），命关（又名辰关）即食指的第一指节（远端指节，即第三节横纹至指端）。（图2-2）

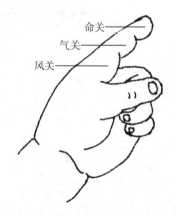

图2-2 小儿食指络脉三关示意图

（三）注意事项

1. 注意小儿卧位时，如果侧卧则下面手臂受压，或上臂扭转，或手臂过高或过低，与心脏不在一个水平面时，都可以影响气血运行，使食指络脉色泽形态失真。

2. 医生诊察所用手指或小儿食指络脉局部有皮肤病变时，则不宜用该侧进行望小儿食指络脉操作。

3. 医生应严格按照望小儿食指络脉的方法进行操作。推指时切不可从风关推向命关，用力不可过大或过轻。

4. 重视个体差异，体质有强弱胖瘦之别，反映在食指络脉上也各有不同，应综合考虑。

5. 诊病时可因小儿哭闹而使食指络脉失真，应注意使小儿保持安静。

6. 结合四时分析。四时对人体的生理病理活动有重要影响，望小儿食指络脉也不例外，要排除情志干扰。

7. 注重食指络脉与证合参，注意食指络脉色泽形态变化与病儿临床表现之间的内在联系。

8. 医生在望小儿食指络脉时面部表情宜和蔼可亲，或使用玩具，以免由于小儿对医生有恐惧感及陌生感而产生的紧张或哭闹现象对食指络脉产生影响。

（四）正常食指络脉

正常小儿食指络脉的表现是：浅红微黄，隐现于风关之内，既不明显浮露，也不超出风关。其形态多为斜行，单支，粗细适中。食指络脉的长短与年龄有关，1岁以内的最长，随年龄增长而缩短。

（五）异常食指络脉与意义

对小儿异常食指络脉的观察，应注意其沉浮、颜色、长短、形状四个方面的变化。

1. 常见食指络脉特征及临床意义

表2-1 常见食指络脉特征及临床意义

食指络脉	特征	临床意义
浮沉	浮显	病在表，多见于外感表证
	沉隐	主病在里，多见于脏腑病变
颜色	鲜红	属外感表证
	紫红	为里热证
	青色	主惊、主风、主痛
	紫黑	为血络瘀闭，病情危重
	淡白	为虚证
长短	显于风关	表明邪气初起，邪浅病轻，可见于外感初起
	达于气关	其色较深，为邪气渐深，病情渐重
	达于命关	其色更深，为邪入脏腑，病情严重
	透关射甲	其色紫黑，多病情凶险，预后不良
形状	食指络脉增粗	其分支显见，多属实证、热证
	食指络脉变细	其分支不显，多属虚证、寒证

2. 复合食指络脉特征及其临床意义

表2-2 复合食指络脉特征及其临床意义

食指络脉特征	临床意义
浮显，色鲜红，显于风关，食指络脉增粗	主外感表证；属实证；为病初起，邪浅病轻
沉隐，色紫红，达于气关，食指络脉增粗	主里热证；属实证；为邪气渐深，病情渐重
沉隐，色青，达于气关，食指络脉变细	主里寒证、主惊风；病情较重
沉隐，色紫黑，达于命关，食指络脉变细，分支不显	主血瘀，病情严重；若透关射甲，为血络瘀闭，多病情凶险，预后不良
沉隐，淡白，达于命关，食指络脉变细，分支不显	主虚证、寒证；病在里；病情较重

3. 三关的意义

根据食指络脉显现的部位判别疾病的轻重。达于风关属病轻，达于气关属病重，达于命关属病危。若达于指端，叫"透关射甲"，属病凶险，预后不佳。

第二节 舌 诊

舌诊是观察病人舌质和舌苔的变化以诊察疾病的方法，是望诊的重要内容，是中医诊法的特色之一。

一、准备

1. 检查诊室光线是否充足，以柔和充足的自然光线为最佳，若在夜间或诊室光线较暗时可借助日光灯，要尽量避开其他有色光源。

2. 检查是否准备好望舌所需器具（械），已消毒的压舌板、消毒纱布条、清洁水等。

3. 检查病人的体位是否符合舌诊要求（轻病患者可采用正坐位；重病患者不能坐位者，可采取仰卧位），对不符合要求者，可以指导病人调整体位，以符合要求为度。

4. 望舌前，医生应指导病人按照正确的伸舌姿势伸舌：即精神放松，头略上扬，尽量张口，舌体尽量自然伸出，舌尖向下，舌面展平充分暴露舌面，以保证望舌的顺利进行。

二、操作方法

1. 望舌时，医生的姿势可略高于病人，保证视野平面略高于病人的舌面，以便俯视舌面。

2. 望舌时注意光线必须直接照射于舌面，使舌面明亮，以便于正确进行观察。

3. 望舌一般应当按照基本顺序进行：先察舌质，再察舌苔。察舌质时先察舌色，再察舌形，次察舌态。察舌苔时先察苔色，再察苔质，次察舌苔分布。对舌分部观察时先看舌尖，再看舌中舌边，最后观察舌根部。

4. 望舌时做到迅速敏捷，全面准确，时间不可太长，一般不宜超过30秒。若一次望舌判断不准确，可让病人休息3~5分钟后重新望舌。

5. 对病人伸舌时的不符合要求的姿势，医生应予以纠正。如伸舌时过分用力；病人伸舌时，用牙齿刮舌面；伸舌时，口未充分张开，只露出舌尖；舌体伸出时舌边、尖上卷，或舌肌紧缩，或舌体上翘，或左右歪斜等影响舌面充分暴露等情况。

6. 若舌苔过厚，或者出现与病情不相符合的苔质、苔色，为了确定其有根、无根，或是否染苔等，可结合揩舌或刮舌方法，也可直接询问病人在望舌前的饮食、服用药物等情况，以便正确判断。

（1）揩舌 医生用消毒纱布缠绕于右手食指两圈，蘸少许清洁水，力量适中，从舌根向舌尖揩抹3~5次。

（2）刮舌 医生用消毒的压舌板边缘，以适中的力量，在舌面上从舌根向舌尖刮3~5次。

7. 望舌过程中还可穿插对舌部味觉、感觉等情况的询问，以便全面掌握舌诊资料。

8. 观察舌下络脉时，应按照下述方法进行：

（1）嘱病人尽量张口，舌尖向上腭方向翘起并轻轻抵于上腭，舌体自然放松，勿用力太过，使舌下络脉充分暴露，便于观察。

（2）首先观察舌系带两侧大络脉的颜色、长短、粗细，有无怒张、弯曲等异常改变，然后观察周围细小络脉的颜色和形态有无异常。

三、注意事项

（一）注意舌象的生理差异

1. 年龄因素

儿童阴阳稚嫩，脾胃尚弱，生长发育很快，往往处于代谢旺盛而营养相对不足的状态，舌质纹理多细腻而淡嫩，舌苔偏少易剥落；老年人精气渐衰，脏腑功能渐弱，气血运行迟缓，舌色较暗红。

2. 个体因素

由于体质禀赋的差异，舌象可有不同。例如，先天性裂纹舌、齿痕舌、地图舌等；肥胖之人舌多偏胖，形体偏瘦者舌多略瘦等。这些情况舌象虽见异常，但一般无临床意义。

3. 性别因素

性别不同一般舌象无明显差异。但是，女性经前期可以出现蕈状乳头充血而舌质偏红，或舌尖部的点刺增大，月经过后可恢复正常，属生理现象。

（二）注意饮食或药物等因素影响

如进食后舌苔可由厚变薄，饮水可使舌苔由燥变润，饮酒或食入辛热之品可使舌色变红或绛，食绿色蔬菜可染绿苔等。应用肾上腺皮质激素、甲状腺激素，可使舌质较红；黄连、核黄素可使舌苔染黄；服用大量镇静剂后舌苔可厚腻；长期服用抗生素，舌苔可见黑腻或霉腐等。

（三）注意季节因素影响

夏季暑湿盛而苔易厚，易淡黄；秋季燥胜，舌苔多略干燥；冬季严寒，舌常湿润。

此外，牙齿残缺、镶牙、睡觉时张口呼吸、长期吸烟等因素也可致舌象异常，应当注意结合问诊或刮舌、揩舌方法予以鉴别。

四、望舌内容

望舌的基本内容包括望舌质和望舌苔两大部分，其中望舌质分望舌神、望舌色、望舌形、望舌态四方面；望舌苔分望苔色与望苔质两方面。

（一）正常舌象与意义

正常舌象的特征：舌质淡红、鲜明、润泽；舌体大小适中，柔软而运动灵活；舌苔均匀、薄白而干湿适中。简称为"淡红舌，薄白苔"。

意义：心气旺盛，胃气充足，气血运行正常，为气血调和之征象。

（二）异常舌象与意义

1. 望舌神

舌神的基本特征主要表现在舌体的色泽和舌体运动两方面。其中尤以舌色是否"红活润泽"作为辨别要点。舌之颜色反映气血的盛衰，舌体润泽与否可反映津液的盈亏，而舌体运动可反映脏腑的虚实。

（1）荣舌的特征 舌色红活明润，舌体活动自如者，为有神之舌。

（2）枯舌的特征 舌色晦暗枯涩，活动不灵者，为无神之舌。

（3）临床意义 有神之舌，说明阴阳气血精神皆足，生机乃旺，虽病也是善候，预后较好；无神之舌，说明阴阳气血精神皆衰，生机已微，预后较差。

2. 望舌色

舌色是指舌质的颜色。

（1）淡白舌 淡白舌指舌色较正常人的淡红色浅淡，白色偏多，红色偏少，甚至全无血色者（枯白舌）的表现。淡白舌主气血两虚，阳虚。枯白舌主脱血夺气。气血两亏，血不荣舌，或阳气不足，推动血液运行无力，致使血液不能充分营运于舌质中，故舌色浅淡。脱血夺气，病情危重，舌无血气充养，则显枯白无华。①淡白湿润，舌体胖嫩：多为阳虚水湿内停。②淡白光莹，舌体瘦薄：属气血两亏。

（2）淡红舌 淡红舌指舌体颜色淡红润泽、白中透红的表现。淡红舌为气血调和的征象，多见于正常人，或病之轻者。淡红舌为心血充足，胃气旺盛的生理状态。若外感病初起，病情轻浅，尚未伤及气血及内脏，舌色仍可保持正常。

（3）红舌 舌色较淡红色为深，甚至呈鲜红色的表现。红舌可见于整个舌体，亦可只见于舌尖。红舌主实热，阴虚。血得热则行，热盛则气血沸涌，舌体脉络充盈；或阴液亏虚，虚火上炎，故舌色鲜红。①舌色稍红，或舌边尖略红：多属外感风热表证初期。②舌色鲜红，舌体不小，或兼黄苔：多属实热证。③舌尖红：多为心火上炎。④舌两边红：多为肝经有热。⑤舌体小，舌鲜红而少苔，或有裂纹，或光红无苔：属虚热证。

（4）绛舌　绛舌指舌色较红色更深，或略带暗红色的表现。绛舌主里热亢盛，阴虚火旺。绛舌多由红舌进一步发展而来。其形成是因热入营血，耗伤营阴，血液浓缩而瘀滞，或虚火上炎，舌体脉络充盈。①舌绛有苔，或伴有红点、芒刺：多属温病热入营血，或脏腑内热炽盛。②舌绛少苔或无苔，或有裂纹：多属久病阴虚火旺，或热病后期阴液耗损。

（5）青紫舌　全舌呈现青紫色，或局部出现青紫斑点的表现。舌淡而泛现青紫者，为淡紫舌；舌红而泛现紫色者，为紫红舌；舌绛而泛现紫色者，为绛紫舌；舌体局部出现青紫色斑点者，为斑点舌。紫舌主血行不畅。①全舌青紫：多是全身性血行瘀滞。②舌有紫色斑点：多属瘀血阻滞于某局部。③舌色淡红中泛现青紫：多因肺气壅滞，或肝郁血瘀，亦可见于先天性心脏病，或某些药物、食物中毒。④舌淡紫而湿润：阴寒内盛，或阳气虚衰所致寒凝血瘀。⑤舌紫红或绛紫而干枯少津：为热盛伤津，气血壅滞。

3. 望舌形

舌形是指舌体的形状。

（1）老舌　舌质纹理粗糙或皱缩，坚敛而不柔软，舌色较暗者，为苍老舌。老舌多见于实证。实邪亢盛，充斥体内，而正气未衰，邪正交争，邪气壅滞于上，故舌质苍老。

（2）嫩舌　舌质纹理细腻，浮胖娇嫩，舌色浅淡者，为娇嫩舌。多见于虚证。气血不足，舌体脉络不充，或阳气亏虚，运血无力，寒湿内生，故舌嫩色淡白。

（3）胖舌（胖大舌）　舌体较正常舌大而厚，伸舌满口者，称为胖大舌；舌体肿大，盈口满嘴，甚者不能闭口，不能缩回者，称为肿胀舌。胖大舌多主水湿内停，痰湿热毒上泛。①舌淡胖大：多为脾肾阳虚，水湿内停。②舌红胖大：多属脾胃湿热或痰热内蕴。③肿胀舌：舌红绛肿胀者，多见于心脾热盛，热毒上壅。④先天性舌血管瘤患者，可呈现青紫肿胀。

（4）瘦舌（瘦薄舌）　舌体比正常舌瘦小而薄者，称为瘦薄舌。多主气血阴液不足。①舌体瘦薄而色淡：多是气血两虚。②舌体瘦薄而色红绛干燥：多见于阴虚火旺，津液耗伤。

（5）点、刺舌　点是指鼓起于舌面的红色或紫红色星点。大者为星，称红星舌；小者为点，称红点舌。刺是指舌乳头突起如刺，摸之棘手的红色或黄黑色点刺，称为芒刺舌。点、刺相似，多见于舌的边尖部分。点、刺舌提示脏腑热极，或血分热盛。点、刺是由蕈状乳头增生，数目增多，充血肿大而形成。一般点、刺越多，邪热越盛。①舌红而起芒刺：多为气分热盛。②舌红而点刺色鲜红：多为血热内盛，或阴虚火旺。③舌红而点刺色绛紫：多为热入营血而气血壅滞。

根据点刺出现的部位，可区分热在何脏：①舌尖生点刺：多为心火亢盛。②舌边有点刺：多属肝胆火盛。③舌中生点刺：多为胃肠热盛。

（6）裂纹舌　是指舌面出现各种多少不等、深浅不一、形态各异的裂沟，有深如刀割剪碎的，有横直皱纹而短小的，有纵形、横形、井字形、爻字形，以及辐射状、脑回状、鹅卵石状等。裂纹舌多为阴血亏损，不能荣润舌面所致。①舌红绛而有裂纹：多是热盛伤津，或阴液虚损。②舌淡白而有裂纹：多为血虚不润。③舌淡白胖嫩，边有齿痕而又有裂纹：属脾虚湿浸。④健康人舌面上出现裂纹、裂沟，裂纹中一般有舌苔覆盖，且无不适感觉者，为先天性舌裂，应与病理性裂纹舌做鉴别。

（7）齿痕舌　齿痕舌指舌体边缘见牙齿压迫的痕迹。齿痕舌多主脾虚、水湿内停证。齿痕舌多因舌体胖大而受齿缘压迫所致，故常与胖大舌同见。①舌淡胖大润而有齿痕：多属寒湿壅盛，或阳虚水湿内停。②舌淡红而有齿痕：多是脾虚或气虚。③舌红肿胀而有齿痕：为内有湿热痰浊壅滞。④舌淡红而嫩，舌体不大而边有轻微齿痕：可为先天性齿痕；如病中见之提示病情较轻，多见于小儿或气血不足者。

4. 望舌态

舌态是指舌体的动态。

（1）强硬舌　强硬舌指舌体板硬强直，运动不灵活的表现。强硬舌多见于热入心包，或高热伤津，或风痰阻络。外感热病，热入心包，扰乱心神，使舌无主宰；高热伤津，筋脉失养，使舌体失其灵活与柔和；肝风挟痰，阻于廉泉络道，以致舌体强硬失和。①舌红绛少津而强硬：多因邪热炽盛。②舌胖大兼厚腻苔而强硬：多见于风痰阻络。③舌强语言謇涩，伴肢体麻木、眩晕：多为中风先兆。

（2）痿软舌　痿软舌指舌体软弱，无力屈伸，痿废不灵的表现。痿软舌多见于伤阴，或气血俱虚。痿软舌多因气血亏虚，阴液亏损，舌肌筋脉失养而废弛，致使舌体痿软。①舌淡白而痿软：多是气血俱虚。②新病舌干红而痿软：多是热灼津伤。③久病舌绛少苔或无苔而痿软：多见于外感病后期，热极伤阴，或内伤杂病，阴虚火旺。

（3）颤动舌　颤动舌指舌体震颤抖动，不能自主的表现。轻者仅伸舌时颤动，重者不伸舌时亦抖颤难宁。颤动舌为肝风内动的表现，可因热盛、阳亢、阴亏、血虚等所致。①久病舌淡白而颤动：多属血虚动风。②新病舌绛而颤动：多属热极生风。③舌红少津而颤动：多属阴虚动风。④酒毒内蕴，亦可见舌体颤动。

（4）歪斜舌　歪斜舌指伸舌时舌体偏向一侧，或左或右。歪斜舌多见于中风，暗痱，或中风先兆。多因肝风内动，夹痰或夹瘀，痰瘀阻滞一侧经络，受阻侧舌肌弛缓，收缩无力，而健侧舌肌如常所致。

（5）吐弄舌　舌伸于口外，不即回缩者，为"吐舌"；舌微露出口，立即收回，或舐口唇上下左右，摇动不停者，叫作"弄舌"。吐弄舌两者皆因心、脾二经有热所致。①吐舌：可见于疫毒攻心或正气已绝。②弄舌：多见于热甚动风先兆。③吐弄舌：可见于小儿智能发育不全。

（6）短缩舌　指舌体卷短、紧缩，不能伸长的表现。短缩舌多属危重证候的表现。①舌短缩，色淡白或青紫而湿润：多属寒凝筋脉。②舌短缩，色淡白而胖嫩：多属气血俱虚。③舌短缩，体胖而苔滑腻：多属痰浊内蕴。④舌短缩，色红绛而干：多属热盛伤津。

5. 望舌下络脉

舌下络脉是指位于舌下舌系带两侧的大络脉。正常的舌下络脉，是由细到粗，颜色呈淡紫色，少有迂曲。舌下络脉的变化可反映气血的运行情况。

望舌下络脉，主要观察其长度、形态、色泽、粗细、舌下小血络等情况。

（1）舌下络脉粗胀，或呈青紫、绛、绛紫、紫黑色，或舌下细小络脉呈暗红色或紫色网络，或舌下络脉曲张如紫色珠子、大小不等的结节改变，均为血瘀的征象。可因气滞、寒凝、热郁、痰湿、气虚、阳虚等所致，需结合其他症状进行分析。

（2）舌下络脉短而细，周围小络脉不明显，舌色偏淡者，多属气血不足。

6. 望苔质

苔质，是指舌苔的质地、形态。主要观察舌苔的厚薄、润燥、腐腻、剥落、真假等方面的改变。

（1）厚、薄苔

苔质的薄厚以"见底"和"不见底"为标准，即透过舌苔能隐隐见到舌体的为"薄苔"，不能见到舌体则为"厚苔"。苔的厚薄主要反映邪正的盛衰和邪气之深浅。①薄苔：本是胃气所生，属正常舌苔；若有病见之，亦属疾病轻浅，正气未伤，邪气不盛。故薄苔主外感表证，或内伤轻病。②厚苔：是胃气夹湿浊邪气熏蒸所致，故厚苔主邪盛入里，或内有痰湿、食积等。

舌苔厚薄变化的临床意义：①舌苔由薄转厚：提示邪气渐盛，或表邪入里，为病进。②舌苔由厚转薄：提示正气胜邪，内邪消散外达，为病退的征象。舌苔的厚薄变化，一般是渐变的过程，如果薄苔突然增厚，提示邪气极盛，迅速入里；舌苔骤然消退，舌上无新生舌苔，为正不胜邪，或胃气暴绝。

(2) 润、燥苔

①润苔：舌苔干湿适中，不滑不燥。②滑苔：舌面水分过多，伸舌欲滴，扪之湿而滑。③燥苔：舌苔干燥，扪之无津，甚则舌苔干裂。④糙苔：苔质粗糙如砂石，扪之糙手，津液全无。

舌苔的润燥主要反映体内津液的盈亏和输布情况。①润苔：是正常的舌苔表现。疾病过程中见润苔，提示体内津液未伤，多见于风寒表证，湿证初起，食滞，瘀血等。②滑苔：多因水湿之邪内聚，主寒证，湿证，痰饮。外感寒邪、湿邪，或脾阳不振，寒湿、痰饮内生，均可出现滑苔。③燥苔：提示体内津液已伤。如高热、大汗、吐泻、久不饮水或过服温燥药物等，导致津液不足，舌苔失于濡润而干燥。亦有因痰饮、瘀血内阻，阳气被遏，不能上蒸津液濡润舌苔而见燥苔者，属津液输布障碍。④糙苔：糙苔可由燥苔进一步发展而成。多见于热盛伤津之重症。若苔质粗糙而不干者，多为秽浊之邪盘踞中焦。

舌苔润燥变化的临床意义：①舌苔由润变燥：表示热重津伤，或津失输布。②舌苔由燥变润：主热退津复，或饮邪始化。但在特殊情况下也有湿邪苔反燥而热邪苔反润者，如湿邪传入气分，气不化津，则舌苔反燥；热邪传入血分，阳邪入阴，蒸动阴气，则舌苔反润，均宜四诊合参。

(3) 腻苔　指苔质颗粒细腻致密，揩之不去，刮之不脱，如涂有油腻之状，中间厚边周薄者。腻苔多由湿浊内蕴，阳气被遏，湿浊痰饮停聚于舌面所致。①舌苔薄腻，或腻而不板滞：多为食积，或脾虚湿困。②舌苔白腻而滑：为痰浊、寒湿内阻。③舌苔黏腻而厚，口中发甜：为脾胃湿热。④舌苔黄腻而厚：为痰热、湿热、暑湿等邪内蕴。

(4) 腐苔　指苔质颗粒疏松，粗大而厚，形如豆腐渣堆积舌面，揩之可去者。若舌上黏厚一层，有如疮脓，则称"脓腐苔"。腐苔，主痰浊、食积；脓腐苔，主内痈。腐苔的形成，多因阳热有余，蒸腾胃中腐浊邪气上泛，聚集于舌面而成。①腐苔：多见于食积胃肠，或痰浊内蕴。②脓腐苔：多见于内痈，或邪毒内结，是邪盛病重的表现。③病中腐苔渐退，续生薄白新苔：为正气胜邪之象，是病邪消散。④病中腐苔脱落，不能续生新苔：为病久胃气衰败，属于无根苔。

(5) 剥落苔

剥落苔指舌面本有苔，疾病过程中舌苔全部或部分脱落，脱落处光滑无苔。根据舌苔剥脱的部位和范围大小，可分为以下几种：①光剥苔：舌苔全部退去，以致舌面光洁如镜（又称为光滑舌或镜面舌）。②花剥苔：舌苔剥落不全，剥脱处光滑无苔，余处斑斑驳驳地残存舌苔，界限明显。③地图舌：舌苔不规则地大片脱落，边缘凸起，界限清楚，形似地图。④类剥舌：剥脱处并不光滑，似有新生颗粒。⑤前剥苔：舌前半部分苔剥脱。⑥中剥苔：舌中部分苔剥脱。⑦根剥苔：舌根部分苔剥脱。⑧鸡心苔：舌苔周围剥脱，仅留中心一小块。

观苔之剥落，可了解胃气胃阴之存亡及气血的盛衰，从而判断疾病预后。①舌红苔剥：多为阴虚。②舌淡苔剥或类剥：多为血虚或气血两虚。③镜面舌而舌色红绛：胃阴枯竭，胃乏生气。④舌色㿠白如镜，甚至毫无血色：主营血大虚，阳气虚衰。⑤舌苔部分脱落，未剥处仍有腻苔者：为正气亏虚，痰浊未化。动态观察舌苔之剥脱：舌苔从全到剥，是胃的气阴不足，正气衰败的表现；舌苔剥脱后，复生薄白之苔，为邪去正胜，胃气渐复之佳兆。

(6) 真、假苔

判断舌苔之真假，以有根无根作为标准。①真苔：指舌苔紧贴舌面，似从舌里生出，乃胃气所生，又称为有根苔。②假苔：指舌苔浮涂舌上，不像从舌上长出来者，又称为无根苔。

舌苔之真假，对于辨别疾病的轻重与预后有重要意义。①真苔：真苔是脾胃生气熏蒸食浊等邪气上聚于舌面而成。病之初期、中期，舌见真苔且厚，为胃气壅实，病邪深重；久病见真苔，说明胃气尚存。②假苔：假苔乃胃气告匮，不能接生新苔，而旧苔仅浮于舌面，并逐渐脱离舌体。新病出现假苔，乃邪浊渐聚，病情较轻；久病出现假苔，是胃气匮乏，不能上潮，病情危重。

7. 望苔色

苔色，指舌苔的颜色。主要有白、黄、灰黑苔。

（1）白苔　舌面上所附着的苔垢呈现白色。白苔有厚薄之分，苔白而薄，透过舌苔可看到舌体者，是薄白苔；苔白而厚，不能透过舌苔见到舌体者，是厚白苔。白苔一般常见于表证、寒证、湿证。但在特殊情况下，白苔也主热证。①薄白苔：正常舌象，或见于表证初期，或是里证病轻，或是阳虚内寒。②苔薄白而滑：多为外感寒湿，或脾肾阳虚，水湿内停。③苔薄白而干：多见于外感风热。④苔白厚腻：多为湿浊内停，或为痰饮、食积。⑤苔白厚而干：主痰浊湿热内蕴。⑥苔白如积粉，扪之不燥（称"积粉苔"）：常见于瘟疫或内痈等病，系秽浊时邪与热毒相结而成。⑦苔白燥裂如砂石，扪之粗糙（称"糙裂苔"）：提示内热暴起，津液暴伤。

（2）黄苔　舌苔呈现黄色。根据苔黄的程度，有淡黄、深黄和焦黄之分。淡黄苔又称微黄苔，苔呈浅黄色，多由薄白苔转化而来；深黄苔又称正黄苔，苔色黄而深厚；焦黄苔又称老黄苔，是正黄色中夹有灰黑色苔。黄苔一般主里证、热证。由于热邪熏灼，所以苔现黄色。淡黄热轻，深黄热重，焦黄为热结。外感病苔由白转黄，或黄白相兼，为外感表证处于入里化热的阶段。①薄黄苔：提示热势轻浅，多见于外感风热表证或风寒化热。②苔淡黄而滑润多津（黄滑苔）：多是阳虚寒湿之体，痰饮聚久化热，或为气血亏虚，复感湿热之邪。③苔黄而干燥，甚至干裂：多见于邪热伤津，燥结腑实之证。④苔黄而腻：主湿热或痰热内蕴，或食积化腐。

（3）灰黑苔　苔色浅黑，为灰苔；苔色深黑，为黑苔。灰苔与黑苔只是颜色深浅之别，故常并称为灰黑苔。灰黑苔主阴寒内盛，或里热炽盛。①苔灰黑而湿润：主阳虚寒湿内盛，或痰饮内停。②苔灰黑而干燥：主热极津伤。③苔黄黑（霉酱苔）：多见于胃肠素有湿浊宿食，积久化热，或湿热夹痰。

第三节　闻　诊

闻诊的基本内容包括听声音和嗅气味。听声音包括听病人的语声、语言、呼吸、咳嗽、呕吐、呃逆、嗳气、太息、喷嚏、肠鸣等各种声响；嗅气味包括嗅病人身体及其分泌物、排泄物散发的弥漫至病室的各种气味。

医师与患者进行语言交流或进行体格检查时，对患者的声音和气味等进行自然地听、嗅。如遇病人有异常声音或气味但刻下无表现时，可通过询问病人及陪诊者而获取相关内容。

听声音的诊察对病人的体位姿态没有特殊要求，但最好能与病人保持合适的距离，以便于对病人声音的高低、强弱、清浊、缓急等变化进行诊察。嗅气味包括嗅病人身体的气味以及其所住病房的气味，对病人身体某些隐蔽部位散发的异常气味进行诊察时，可要求病人给予适当配合，以免出现误诊、漏诊。

一、听声音

1. 语声

在与患者的交流对话中，应注意听患者发声的有无，声音的高低、强弱及清浊等，以判断患者有无喑哑、失音、语声重浊等。

表2-3 语声的特征及临床意义

病变语声	语声特征	临床意义
声重	语音沉闷而不清晰	外感风寒或痰湿阻滞
喑哑和失音	喑哑：发声嘶哑；失音：欲语无声	新病：外感风寒或风热，或痰浊壅滞，肺失宣降——金实不鸣；久病：肺肾阴虚，虚火灼肺，津枯肺损——金破不鸣；暴怒叫喊或持续宣讲——气阴耗伤，喉咙失润
	子喑：妊娠喑哑和失音	妊娠后期：胞胎阻碍脉气，肾精不能上荣（多为生理现象）
呻吟	病痛难忍发出哼哼声	身有痛楚或胀满，注意结合"护处必痛"的姿态判断病痛部位
惊呼	突然发出的惊叫声	剧痛或惊恐

2. 语言

对于神志不清的患者，要注意听患者有无说话、说话的多少及其声音的高低等，以判断属于谵语或郑声。

对于神志清楚的患者，在与其进行语言交流中，要注意听辨患者的言辞表达与应答能力有无异常，吐词是否清晰流利，说话的多少，说话声音的高低等，以鉴别患者是否存在独语、错语、狂言、言謇及是否喜欢讲话等。

表2-4 语言的特征及临床意义

病变语言	语言特征	临床意义
谵语	神识不清，语无伦次，声高有力	热扰心神之实证
郑声	神识不清，语言重复，时断时续，语声低弱	心气大伤，精神散乱之虚证
独语	自言自语，喃喃不休，见人语止，首尾不续	心气不足失养；或气郁痰结，蒙蔽心窍
错语	语言错乱，语后自知，不能自主	心脾两虚失养；或痰瘀气滞，阻遏心神
狂言	狂躁妄言，语无伦次，精神错乱	情志不遂，气郁化火，痰火扰心
言謇	神志清楚，语不流利，吐词不清	风痰阻络

3. 呼吸、咳嗽

在与病人进行语言交流或行体格检查时，听辨患者气息出入的快慢、深浅、强弱、粗细及其他声音等，以鉴别患者是否存在喘、哮、短气、少气等异常表现。

对于有咳嗽的患者，要注意听辨其咳声的大小，是否具有重浊、沉闷、不扬、清脆等特征，是否属于阵发性痉挛性咳嗽及犬吠样咳嗽，有无痰声等。

可借助听诊器听取肺部呼吸音有无异常、有无啰音等。

表2-5 呼吸异常及临床意义

呼吸异常	表现特征	临床意义
喘	呼吸困难，短促急迫，张口抬肩，鼻翼扇动，不能平卧	肺气上逆
	实喘：发作急骤，气粗声高息涌，以呼出为快，仰首目突，形体壮实，脉实有力	外邪袭肺，实热壅肺，痰饮阻肺，肺失宣降，气逆于上
	虚喘：发作徐缓，气怯声低息微，以长吸为快，动则喘甚，形体虚弱，脉虚无力	肺肾亏虚，摄纳无权，气浮于上
哮	呼吸喘促，喉间哮鸣，常反复发作，缠绵难愈	宿痰内伏，外邪引动，或感受外邪，肺气逆滞所致
气短	呼吸短促，息促而不能接续，气急而不伴痰鸣	气虚或邪阻

续表

呼吸异常	表现特征	临床意义
气短	虚证：气短息微，兼体瘦神疲，头晕乏力	肺气不足或元气大虚
	实证：气短息粗，兼胸部窒闷，胸腹胀满	痰饮、气滞、瘀阻
少气	呼吸微弱而声低，气少不足以息	诸虚劳损，体质虚弱

表 2-6　咳嗽的特点及临床意义

咳嗽特点	临床意义	总病机
咳声重浊，痰白清稀	外感风寒（寒咳）	肺失肃降，肺气上逆
咳声沉闷，痰多易咳	痰湿聚肺（痰咳）	
咳声不扬，痰稠色黄难咳	热邪犯肺（热咳）	
干咳无痰或少痰	燥邪犯肺或阴虚肺燥（燥咳）	
咳声低微	肺气不足（虚咳）	
咳声短促，连续不断，咳后有鸡鸣样回声（顿咳）	风邪与痰热搏结（百日咳）	
咳声如犬吠，伴语声嘶哑，吸气困难	肺肾阴虚，火毒攻喉（白喉）	

4. 呕吐、呃逆、嗳气、太息

有呕吐、呃逆、嗳气、太息等异常声响症状时，要注意听辨其声音的大小、出现的频率等。

5. 肠鸣

在进行体格检查时，应听辨肠鸣音的多少、强弱等，必要时可借助听诊器听取腹部，以辨别有无肠鸣音异常。

二、嗅气味

嗅气味是指嗅辨病人身体与病室气味以诊察疾病的方法。

表 2-7　异常气味与临床意义

异常气味		临床意义
口气	口臭	口腔不洁、龋齿或消化不良
	口气臭秽	胃热
	口气酸臭	食滞胃肠
	口气腐臭	内有疮疡溃脓或牙疳病
汗气	汗气腥膻	风湿热邪久蕴皮肤
	汗气臭秽	瘟疫病热毒内盛
	腋下汗气膻臊	湿热郁蒸（狐臭）
呕吐物	呕吐物清稀无气味	胃寒
	呕吐物酸臭而秽浊	胃热
	呕吐脓血气味腥臭	肠痈
大便	臭秽难闻	肠有郁热
	溏泻而腥	脾胃虚寒
	臭如败卵，矢气酸臭	食积大肠
小便	臊臭，黄赤混浊	膀胱湿热
	散发烂苹果样气味	消渴病

续表

	异常气味	临床意义
月经	经血臭秽	热证
	经血气腥	寒证
带下	臭秽黄稠	湿热
	腥臭清稀	寒湿
	奇臭而色杂	多为癌病
病室气味	臭气触人	瘟疫病
	病室尸臭气	脏腑衰败
	病室血腥气	失血证或术后
	病室腐臭气	溃腐疮疡
	病室尿臊气	水肿病晚期
	病室有烂苹果气味	消渴病晚期

三、闻诊注意事项

1. 注意正常声音的生理差异

（1）**性别因素**　男女性别不同，一般男性多声低而浊，女性多声高而清，此属生理现象。

（2）**年龄因素**　儿童阴阳稚嫩，声尖清脆；老年人精气渐衰，脏腑功能渐弱，发声浑厚而低沉；青壮年气血充盛，脏腑功能较强，发声则洪亮清晰。

（3）**情志因素**　语声与情感变化密切相关，如喜时发声欢悦而和畅，怒时发声忿厉而急疾，悲哀时发声悲惨而断续，敬则发声正直而严肃，爱则发声温柔而和悦。

（4）**禀赋因素**　由于先天禀赋体质的差异，语声可有较大差别，如先天性声音嘶哑、男声似女声的表现等。这些声音情况虽见异常，但一般无临床意义。

2. 注意饮食环境对气味的影响

（1）**饮食因素**　正常人身体一般无异常气味，但若进食大蒜、韭菜、榴梿等有特殊气味的食物，或吸烟、饮酒后，口中可散发相应的气味，不属病态。

（2）**气候因素**　夏季气候炎热，出汗过多，未及时淋浴时身体所散发的汗味，亦应与病理之汗味相鉴别。

（3）**环境因素**　有的人居住地卫生环境较差，或在室内存放有汽油、油漆等化学物品，接触其人或走入其室内可闻到相应气味，亦应注意鉴别。

第四节　问　诊

问诊的过程，是医生辨证思维的过程。在问诊过程中，医生应重视对患者的主要症状进行思考与分析，根据中医辨证理论，结合其他三诊的信息，不断追踪新的线索，以利于疾病的正确诊断。

正确的问诊往往能把医生的思维判断引入正确轨道，有利于对疾病做出迅速准确的诊断。对复杂的疾病，也可通过问诊为下一步继续诊察提供线索。

一、问诊方法

(一) 一般病人的问诊方法

1. 一般情况

询问患者的姓名、性别、年龄、民族、职业、婚否、籍贯、现单位、现住址、邮编、电话号码（包括固定电话和移动电话号码）、电子邮箱等信息。

2. 主诉

询问促使病人就诊的最感痛苦的症状或体征及其持续或反复发作与加重的时间。

3. 现病史

围绕患者的主诉，询问从其本次起病到此次就诊时，疾病的发生、发展、变化和诊治的经过。具体询问以下内容：

（1）发病情况 询问患者发病的具体时间，起病的方式，有无诱发因素（如饮食、劳逸、情志、气候变化等），最初的症状及其特点，发病当时曾做过何种处理（包括自行处理及服药等）。

（2）病程经过 询问患者从起病到就诊时的病情发展变化情况，以了解患者疾病的演变及发展趋势。一般按照发病时间的先后顺序进行询问。包括在发病前的先兆症状，发病后某一阶段出现哪些症状，症状的性质、程度变化，何时加重或减轻，何时出现新的症状，病情变化有无规律（如昼夜变化，午后症状加重，进食油腻饮食或生冷饮食后症状变化等），病情缓解的方式（如服药、休息后多长时间可以缓解），伴随的症状等。

（3）诊治经过 询问患者患病后至此次就诊前所接受过的诊断与治疗情况，按时间顺序进行询问。如曾做过哪些检查，结果如何；做过何种诊断，依据是什么；经过哪些治疗，治疗效果及反应如何等。

（4）现在症状 询问患者就诊时感到的所有痛苦和不适的症状表现。

4. 既往史

询问病人平素的身体健康状况和过去患病（包括传染病）、手术、外伤、过敏、预防注射情况。

5. 个人生活史

询问病人的个人生活经历、精神情志、饮食习惯、烟酒或其他嗜好以及生活起居、婚姻生育等情况。

（1）生活经历 询问病人的出生地点，主要和曾经生活的地方等。

（2）精神情志 询问病人平时的精神、心理、情志状态，如开朗、抑郁、焦虑、急躁、多恐善惊等。

（3）饮食嗜好 询问病人平时的饮食喜爱和嗜好，如喜爱酸、甜、辛辣饮食等。

（4）生活起居 询问病人平时的生活起居习惯等。

（5）婚姻状况 询问病人是否结婚或同居。询问后者宜慎重，并注意保护患者隐私。

（6）月经、生育状况 询问病人是否生育、怀孕等。妇女尤应询问月经初潮年龄或绝经年龄，月经周期、行经天数，带下的量、色、质等情况。已婚妇女应询问妊娠次数、生产胎数，以及有无流产、早产、难产史等。

6. 家族史

询问病人父母、兄弟姐妹、子女，以及其他与病人生活关系密切者，如配偶、同居伴侣等的健康和患病状况，包括询问直系亲属的死亡原因。

7. 过敏史

询问病人是否有过敏现象及曾经过敏的药物、食物等，过敏的具体情况包括过敏的症状及其持续时间、加重或缓解因素等。

在接诊病人时，对病人一般情况登记完成后，首先应当从主诉开始进行询问，围绕主诉对病人展开有目的、有步骤地询问。因为主诉是病人就诊时所陈述的最感痛苦的症状、体征及其持续时间。它通常反映了疾病的主要矛盾，所以，抓主诉就等于抓疾病的主要矛盾。确切的主诉常可作为某系统疾病诊断的向导，是进一步调查、认识、分析、处理疾病的重要线索和依据。通过主诉常可确定询问或检查的主次和顺序，初步估计病情的轻重缓急及其救治原则。

为了系统有效地获得准确的资料，询问者应遵循从一般到特殊的提问进程，如先问"你哪里不舒服？""你这症状有多长时间（有多久）？"应该问"请你告诉我，什么事使你忧虑？"而不问"是你的工作使你焦虑不安吗？"通过问诊可以直接了解患者的发病原因、情绪状况、生活习惯、工作压力等影响因素。问诊兼有心理治疗作用，可及时给予患者具有针对性的心理疏导和健康教育，有利于疾病的早日康复。

（二）危重病人的问诊方法

对于急性或危重疾病患者，应抓住主症扼要询问，重点检查，以便争取时机，迅速治疗、抢救。待病情缓解后，再进行详细询问，切不可机械地苛求完整记录而延误治疗、抢救时机。

（三）对复诊、转诊病人的询问方法

对复诊病人，应重点询问用药后的病情变化。有些病人，尤其是患病较久者，在就诊前已经在其他医院进行过诊断和治疗，所以对转诊者，有必要询问曾做过哪些检查，结果怎样，有过何种诊断，诊断的依据是什么，经过哪些治疗，治疗的效果及反应如何等。了解既往诊断和治疗的情况，可作为当前诊断与治疗的参考。

（四）对特殊病人的问诊方法

当患者有如下特殊情况时，如缄默与忧伤、焦虑与抑郁、多话与唠叨、愤怒与敌意、多种症状并存、文化程度低下或语言障碍，或为重危或晚期患者、残疾患者、老年人、儿童、精神病患者，在询问病史时应根据病人的具体情况给予适当安抚、鼓励、启发、引导。必要时请陪同人员协助提供病史。

问诊时应及时核定患者陈述中的不确切或有疑问的情况，如病情与时间，某些症状与检查结果等，以提高病史的真实性。

二、注意事项

1. 环境适宜

医患交流必须有一个安静适宜的诊室环境，既有利于医生诊疗，也有利于患者敞开心境，充分叙述病情，对于某些病情不便当众表述者尤为重要。《素问·移精变气论》云："闭户塞牖，系之病者，数问其情，以从其意。"如此，可及时、准确、全面地获取真实的病情资料。

2. 态度和蔼

医生应通过沟通在最短时间内赢得病人认可，做到态度和蔼而严肃认真。特别要微笑着注视着对方的眼睛说话，适当的时候应微笑或赞许地点头示意。与病人之间不要设置任何障碍，交谈时应采取前倾姿势注意倾听。不要轻易打断病人讲话，让患者有足够的时间回答问题。成功的倾听不仅应该是形式上的礼貌待患，而且是内容上的服从医疗；不仅是现象上的尊重患者，而且是本质上的关爱患者。这样就会成为医患沟通的"高手"。

3. 用语通俗

问诊时医生语言要通俗易懂，避免使用特定意义的医学术语，如隐血、心绞痛、里急后重、尿频尿急等。在询问过程中，对于患者的病情，切忌有惊讶的语言和表情反应，以免给病人带来不良刺激，增加思想负担而使病情加重。

4. 避免暗示

问诊时遇到病人叙述病情不够清楚全面时，医生可以适当给予启发式引导；但不能凭自己的主观意愿去暗示或诱导病人叙述病情，暗示性提问是一种能为患者提供带倾向性的特定答案的提问方式，很易使患者为满足医生而随声附和，如"你的左胸痛放射至左手指尖，对吗？"恰当的提问应是"你除胸痛外还有什么地方痛吗？"不提复杂或诱导性问题，如"当你头痛时伴有呕吐吗？下午你发热对吗？"如果问"你头痛时还有其他不舒服吗？"患者会按照自身症状，说出其他感受，如此可获得真实资料。

三、问诊的内容

问诊的内容主要包括问一般情况、主诉、现病史、既往史、个人生活史、家族史等。临床应根据初诊或复诊、门诊或住院等不同的病历书写

要求，进行有目的的系统而有重点的询问。

问刻下症所涉及的范围较为广泛，内容较多，初学者可参考"十问歌"进行问诊，即"一问寒热二问汗，三问头身四问便，五问饮食六胸腹，七聋八渴俱当辨，九问旧病十问因，再兼服药参机变，妇女尤必问经期，迟速闭崩皆可见，再添片语告儿科，天花麻疹全占验"。

（一）问寒热

1. 询问要点

问寒热应询问病人有无怕冷或发热的症状、出现的时间、类型、特征及其兼症。

2. 一般规律

恶寒发热，为表证。恶寒重发热轻为表寒证，发热重恶寒轻为表热证，发热轻而恶风为伤风表证。但寒不热为里寒证。新病恶寒为里实寒证，久病畏寒为里虚寒证。但热不寒为里热证。其中，壮热为里实热证；潮热者，日晡潮热为阳明腑实证，午后潮热兼身热不扬为湿温病，夜间潮热为阴虚证；微热见于气虚发热、阴虚发热、气郁发热及小儿疰夏等。寒热往来，为半表半里证。寒热往来，发无定时见于少阳证；寒热往来，发有定时则为疟疾。

3. 常见类型

表 2-8　寒热常见类型及临床意义

常见类型	症状特点	临床意义
恶寒发热	恶寒与发热同时出现	表证
但寒不热	只感寒冷而不发热	里寒证
但热不寒	只发热而无怕冷	里热证
寒热往来	恶寒与发热交替发作	半表半里证、疟疾

（二）问汗

1. 询问要点

询问病人有无当汗出而无汗，不当汗出而出汗或汗出较多的现象。患者无汗时询问患者是全身无汗还是某一局部无汗，如是局部无汗出，详细询问其具体部位（如左半身、右半身、上半身、下半身等）。询问患者汗出的时间（如醒时、睡觉时、寒战后等）、部位（全身或某一局部）、量的多少、质地的稀或黏、颜色的有无及伴随的症状等，以区分自汗、盗汗、战汗、大汗、绝汗、黄汗、局部汗出（如头汗、心胸汗、手足心汗、阴汗）等。

2. 一般规律

（1）有汗无汗　表证有汗，多为外感风热或中风表虚证；表证无汗，多为外感风寒表证。里证有汗，多为里热；里证无汗，多为气血亏耗或阳气不足。

（2）汗出特点　自汗多为阳气虚；盗汗多为阴虚；绝汗多为亡阴亡阳；战汗则为伤寒邪正斗争之转折点。

（3）汗出部位　头汗多为上焦邪热、中焦湿热或虚阳外越；半身汗多见于中风、痿证、截瘫患者，患侧无汗；心胸汗出可见于心脾两虚或心肾不交；下半身汗出，或为肾阴虚，或为肝胆湿热下注；手足心汗出过多，多与脾胃有关，或为阴经郁热，或为阳明热盛，或为中焦湿热郁蒸。

3. 常见类型

表 2-9　特殊汗出症常见类型及临床意义

常见类型	临床特点	临床意义
自汗	醒时经常汗出，活动尤甚	气虚证或阳虚证
盗汗	睡时汗出，醒则汗止	阴虚证
绝汗	病情危重的情况下，出现大汗不止	亡阴或亡阳
战汗	病人先恶寒战栗而后汗出	温病或伤寒邪正交争剧烈

(三) 问疼痛

1. 询问要点

询问病人有无疼痛的现象，疼痛的部位（如头、面、五官、颈、胸、胁、胃脘、腹、腰、背、四肢、周身等），性质（如胀痛、刺痛、窜痛、固定痛、冷痛、灼痛、酸痛、重痛、闷痛、绞痛、掣痛、隐痛、空痛），发作时程度的轻重、持续时间的长短、喜恶（如喜按或拒按、喜温或喜凉等）、缓解方式及发作的诱因与伴随症状等。

2. 一般规律

实性疼痛多因感受外邪、气滞血瘀、痰浊凝滞，或食积、虫积、结石等阻滞脏腑经脉，气血运行不畅所致，即所谓"不通则痛"。虚性疼痛多因阳气亏虚，精血不足，脏腑经脉失养所致，即所谓"不荣则痛"。

3. 常见类型

表2-10 常见疼痛部位

部位	病变所属脏腑经络
头痛	太阳经病：头项强痛，头痛连及项背，颈项不利
	阳明经病：前额头痛，常连及眉棱骨
	少阳经病：太阳穴周围疼痛或偏头痛
	厥阴肝经病：巅顶痛
胸胁痛	心的病变：心阳不振，心血瘀阻；痰湿阻滞，闭阻胸阳；气阴两虚，心脉失养
	肺的病变：肺阴虚、肺热、肺痈、风热犯肺等
	肝胆经病变：肝气郁结、肝胆湿热、肝郁化火、气滞血瘀、饮停胁下等
脘痛	胃的病变：胃瘀血、胃热、胃寒、食滞胃脘、肝气犯胃等
腹痛	大腹痛：脾胃病变
	小腹痛：大肠、膀胱、胞宫等病变，如湿热下注、瘀血阻滞等
	少腹痛：多指小腹两侧之疼痛，多属肝经病变，如寒滞肝脉
腰痛	肾的病变：如肾阴虚、肾阳虚；或肾虚，复受风、寒、湿热之邪；以及挫闪瘀血等

表2-11 常见疼痛性质及临床意义

性质	特点	临床意义
胀痛	痛而且胀	气滞，但头部胀痛或目胀而痛为肝阳上亢或肝火上炎
刺痛	痛如针刺	瘀血
窜痛	疼痛部位游走不定	气滞、风证
冷痛	痛有冷感而喜暖	阳气不足或寒邪阻络
灼痛	痛有灼热感而喜凉	火邪窜络，或阴虚阳亢
绞痛	痛势剧烈如刀绞	有形实邪阻闭气机
隐痛	痛不剧烈，绵绵不休	虚证
重痛	痛有沉重感	湿证，但头部重痛为肝阳上亢
酸痛	痛而有酸软感觉	湿证，唯腰膝酸痛，多属肾虚
掣痛	抽掣牵扯而痛	筋脉失养或阻滞不通所致
空痛	痛有空虚感	虚证

(四) 问头身胸腹不适

1. 询问要点

询问患者是否存在疼痛以外的其他头、身、胸、腹部的不适（如头晕、目眩、目昏、耳鸣、耳聋、胸闷、心悸、心烦、健忘、胁胀、脘痞、恶心、腹胀、身重、麻木、疲劳等），以及这些不适程度的轻重、持续时间的长短、发作时的喜恶（如喜按或拒按、喜温或喜凉、喜动或喜静等）、缓解方式及发作的诱因与伴随症状等。

2. 常见类型

表2-12 头身胸腹不适类型及临床意义

类型	症状表现	临床意义
头晕	指病人自觉头脑旋晕，轻者闭目自止，重者感觉自身或眼前景物旋转，不能站立的症状	肝阳上亢、痰湿内阻、气血亏虚、肾精亏虚、瘀血内阻
耳鸣	指病人自觉耳内鸣响的症状，但周围环境无相应的声源	暴鸣多实证，渐鸣多虚证
耳聋	指听力减退，甚至听觉完全丧失	暴聋多实证，渐聋多虚证
目眩	亦称眼花。指病人自觉视物旋转动荡，如坐舟车，或眼前如有蚊蝇飞动	肝阳上亢、痰湿内阻、气血亏虚、肾精亏虚
胸闷	指病人自觉胸部痞塞满闷（憋气）	气虚、气滞致心肺疾患
心悸	指病人自觉心跳不安的症状。心悸包括怔忡与惊悸	心神不安
脘痞	指病人自觉胃脘痞塞不舒	脾胃气虚，湿邪困脾
腹胀	指病人自觉腹部胀满，痞塞不适，甚则如物支撑	喜按属脾胃虚弱，拒按属胃肠积滞
身重	指病人自觉身体沉重	气虚不运，水湿泛滥
麻木	指病人肌肤感觉减退，甚至消失	气血不畅，肌肤失养

(五) 问饮食口味

1. 询问要点

询问患者有无口渴、饮水的多少、喜冷喜热等，以区分其属于口不渴或口渴，口渴多饮或渴不多饮，渴喜冷饮或渴喜热饮等。询问患者有无食欲的改变、食量的多少、对食物的喜恶等，以分辨是否存在食欲减退、厌食、消谷善饥、饥不欲食、偏嗜食物等。如有偏嗜食物，应具体询问是偏酸、偏苦、偏甜、偏辛、偏咸、偏肥甘、偏生冷等，或偏食何种异物（如生米、泥土、纸张等）。询问患者口中有无异常味觉（或感觉），如有具体是口淡、口苦、口甜、口酸、口咸、口涩、口黏腻等。

2. 一般规律

口渴者多为燥证、热证；不渴者多为寒证、湿证。大渴饮冷者多为里热炽盛；口微干者多为外感温热病初起；口渴多饮，多尿多食者多为消渴；渴不多饮者，或为痰饮内停，或为阳气虚弱，或为湿热内阻，或为热入营分，或为瘀血内阻。

食欲减退：不欲食、纳少、纳呆、厌食等，新病者，乃正气抗邪之反映，久病者或为脾胃虚弱，或为湿盛困脾，或为饮食停滞，亦见于妊娠恶阻。食欲逐渐减退是脾胃功能衰弱之象。

食欲增加：消谷善饥多见于胃火炽盛；本不能食而突然暴食者称"除中"，为脾胃之气将绝之象；食欲逐渐增加者为胃气渐复之征。

特殊变化：饥不欲食多胃阴不足；偏嗜异物者常见于小儿，多为虫积；五味偏嗜太过者，则易伤相应的脏腑。

3. 常见类型

表 2-13 口渴与饮水的类型及临床意义

类型	症状表现	临床意义
口不渴	口不渴	津液未伤，见于寒证、无明显热邪
口渴多饮	大渴喜冷饮，兼见面赤壮热，烦躁多汗，脉洪大	实热证
	大渴引饮，小便量多，兼见能食消瘦	消渴病
	大汗后，或剧烈吐下后，或大量利尿后，出现口渴多饮	吐、下、利后耗伤津液
渴不多饮	口干，但不欲饮，兼见潮热、盗汗、颧红等症	阴虚证
	口渴，饮水不多，兼见头身困重，身热不扬，脘闷苔腻	湿热证
	渴喜热饮，但饮量不多，或水入即吐，兼见头晕目眩，胃肠有振水音	痰饮内停
	口干，但欲漱水而不欲咽，兼见舌质隐青或有青紫色瘀斑，脉涩	内有瘀血

表 2-14 食欲异常的类型及临床意义

类型	症状表现	临床意义
食欲减退	食欲减退，甚至不想进食	脾胃功能减退
厌食	脘腹胀痛，嗳腐食臭，舌苔厚腻	食滞胃脘
	厌食油腻，脘闷呕恶，便溏不爽，肢体困重	湿热蕴脾
	厌食油腻，胁肋灼热胀痛，口苦泛恶	肝胆湿热
消谷善饥	多饮多尿，形体消瘦	消渴病胃火炽盛，腐熟太过
	大便溏泻	胃强脾弱
饥不欲食	饥不欲食，兼脘痞，干呕呃逆	胃阴虚

（六）问睡眠

1. 询问要点

问失眠表现特点（不易入睡、睡后易醒、时时惊醒、彻夜不眠），问嗜睡表现特点（睡意浓、困倦昏沉、食后嗜睡、神疲嗜睡等），注意兼症，以资鉴别。

2. 一般规律

失眠有营血不足而心神失养者；有阴虚火旺而内扰心神者；有痰热内扰而心神不安者；有食滞胃脘而夜卧不安者。

嗜睡有痰湿困脾、中气不足、大病之后、心肾阳虚、热病昏迷、中风昏迷，兼症各有不同。

3. 常见类型

表 2-15 失眠、嗜睡的常见类型及临床意义

类型	症状表现	临床意义
失眠	病人经常不易入睡，或睡而易醒，难以复睡，或时时惊醒，睡不安宁，甚至彻夜不眠	心肾不交：心烦不寐
		心脾两虚：心悸难寐
		胆郁痰扰：惊悸易醒
		食滞胃脘：腹胀不寐
嗜睡	病人精神疲倦，睡意很浓，经常不自主地入睡	痰湿困脾：困倦嗜睡，肢体困重
		脾气亏虚：饭后嗜睡，神疲食少
		阳气亏虚：疲惫嗜睡，畏寒肢冷

（七）问二便

1. 询问要点

健康人大便一般每日或隔日一次，质软成形，干湿适中，排便通畅，内无脓血、黏液及未消化的食物。大便改变包括便次、色、质以及感觉方面的变化。便次异常，询问患者每日大便的次数或排便的间隔时间、每次排便时间的长短、每次排便时是否存在困难等，以区分是否存在便次的异常以及属于便秘或泄泻等。便质异常，询问患者大便是否成形、软硬情况，以及是否含有较多未消化的食物，是否夹有脓、血等，以区分大便质地正常与否，以及是否存在大便干结、大便溏软、时干时稀、初硬后溏、完谷不化、黏液便、脓血便、便血等。排便感异常，询问患者每次排便时是否存在异常的感觉以及具体情况，以判断是否存在肛门灼热、肛门下坠或脱肛、排便不畅、大便失禁及里急后重等感觉。

健康成人在一般情况下，白天小便3~5次，夜间0~1次，一天的尿量为1000~1800mL。尿次和尿量受饮水、温度、汗出、年龄等因素影响。小便的改变包括尿量、尿次、色质及排尿感异常等几方面。尿量异常者询问患者每天的尿次、尿量是否存在明显的超过正常或少于正常，以判断是否存在尿量增多或尿量减少。尿次异常者询问患者每天小便的次数及每次小便的量、颜色与感觉等，以判断是否存在小便频数而短黄急迫、小便频数而量多色清、夜尿增多、小便癃或闭等。排尿感异常者询问患者排尿时及排尿前后的感觉，以判断是否存在排尿不畅或困难、尿道灼热疼痛、尿后余沥不尽、尿失禁及遗尿等。尿质异常者询问患者小便中是否排出砂石、夹有血丝血块及脂膏样物质、小便混浊不清及颜色变红等，以判断是否存在尿有砂石、尿血、尿浊等。

2. 一般规律

询问大、小便的情况，可以直接了解消化功能和水液的盈亏与代谢情况，判断疾病的寒热虚实。诚如《景岳全书》所说："二便为一身之门户，无论内伤外感，皆当察此，以辨其寒热虚实。"

3. 常见类型

表2-16 大便异常类型及临床意义

类型		症状表现	临床意义
便次异常	便秘	大便燥结，排便时间延长，便次减少，或时间虽不延长但排便困难	实证：胃肠积热或腹内结块阻结等
			虚证：气血阴津亏损或阳虚寒凝等
	泄泻	大便次数增多，粪质稀薄不成形，甚至呈水样	实证：外感风寒湿热疫毒之邪，或饮食所伤，食物中毒，痨虫或寄生虫积于肠道，或情志失调，肝气郁滞
			虚证：久病脾肾阳气亏虚
便质异常	完谷不化	大便中含有较多未消化食物	实证：新起者多为食滞胃肠
			虚证：病久体弱者见之，多属脾虚肾虚
	溏结不调	大便时干时稀	肝郁脾虚，肝脾不调；肠癌
	脓血便	大便中含有脓血黏液	痢疾、肠癌
	便血	血自肛门排出，包括血随便出，或便黑如柏油状，或单纯下血	实证：胃肠积热，湿热蕴结，气血瘀滞等
			虚证：多因脾胃虚弱，气不统血
排便感异常	肛门灼热	排便时自觉肛门灼热	大肠湿热，或热结旁流，热迫直肠
	里急后重	便前腹痛，急迫欲便，便时窘迫不畅，肛门重坠，便意频数	湿热内阻，肠道气滞

续表

类型	症状表现		临床意义
尿次异常	频数	排尿次数增多，时欲小便	实证：湿热蕴结膀胱，热迫气滞
			虚证：肾阳虚或肾气不固
	癃闭	小便不畅，点滴而出为癃，小便不通，点滴不出为闭，合称癃闭	实证：瘀血、结石或湿热阻滞
			虚证：久病或年老气虚、阳虚
尿量异常	尿量增多	尿次、尿量皆明显超过正常量次	虚证：阳虚不能蒸化水液
			虚实夹杂：燥热阴虚，肾阳偏亢
	尿量减少	尿次、尿量皆明显少于正常量次	实证：尿路损伤、阻塞
			虚证：小便化源不足（热盛伤津、腹泻伤津）或水液内停（心阳衰竭及脾、肺、肾功能失常）
排尿感异常	尿道涩痛	排尿时自觉尿道灼热疼痛，小便涩滞不畅	实证：湿热内蕴、结石或瘀血阻塞、肝郁气滞
			虚证：阴虚火旺，中气下陷
	余溺不尽	小便之后仍有余溺，点滴不净	实证：湿热阻滞
			虚证：病久体弱，肾阳亏虚，肾气不固
	小便失禁	小便不能随意控制而自行溢出	实证：湿热瘀血阻滞
			虚证：肾气亏虚，脾虚气陷，膀胱虚寒，不能约摄尿液
	遗尿	指成人或3岁以上小儿于睡眠中经常不自主地排尿	实证：肝经湿热，下迫膀胱
			虚证：禀赋不足，肾气亏虚，或脾虚气陷，膀胱虚寒

（八）情绪相关症状

1. 询问要点

询问患者有关情绪方面的一些主观体验，结合观察病人的面部表情、姿态、动作及讲话的语气、声音等，判断病人是否存在抑郁、情绪高涨、焦虑、恐惧、急躁易怒、烦躁等情绪的异常变化，以及占主导的情绪状态。

2. 常见类型

（1）抑郁　通过询问患者，判断其是否有持续的情绪低落，寡言少语，善悲易哭，兴趣减退或缺乏，意志消沉，悲观绝望，自罪自责，自杀倾向或行为等。

（2）情绪高涨　通过询问患者，判断其是否有兴奋多语，精神亢奋，与环境不相符的过分愉快、欢乐，对一切都感到非常乐观，对任何事物都感到有兴趣等。

（3）焦虑　通过询问患者，判断其是否经常担心可能发生和难以预料的某种危险或不幸事件而感到忧虑不安、紧张恐惧、顾虑重重等，或出现过突发的极端焦虑状态、强烈的恐惧感，同时感到心悸、胸闷等。

（4）恐惧　询问患者是否遇到事情时有不能摆脱的紧张、害怕、提心吊胆，并伴随心悸、气促、汗出、身体颤抖、面色改变等。

（5）急躁易怒　询问患者是否脾气急躁，容易被激怒，即使是很小的事情也感到很气愤。

（6）烦躁　询问患者是否存在心中烦热不安、手足燥热不宁等。

（九）问妇女

询问妇女患者的月经、带下、妊娠、产后等方面的情况。处于非妊娠期、产后期的妇女，一般重点询问月经、带下，而妊娠、产育的情况只作为个人生活史的内容询问。

（1）月经　经期异常者询问月经周期是否提前或延后7天以上，或提前、延后无规律，以及是否连续发生于2个以上月经周期，以判断属于月经先期、月经后期还是月经先后不定期。行经期延长者询问行经时间是否超过7天，而月经周期不变。经量异常者询问月经量是否较常量明显增多或明显减少，而月经周期、经期基本正常,以判断是否属于月经过多或月经过少。询问是否存在非行经期间,阴道内忽然大量出血,或持续出血而淋漓不止的现象,以判断有无崩中、漏下。经色、经质异常者询问月经颜色是正红、淡红还是紫暗,质地是适中还是偏稀、偏稠,有无血块等,以判断月经的颜色、质地是否异常。闭经者询问是否年逾16周岁尚未有月经来潮,或不足绝经年龄的妇女是否有月经中断3个月以上而不是因为妊娠与哺乳等原因。经间期出血者询问两次月经之间是否出现少量的出血,并有周期性规律。痛经者询问是否有经期或行经前后的周期性小腹疼痛,或痛引腰骶等。有经行前后症状者询问经前1周左右,是否出现一些症状(如疲劳乏力、急躁、抑郁、焦虑、失眠、忧伤、过度敏感、猜疑、情绪不稳、乳房胀痛、四肢肿胀、腹胀不适、头痛等);询问前述症状是否逐渐加重,至月经前2~3天最为严重,经后消失;询问前述症状是否出现了3个月经周期或以上。有绝经前后症状者,询问是否处于绝经年龄,是否有月经周期、行经期及月经量的变化,是否存在烘热汗出、心悸、眩晕、焦虑、抑郁、喜怒无常、记忆力下降、注意力不集中、失眠多梦等症状。

(2)带下 带下者询问带下量的多少及颜色、质地和气味的变化,以判断是否存在白带、黄带、赤白带及五色带等异常变化。

(3)妊娠 妊娠者询问妊娠期间的饮食、营养情况,肢体是否肿胀、胎动是否正常,以判断有无妊娠恶阻、胎动不安、子肿等异常表现。

(4)产后 产后要询问产后恶露、乳汁等情况,以判断有无产后恶露不绝、缺乳等异常表现。

表2-17 常见月经异常类型及临床意义

类型	表现	临床意义
月经过多	行经期间月经血量较常量明显增多	血热内扰,迫血妄行
		气虚不固,冲任失约
		瘀血阻滞,血不归经
崩漏	非正常行经期间阴道出血,势猛量多谓崩,势缓量少,淋漓不断谓漏	热伤冲任,迫血妄行
		瘀血阻滞,血不循经
		脾气亏虚,血失统摄
		肾阳虚衰,冲任不固
		肾阴不足,虚火迫血妄行
月经过少	行经期间月经血量较常量明显减少	肾气亏虚,精血不足
		寒凝、血瘀、痰湿阻滞
闭经	女子年逾16周岁,月经尚未来潮;已行经、未受孕、不在哺乳期,停经达3个月以上	肝肾不足,气血亏虚
		阴虚血燥,血海空虚

(十)问男子

男子在阴茎勃起、排泄精液等方面的异常不仅是男科的常见疾病,也是全身性病理变化的反映,因此,应加以询问,作为诊断男科或其他疾病的依据。询问男子有无阴茎勃起、排泄精液等方面的异常改变及其具体特征,以判断是否存在阳痿、阳强、遗精(梦遗或滑精)及早泄等。

1. 阳痿

指病人阴茎不能勃起,或勃起不坚,或坚而不能持久,不能进行性交的症状。阳痿不是病人的不适感觉,而是性功能低下的表现。

2. 遗精

指病人不性交而精液遗泄的症状。其中,清醒时精液流出者,谓之"滑精";梦中性交而遗精者,谓之"梦遗"。

（十一）问小儿

对于小儿应常规询问家长小儿出生前后情况（如妊娠期及产育期的营养健康状况，是否患病，是否服用药物，生产的方式，分娩时是否难产、早产等，喂养小儿的方法，小儿的营养状况，小儿的发育情况等），预防接种史，传染病史，传染病接触史，发病原因（如受凉、衣着过厚、伤食、受惊等），以及家庭遗传病史等。

对不同年龄段的孩子，应重点询问不同的内容。如新生儿应询问是否有不肯吃奶、哭声轻弱或不哭、哭闹不停、睡眠少、体温异常、肤色发黄或口唇紫暗、大小便次数减少或增多、大便颜色发灰发绿、呼吸异常等，婴幼儿应询问是否有生长发育过慢或过快、厌食等，其余症状问诊可参见常规问诊。

第五节 脉 诊

一、操作方法

1. 患者体位

诊脉时患者应取正坐位或仰卧位，前臂自然向前平展，与心脏置于同一水平，手腕伸直，手掌向上，手指微微弯曲，在腕关节下面垫一松软的脉枕，使寸口部位充分伸展，局部气血畅通，便于诊察脉象。

2. 医生指法

诊脉指法主要包括选指、布指、运指三部分。

（1）选指 医生用左手或右手的食指、中指和无名指三个手指指目诊察，指目是指尖和指腹交界棱起之处，是手指触觉较灵敏的部位。诊脉者的手指指端要平齐，即三指平齐，手指略呈弓形，与受诊者体表约呈45°为宜，这样的角度可以使指目紧贴于脉搏搏动处。

（2）布指 中指定关，医生先以中指按在掌后高骨内侧动脉处，然后食指按在关前（腕侧）定寸，无名指按在关后（肘侧）定尺。布指的疏密要与患者手臂长短与医生手指粗细相适应，如病人的手臂长或医者手指较细，布指宜疏，反之宜密。定寸时可选取太渊穴所在位置（腕横纹上），定尺时可考虑按寸到关的距离确定关到尺的长度以明确尺的位置。寸关尺不是一个点，而是一段脉管的诊察范围。

（3）运指 医生运用指力的轻重、挪移及布指变化以体察脉象。常用的指法有举、按、寻、循、总按和单诊等，注意诊察患者的脉位（浮沉、长短）、脉次（至数与均匀度）、脉形（大小、软硬、紧张度等）、脉势（强弱与流利度等）及左右手寸关尺各部表现。

常用具体指法：

举法：是指医生用较轻的指力，按在寸口脉搏跳动部位，以体察脉搏部位的方法。亦称"轻取"或"浮取"。

按法：是指医生用较重的指力，甚至按到筋骨，体察脉象的方法。此法又称"重取"或"沉取"。医生手指用力适中，按至肌肉以体察脉象的方法称为"中取"。

寻法：是指切脉时指力从轻到重，或从重到轻，左右推寻，调节最适当指力的方法。在寸口三部细细寻找脉动最明显的部位，统称寻法，以捕获最丰富的脉象信息。

循法：是指切脉时三指沿寸口脉长轴循行，诊察脉之长短，比较寸关尺三部脉象的特点。

总按：即三指同时用力诊脉的方法。从总体上辨别寸关尺三部和左右两手脉象的形态、脉位的浮沉等。总按时一般指力均匀，但亦有三指用力不一致的情况。

单诊：用一个手指诊察一部脉象的方法。主要用于分别了解寸、关、尺各部脉象的形态特征。

首先应先用总按的方法，从总体上辨别脉象的形态、脉位的浮沉，然后再使用循法和单诊手法等辨别左右手寸、关、尺各部脉象的形态特征。

3. 平息

医生在诊脉时注意调匀呼吸，即所谓"平息"。一方面医生保持呼吸调匀，清心宁神，可以自己的呼吸计算病人的脉搏至数，另一方面，平息有利于医生思想集中，可以仔细地辨别脉象。

4. 切脉时间

一般每次诊脉每手应不少于1分钟，两手以3分钟左右为宜。

诊脉时应注意每次诊脉的时间至少应在五十动，一则有利于仔细辨别脉象变化，再则切脉时初按和久按的指感有可能不同，对临床辨证有一定意义，所以切脉的时间要适当长些。

5. 小儿脉诊法

小儿寸口部位甚短，一般用"一指（拇指或食指）定关法"，不必细分寸、关、尺三部。

具体操作方法是，用左手握住小儿的手，对3岁以下的小儿，可用右手大拇指按于小儿掌后高骨部脉上，不分三部，以定至数为主。对3~5岁的小儿，则以高骨中线为关，以一指向两侧转动以寻察三部。6~8岁小儿，则可挪动拇指诊三部。9~10岁，可以次第下指，依寸、关、尺三部诊脉。10岁以上，可按成人三部脉法进行辨析。

二、注意事项

1. 注意患者卧位时，如果侧卧则下面手臂受压，或上臂扭转，或手臂过于高或过于低，与心脏不在一个水平面时，都可以影响气血的运行，使脉象失真。

2. 医生诊脉所用三指或患者脉诊局部有皮肤等病变时，则不宜用该侧进行诊脉操作。

3. 诊脉过程中如察其脉律不匀、有间歇的现象时，应适当延长诊脉时间，应注意间歇出现是否有规律。

4. 重视生理异常脉位，常见有反关脉与斜飞脉。

5. 重视个体差异，患者有男女老幼的不同，有强弱胖瘦之别，反映在脉象上也各有不同，应综合考虑。

6. 排除情志干扰，情志变化可使脉搏跳动发生相应改变，应注意排除。

7. 结合四时分析，四时对人体的生理病理活动有重要影响，诊脉也不例外。中医素有春弦、夏洪、秋浮（毛）、冬沉（石）之说，应引起我们注意。

8. 注重脉症合参，注意脉象与患者临床表现之间的内在联系。

9. 诊室应保持安静，尽量减少各种因素的干扰，在诊脉前必须要让患者稍作休息。

三、操作技巧

1. 八要素分析法

中医脉象的辨识主要依靠手指的感觉，体会脉搏的部位、至数、力度和形态等方面。将复杂的脉象表现按八要素分析辨别是一种执简驭繁的重要方法。

脉象的各种因素，大致归纳为脉象的部位、至数、长度、宽度、力度、流利度、紧张度和均匀度八个方面。每种脉象可用不同的脉象要素来描述与区分。

在二十八脉中，有些脉象仅主要表现为某一个脉象要素方面的改变。如：浮脉、沉脉主要表现在脉位上的异常，浮脉主要就是脉位浮，沉脉主要就是脉位沉。迟脉、数脉、疾脉主要表现为至数方面的改变，迟脉至数慢，一息三至；数脉至数快，一息六至；疾脉更快，一息七至以上。滑脉、涩脉主要在于流利度的改变，滑脉往来流利，涩脉往来艰涩。弦脉主要表现为紧张度的增高，如按琴弦。细脉主要表现在脉宽的细小。长脉、短脉主要是脉长度方面的异常，前者脉长，后者脉短。虚脉、实脉的特点主要在于脉力的异常，虚脉无力，实脉过分有力。这些脉象在其他七个脉象要素方面则一般没有明显的变化。若有变化，则属于相兼脉，如浮数脉、沉细脉、弦滑脉、沉涩脉等。有些脉象本身就表现为两个或两个以上脉象要素的变化。如：促脉、结脉表现为至数与均匀度的改变，促脉数而脉律不齐，结脉缓而脉律不齐。洪脉、弱脉表现为脉位、脉力、脉宽上的改变，洪脉浮大而有力，弱脉沉细而无力。濡脉表现为脉位、脉宽、紧张度、脉力的变化，即浮细软而无力。

因此，按此八脉象要素可以将二十八脉归类与分解，在脉诊训练中应将脉象按八要素要求逐一列表登记，然后找出与正常有别之处，根据其特异性再确定具体的脉象名称，进而推导其病理意义。

2. 正常脉象的八要素特征

任何一种脉象都具有"位、数、形、势"四种属性，即具有部位、至数、节律、粗细、长短、强弱、硬度和流利度八个方面的特征，正常脉象的八要素特征如下：

(1) 脉位　脉位居中，不浮不沉。

(2) 脉率　脉一息四至或五至，相当于每分钟72~80次。

(3) 脉律　节律均匀整齐。

(4) 脉宽　脉大小适中。

(5) 脉长　脉长短适中，不越本位。

(6) 脉势　脉搏有力，寸关尺三部均可触及，沉取不绝。

(7) 紧张度　脉应指有力而不失柔和。

(8) 流利度　脉势和缓，从容流利。

3. 脉位变异

(1) 斜飞脉　寸口不见脉搏，而由尺部斜向手背，称为斜飞脉。

(2) 反关脉　脉象出现于寸口的背侧，称为反关脉。

斜飞脉与反关脉属桡动脉解剖位置的变异，不属于病脉。其脉象多浮，临床诊此脉时以察其至数及强弱为主。

4. 脉象与主病

表2-18　脉象与主病

脉纲	共同特点	相类脉		
		脉名	脉象	主病
浮脉类	轻取即得	浮	举之有余，按之不足	表证，亦见于虚阳浮越证
		洪	脉体宽大，充实有力，来盛去衰	热盛
		濡	浮细无力而软	虚证，湿困
		散	浮取散漫而无根，伴至数或脉力不匀	元气离散，脏气将绝
		芤	浮大中空，如按葱管	失血，伤阴之际
		革	浮而搏指，中空边坚	亡血、失精、半产、崩漏
沉脉类	重按始得	沉	轻取不应，重按始得	里证
		伏	重按推至筋骨始得	邪闭、厥病、痛极
		弱	沉细无力而软	阳气虚衰、气血俱虚
		牢	沉按实大弦长	阴寒内积、疝气、癥积
迟脉类	一息不足四至	迟	一息不足四至	寒证，亦见于邪热结聚
		缓	一息四至，脉来怠缓	湿病，脾胃虚弱，亦见于平人
		涩	往来艰涩，迟滞不畅	精伤、血少，气滞、血瘀，痰食内停
		结	迟而时一止，止无定数	阴盛气结，寒痰瘀血，气血虚衰

续表

脉纲	共同特点	相类脉		
		脉名	脉象	主病
数脉类	一息五至以上	数	一息五至以上,不足七至	热证;亦主里虚证
		疾	脉来急疾,一息七八至	阳极阴竭,元气欲脱
		促	数而时一止,止无定数	阳热亢盛、瘀滞、痰食停积、脏气衰败
		动	脉短如豆,滑数有力	疼痛,惊恐
虚脉类	应指无力	虚	举按无力,应指松软	气血两虚
		细	脉细如线,应指明显	气血俱虚,湿证
		微	极细极软,似有似无	气血大虚,阳气暴脱
		代	迟而中止,止有定数	脏气衰微,疼痛、惊恐、跌仆损伤
		短	首尾俱短,不及本部	有力主气郁,无力主气损
实脉类	应指有力	实	举按充实而有力	实证,平人
		滑	往来流利,应指圆滑	痰湿、食积、实热,青壮年,孕妇
		弦	端直以长,如按琴弦	肝胆病、疼痛、痰饮等,老年健康者
		紧	绷急弹指,状如转索	实寒证、疼痛、宿食
		长	首尾端直,超过本位	阳气有余,阳证、热证、实证,平人
		大	脉体宽大,无汹涌之势	健康人,或病进

第六节 按 诊

一、按诊操作方法

1. 病人准备

根据病人的具体情况及按诊的需要,指导病人取下列体位之一或多种体位配合运用,从而配合医生按诊。

(1) 坐位 一般用于皮肤、手足、腧穴的按诊。

(2) 卧位 主要用于胸腹、腰部或下肢的诊察。

1) 仰卧位:主要用于胸腹部的诊察。诊时让患者仰卧,全身放松,两手臂自然平放于身旁。诊察胸部时,让患者双腿自然伸直。诊察腹部时,让患者双腿屈膝,使腹肌松弛,并依照医生的提示做腹式深呼吸。

2) 侧卧位:常与仰卧位配合运用,主要用于仰卧位诊察判断不明,或对腹腔内包块、水液移动性的判断。诊察时让患者侧卧,位于下部的下肢伸直,而在上部的下肢呈屈髋屈膝状。

3) 俯卧位:主要用于腰背部的诊察。

2. 医生操作

(1) 体位 根据不同病人按诊的需要,医生可采取坐位或站位。

1) 对于皮肤、手足、腧穴的按诊,医生多以坐或站立的形式,面对患者被诊部位,用左手稍扶病体,右手进行触摸按压诊察部位。

2) 对于胸腹、腰部或下肢的诊察,医生多以站位站立于患者的右侧或左侧进行操作。

(2) 手法 根据病人按诊部位和内容的需要,医生可选择一种或多种手法进行按诊。

1) 触法:用手指或手掌轻触患者局部皮肤(如额部、四肢部、胸腹部等),以检查肌肤的凉热、润燥。

2) 摸法:用手指或手掌稍用力寻抚局部

(如胸腹、腧穴、肿胀的部位等），以检查局部的感觉、有无压痛及肿物的形态与大小等。

3）按法：用手指或手掌重力按压或推寻局部（如胸部、腹部、脊柱、肿胀部位、肌肉丰厚处等），以检查深部有无疼痛、肿块，以及肿块的活动程度、肿胀的程度及范围大小等。

4）叩法：用手叩击身体某部（如腹部、腰背部等），使之震动，然后感受叩击产生的叩击音、波动感、震动感及患者的反应。

①直接叩击法：用手直接叩击或拍打病人体表部位，根据叩击音及手指下的感觉来判断检查部位的情况。

②间接叩击法

掌拳叩击法：医生用左手掌平贴在患者的被诊部位，右手握空拳叩击左手背，同时询问患者的感觉，注意观察患者的反应。主要用于检查腰背部等肌肉较为丰厚的部位。

指指叩击法：医生用左手中指的第二指节紧贴在患者需检查部位的体表，其余手指略微抬起，右手指自然弯曲，中指弯曲约90°，垂直叩在左手第二指节前端。叩击时应借用手腕活动的力量，灵活、短促，每叩一下，右手迅速抬起，以连续叩击两三下，而后略微停顿的节奏进行。每叩击数次，左手即向前或向后移动，右手也随之移动，根据不同部位的声音变化进行诊察。主要用于胸、胁、脘、腹及背部的检查。

二、全身各部位按诊方法及技巧

1. 头颈部

头颈部的按诊主要用于检查局部的温热寒凉、润燥及压痛、肿块的情况。根据具体情况可将触、摸、按诸法参用。检查病人时，医生用手背（手心）触及患者额部，探测患者有无发热、低热还是高热。同时以病人的手心作对照，若病人手心热甚于额部，是虚热；若额部热于手心，是外感表热证。这种方法多用于小儿。囟门触诊时，小儿取坐位或立位。检查者双手掌各置于小儿左、右颞部，拇指按在额部，以中指、食指检查囟门，注意其大小，闭合与否，充实度，有无隆起和凹陷，有无搏动等。测量时应以囟门的对边中点连线为准。

2. 胸胁部

胸胁部分为前胸与胁肋。前胸指锁骨上窝至横膈以上的部位，而胁肋指侧胸部，包括腋下至12肋骨的区域。

胸胁部的按诊主要用于检查乳房、心、肺及肝、胆的病变，根据具体情况可将触、摸、按、叩诸法参用。

表 2-19　按胸胁的基本内容及临床意义

按诊部位	表现特点	临床意义
胸部	前胸高突，叩之膨膨然而音清	肺胀；气胸
	按之胸痛，叩之音浊或呈实音	饮停胸膈，痰热壅肺；肺痈、肺癌
	胸部压痛，有局限性青紫肿胀	外伤
虚里	搏动迟弱，或久病体虚而动数	心阳不足
	按之其动微弱	宗气内虚
	动而应衣	宗气外泄
	虚里搏动数急而时有一止	宗气不守
	按之弹手，洪大而搏，或绝而不应	心气衰绝
	胸高而喘，虚里搏动散漫而数	心肺气绝
	虚里动高，聚而不散	热甚（外感热邪、小儿食滞或痘疹将发）

续表

按诊部位	表现特点	临床意义
乳房	有形如鸡卵的硬结肿块，边界清楚，表面光滑，推之活动而不痛	乳核
	有结节如梅李，边缘不清，皮肉相连，病变发展缓慢，日久破溃，流稀脓夹有豆渣样物	乳痨
	块肿质硬，形状不规则，高低不平，边界不清，腋窝多可扪及肿块	乳癌
胁部	胁痛喜按，胁下按之空虚无力	肝虚
	右胁下肿块，摸之有热感，疼痛拒按	肝痈
	胁下肿块，刺痛拒按	气滞血瘀
	右胁下肿块，质硬，表面平或呈小结节状，边缘锐利，压痛不明显	肝积
	右胁下肿块，质地坚硬，按之表面凹凸不平，边缘不规则，常有压痛	肝癌疑征
	右侧腹直肌外缘与肋缘交界处附近触到梨形囊状物，并有压痛	胆石、胆胀
	疟疾后左胁下可触及痞块，按之硬者	疟母

3. 脘腹部

腹部泛指心下（剑突）至毛际（耻骨联合）的体表部位。上腹部称胃脘部，脐上称大腹，脐周称脐腹部，脐下至耻骨上缘称小腹，小腹的两侧称少腹。

脘腹部的按诊主要用于检查肝、胆、脾、胃、大小肠、膀胱、胞宫等腹腔脏器的病变，根据具体情况可将触、摸、按、叩诸法参用。

表2-20 按脘腹的基本内容及临床意义

按诊部位	病变部位		表现特点	临床意义
胃脘部	胃	痞满	按之柔软，无压痛	虚证
			按之较硬，有抵抗感和压痛	实证
腹部	肝、胆、脾、胃、肾、小肠、大肠、膀胱、胞宫	冷热	按之肌肤凉而喜热	寒证
			按之肌肤热而喜凉	热证
		疼痛	腹痛喜按	虚证
			腹痛拒按	实证
		腹满	脘腹部按之手下饱满充实而有弹性、有压痛	实满
			若脘腹部虽然膨满，但按之手下虚软而缺乏弹性，无压痛	虚满
		腹部胀大	一手轻拍腹壁，另一手则有波动感，按之如囊裹水，以手叩之呈移动性浊音	水鼓
			一手轻轻叩拍腹壁，另一手无波动感，以手叩之呈鼓音	气鼓
		肿块	肿块推之不移，痛有定处	癥积，病属血分
			肿块推之可移，或痛无定处，聚散不定	瘕聚，病属气分
			腹中结块，按之起伏聚散，往来不定，或按之形如条索状，久按转移不定，或按之手下如蚯蚓蠕动	虫积
			左少腹作痛，按之累累有硬块	肠中有宿粪
			右少腹作痛而拒按，或出现反跳痛，或按之有包块应手	肠痈

4. 腰背部

腰背部泛指第七颈椎至尾骶部的体表部位。

腰背部的按诊主要用于检查肺、肾、脊柱等的病变情况，根据具体情况可将摸、按、叩诸法参用。

5. 四肢

四肢的按诊主要检查肌肉、关节、筋脉的病变。根据具体情况可将触、摸、按诸法参用。

6. 肌肤

肌肤的按诊可感知局部肌肤的寒热、温凉、肿胀、润燥、滑涩、软硬及疼痛的情况，根据具体情况可将触、摸、按诸法参用。

表 2-21　按肌肤寒热的基本内容及临床意义

表现特点	临床意义
肌肤寒冷，体温偏低	阳气衰少
肌肤冷而大汗淋漓，脉微欲绝	亡阳
肌肤灼热，体温升高	实热证
汗出如油，四肢肌肤尚温，而脉躁疾无力	亡阴
身灼热而肢厥	真热假寒证
外感病汗出热退身凉	表邪已解
皮肤无汗而灼热	热甚
身热初按热甚，久按热反转轻	热在表
久按其热反甚	热在里
肌肤初扪之不觉很热，但扪之稍久即感灼手	湿热内蕴

表 2-22　按肌肤润燥滑涩的基本内容及临床意义

观察内容	表现特点	临床意义
皮肤润燥	皮肤干燥	尚未出汗
	皮肤湿润	身已出汗
	干瘪	津液不足
皮肤滑涩	肌肤滑润	气血充盛
	肌肤枯涩	气血不足
	肌肤甲错	血虚失荣或瘀血

表 2-23　按肌肤疼痛的基本内容及临床意义

表现特点	临床意义
肌肤濡软，按之痛减	虚证
硬痛拒按	实证
轻按即痛	病在表浅
重按方痛	病在深部

表 2-24　肌肤水肿和气肿的鉴别

表现特点	临床意义
按之凹陷，不能即起	水肿
按之凹陷，举手即起	气肿

7. 腧穴

对某些特定的腧穴按诊，主要是了解局部有无压痛及其他敏感反应，根据具体情况可将触、摸、按诸法参用。

（1）检查体位　穴位检查可据按诊需要，取坐位或卧（仰卧、俯卧、侧卧）位。患者一般先取仰卧位，医生站在患者右侧，适用于头部前面、胸部、腹部、上肢和下肢的穴位检查。患者可取骑椅坐位或面向里坐在床上，医生站在患者背后，适用于头顶部、项部、背部的穴位检查。患者取俯卧位，医生站在患者右侧，适用于臀部和下肢后侧的穴位检查。

（2）检查步骤

1）医生在检查前要剪短指甲，冬天检查时手要温暖，防止手凉引起患者肌肉紧张，妨碍检查。

2）患者姿势要正，肌肉放松。

3）请患者宽衣露胸，医生用右手食指的指腹在膻中穴进行试压，再用同样指力在膻中穴的上下左右进行试压，比较穴位与非穴位的指力强度，用相同的指力能区分穴位与非穴位有无反应，此力量就是该患者在检查中的指力强度标准。

4）在取穴时，要充分利用体表标志。一般在胸部先定膻中穴，上腹部先定中脘穴，下腹部先定关元穴，在背部先定与肩峰平行的大椎穴、与两肩胛下角平行的至阳穴、与髂骨平行的阳关穴，后取其他穴位。

（3）检查方法　医生用拇指或食指对患者经络循行线和穴位进行触按，以寻找阳性反应物及反应点。常用的诊察方法有以下几种：

1）滑动法：用指腹沿经络循行线轻轻边旋转边移动，用力较轻，常用于发现穴位中表浅部位的阳性反应物。

2）按揉法：与滑动法相似，但指力较前者为重，以便发现深层阳性反应物。

3）移动法：用拇指尖端用力向下按，并左右滑动按摩皮肤，以便发现穴位中最深层的条索状阳性反应物。

4）推动法：用拇指指腹沿经络循行线推动，用力要适中，适于在腰背部寻找阳性反应物。

（4）阳性反应　触按穴位时的异常反应称阳性反应。阳性反应包括阳性反应物、穴位形态变化、穴位敏感度变化。

1）阳性反应物：阳性反应物是指依靠指腹触觉，可以在穴位处摸到实质性物质，又称"无菌炎性球"，它的形态、大小、硬度不同，可以有以下几种：

圆形结节：形态如圆珠，大如蚕豆，小如黄豆，硬度不一，移动性不大。

扁平结节：表面光滑，形如圆饼，质软而不移动，位于皮内表浅部，多见于慢性病。

梭形结节：两头尖中间大，表面光滑，质稍硬，在皮下可触及，多见于急性炎症。

卵圆形结节：形如卵状，表面光滑，软硬不一，可在皮下移动。

条索样结节：粗如筷子，细可如线，长达数厘米，质较硬，可移动，富有弹性，位于皮下，多见于关节、韧带、肌肉病变。

泡样结节：按之松软，有气泡样感觉，癌症患者有时可触及此种结节。

2）穴位形态变化：一般有肌肤隆起、凹陷，触之穴位部位有肌肤紧张或柔软等异常现象。

3）穴位敏感度：指医生按压经络穴位时，患者感觉疼痛的程度。医生用手指在经络穴位上进行按诊，有轻、中、重压三种手法。

三、特色按诊法

（一）虚里按诊法

虚里即心尖搏动处，位于左乳下第四、五肋间，乳头下稍内侧，为诸脉之所宗。按虚里可了解宗气之强弱，疾病之虚实，预后之吉凶。

虚里按诊时，一般病人采取坐位和仰卧位，医生位于病人右侧，用右手全掌或指腹平抚左乳下第四、五肋间，乳头下稍内侧的心尖搏动处，并调节压力，注意诊察其动气之强弱、至数和聚散等。

按诊内容包括有无搏动、搏动部位及范围、搏动强度和节律、频率、聚散等。

正常表现：虚里为诸脉之所宗。虚里按之应手，动而不紧，缓而不急，动气聚而不散，节律清晰一致，一息四五至，是心气充盛，宗气积于胸中的正常征象。因惊恐、大怒或剧烈运动后，虚里动高，片刻之后即能平复如常，不属病态；肥胖之人因胸壁较厚，虚里搏动不明显，亦属生理现象。

虚里搏动迟弱，或久病体虚而动数，为心阳不足；按之其动微弱，为宗气内虚；动而应衣，为宗气外泄；虚里搏动数急而时有一止，为宗气不守；按之弹手，洪大而搏，或绝而不应，为心气衰绝；胸高而喘，虚里搏动散漫而数，为心肺气绝；虚里动高，聚而不散，为热甚（外感热邪、小儿食滞或痘疹将发）。

（二）结节与疮疡按诊

按肌肤时，受检者可根据病变部位不同，选择适宜体位，以充分暴露被检查部位为原则，医生位于病人右侧，右手手指自然并拢，掌面平贴肌肤之上轻轻滑动，以诊肌肤的寒热、润燥、滑涩、有无皮疹、结节、肿胀、疼痛等。

若发现有结节时，应对结节进一步按诊，可用右手拇指与食指寻其结节边缘及根部，以确定结节的大小、形态、软硬程度、活动情况等。若诊察有肿胀时，医生应用右手拇指或食指在肿胀部位进行按压，以掌握肿胀的范围、性质等。

疮疡按诊，医生可将两手拇指和食指自然伸出，其余三指自然屈曲，用两食指寻按疮疡根底及周围肿胀状况，未破溃的疮疡，可用两手食指对应夹按，或用一食指轻按疮疡顶部，另一食指置于疮疡旁侧，诊其软硬，有无波动感，以了解成脓的程度。

肿硬不热，为寒证；肿处灼手而有压痛，为热证；根盘平塌漫肿，为虚证；根盘收束而隆起，为实证；患处坚硬，多无脓；边硬顶软，已成脓。

（三）尺肤诊

按尺肤时受检者可采取坐位或仰卧位。诊左尺肤时，医生用右手握住病人上臂近肘处，左手握住病人手掌，同时向桡侧转前臂，使前臂内侧面向上平放，尺肤部充分暴露，医生用指腹或手掌平贴尺肤处并上下滑动来感觉尺肤的寒热、滑涩、缓急（紧张度）。诊右尺肤时，医生操作手法同上，左、右手置换位置，方向相反。

尺肤部热甚，为热证；尺肤部凉，为泄泻、少气；按尺肤窅而不起，为风水；尺肤粗糙如枯鱼之鳞，为精血不足，或有瘀血内停。

四、按诊注意事项

1. 根据疾病的部位和性质不同，选择相应的体位和方法。

2. 操作手法要轻巧柔和、规范，避免突然暴力或冷手按诊。

3. 按诊操作必须细致、精确、规范、全面而有重点。

4. 检查时依次暴露各被检部位，力求系统、全面，但要避免反复翻动病人。

5. 按诊综合检查的顺序一般是先触摸，后按压，由轻而重，由浅入深，从健康部位开始，逐渐移向病变区域，先远后近，先上后下，先左后右地进行。

6. 诊尺肤应注意左、右尺肤的对比。

7. 按手足应注意左右比较，或手足心与手足背相比较。

8. 注意争取病人的主动配合，使病人能准确地反映病位的感觉。

9. 要边检查边注意观察病人的反应及表情变化，以了解病痛所在的准确部位及程度。

10. 对精神紧张或有痛苦者要给予安慰和解释，亦可边按诊检查边与患者交谈，转移其注意力而减少腹肌紧张，以便顺利完成检查。

第三章 针灸常用腧穴

1. **尺泽** 合穴

【定位】在肘区，肘横纹上，肱二头肌腱桡侧缘凹陷中。

【主治】①咳嗽、气喘、咽喉肿痛、咯血等肺系病证；②肘臂挛痛；③小儿惊风、急性腹痛、吐泻等急症。

【操作】直刺0.8~1.2寸，或点刺出血。

2. **孔最** 郄穴

【定位】在前臂前区，腕掌侧远端横纹上7寸，尺泽与太渊连线上。

【主治】①咳嗽、气喘、咯血、鼻衄、咽喉肿痛等肺系病证；②肘臂挛痛；③痔疮出血。

【操作】直刺0.5~1.0寸。

3. **列缺** 络穴；八脉交会穴，通任脉

【定位】在前臂，腕掌侧远端横纹上1.5寸，拇短伸肌腱与拇长展肌腱之间，拇长展肌腱沟的凹陷中。简便取穴法：两手虎口自然平直交叉，一手食指按在另一手桡骨茎突上，指尖下凹陷中是穴。

【主治】①咳嗽、气喘、咽喉肿痛等肺系病证；②外感头痛、项强、齿痛、口㖞等头面五官疾患；③手腕痛。

【操作】向肘部斜刺0.5~0.8寸。

4. **鱼际** 荥穴

【定位】在手外侧，第1掌骨桡侧中点赤白肉际处。

【主治】①咳嗽、气喘、咯血、失音、喉痹、咽干等肺系病证；②外感发热，掌中热；③小儿疳积。

【操作】直刺0.5~0.8寸。

5. **少商** 井穴

【定位】在手指，拇指末节桡侧，指甲根角侧上方0.1寸。

【主治】①咳嗽、气喘、咽喉肿痛、鼻衄等肺系实热病证；②中暑，发热；③昏迷，癫狂；④指肿、麻木。

【操作】浅刺0.1寸，或点刺出血。

6. **商阳** 井穴

【定位】在手指，食指末节桡侧，指甲根角侧上方0.1寸。

【主治】①热病，昏迷；②耳聋、青盲、咽喉肿痛、颐颔肿、齿痛等五官病证；③手指麻木。

【操作】浅刺0.1寸，或点刺出血。

7. **合谷** 原穴

【定位】在手背，第2掌骨桡侧的中点处。

【主治】①头痛、齿痛、目赤肿痛、咽喉肿痛、牙关紧闭、口㖞、鼻衄、耳聋、痄腮等头面五官病证；②发热恶寒等外感病；③热病；④无汗或多汗；⑤经闭、滞产、月经不调、痛经、胎衣不下、恶露不止、乳少等妇科病证；⑥上肢疼痛、不遂；⑦皮肤瘙痒、荨麻疹等皮肤科病证；⑧小儿惊风、痉证；⑨腹痛、痢疾、便秘等肠腑病证；⑩牙拔出术、甲状腺手术等面口五官及颈部手术针麻常用穴。

【操作】直刺0.5~1.0寸。孕妇不宜针灸。

8. **手三里**

【定位】在前臂，肘横纹下2寸，阳溪与曲池连线上。

【主治】①手臂麻痛、肘挛不伸、上肢不遂

等上肢病证；②腹胀、泄泻等肠腑病证；③齿痛颊肿。

【操作】直刺0.8~1.2寸。

9. **曲池** 合穴

【定位】在肘区，尺泽与肱骨外上髁连线的中点处。

【主治】①目赤肿痛、齿痛、咽喉肿痛等五官热性病证；②热病；③手臂肿痛、上肢不遂等上肢病证；④风疹、瘾疹、湿疹等皮肤科病证；⑤腹痛、吐泻、痢疾等肠腑病证；⑥头痛，眩晕；⑦癫狂等神志病。

【操作】直刺1.0~1.5寸。

10. **肩髃** 手阳明经与阳跷脉的交会穴

【定位】在三角肌区，肩峰外侧缘前端与肱骨大结节两骨间凹陷中。

【主治】①肩痛不举，上肢不遂；②瘰疬；③瘾疹。

【操作】直刺或向下斜刺0.8~1.5寸。

11. **迎香**

【定位】在面部，鼻翼外缘中点旁，鼻唇沟中。

【主治】①鼻塞、鼻衄、鼻渊等鼻病；②口喎、面痒、面肿等面口部病证；③胆道蛔虫病。

【操作】略向内上方斜刺或平刺0.3~0.5寸。

12. **地仓** 手足阳明经与任脉的交会穴

【定位】在面部，口角旁开0.4寸（指寸）。

【主治】口喎、眼睑瞤动、流涎、齿痛、颊肿等头面五官病证。

【操作】斜刺或平刺0.3~0.8寸，可向颊车穴透刺。

13. **下关**

【定位】在面部，颧弓下缘中央与下颌切迹之间凹陷中。

【主治】①牙关不利、面痛、齿痛、口喎等面口病证；②耳鸣、耳聋、聤耳等耳部病证。

【操作】直刺0.5~1寸。

14. **头维** 足阳明经与足少阳经和阳维脉的交会穴

【定位】在头部，额角发际直上0.5寸，头正中线旁开4.5寸。

【主治】头痛、眩晕、目痛、迎风流泪、眼睑瞤动等头面五官病证。

【操作】平刺0.5~1寸。

15. **天枢** 大肠募穴

【定位】在腹部，横平脐中，前正中线旁开2寸。

【主治】①绕脐腹痛、腹胀、便秘、泄泻、痢疾等脾胃肠病证；②癥瘕、月经不调、痛经等妇科病证。

【操作】直刺1~1.5寸。

16. **梁丘** 郄穴

【定位】在股前区，髌底上2寸，股外侧肌与股直肌肌腱之间。

【主治】①急性胃痛；②膝肿痛、下肢不遂等下肢病证；③乳痈、乳痛等乳房病证。

【操作】直刺1~1.2寸。

17. **犊鼻**

【定位】在膝前区，髌韧带外侧凹陷中。

【主治】膝肿、疼痛、屈伸不利、下肢痿痹等下肢病证。

【操作】向后内斜刺0.5~1寸。

18. **足三里** 合穴；胃下合穴

【定位】在小腿外侧，犊鼻下3寸，犊鼻与解溪连线上。

【主治】①胃痛、呕吐、腹胀、泄泻、痢疾、便秘、肠痈等脾胃肠病证；②膝痛、下肢痿痹、中风瘫痪等下肢病证；③癫狂、不寐等神志病证；④气喘，痰多；⑤乳痈；⑥虚劳诸证，为强壮保健要穴。

【操作】直刺1~2寸。

19. **上巨虚** 大肠下合穴

【定位】在小腿外侧，犊鼻下6寸，犊鼻与解溪连线上。

【主治】①肠鸣、腹中切痛、泄泻、便秘、肠痈等肠腑病证；②下肢痿痹、中风瘫痪等下肢病证。

【操作】直刺1~2寸。

20. 条口

【定位】在小腿外侧，犊鼻下8寸，犊鼻与解溪连线上。

【主治】①下肢痿痹、跗肿、转筋等下肢病证；②肩臂痛；③脘腹疼痛。

【操作】直刺1~1.5寸。

21. 丰隆　络穴

【定位】在小腿外侧，外踝尖上8寸，胫骨前肌的外缘。

【主治】①头痛、眩晕等头部病证；②癫狂；③咳嗽、哮喘、痰多等肺系病证；④下肢痿痹。

【操作】直刺1~1.5寸。

22. 内庭　荥穴

【定位】在足背，第2、3趾间，趾蹼缘后方赤白肉际处。

【主治】①胃痛、吐酸、泄泻、痢疾、便秘等胃肠病证；②足背肿痛；③齿痛、咽喉肿痛、鼻衄等五官病证；④热病。

【操作】直刺或斜刺0.5~0.8寸，可灸。

23. 公孙　络穴；八脉交会穴，通冲脉

【定位】在跖区，第1跖骨底的前下缘赤白肉际处。

【主治】①胃痛、呕吐、肠鸣、腹胀、腹痛、痢疾等脾胃病证；②心烦不寐、狂证等神志病证；③逆气里急、气上冲心（奔豚气）等冲脉病证。

【操作】直刺0.6~1.2寸。

24. 三阴交　交会穴

【定位】在小腿内侧，内踝尖上3寸，胫骨内侧缘后际。

【主治】①肠鸣、腹胀、泄泻、便秘等脾胃肠病证；②月经不调、经闭、痛经、带下、阴挺、不孕、滞产等妇产科病证；③心悸、不寐、癫狂等心神病证；④小便不利、遗尿、遗精、阳痿等生殖泌尿系统病证；⑤下肢痿痹；⑥湿疹、荨麻疹等皮肤病证。⑦阴虚诸证。

【操作】直刺1~1.5寸。孕妇禁针。

25. 地机　郄穴

【定位】在小腿内侧，阴陵泉下3寸，胫骨内侧缘后际。

【主治】①痛经、崩漏、月经不调、癥瘕等妇科病证；②腹胀、腹痛、泄泻等脾胃肠病证；③小便不利，水肿，遗精；④下肢痿痹。

【操作】直刺1~2寸。

26. 阴陵泉　合穴

【定位】在小腿内侧，胫骨内侧髁下缘与胫骨内侧缘之间的凹陷中。

【主治】①腹痛、泄泻、水肿、黄疸等脾湿病证；②小便不利、遗尿、癃闭等泌尿系统病证；③遗精、阴茎痛等男科病证；④带下、妇人阴痛等妇科病证；⑤膝痛，下肢痿痹。

【操作】直刺1~2寸。

27. 血海

【定位】在股前区，髌底内侧端上2寸，股内侧肌隆起处。简便取穴法：患者屈膝，医者以左手掌心按于患者右膝髌骨上缘（或者右手掌心按于患者左膝髌骨上缘），第2~5指向上伸直，拇指约成45°斜置，拇指尖下是穴。

【主治】①月经不调、痛经、经闭、崩漏等妇科病证；②湿疹、瘾疹、丹毒、皮肤瘙痒等皮外科病证；③膝股内侧痛。

【操作】直刺1~1.5寸。

28. 大横　足太阴脾经与阴维脉的交会穴

【定位】在腹部，脐中旁开4寸。

【主治】①腹痛、泄泻、便秘等脾胃肠病证；②肥胖症。

【操作】直刺1~2寸。

29. 通里　络穴

【定位】在前臂前区，腕掌侧远端横纹上1寸，尺侧腕屈肌腱的桡侧缘。

【主治】①心悸、怔忡等心疾；②暴喑、舌强不语等舌窍病证；③肘臂挛痛、麻木、手颤等上肢病证。

【操作】直刺0.5~1寸。

30. 神门 输穴；原穴

【定位】在腕前区，腕掌侧远端横纹尺侧端，尺侧腕屈肌腱的桡侧缘。

【主治】①心痛、心烦、惊悸、怔忡等心疾；②不寐、健忘、痴呆、癫狂痫等神志病证；③胸胁痛。

【操作】直刺0.3~0.5寸。

31. 少府 荥穴

【定位】在手掌，横平第5掌指关节近端，第4、5掌骨之间。

【主治】①心痛、心烦、惊悸、怔忡等心疾；②不寐、健忘、痴呆、癫狂痫等神志病证；③小便不利、遗尿、阴痒痛等前阴病证。

【操作】直刺0.3~0.5寸。

32. 后溪 输穴；八脉交会穴，通督脉

【定位】在手内侧，第5掌指关节尺侧近端赤白肉际凹陷中。

【主治】①头项强痛、腰背痛、手指及肘臂挛痛等；②耳聋、目赤、咽喉肿痛等五官病证；③癫狂痫等神志病证；④疟疾。

【操作】直刺0.5~1寸。治手指挛痛可透刺合谷穴。

33. 养老 郄穴

【定位】在前臂后区，腕背横纹上1寸，尺骨头桡侧凹陷中。

【主治】①肩、背、肘、臂酸痛，项强等经脉循行所过部位病证；②急性腰痛；③目视不明。

【操作】直刺或斜刺0.5~0.8寸。

34. 天宗

【定位】在肩胛区，肩胛冈中点与肩胛骨下角连线的上1/3与下2/3交点凹陷中。

【主治】①肩胛疼痛；②气喘；③乳痈、乳癖等乳房病证。

【操作】直刺或斜刺0.5~1寸。遇到阻力不可强行进针。

35. 听宫

【定位】在面部，耳屏正中与下颌骨髁状突之间的凹陷中。

【主治】①耳鸣、耳聋、聤耳等耳部病证；②面痛、齿痛等面口病证；③癫狂痫等神志病。

【操作】张口，直刺1~1.5寸。

36. 攒竹

【定位】在面部，眉头凹陷中，额切迹处。

【主治】①头痛、面痛、眉棱骨痛、面瘫等头面病证；②眼睑瞤动、眼睑下垂、目视不明、流泪、目赤肿痛等眼疾；③呃逆；④急性腰扭伤。

【操作】可向眉中或向眼眶内缘平刺或斜刺0.5~0.8寸，或直刺0.2~0.3寸。禁灸。

37. 天柱

【定位】在颈后区，横平第2颈椎棘突上际，斜方肌外缘凹陷中。

【主治】①后头痛，项强，肩背痛；②眩晕、咽喉肿痛、鼻塞、目赤肿痛、近视等头面五官病证；③热病；④癫狂痫。

【操作】直刺或斜刺0.5~0.8寸，不可向内上方深刺，以免伤及延髓。

38. 肺俞 肺之背俞穴

【定位】在脊柱区，第3胸椎棘突下，后正中线旁开1.5寸。

【主治】①鼻塞、咳嗽、气喘、咯血等肺系病证；②骨蒸潮热、盗汗等阴虚病证；③背痛；④皮肤瘙痒，瘾疹。

【操作】斜刺0.5~0.8寸。热证宜点刺放血。

39. 膈俞 八会穴之血会

【定位】在脊柱区，第7胸椎棘突下，后正中线旁开1.5寸。

【主治】①胃痛；②呕吐、呃逆、咳嗽、气喘等气逆之证；③贫血、吐血、便血等血证；④瘾疹、皮肤瘙痒等皮肤病证；⑤潮热、盗汗等阴虚证。

【操作】斜刺0.5~0.8寸。

40. 胃俞 胃之背俞穴

【定位】在脊柱区，第12胸椎棘突下，后正

中线旁开1.5寸。

【主治】胃痛、呕吐、腹胀、肠鸣、多食善饥、身体消瘦等脾胃病证。

【操作】斜刺0.5~0.8寸。

41. 肾俞 肾之背俞穴

【定位】在脊柱区，第2腰椎棘突下，后正中线旁开1.5寸。

【主治】①头晕、耳鸣、耳聋、慢性腹泻、气喘、腰酸痛、遗精、阳痿、不育等肾虚病证；②遗尿、癃闭等前阴病证；③月经不调、带下、不孕等妇科病证；④消渴。

【操作】直刺0.5~1寸。

42. 大肠俞 大肠之背俞穴

【定位】在脊柱区，第4腰椎棘突下，后正中线旁开1.5寸。

【主治】①腰痛；②腹胀、泄泻、便秘等肠腑病证。

【操作】直刺0.8~1.2寸。

43. 次髎

【定位】在骶区，正对第2骶后孔中。

【主治】①月经不调、痛经、阴挺、带下等妇科病证；②遗精、阳痿等男科病证；③小便不利、癃闭、遗尿、疝气等前阴病证；④腰骶痛，下肢痿痹。

【操作】直刺1~1.5寸。

44. 委中 合穴；膀胱下合穴

【定位】在膝后区，腘横纹中点。

【主治】①腰背痛、下肢痿痹等病证；②急性腹痛、急性吐泻等病证；③癃闭、遗尿等泌尿系病证；④丹毒、瘾疹、皮肤瘙痒、疔疮等血热病证。

【操作】直刺1~1.5寸，或用三棱针点刺腘静脉出血。针刺不宜过快、过强、过深，以免损伤血管和神经。

45. 膏肓

【定位】在脊柱区，第4胸椎棘突下，后正中线旁开3寸。

【主治】①咳嗽、气喘、肺痨等肺系虚损病证；②肩胛痛；③健忘、遗精、盗汗、羸瘦等虚劳诸证。

【操作】斜刺0.5~0.8寸。此穴多用灸法。

46. 秩边

【定位】在骶区，横平第4骶后孔，骶正中嵴旁开3寸。

【主治】①腰骶痛，下肢痿痹；②癃闭、便秘、痔疾、阴痛等前后二阴病证。

【操作】直刺1.5~3寸。

47. 承山

【定位】在小腿后区，腓肠肌两肌腹与肌腱交角处。

【主治】①腰腿拘急，疼痛；②痔疾，便秘；③腹痛，疝气。

【操作】直刺1~2寸。不宜过强地刺激，以免引起腓肠肌痉挛。

48. 昆仑 经穴

【定位】在踝区，外踝尖与跟腱之间的凹陷中。

【主治】①后头痛、目眩、项强等头项病证；②腰骶疼痛，足踝肿痛；③癫痫；④滞产。

【操作】直刺0.5~0.8寸。孕妇禁用，经期慎用。

49. 申脉 八脉交会穴，通阳跷脉；足太阳经与阳跷脉的交会穴

【定位】在踝区，外踝尖直下，外踝下缘与跟骨之间凹陷中。

【主治】①头痛、眩晕等头部疾病；②癫狂痫等神志病证；③嗜睡、不寐等眼睛开合不利病证；④腰腿酸痛，下肢运动不利。

【操作】直刺0.3~0.5寸。

50. 至阴 井穴

【定位】在足趾，小趾末节外侧，趾甲根角侧后方0.1寸（指寸）。

【主治】①胎位不正、滞产、胞衣不下等胎产病证；②头痛、目痛、鼻塞、鼻衄等头面五官病证。

【操作】浅刺0.1寸。胎位不正用灸法。

51. 涌泉 井穴

【定位】在足底，屈足卷趾时足心最凹陷中。

【主治】①昏厥、中暑、小儿惊风等急症；②癫狂痫、头痛、头晕、目眩、失眠等神志病；③咽喉肿痛、喉痹、失音等头面五官病证；④大便难、小便不利等前后二阴病证；⑤足心热；⑥奔豚气。

【操作】直刺0.5~1.0寸。针刺时要防止刺伤足底动脉弓。临床常用灸法或药物贴敷。

52. 太溪 输穴；原穴

【定位】在踝区，内踝尖与跟腱之间的凹陷中。

【主治】①头晕目眩、不寐、健忘、遗精、阳痿、月经不调等肾虚证；②咽喉肿痛、齿痛、耳聋、耳鸣等阴虚性五官病证；③咳喘、胸痛、咯血等肺系病证；④消渴，小便频数，便秘；⑤腰脊痛，足跟痛，下肢厥冷。

【操作】直刺0.5~0.8寸。

53. 照海 八脉交会穴，通阴跷脉

【定位】在踝区，内踝尖下1寸，内踝下缘边际凹陷中。

【主治】①月经不调、痛经、阴痒、赤白带下等妇科病证；②癫痫、不寐、嗜卧、癔症等神志病证；③咽喉干痛，目赤肿痛；④小便频数，癃闭；⑤便秘。

【操作】直刺0.5~0.8寸。

54. 复溜 经穴

【定位】在小腿内侧，内踝尖上2寸，跟腱的前缘。

【主治】①腹胀，泄泻，癃闭，水肿；②盗汗、汗出不止或热病无汗等津液输布失调病证；③下肢痿痹，腰脊强痛。

【操作】直刺0.5~1寸。

55. 郄门 郄穴

【定位】在前臂前区，腕掌侧远端横纹上5寸，掌长肌腱与桡侧腕屈肌腱之间。

【主治】①心痛、心悸、心烦胸痛等心胸病证；②咳血、呕血、衄血等血证；③疔疮；④癫痫。

【操作】直刺0.5~1寸。

56. 内关 络穴；八脉交会穴，通阴维脉

【定位】在前臂前区，腕掌侧远端横纹上2寸，掌长肌腱与桡侧腕屈肌腱之间。

【主治】①心痛、心悸、胸闷等心胸病证；②胃痛、呕吐、呃逆等胃腑病证；③不寐、郁病、癫狂痫等神志病证；④中风，眩晕，偏头痛；⑤胁痛，胁下痞块，肘臂挛痛。

【操作】直刺0.5~1寸。注意穴位深层有正中神经。

57. 大陵 输穴；原穴

【定位】在腕前区，腕掌侧远端横纹中，掌长肌腱与桡侧腕屈肌腱之间。

【主治】①心痛、心悸、胸胁胀痛等心胸病证；②胃痛、呕吐、口臭等胃腑病证；③喜笑悲恐、癫狂痫等神志病证；④手、臂挛痛。

【操作】直刺0.3~0.5寸。

58. 中冲 井穴

【定位】在手指，中指末端最高点。

【主治】①中风昏迷、舌强不语、中暑、昏厥、小儿惊风等急症；②高热；③舌下肿痛。

【操作】浅刺0.1寸，或点刺出血。为急救要穴之一。

59. 中渚 输穴

【定位】在手背，第4、5掌骨间，第4掌指关节近端凹陷中。

【主治】①手指屈伸不利，肘臂肩背痛；②头痛、耳鸣、耳聋、聤耳、耳痛、目赤、咽喉肿痛等头面五官病证；③热病，疟疾。

【操作】直刺0.3~0.5寸。

60. 外关 络穴；八脉交会穴，通阳维脉

【定位】在前臂后区，腕背侧远端横纹上2寸，尺骨与桡骨间隙中点。

【主治】①耳鸣、耳聋、聤耳、耳痛、目赤肿痛、目生翳膜、目眩、咽喉肿痛、口噤、口喎、齿痛、面痛等头面五官病证；②头痛，颈项及肩部疼痛，胁痛，上肢痹痛；③热病，疟疾，伤风感冒；④瘰疬。

【操作】直刺0.5~1.0寸。

61. 支沟　经穴

【定位】在前臂后区，腕背侧远端横纹上3寸，尺骨与桡骨间隙中点。

【主治】①便秘；②热病；③耳鸣、耳聋、咽喉肿痛、暴喑、头痛等头面五官病证；④肘臂痛，胁肋痛，落枕；⑤瘰疬。

【操作】直刺0.8~1.2寸。

62. 翳风　手足少阳经脉的交会穴

【定位】在颈部，耳垂后方，乳突下端前方凹陷中。

【主治】①耳鸣、耳聋、聤耳等耳病；②眼睑瞤动、颊肿、口㖞、牙关紧闭、齿痛等面口病；③瘰疬。

【操作】直刺0.5~1.0寸。

63. 风池　足少阳经与阳维脉的交会穴

【定位】在颈后区，枕骨之下，胸锁乳突肌上端与斜方肌上端之间的凹陷中。

【主治】①中风、头痛、眩晕、不寐、癫痫等内风所致病证；②恶寒发热、口眼㖞斜等外风所致病证；③目赤肿痛、视物不明、鼻塞、鼻衄、鼻渊、耳鸣、咽喉肿痛等五官病证；④颈项强痛。

【操作】向鼻尖方向斜刺0.8~1.2寸。

64. 肩井　手足少阳经与阳维脉的交会穴

【定位】在肩胛区，第7颈椎棘突与肩峰最外侧点连线的中点。

【主治】①头痛、眩晕、颈项强痛等头项部病证；②肩背疼痛，上肢不遂；③瘰疬；④乳痈、乳少、难产、胞衣不下等妇科病证。

【操作】直刺0.3~0.5寸，切忌深刺、捣刺。孕妇禁用。

65. 环跳　足少阳经与足太阴经的交会穴

【定位】在臀区，股骨大转子最凸点与骶管裂孔连线的外1/3与内2/3交点处。

【主治】①下肢痿痹，半身不遂，腰腿痛；②风疹。

【操作】直刺2~3寸。

66. 阳陵泉　合穴；胆下合穴；八会穴之筋会

【定位】在小腿外侧，腓骨头前下方凹陷中。

【主治】①黄疸、口苦、呕吐、胁痛等胆腑病证；②下肢痿痹、膝髌肿痛、肩痛等筋病；③小儿惊风。

【操作】直刺1~1.5寸。

67. 悬钟　八会穴之髓会

【定位】在小腿外侧，外踝尖上3寸，腓骨前缘。

【主治】①中风、颈椎病、腰椎病等骨、髓病；②颈项强痛，偏头痛，咽喉肿痛；③胸胁胀痛；④下肢痿痹，脚气。

【操作】直刺0.5~0.8寸。

68. 丘墟　原穴

【定位】在踝区，外踝的前下方，趾长伸肌腱的外侧凹陷中。

【主治】①偏头痛；胸胁胀痛；②下肢痿痹，外踝肿痛，足下垂，脚气；③疟疾。

【操作】直刺0.5~0.8寸。

69. 太冲　输穴；原穴

【定位】在足背，第1、2跖骨间，跖骨底结合部前方凹陷中，或触及动脉搏动。

【主治】①中风、癫狂痫、头痛、眩晕、口眼㖞斜、小儿惊风等内风所致病证；②目赤肿痛、口㖞、青盲、咽喉干痛、耳鸣、耳聋等头面五官热性病证；③月经不调、崩漏、痛经、难产等妇科病证；④黄疸、胁痛、腹胀、呕逆等肝胃病证；⑤下肢痿痹，足跗肿痛。

【操作】直刺0.5~1寸。

70. 蠡沟　络穴

【定位】在小腿内侧，内踝尖上5寸，胫骨内侧面的中央。

【主治】①睾丸肿痛、阳强等男科病证；②月经不调、带下等妇科病证；③外阴瘙痒、小便不利、遗尿等前阴病证；④足胫疼痛。

【操作】平刺0.5~0.8寸。

71. 期门　肝募穴；足厥阴经与足太阴经的交会穴

【定位】在胸部，第6肋间隙，前正中线旁开4寸。

【主治】①胸胁胀痛；②腹胀、呃逆、吐酸等肝胃病证；③郁病，奔豚气；④乳痈。

【操作】斜刺0.5~0.8寸。

72. 腰阳关

【定位】在脊柱区，第4腰椎棘突下凹陷中，后正中线上。

【主治】①月经不调、带下等妇科病证；②遗精、阳痿男科病证；③腰骶疼痛，下肢痿痹。

【操作】向上斜刺0.5~1寸。

73. 命门

【定位】在脊柱区，第2腰椎棘突下凹陷中，后正中线上。

【主治】①月经不调、痛经、经闭、带下、不孕等妇科病证；②遗精、阳痿、不育等男科病证；③五更泄泻、小便频数、癃闭等肾虚病证；④腰脊强痛，下肢痿痹。

【操作】向上斜刺0.5~1寸。

74. 大椎 督脉与足三阳经的交会穴

【定位】在脊柱区，第7颈椎棘突下凹陷中，后正中线上。

【主治】①恶寒发热、疟疾等外感病证；②热病，骨蒸潮热；③咳嗽、气喘等肺气失于宣降证；④癫狂痫、小儿惊风等神志病证；⑤风疹、痤疮等皮肤疾病；⑥项强、脊痛等脊柱病证。

【操作】直刺0.5~1寸。

75. 百会 督脉与足太阳经的交会穴

【定位】在头部，前发际正中直上5寸。

【主治】①晕厥、中风、失语、痴呆、癫狂、不寐、健忘等神志病；②头风、颠顶痛、眩晕耳鸣等头面病证；③脱肛、阴挺、胃下垂等气虚下陷证。

【操作】平刺0.5~0.8寸，升阳固脱多用灸法。

76. 神庭 督脉与足太阳经、足阳明经的交会穴

【定位】在头部，前发际正中直上0.5寸。

【主治】①癫狂痫、不寐、惊悸等神志病；②头痛、眩晕、目赤、目翳、鼻渊、鼻衄等头面五官病证。

【操作】平刺0.5~0.8寸。

77. 水沟 督脉与手足阳明经的交会穴

【定位】在面部，人中沟的上1/3与中1/3交点处。

【主治】①昏迷、晕厥、中风、中暑、脱证等急症，为急救要穴之一；②癫狂痫、癔症、急慢惊风等神志病；③闪挫腰痛，脊背强痛；④口㖞、面肿、鼻塞、牙关紧闭等头面五官病证。

【操作】向上斜刺0.3~0.5寸，强刺激；或指甲按掐。

78. 印堂

【定位】在头部，两眉毛内侧端中间的凹陷中。

【主治】①不寐、健忘、痴呆、痫病、小儿惊风等神志病证；②头痛、眩晕、鼻渊、鼻衄等头面五官病证；③小儿惊风，产后血晕，子痫。

【操作】平刺0.3~0.5寸，或三棱针点刺出血。

79. 中极 膀胱之募穴；任脉与足三阴经的交会穴

【定位】在下腹部，脐中下4寸，前正中线上。

【主治】①遗尿、癃闭、尿频、尿急等泌尿系病证；②遗精、阳痿、不育等男科病证；③崩漏、月经不调、痛经、经闭、不孕、带下病等妇科病证。

【操作】直刺1~1.5寸，应在排尿后针刺，以免伤及深部膀胱。孕妇慎用。

80. 关元 小肠之募穴；任脉与足三阴经的交会穴

【定位】在下腹部，脐中下3寸，前正中线上。

【主治】①中风脱证、虚劳羸瘦、脱肛、阴挺等元气虚损所致病证；②遗精、阳痿、早泄、不育等男科病证；③崩漏、月经不调、痛经、闭经、不孕、带下病等妇科病证；④遗尿、癃闭、

尿频、尿急等泌尿系病证；⑤腹痛、泄泻、脱肛、便血等肠腑病证；⑥保健要穴。

【操作】直刺1~1.5寸，应在排尿后针刺，以免伤及深部膀胱。孕妇慎用。

81. 气海

【定位】在下腹部，脐中下1.5寸，前正中线上。

【主治】①中风脱证、虚劳羸瘦、脱肛、阴挺等气虚证；②遗精、阳痿、疝气、不育等男科病证；③崩漏、月经不调、痛经、经闭、不孕、带下等妇科病证；④遗尿、癃闭等泌尿系病证；④水谷不化、绕脐疼痛、便秘、泄泻等肠腑病证。⑤保健要穴。

【操作】直刺1~1.5寸。孕妇慎用。

82. 中脘　胃之募穴；八会穴之腑会；任脉与手少阳经、手太阳经、足阳明经的交会穴

【定位】在上腹部，脐中上4寸，前正中线上。

【主治】①胃痛、呕吐、完谷不化、食欲不振、腹胀、泄泻、小儿疳积等脾胃病证；②癫痫、不寐等神志病；③黄疸。

【操作】直刺1~1.5寸。

83. 膻中　心包之募穴；八会穴之气会

【定位】在胸部，横平第4肋间隙，前正中线上。

【主治】①咳嗽、气喘、胸闷等胸中气机不畅病证；②心痛、心悸等心疾；③产后乳少、乳痛、乳癖等乳病；④呕吐、呃逆等胃气上逆证。

【操作】直刺0.3~0.5寸，或平刺。

84. 天突　任脉与阴维脉的交会穴

【定位】在颈前区，胸骨上窝中央，前正中线上。

【主治】①咳嗽、气喘、咽喉肿痛、胸痛等肺系病证；②暴喑、梅核气、瘿气等咽部病证。

【操作】先直刺0.2寸，然后将针尖转向下方，紧靠胸骨后方、气管前缘缓慢刺入1~1.5寸。必须严格掌握针刺的角度和深度，以防刺伤肺和有关动、静脉。

85. 四神聪

【定位】在头部，百会前后左右各旁开1寸，共4穴。

【主治】①头痛、眩晕、健忘等头脑病证；②不寐、癫痫等神志病证。

【操作】平刺0.5~0.8寸。

86. 太阳

【定位】在头部，眉梢与目外眦之间，向后约一横指的凹陷中。

【主治】①头痛；②目赤肿痛，眼睑瞤动，色盲；③面瘫。

【操作】直刺0.3~0.5寸，或点刺出血。

87. 定喘

【定位】在脊柱区，横平第7颈椎棘突下，后正中线旁开0.5寸。

【主治】①哮喘，咳嗽；②肩背痛，落枕。

【操作】直刺0.5~1寸。

88. 夹脊

【定位】在脊柱区，第1胸椎至第5腰椎棘突下两侧，后正中线旁开0.5寸，一侧17穴。

【主治】上背部的夹脊穴治疗心肺及上肢病证，下背部的夹脊穴治疗胃肠病证，腰部的夹脊穴治疗腰腹及下肢病证。

【操作】直刺0.5~1寸，或梅花针叩刺。

89. 腰痛点

【定位】在手背，第2、3掌骨间及第4、5掌骨间，腕背侧远端横纹与掌指关节的中点处，一手2穴。

【主治】急性腰扭伤。

【操作】直刺0.3~0.5寸。

90. 十宣

【定位】在手指，十指尖端，距指甲游离缘0.1寸（指寸），左右共10穴。

【主治】①中风、昏迷、晕厥等神志病；②中暑、高热等急症；③咽喉肿痛；④手指麻木。

【操作】直刺0.1~0.2寸，或点刺出血。

第四章 针灸技术

第一节 毫针法

一、进针法

进针方法包括单手进针法、双手进针法等方法。

（一）单手进针法

操作要点：①消毒：腧穴皮肤、医生双手常规消毒。②持针：用拇、食指指腹持针，中指指腹抵住针身下段，使中指指端比针尖略长出或齐平。③指抵皮肤：对准穴位，中指指端紧抵腧穴皮肤。④刺入：拇、食指向下用力按压刺入，中指随之屈曲，快速将针刺入。刺入时应保持针身直而不弯。

（二）双手进针法

1. 指切进针法（又称爪切进针法）

操作要点：①消毒：腧穴皮肤、医生双手常规消毒。②押手固定穴区皮肤：押手拇指或食指指甲切掐固定腧穴处皮肤。③持针：刺手拇、食、中指三指指腹持针。④刺入：将针身紧贴押手指甲缘快速刺入。本法适宜于短针的进针。

2. 夹持进针法（又称骈指进针法）

操作要点：①消毒：腧穴皮肤、医生双手常规消毒。②持针：押手拇、食指持消毒干棉球裹住针身下段，以针尖端露出0.3~0.5cm为宜；刺手拇、食、中三指指腹夹持针柄，使针身垂直。③刺入：将针尖固定在腧穴皮肤表面，刺手捻转针柄，押手下压，双手配合，同时用力，迅速将针刺入腧穴皮下。本法适用于长针的进针。

3. 提捏进针法

操作要点：①消毒：腧穴皮肤、医生双手常规消毒。②押手提捏穴旁皮肉：押手拇、食指轻轻提捏腧穴近旁的皮肉，提捏的力度大小要适当。③持针：刺手拇、食、中指三指指腹持针。④刺入：刺手持针快速刺入腧穴。刺入时常与平刺结合。本法适用于皮肉浅薄部位腧穴的进针。

4. 舒张进针法

操作要点：①消毒：腧穴皮肤、医生双手常规消毒。②绷紧皮肤：以押手拇、食指或食、中指把腧穴处皮肤向两侧轻轻撑开，使之绷紧，两指间的距离要适当。③持针：刺手拇、食、中指三指指腹持针。④刺入：刺手持针，于押手两指间的腧穴处，迅速刺入。本法适用于皮肤松弛部位腧穴的进针。

二、针刺的角度、深度

（一）针刺的角度

针刺的角度是指进针时针身与皮肤表面所形成的夹角。一般分直刺、斜刺、平刺3种。

1. 直刺

直刺是指进针时针身与皮肤表面呈90°垂直刺入。此法适用于大部分腧穴。

2. 斜刺

斜刺是指进针时针身与皮肤表面呈45°左右倾斜刺入。此法适用于肌肉浅薄处或内有重要脏器，或不宜直刺、深刺的腧穴。

3. 平刺（又称横刺、沿皮刺）

平刺是指进针时针身与皮肤表面呈15°左右沿皮刺入。此法适用于皮薄肉少部位的腧穴等。

（二）针刺的深度

针刺的深度是指针身刺入腧穴的深浅度。决定针刺深度的基本原则是安全且取得针感。每一腧穴的针刺深度必须与病情、病位、腧穴所在部位、经络阴阳属性、体质、年龄、时令、得气与补泻的要求等相结合而灵活应用。眼部、颈项部、胸背部等重要脏器部位的腧穴，一定要准确掌握针刺的角度、方向与深度。

1. 年龄

年老体弱，气血衰退，小儿娇嫩，稚阴稚阳，均不宜深刺。中青年身强体壮者，可适当深刺。

2. 体质

对形瘦体弱者，宜相应浅刺；形盛体强者，宜深刺。

3. 病情

阳证、新病、热证、虚证宜浅刺；阴证、久病、寒证、实证宜深刺。

4. 病位

在表、在肌肤宜浅刺；在里、在筋骨、在脏腑宜深刺。

5. 腧穴所在部位

头面、胸腹及皮薄肉少处的腧穴宜浅刺。四肢、臀、腹及肌肉丰满处的腧穴可深刺。

6. 季节

一般原则是春夏宜浅刺、秋冬宜深刺。

针刺的角度和深度相互关联，一般来说，深刺多用直刺，浅刺多用斜刺、平刺。

三、行针手法

（一）基本手法

行针的基本手法主要有提插法、捻转法两种，两种手法既可单独应用，又可配合应用。

1. 提插法

提插法是将毫针刺入腧穴的一定深度后，施以上提下插动作的操作方法，是毫针行针的基本手法。操作要点：①消毒。腧穴皮肤、医生双手常规消毒。②刺入毫针。将毫针刺入腧穴的一定深度。③实施提、插操作。插是将针由浅层向下刺入深层的操作；提是从深层向上引退至浅层的操作。如此反复地上提下插。

2. 捻转法

捻转法是指将针刺入腧穴一定深度后，施以向前向后的捻转动作，使针在腧穴内反复前后来回旋转的行针手法，是毫针行针的基本手法。操作要点：①消毒：腧穴皮肤、医生双手常规消毒。②刺入毫针：将毫针刺入腧穴的一定深度。③实施捻、转操作。针身向前向后持续均匀来回捻转。要保持针身在腧穴基点上左右旋转运动。如此反复地捻转。

（二）辅助手法

临床常用的行针辅助手法有以下6种。

1. 循法

循法是指在针刺前或针刺后留针过程中，医者用手指顺着经脉的循行径路，在腧穴的上下部轻柔循按的方法。操作要点：①确定腧穴所在的经脉及其循行路线。②循按或拍叩，用拇指指腹，或第2、3、4指并拢后用3指的指腹，沿腧穴所属经脉的循行路线或穴位的上下左右进行循按或拍叩。③反复操作数次，以穴周肌肉得以放松或出现针感或循经感传为度。

2. 弹法

弹法是指在留针过程中，医者用手指轻弹针尾或针柄，使针体微微振动的方法。操作要点：①进针后刺入一定深度。②以拇指与食指相交呈环状，食指指甲缘轻抵拇指指腹。③弹叩针柄：将食指指甲面对准针柄或针尾，轻轻弹叩，使针体微微震颤。也可以拇指与其他手指配合进行操作。④弹叩数次。

3. 刮法

刮法是指毫针刺入一定深度后，以拇指或食指的指腹抵住针尾，用拇指或食指、中指指甲，由下而上或由上而下频频刮动针柄的方法。操作要点：①进针后刺入一定深度。②用拇指指腹或食指指腹轻轻抵住针尾。③用食指或拇指、中指指甲频频刮动针柄。可由针根部自下而上刮，也可由针尾部自上而下刮，使针身产生微微震颤。④反复刮动数次。

4. 摇法

摇法是指毫针刺入一定深度后，手持针柄，将针轻轻摇动的方法。摇法分为两种，一是直立针身而摇，二是卧倒针身而摇。

（1）直立针身而摇　操作要点：①采用直刺进针。②刺入一定深度。③手持针柄，如摇辘轳状呈划圈样摇动；或如摇橹状进行前后或左右的摇动。④反复摇动数次。

（2）卧倒针身而摇　操作要点：①采用斜刺或平刺进针。②刺入一定深度。③手持针柄，如摇橹状进行左右摇动。④反复摇动数次。

5. 飞法

飞法是指针刺后不得气者，用刺手拇、食指夹持针柄，轻微捻搓数次，然后张开两指，一搓一放，反复数次，状如飞鸟展翅，故称飞法。操作要点：①刺入一定深度。②轻微捻搓针柄数次，然后快速张开两指，一捻一放，如飞鸟展翅之状。③反复操作数次。

6. 震颤法

震颤法是指针刺入一定深度后，刺手持针柄，用小幅度、快频率的提插、捻转手法，使针身轻微震颤的方法。操作要点：①进针后刺入一定深度。②刺手拇、食二指或拇、食、中指夹持针柄。③实施提插捻转：小幅度、快频率的提插、捻转，如手颤之状，使针身微微颤动。

四、得气

得气指毫针刺入腧穴一定深度后，施以提插或捻转等行针手法，使针刺部位获得的经气感应。

（一）得气的表现

《标幽赋》曰："轻滑慢而未来，沉涩紧而已至……气之至也，如鱼吞钩饵之浮沉；气未至

也，如闲处幽堂之深邃"，是对得气与否的最形象的描述。

当出现经气感应时，医患双方会同时有不同的感觉。医者：针下有徐和或沉紧感。患者：①针刺处出现相应的酸、麻、胀、重感，这是最常见的感觉。②向着一定的方向和部位传导和扩散的感觉。③出现循经性肌肤震颤、不自主地肢体活动。④出现循经性皮疹带，或红、白线等现象。⑤出现热感、凉感、痒感、触电感、气流感、水波感、跳跃感、蚁行感、抽搐及痛感。若无经气感应而不得气时，医者则感到针下空虚无物，患者亦无酸、麻、胀、重等感觉。

（二）得气的临床意义

得气与否以及气至的迟速，关系到针刺的治疗效果。《灵枢·九针十二原》曰："刺之要，气至而有效。效之信，若风之吹云，明乎若见苍天。"得气与否还与疾病的预后有一定关系，如《金针赋》曰："气速效速，气迟效迟"，说明针刺后得气与否，是获得疗效的关键。具体表现在：①一般得气迅速，则疗效较好；②得气较慢则疗效较差；③若不得气者，难以取效；④若经候气或反复施用各种催气手法后，经气仍不至者，多属正气衰竭，预后极差；⑤若初针不得气或得气缓慢，经使用正确的针刺方法治疗之后，开始得气或得气较快，表示病人正气恢复，预后良好。

五、针刺补泻

针刺补泻是针对病证虚实而实施的针刺手法，是决定针刺疗效的重要因素。目前临床常用的单式补泻手法包括：

（一）捻转补泻

根据捻转力度的强弱、角度的大小、频率的快慢、操作时间的长短，并结合捻转用力的方向，区分捻转补泻手法。

1. 补法

操作要点：①进针，行针得气。②捻转角度小，频率慢，用力轻。结合拇指向前、食指向后（左转）用力为主。③反复捻转。④操作时间短。

2. 泻法

操作要点：①进针，行针得气。②捻转角度大，频率快，用力重。结合拇指向后、食指向前（右转）用力为主。③反复捻转。④操作时间长。

（二）提插补泻

根据提插力度的强弱、幅度的大小、频率的快慢、操作时间的长短，区分提插补泻手法。

1. 补法

操作要点：①进针，行针得气。②先浅后深，重插轻提，提插幅度小，频率慢。③反复提插。④操作时间短。

2. 泻法

操作要点：①进针，行针得气。②先深后浅，轻插重提，提插幅度大，频率快。③反复操作。④操作时间长。

（三）疾徐补泻

根据进针、出针、行针的快慢区分补泻的针刺手法。

1. 补法

操作要点：①进针时徐徐刺入。②留针期间少捻转。③疾速出针。

2. 泻法

操作要点：①进针时疾速刺入。②留针期间多捻转。③徐徐出针。

（四）迎随补泻

根据针刺方向与经脉循行方向是否一致区分补泻的手法。

1. 补法

操作要点：进针时针尖随着经脉循行去的方向刺入。

2. 泻法

操作要点：进针时针尖迎着经脉循行来的方向刺入。

（五）呼吸补泻

将针刺手法与患者呼吸相结合区分补泻的手法。

1. 补法

操作要点：病人呼气时进针，吸气时出针。

2. 泻法

操作要点：病人吸气时进针，呼气时出针。

（六）开阖补泻

指以出针时是否按压针孔以区分补泻的手法。

1. 补法

操作要点：出针后迅速按闭针孔。

2. 泻法

操作要点：出针时摇大针孔不加按闭。

（七）平补平泻

指进针得气后施以均匀的提插、捻转的手法。

操作要点：①进针，行针得气。②施以均匀的提插、捻转手法，即每次提插的幅度、捻转的角度要基本一致，频率适中，节律和缓，针感强弱适当。

第二节 艾灸法

一、常用灸法的操作要点及注意事项

（一）艾炷灸

1. 直接灸

（1）瘢痕灸（又名化脓灸） 操作要点：①选择体位，定取腧穴：以仰卧位或俯卧位为宜，体位要舒适，充分暴露待灸部位。②穴区皮肤消毒、涂擦黏附剂：对腧穴皮肤进行常规消毒，再将所灸穴位处涂以少量的大蒜汁，或医用凡士林，或少量清水。③点燃艾炷，每炷要燃尽：将艾炷平稳放置于腧穴上，用线香点燃艾炷顶部，待其自燃：要求每个艾炷都要燃尽，除灰，更换新艾炷继续施灸，灸满规定壮数为止。④轻轻拍打穴旁，减轻施灸疼痛：施灸中，当艾炷燃至底部，患者感觉施灸局部灼痛难忍时，术者可用双手拇指在腧穴两旁用力按压，或在腧穴附近轻轻拍打以减轻疼痛。⑤灸后预防感染：灸毕要在施灸处贴敷消炎药膏，用无菌纱布覆盖局部，用胶布固定，以防感染。⑥形成灸疮，待其自愈：灸后局部皮肤黑硬，周边红晕，继而起水疱。一般在7日左右局部出现无菌性炎症，其脓汁清稀色白，形成灸疮。灸疮5~6周自行愈合，留有瘢痕。

（2）无瘢痕灸（又名非化脓灸） 操作要点：①选择体位，定取腧穴：宜采取仰卧位或俯卧位，充分暴露待灸部位。②涂擦黏附剂：用棉签蘸少许大蒜汁，或医用凡士林，或涂清水于穴区皮肤，用以黏附艾炷。③点燃艾炷，每炷不可燃尽：将艾炷平置于腧穴上，用线香点燃艾炷顶部，待其自燃。要求每个艾炷不可燃尽，当艾炷燃剩1/3，患者感觉施灸局部有灼痛时，即可易炷再灸。④把握灸量：灸满规定壮数为止。一般应灸至施灸局部皮肤呈现红晕而不起疱为度。

2. 间接灸

（1）隔姜灸 操作要点：①制备姜片：切取生姜片，每片直径2~3cm，厚度0.2~0.3cm，中间以针刺数孔。②选取适宜体位，充分暴露待灸腧穴。③放置姜片和艾炷，点燃艾炷：将姜片置于穴上，把艾炷置于姜片中心，点燃艾炷尖端，任其自燃。④调适温度：如患者感觉施灸局部灼痛不可耐受，术者可用镊子将姜片一侧夹住端起，稍待片刻，重新放下再灸。⑤更换艾炷和姜片：艾炷燃尽，除去艾灰，更换艾炷，依前法再灸。施灸数壮后，姜片焦干萎缩，应置换姜片。⑥把握灸量：一般每穴灸6~9壮，至局部皮肤潮红而不起疱为度。灸毕去除姜片及艾灰。

（2）隔蒜灸 操作要点：①制备蒜片：选用鲜大蒜头，切成厚0.2~0.3cm的薄片，中间以针刺数孔（捣蒜如泥亦可）。②选取适宜体位，充分暴露待灸腧穴。③放置蒜片和艾炷，点燃艾炷：将蒜片置于穴上，把艾炷置于蒜片中心，点燃艾炷尖端，任其自燃。④调适温度：如患者感觉施灸局部灼痛不可耐受，术者可用镊子将蒜片一侧夹住端起，稍待片刻，重新放下再灸。⑤更换艾炷和蒜片：艾炷燃尽，除去艾灰，更换艾炷，依前法再灸。施灸数壮后，蒜片焦干萎缩，应置换蒜片。⑥把握灸量：一般每穴灸5~7壮，至局部皮肤潮红而不起疱为度。灸毕去除蒜片及艾灰。

（3）隔盐灸 操作要点：①选择体位，定取腧穴：宜取仰卧位，身体放松。②食盐填脐：取纯净干燥的食盐适量，将脐窝填平，也可于盐上再放置一姜片。③放置艾炷：将艾炷置于盐上（或姜片上），点燃艾炷尖端，任其自燃。④调适温度，更换艾炷：若患者感觉施灸局部灼热不可耐受，术者用镊子夹去残炷，换炷再灸。⑤把握灸量：如上反复施灸，灸满规定壮数，一般灸5~9壮。⑥灸毕，除去艾灰、食盐。

（4）隔附子饼灸 操作要点：①制备附子饼：将附子研成细末，用黄酒适量调成泥状，做成直径约3cm、厚约0.8cm的圆饼，中间用针穿刺数孔备用。②选取适宜体位，充分暴露待灸腧穴。③放置附子饼及艾炷：先将附子饼置于穴上，再将中号或大号艾炷置于附子饼上，点燃艾炷尖端，任其自燃。④更换艾炷：艾炷燃尽，去艾灰，更换艾炷，依前法再灸。施灸中，若感觉施灸局部灼痛不可耐受，术者用镊子将附子饼一端夹住端起，稍待片刻，重新放下再灸。⑤把握灸量：灸完规定壮数为止，一般每穴灸3~9壮。⑥灸毕去除附子片及艾灰。

（二）艾条灸

1. 悬起灸

（1）温和灸 操作要点：①选取适宜体位，充分暴露待灸腧穴。②点燃艾卷：选用纯艾卷，将其一端点燃。③燃艾施灸：术者手持艾卷的中上部，将艾卷燃烧端对准腧穴，距腧穴皮肤2~3cm进行熏烤，艾卷与施灸处皮肤的距离应保持相对固定。注意：若患者感到局部温热舒适可固定不动；若感觉太烫可加大与皮肤的距离；若遇到小儿或局部知觉减退者，医者可将食、中两指，置于施灸部位两侧，通过医者的手指来测知患者局部受热程度，以便随时调节施灸时间和距离，防止烫伤。④把握灸量：灸至局部皮肤出现红晕，有温热感而无灼痛为度，一般每穴灸10～15分钟。⑤灸毕熄灭艾火。

（2）雀啄灸　操作要点：①选取适宜体位，充分暴露待灸腧穴。②点燃艾卷：选用纯艾卷，将其一端点燃。③术者手持艾卷的中上部，将艾卷燃烧端对准腧穴，像麻雀啄米样一上一下移动，使艾卷燃烧端与皮肤的距离远近不一。动作要匀速，起落幅度应大小一致。④燃艾施灸：如此反复操作，给予施灸局部以变量刺激。若遇到小儿或局部知觉减退者，术者应以食指和中指，置于施灸部位两侧，通过医者的手指来测知患者局部受热程度，以便随时调节施灸时间和距离，防止烫伤。⑤把握灸量：灸至皮肤出现红晕，有温热感而无灼痛为度，一般灸10～15分钟。⑥灸毕熄灭艾火。

（3）回旋灸　操作要点：①选取适宜体位，充分暴露待灸腧穴。②点燃艾卷：选用纯艾卷，将其一端点燃。③燃艾施灸：术者手持艾卷的中上部，将艾卷燃烧端对准腧穴，与施灸部位的皮肤保持相对固定的距离（一般在3cm左右），左右平行移动或反复旋转施灸。动作要匀速。若遇到小儿或局部知觉减退者，尤其是糖尿病患者，术者应以食指和中指，置于施灸部位两侧，通过医者的手指来测知患者局部受热程度，以便随时调节施灸时间和距离，防止烫伤。④把握灸量：灸至皮肤出现红晕，有温热感而无灼痛为度，一般灸5～10分钟。⑤灸毕熄灭艾火。

2. 实按灸

常用的实按灸有太乙针灸、雷火针灸。

（1）灸条制作　太乙针灸：将纯净细软的艾绒150g平铺在40cm见方的桑皮纸上。将人参125g、穿山甲250g、山羊血90g、千年健500g、钻地风300g、肉桂500g、小茴香500g、苍术500g、甘草1000g、防风2000g、麝香少许，共为细末，取药末24g掺入艾绒内，紧卷成爆竹状，外用鸡蛋清封固，阴干后备用。雷火针灸：其制作方法与太乙针灸相同，唯药物处方有异，方用纯净细软的艾绒125g，沉香、乳香、羌活、干姜、穿山甲各9g，麝香少许，共为细末。

（2）操作要点　①点燃艾卷：将太乙针灸或雷火针灸的艾卷一端点燃。②棉布裹艾：以棉布6~7层裹紧艾火端。③持艾灸熨：医者手持艾卷，将艾火端对准腧穴，趁热按到施术部位，停止1～2s然后抬起，进行灸熨。④艾火熄灭则再点燃再按熨。⑤如此反复，灸至皮肤红晕为度，一般灸熨7～10次为度。

（3）注意事项　①艾条要燃透再灸，否则容易熄灭。②必须用棉布而非化纤制品。③每一下点灸的间隔时间不宜太长，两针交替使用更佳。

（三）温针灸

操作要点：①准备艾卷或艾绒：截取2cm艾卷一段，将一端中心扎一小孔，深1～1.5cm。也可选用艾绒，艾绒要柔软，易搓捏。②选取适宜体位，充分暴露待灸腧穴。③针刺得气留针：腧穴常规消毒，直刺进针，行针得气，将针留在适当的深度。④插套艾卷或搓捏艾绒，点燃：将艾卷有孔的一端经针尾插套在针柄上，插牢，不可偏歪。或将少许艾绒搓捏在针尾上，要捏紧，不可松散，以免滑落，点燃施灸。⑤艾卷燃尽去灰，重新置艾：待艾卷或艾绒完全燃尽成灰时，将针稍倾斜，把艾灰掸落在容器中，每穴每次可施灸1～3壮。⑥待针柄冷却后出针。

二、灸法的注意事项

1. 施灸的先后顺序

临床上一般是先灸上部，后灸下部；先灸阳经，后灸阴经；壮数是先少而后多；艾炷是先小而后大。但在特殊情况下，则可酌情施灸。如脱肛时，即可先灸长强以收肛，后灸百会以举陷。

2. 施灸的禁忌

（1）禁灸部位　如皮薄肉少部位、筋肉结聚之处、大血管处、心前区、妊娠期妇女的腰骶部和下腹部、乳头部和阴部及睾丸等不可施灸。

（2）慎灸情况　极度疲劳、过饥或过饱、酒醉、大汗淋漓、情绪不稳者，对灸法恐惧者，经期妇女，某些传染病、高热、昏迷、抽搐、身体极度消瘦衰竭、精神病患者等，暂时不适合灸治，应待异常情况解除后方可施灸。

（3）各种灸法有不同的禁忌　如颜面、关节部位不适宜用直接灸，以免形成瘢痕。

（4）不宜施灸的病证　对实热证、阴虚发热者，一般不适宜灸疗。

3. 灸后处理

（1）灸后注意观察施灸局部皮肤情况：①施灸后，局部皮肤出现微红灼热，属于正常现象，无须处理。②若出水疱应采取相应的处理措施（可参考"皮肤灼伤及起疱"的处理）。③化脓灸者，要认真护理灸疮。

（2）处理好艾灰、废用灸材、污物，保证环境卫生安全。

（3）灸后，尤其是给予较大灸量后，患者常有口干舌燥，可予温开水缓缓饮下。

第三节　拔罐法

一、常用拔罐法的操作要点

（一）闪罐法

操作要点：①选取适宜体位，充分暴露待拔腧穴。②选用大小适宜的罐具。③用镊子夹紧95%的酒精棉球一个，点燃，使棉球在罐内壁中段绕1~3圈或短暂停留后迅速退出，迅速将罐扣在应拔的部位，再立即将罐起下。④如此反复多次地拔住起下，起下拔住。⑤拔至施术部位皮肤潮红、充血或瘀血为度。

（二）留罐法（坐罐法）

操作要点：①选取适宜体位，充分暴露待拔腧穴。②根据需要选用大小适宜的罐具。③用止血钳或镊子夹住95%的酒精棉球，点燃，使棉球在罐内壁中段绕1~3圈或短暂停留后迅速退出，迅速将罐扣在应拔的部位，即可吸住。④留罐时间，以局部皮肤红润、充血或瘀血为度，一般为5~15分钟。⑤起罐时一手握罐，另一手用拇指或食指按压罐口周围的皮肤，使之凹陷，空气进入罐内，罐体自然脱下。

（三）走罐法（推罐法、拉罐法）

操作要点：①选取适宜体位，充分暴露待拔腧穴。②选择大小适宜的玻璃罐。③在施术部位涂抹适量的润滑剂，如凡士林、水，也可选用红花油等润滑剂。④先用闪火法将罐吸拔在施术部位上，然后用单手或双手握住罐体，在施术部位上下、左右往返推移。走罐时，可将罐口前进侧的边缘稍抬起，另一侧边缘稍着力，以利于罐子的推拉。⑤反复操作，至施术部位红润、充血，甚至瘀血为度。⑥起罐时，一手握罐，另一手用拇指或食指按压罐口周围的皮肤，使之凹陷，空气进入罐内，罐体自然脱下。

（四）刺血拔罐法（刺络拔罐法）

操作要点：①选取适宜体位，充分暴露待拔腧穴。②选择大小适宜的玻璃罐备用。③消毒施术部位，刺络出血：医者戴消毒手套，用碘伏消毒施术部位，持三棱针（或一次性注射针头）点刺局部使之出血，或用皮肤针叩刺出血。④用闪火法留罐，留置5~15分钟后起罐。⑤起罐时不能迅猛，避免罐内污血喷射而污染周围环境。用消毒棉签清理皮肤上残存血液，清洗火罐后进行消毒处理。

（五）留针拔罐法（针罐法）

操作要点：①选取适宜体位，充分暴露待拔腧穴。②选择大小适宜的玻璃罐备用。③毫针直刺到一定深度，行针、得气、留针。④用闪火法以针刺点为中心留罐，一般留罐10~15分钟，以局部皮肤潮红、充血或瘀血为度。⑤起罐后出针。

二、拔罐法的注意事项

（一）拔罐前的注意事项

1. 患者应着宽松衣裤，便于充分暴露施术部位，并尽量使施术部位肌肉放松，保持平坦。拔罐过程中不能随意改变体位。

2. 一般应选择在肌肉丰满部位进行。骨骼凸凹不平，毛发较多的部位，火罐容易脱落，不适宜用拔罐法。

3. 根据病情、体质和拔罐部位选择体位，尽量选择卧位，避免选择坐位时出现"晕罐"或因火罐吸附力不足而造成火罐脱落等。

4. 拔罐前做好解释工作，并将拔罐后可能出现的情况详述清楚，征得病人同意后方可实施操作。

5. 详细了解既往史、现病史及就诊时的身体状况，掌握适应证及禁忌证。皮肤过敏、溃疡、水肿及心脏大血管分布部位，不宜拔罐；孕妇的腹部、腰骶部位，不宜拔罐；有自发性出血倾向、高热、抽搐等患者禁止拔罐。

（二）操作注意事项

1. 选择大小适当的罐具，既方便操作又能取得最佳治疗效果。老人、小儿、体质虚弱及初次接受拔罐者应选择较小罐具。皮肉浅薄部（如脸部）或胸背上部宜选用较小罐具，腰骶部宜选用较大罐具。一般选用透明罐具，常用玻璃罐，便于对罐内皮肤、血液等的变化进行观察。

2. 闪火法拔罐时，应注意棉球蘸取酒精不宜过多，以免操作过程中酒精下滴烧伤皮肤，甚至导致火灾。要注意火头不能在罐口燃烧，不宜在罐内停留时间过长以免烫伤。

3. 吸附力应适中，以病人自觉舒适或微有痛感能耐受为度。

4. 要求医者动作熟练，手法轻柔，切忌用力过猛，擦伤皮肤。

5. 火罐操作后应注意对火源的管理，以防造成火灾。

（三）治疗后的注意事项

1. 留罐或走罐治疗后身体常留有罐印，属正常现象，会慢慢消退。

2. 拔罐后，若施术部位瘙痒，宜轻轻拍打，避免用力挠抓，以免破皮后引起感染。

3. 治疗后因操作不当或体质、病情等因素造成皮肤起水疱，应视情况进行不同的处理。（可参考"皮肤灼伤及起疱"的处理）

4. 治疗后若感疲乏可多饮温水，适当休息，大多可自行缓解。

5. 火罐使用后罐具应集中消毒处理，防止污染。

第四节 其他疗法

一、三棱针法

三棱针的操作方法一般分为点刺法、散刺法、刺络法、挑刺法四种。

（一）点刺法

操作要点：①选取适宜体位，充分暴露待针腧穴。②医者戴消毒手套。③使施术部位充血。可先在针刺部位及其周围轻轻地推、揉、挤、捋，使局部充血。④穴区皮肤常规消毒。⑤医者用一手固定点刺部位，另一手持针，露出针尖3~5mm，对准点刺部位快速刺入，迅速出针。一般刺入2~3mm。⑥轻轻挤压针孔周围，使之适量出血或出黏液。⑦用消毒干棉球按压针孔。可在点刺部位贴敷创可贴。

（二）散刺法（豹纹刺）

操作要点：①选取适宜体位，充分暴露待针腧穴。②医者戴消毒手套。③施术部位常规消毒。④根据病变部位大小，由病变外缘呈环形向中心部位进行点刺。一般点刺10~20针。⑤点刺后，可见点状出血，若出血不明显，可加用留罐法以增加出血量，放出适量血液（或黏液）。⑥用消毒干棉球按压针孔。施术部位面积较大时，可以敷无菌敷料。

（三）刺络法

操作要点：①选择适宜的体位，确定血络。②医者戴消毒手套。③肘、膝部静脉处放血时，一般要捆扎橡皮管。将橡皮管结扎在针刺部位的上端（近心端），以使血络怒张显现。其他部位则不方便结扎，为使血络充盈，也可轻轻拍打血络处。④将血络处皮肤严格消毒。⑤一手拇指按压在被刺部位的下端，使血络位置相对固定，一手持针，对准针刺部位，顺血络走向，斜向上与之呈45°左右刺入，以刺穿血络前壁为度，一般刺入2~3mm，然后迅速出针。⑥根据病情需要，使其流出一定量的血液。也可轻轻按压静脉上端，以助瘀血外出。⑦松开橡皮管，待出血自然停止。⑧以消毒干棉球按压针孔，并以75%酒精棉球清除针处及其周围的血液。

（四）挑刺法

操作要点：①选取适宜体位，充分暴露待针腧穴。②医者戴消毒手套。③局部皮肤严格消毒。④挑破表皮，挑断皮下纤维组织：医者一手按压进针部位两侧或捏起皮肤使之紧绷固定，另一手持针迅速刺入皮肤1~2mm，随即倾斜针身挑破表皮，使之出少量血液或黏液。也可再刺入2~5mm，倾斜针身使针尖轻轻挑起，挑断皮下纤维组织。⑤出针，用无菌敷料覆盖创口。

二、皮肤针法

操作要点：①选取适宜体位，充分暴露待针腧穴。②施术部位皮肤常规消毒。③持针：软柄、硬柄皮肤针持针姿势不同。硬柄皮肤针持针式：用拇指和中指夹持针柄两侧，食指置于针柄中段上面，无名指和小指将针柄末端固定于大小鱼际之间。软柄皮肤针持针式：将针柄末端置于掌心，拇指居上，食指在下，中指、无名指、小指呈握拳状固定针柄末端。④叩刺：叩刺时，主要运用腕力，要求针尖垂直叩击皮肤，并立即弹起，如此反复操作。⑤用无菌干棉球或棉签擦拭。

皮肤针法有三种刺激强度，各有不同的适应证：①轻刺：用较轻的腕力进行叩刺，针尖垂直叩打皮肤后立即弹起，针尖接触皮肤时间短。以局部皮肤略见潮红为度。②中刺：用中等的腕力进行叩刺，使针尖垂直叩打在皮肤上，针尖接触皮肤时间略长，立即弹起。以局部皮肤明显潮红，微有渗血为度。③重刺：用中、重腕力进行叩刺，使针尖垂直叩打在皮肤上，针尖接触皮肤时间长，再弹起。以局部皮肤明显潮红、出血为度。

三、耳穴压丸法

耳穴压丸法是指使用一定丸状物贴压耳穴以防治疾病的一种方法。

在进行耳穴压丸治疗之前，要做必要的器材准备：①压丸材料：凡是表面光滑，质硬，无副作用，适合贴压穴位面积大小的小丸粒均可选用，一般选用清洁后的王不留行籽，或用莱菔子、白芥子等代替。用75%的酒精浸泡2分钟，或用沸水烫后晾干，置于瓶中备用。也可选用磁珠等。②其他：医用胶布、止血钳、弯盘、消毒棉签、75%酒精、消毒干棉球等。

操作要点：①选穴：根据耳穴的选穴原则，选择耳穴确定处方。②选择体位：一般以坐位或卧位为宜。③准备丸粒：将小丸粒贴于0.5cm×0.5cm的小方块医用胶布中央，备用。或选用成品耳穴贴。④耳穴皮肤消毒：用75%酒精棉球擦拭消毒，去除污垢和油脂。⑤贴压：一手托住耳郭，另一手持镊子将贴丸胶布对准耳穴进行敷贴，并给予适当按压，使耳郭有发热、胀痛感。压穴时，托指不动压指动，只压不揉，以免胶布移动；用力不能过猛过重。

第五节　针灸异常情况处理

一、晕针

晕针是在针刺治疗中病人发生的晕厥现象。

处理要点：可分五个步骤进行救治。

第一步：立即停针、起针。立即停止针刺，并将已刺之针迅速全部起出。

第二步：平卧、宽衣、保暖。将患者扶至空气流通之处，让患者头低脚高位平卧，松开衣带，且要注意保暖。

第三步：症状轻者静卧休息，给予温开水或糖水，即可恢复。

第四步：在上述处理的基础上，可针刺人中、素髎、内关、涌泉、足三里等穴，或温灸百会、气海、关元等。尤其是艾灸百会，对晕针有较好的疗效，可用艾条于百会穴上悬灸，至知觉恢复，症状消退。

第五步：经以上处理，仍不省人事，呼吸细微，脉细弱者，要及时配合现代急救处理措施，如人工呼吸等。

轻者，经前三个步骤处理即可渐渐恢复；重者，应及时进行后两个步骤。

二、滞针

滞针是指在行针时或留针期间出现医者感觉针下涩滞，捻转、提插、出针均感困难，而病人则感觉痛剧的现象。

处理要点：

1. 因病人精神紧张，局部肌肉过度收缩所致者，应采用：①适当延长留针时间。②在滞针穴位附近运用循按法，或用弹柄法。③在附近再刺一针。

2. 因行针手法不当，单向捻转太过所致者，应采用：①向相反的方向将针捻回。②配合弹柄法、刮柄法或循按法，促使肌纤维放松。

三、弯针

弯针是指针柄改变了进针时或刺入腧穴时的方向和角度，提插、捻转以及出针时均感到十分困难，患者感到疼痛。

处理要点：

1. 出现弯针后，不得再行提插、捻转等手法。

2. 根据弯针的程度、原因采取不同的处理方法：①若针柄轻微弯曲者，应慢慢将针起出；②若弯曲角度过大，应轻微摇动针体，并顺着针柄倾斜的方向将针退出；③若针体发生多个弯曲，应根据针柄的倾斜方向分段慢慢向外退出，切勿猛力外拔，以防造成断针；④若因患者体位改变所致者，应嘱患者慢慢恢复到原来体位，局部肌肉放松后再将针缓慢起出。

四、断针

断针是指行针或出针时发现针身断裂，断端部分露于皮肤之上，或断端全部没入皮肤之下。

处理要点：

1. 嘱患者不要惊慌乱动，令其保持原有体位，以免针体向肌肉深层陷入。

2. 根据针体残端的位置采用不同的方法将针取出。①若针体残端尚有部分露在体外，可用手或镊子取出。②若残端与皮肤面相平或稍低，尚可见到残端时，可用手向下挤压针孔两旁皮肤，使残端露出体外，再用镊子取出。③若断针残端全部没入皮内，但距离皮下不远，而且断针下还有强硬的组织（如骨骼）时，可由针旁外面向下轻压皮肤，利用该组织将针顶出。④若断针下面为软组织，可将该部肌肉捏住，将断针残端向上托出。⑤断针完全陷没在皮肤之下，无法取出者，应在X线下定位，手术取出。⑥如果断针在重要脏器附近，或患者有不适感觉及功能障碍时，应立即采取外科手术方法处理。

五、血肿

血肿是指出针后针刺部位肿胀疼痛，继则皮肤呈现青紫色。

处理要点：①微量的皮下出血，局部小块青紫时，一般不必处理，可待其自行消退。②局部肿胀疼痛较剧，青紫面积大而且影响到功能活动时，可先做冷敷止血，再做热敷或在局部轻轻揉按，以促使瘀血消散吸收。

六、皮肤灼伤及起疱

皮肤灼伤及起疱是指在施灸或拔罐过程中，因操作不当或有意为之导致皮肤被灼伤起泡的现象。

处理要点：①局部出现小水疱，只要注意不擦破，可任其自然吸收。②如水疱较大，对局部皮肤严格消毒后，用消毒的三棱针或粗毫针刺破水疱，放出水液，或用无菌的一次性注射器抽出水液，再涂以烫伤油等，并以纱布包敷，每日更换药膏1次，直至结痂。注意不要擦破疱皮。③如用化脓灸者，在灸疮化脓期间，要注意适当休息，加强营养，保持局部清洁，并可用敷料保护灸疮，以防污染，待其自然愈合。④如处理不当，灸疮脓液呈黄绿色或有渗血现象，可用消炎药膏或玉红膏涂敷。

七、刺伤内脏

（一）创伤性气胸

气胸是指毫针刺伤肺组织，使空气进入胸腔，引起肺萎陷。轻者出现胸痛、胸闷、心慌、呼吸不畅；重者出现呼吸困难、唇甲发绀、血压下降等症状。

处理要点：

1. 立即出针，并让患者采取半卧位休息，切勿翻转体位。

2. 安慰患者以消除其紧张恐惧心理。

3. 必要时请相关科室会诊。

4. 根据不同的病情程度采用不同的处理方法：①漏气量少者，可自行吸收。要密切观察病情，随时对症处理，酌情给予吸氧、镇咳、抗感染等治疗。②病情严重者，应及时组织抢救，可采用胸腔闭式引流排气等救治。

（二）刺伤其他内脏

除肺脏外，针刺的角度和深度不当还会造成其他内脏的损伤，主要症状是疼痛和出血。刺伤肝、脾，可引起内出血，肝区或脾区疼痛，有的可向背部放射；若出血量过大，会出现腹痛、腹肌紧张，并有压痛及反跳痛等急腹症症状。刺伤心脏时，轻者可出现强烈刺痛，重者有剧烈撕裂痛，引起心外射血，导致休克等危重情况。刺伤肾脏，可出现腰痛、血尿，严重时血压下降、休克。刺伤胆囊、膀胱、胃、肠等空腔脏器时，可引起疼痛，甚至急腹症等症状。

处理要点：

1. 发现内脏损伤后，要立即出针。

2. 安慰患者以消除其紧张恐惧心理。

3. 必要时请相关科室会诊。

4. 病情程度不同采用不同的处理方法：①若损伤轻者，应卧床休息，一段时间后一般即可自愈。②若损伤较重，或有持续出血倾向者，应用止血药等对症处理，并密切观察病情及血压变化。③若损伤严重，出血较多，出现失血性休克时，则必须迅速进行输血等急救或外科手术治疗。

八、刺伤脑脊髓

刺伤脑脊髓是指由于针刺过深造成脑及脊髓的损伤。刺伤延髓时，可出现头痛、恶心、呕吐、呼吸困难、休克和神志昏迷等。刺伤脊髓，可出现触电样感觉向肢端放射，甚至引起暂时性肢体瘫痪，有时可危及生命。

处理要点：

1. 发现有脑脊髓损伤时，应立即出针。
2. 安慰患者以消除其紧张恐惧心理。
3. 根据症状轻重不同采用不同的处理方法：①轻者，需安静休息，经过一段时间后，可自行恢复。②重者，请相关科室会诊及时救治。

九、外周神经损伤

刺伤神经干是指针刺操作不当造成相应的神经干的损伤。当神经受损后，多出现麻木、灼痛等症状，甚至出现神经分布区域及所支配脏器的功能障碍或末梢神经炎等症状。

处理要点：

1. 立刻停止针刺，勿继续提插捻转，应缓慢轻柔出针。
2. 损伤严重者，可在相应经络腧穴上进行B族维生素类药物穴位注射；根据病情需要或可应用激素冲击疗法以对症治疗。
3. 可进行理疗、局部热敷或中药治疗等。

第六节 常见急性病症的针灸治疗

本节所述内容是以各病急性发作时的病情为重点进行辨证论治。

一、偏头痛

（一）辨证要点

主症：头痛多为一侧，常局限于额部、颞部和枕部，疼痛开始时为剧烈的搏动性疼痛，后转为持续性钝痛。任何时间皆可发作，但以早晨起床时多发，症状可持续数小时到数天。典型的偏头痛有先兆症状，如眼前闪烁暗点、视野缺损、单盲或同侧偏盲。发作时头痛部位可由头的一个部位转移到另一个部位，可同时放射至颈、肩部。

若头胀痛，眩晕，胸胁胀痛，舌红少苔，脉弦或细数者，为肝阳上亢；头痛昏沉，胸脘痞闷，苔白腻，脉滑者，为痰湿偏盛；痛有定处，其痛如刺，舌紫暗或有瘀斑，苔薄，脉细涩者，为瘀血阻络。

（二）治疗

治法：疏泄肝胆，通经止痛。取手足少阳、足厥阴经穴以及局部穴为主。

主穴：率谷、阿是穴、风池、外关、足临泣、太冲。

配穴：肝阳上亢配百会、行间；痰湿偏盛配中脘、丰隆；瘀血阻络配血海、膈俞。

操作：毫针刺，泻法。偏头痛发作时一般以远端腧穴为主，用较强刺激。

二、落枕

（一）辨证要点

主症：项背部强痛，低头加重，项背部压痛明显者，病在督脉与太阳经；颈肩部疼痛，头部歪向患侧，颈肩部压痛明显者，病在少阳经。

有明显的感受风寒史，颈项疼痛重着，或伴恶寒发热、头痛者为风寒袭络；颈项部刺痛，固定不移，且有明显的夜卧姿势不当或颈项外伤史者为气滞血瘀。

（二）治疗

1. 基本治疗

治法：疏经活络，调和气血。取局部阿是穴和手太阳、足少阳经穴为主。

主穴：外劳宫、天柱、阿是穴。

配穴：病在督脉、太阳经配后溪、昆仑；病在少阳经配外关、肩井；风寒袭络配风池、合谷。气滞血瘀配内关、合谷。肩痛配肩髃；背痛配天宗。

操作：毫针刺，泻法。先刺外劳宫，持续捻转，嘱患者慢慢活动颈部，一般颈项疼痛可立即缓解，再针刺局部腧穴。风寒袭络者可局部配合艾灸，气滞血瘀者可局部配合三棱针点刺放血。

2. 其他治疗

（1）拔罐法　取局部压痛点。先施闪罐法，再施留罐法，也可以配合刺络拔罐法。

（2）耳针法　取颈、颈椎、肩枕、神门。毫针中等刺激，持续运针，同时令患者慢慢活动颈项部。

三、中风

（一）辨证要点

1. 中经络

主症：意识清楚，半身不遂，口眼㖞斜，语言不利。

兼面红目赤，眩晕头痛，口苦，舌红或绛，苔黄，脉弦有力者，为肝阳暴亢；兼肢体麻木或手足拘急，头晕目眩，苔腻，脉弦滑者，为风痰阻络；兼口黏痰多，腹胀便秘，舌红，苔黄腻或灰黑，脉弦滑大者，为痰热腑实；兼肢体软弱，偏身麻木，面色淡白，气短乏力，舌暗，苔白腻，脉细涩者，为气虚血瘀；兼肢体麻木，手足拘挛，眩晕耳鸣，舌红，苔少，脉细数者，为阴虚风动。

2. 中脏腑

主症：突然昏仆，不省人事，或神志恍惚、嗜睡，兼见半身不遂，口眼㖞斜。

若见神昏，牙关紧闭，口噤不开，两手握固，肢体强痉，大小便闭者，为闭证；昏愦无知，目合口开，四肢瘫软，手撒肢冷，汗多，二便自遗，脉微细欲绝者，为脱证。

（二）治疗

1. 基本治疗

（1）中经络

治法：疏通经络，醒脑调神。取督脉、手厥阴及足太阴经穴为主。

主穴：水沟、内关、三阴交、极泉、尺泽、委中。

配穴：肝阳暴亢配太冲、太溪；风痰阻络配丰隆、风池；痰热腑实配曲池、内庭、丰隆；气虚血瘀配气海、血海、足三里；阴虚风动配太溪、风池。上肢不遂配肩髃、曲池、手三里、合谷；下肢不遂配环跳、风市、阳陵泉、足三里、悬钟、太冲。病侧肢体屈曲拘挛者，肘部配曲泽、腕部配大陵、膝部配曲泉、踝部配太溪；足内翻配丘墟透照海；足外翻配太溪、中封；足下垂配解溪。口角㖞斜配地仓、颊车、合谷、太冲；语言謇涩配廉泉、通里、哑门；吞咽困难配廉泉、金津、玉液；复视配风池、睛明；便秘配天枢、丰隆；尿失禁、尿潴留配中极、关元。

操作：水沟向上方斜刺，用雀啄法，以眼球湿润为度；内关用泻法；三阴交用补法；刺极泉时，在标准定位下1寸心经上取穴，避开动脉，直刺进针，用提插泻法，以患者上肢有麻胀感和抽动感为度；尺泽、委中直刺，用提插泻法使肢体有抽动感。

（2）中脏腑

治法：闭证，平肝息风，醒脑开窍。取督脉、手厥阴经穴和十二井穴为主。脱证，回阳固脱，以任脉经穴为主。

主穴：水沟、百会、内关。

配穴：闭证，十二井穴、太冲、合谷。脱证，关元、神阙、气海。

操作：十二井穴用三棱针点刺出血；太冲、合谷用泻法；神阙用隔盐灸，关元、气海用大艾炷灸，至四肢转温为止。

2. 其他治疗

（1）头针法　取顶颞前斜线、顶颞后斜线、顶旁1线及顶旁2线。快速捻转2~3分钟，每次留针30分钟，留针期间反复捻转2~3次，行针时嘱患者活动患侧肢体。此法适用于半身不遂早期。

（2）电针法　在患侧上、下肢各选一组穴

位，采用断续波或疏密波，以肌肉微颤为度，每次通电20~30分钟。此法适用于半身不遂患者。

四、心悸

（一）辨证要点

主症：自觉心跳异常，心慌不安，甚至不能自主。

兼少寐多梦，五心烦热，舌红少苔，脉细数者，为阴虚火旺；胸闷烦躁，口苦咽干，大便秘结，小便短赤，舌红苔黄腻，脉弦滑者，为痰火扰心；胸闷气短，咳吐痰涎，面浮足肿，舌淡，苔白滑，脉沉细而滑者，为水气凌心；心痛阵发，唇甲青紫，舌质紫暗或有瘀斑，脉细涩或结代者，为心脉瘀阻。

（二）治疗

1. **基本治疗**

治法：宁心安神，定悸止惊。取手少阴、手厥阴经穴及相应脏腑俞募穴为主。

主穴：内关、神门、郄门、心俞、巨阙。

配穴：阴虚火旺配太溪、肾俞；痰火扰心配尺泽、丰隆；水气凌心配气海、阴陵泉；心脉瘀阻配膻中、膈俞。易惊配大陵；浮肿配水分。

操作：毫针平补平泻。水气凌心者心俞可加灸法，心脉瘀阻者膈俞可用刺络拔罐法。

2. **其他治疗**

耳针法：取心、交感、神门、皮质下。毫针刺或用埋针法、压丸法。

五、哮喘

（一）辨证要点

主症：呼吸急促，喉中哮鸣，甚则张口抬肩，鼻翼扇动，不能平卧。

喉中哮鸣如水鸡声，痰多，色白，稀薄或多泡沫，常伴风寒表证，苔薄白而滑，脉浮紧者，为风寒外袭；喉中痰鸣如吼，胸高气粗，痰色黄或白，黏着稠厚，伴口渴，便秘，舌红，苔黄腻，脉滑数者，为痰热阻肺；喘促气短，动则加剧，喉中痰鸣，痰稀，神疲，汗出，舌淡，苔白，脉弱者，为肺气虚；气息短促，呼多吸少，动则喘甚，耳鸣，腰膝酸软，舌淡，苔薄白，脉沉细者，为肾气虚。

（二）治疗

1. **基本治疗**

（1）**实证**

治法：祛邪肃肺，化痰平喘。取手太阴经穴及相应背俞穴为主。

主穴：列缺、尺泽、肺俞、中府、定喘。

配穴：风寒外袭配风门、合谷；痰热阻肺配丰隆、曲池。喘甚者配天突。

操作：毫针泻法，风寒外袭者可加灸；痰热阻肺者可点刺放血，定喘可刺络拔罐。

（2）**虚证**

治法：补肺益肾，止哮平喘。取相应背俞穴及手太阴、足少阴经穴为主。

主穴：肺俞、膏肓、肾俞、太渊、太溪、足三里、定喘。

配穴：肺气虚配气海、膻中；肾气虚配气海、关元。

操作：毫针补法。可加用灸法或拔罐。

2. **其他治疗**

（1）**皮肤针法** 取鱼际至尺泽穴手太阴肺经循行部、第1胸椎至第2腰椎旁开1.5寸足太阳膀胱经循行部，循经叩刺，以皮肤潮红或微渗血为度。

（2）**耳针法** 取对屏尖、肾上腺、气管、肺、皮质下、交感。每次选用3~5穴，毫针刺法。发作期每日1~2次。

六、呕吐

（一）辨证要点

主症：一般发病急，呕吐量多，吐出物多酸臭味。

若呕吐清水或稀涎，食久乃吐，舌淡，苔薄白，脉迟者，为寒邪客胃；呕吐酸苦热臭，食入即吐，舌红，苔薄黄，脉数者，为热邪内蕴；因暴饮暴食而呕吐酸腐，脘腹胀满，嗳气厌食，苔厚腻，脉滑实者，为饮食停滞；呕吐多因情志不畅而发作，嗳气吞酸，胸胁胀满，脉弦者，为肝气犯胃。

（二）治疗

1. 基本治疗

治法：和胃理气，降逆止呕。取胃的募穴及足阳明、手厥阴经穴为主。

主穴：中脘、胃俞、足三里、内关。

配穴：寒邪客胃配上脘、公孙；热邪内蕴配商阳、内庭、金津、玉液；饮食停滞配梁门、天枢；肝气犯胃配肝俞、太冲。

操作：毫针刺，平补平泻法。寒邪客胃者可加灸法，热邪内蕴者金津、玉液点刺出血。

2. 其他治疗

耳针法：选胃、贲门、食道、口、神门、交感、皮质下。每次 3～4 穴，毫针刺，或用压丸法。

七、痛经

（一）辨证要点

主症：疼痛发于经前或经行之初，以绞痛、灼痛、刺痛为主，疼痛拒按，月经量少，质稠，行而不畅，血色紫暗有块，块下痛缓。

经前或经期小腹胀痛拒按，经血量少，行而不畅，血色紫暗有块，块下痛缓，伴有乳房胀痛，舌质紫暗或有瘀点，脉弦者，为气滞血瘀；小腹冷痛拒按，得热痛减，量少色暗，面色青白，肢冷畏寒，舌暗苔白，脉沉紧者，为寒凝血瘀。

（二）治疗

1. 基本治疗

治法：行气活血，调经止痛。取任脉、足太阴经穴为主。

主穴：中极、次髎、地机、三阴交、十七椎。

配穴：气滞血瘀配太冲、血海；寒凝血瘀配关元、归来。

操作：毫针泻法，寒凝者加艾灸。

2. 其他治疗

（1）耳针法 取内分泌、内生殖器、交感、神门、皮质下、肾。每次选2～4穴，毫针刺或用埋针法、压丸法。

（2）艾灸法 取关元、气海穴。隔附子饼灸3～5壮，隔日1次。适用于虚证和寒凝血瘀证。

八、扭伤

（一）辨证要点

新伤疼痛肿胀，活动不利，为气滞血瘀。

（二）治疗

1. 基本治疗

治法：祛瘀消肿，舒筋通络。取扭伤局部腧穴为主。

主穴：阿是穴、局部腧穴。

腰部：阿是穴、大肠俞、腰痛点、委中。

项部：阿是穴、风池、绝骨、后溪。

肩部：阿是穴、肩髃、肩髎、肩贞。

肘部：阿是穴、曲池、小海、天井。

腕部：阿是穴、阳溪、阳池、阳谷。

髀部：阿是穴、环跳、秩边、居髎。

膝部：阿是穴、膝眼、膝阳关、梁丘。

踝部：阿是穴、申脉、解溪、丘墟。

配穴：①根据病位配合循经远端取穴。急性腰扭伤，督脉病证配水沟或后溪，足太阳经筋病证配昆仑或后溪，手阳明经筋病证配手三里或三间。②根据病位在其上下循经邻近取穴，如膝内侧扭伤，病在足太阴脾经，可在扭伤部位其上取血海，其下取阴陵泉。③根据手足同名经配穴法进行配穴。方法：踝关节与腕关节对应、膝关节与肘关节对应、髀关节与肩关节对应。例如，踝关节外侧昆仑穴、申脉穴处扭伤，病在足太阳经，可在对侧腕关节手太阳经养老穴、阳谷穴处寻找最明显的压痛点针刺；再如，膝关节内上方扭伤，病在足太阴经，可在对侧手太阴经尺泽穴处寻找最明显的压痛点针刺；以此类推。

操作：毫针泻法。常先针刺远端穴位，并令患者同时活动患部，常有针入痛止之效。

2. 其他治疗

（1）耳针法 相应扭伤部位、神门。中强度刺激，或用埋针法，或用压丸法。

(2) 刺络拔罐法　取阿是穴。以皮肤针叩刺疼痛肿胀局部，微出血后，加拔火罐，适用于新伤局部血肿明显者等。

九、牙痛

(一) 辨证要点

主症：牙齿疼痛。

若起病急，牙痛甚而龈肿，伴形寒身热，脉浮数者，为风火牙痛；牙痛剧烈，齿龈红肿或出脓血，口臭，口渴，便秘，舌红，苔黄燥，脉洪数者，为胃火牙痛。

(二) 治疗

1. 基本治疗

治法：驱风泻火，通络止痛。取手、足阳明经穴为主。

主穴：合谷、颊车、下关。

配穴：风火牙痛配外关、风池；胃火牙痛配内庭、二间。

操作：毫针泻法，或平补平泻。循经远取可左右交叉刺，合谷持续行针1~2分钟。

2. 其他治疗

(1) 耳针法　取口、颌、牙、神门、胃、肾。每次选用3~5穴，毫针中等强度刺激，或用压丸法。

(2) 穴位敷贴法　将大蒜捣烂，于睡前贴敷双侧阳溪穴，至发泡后取下，用于龋齿疼痛。

十、晕厥

(一) 辨证要点

主症：突然昏仆，兼面色苍白，四肢厥冷，舌淡，苔薄白，脉细缓无力者，为虚证；素体健壮，偶因外伤、恼怒等致突然昏仆，兼呼吸急促，牙关紧闭，舌淡，苔薄白，脉沉弦者，为实证。

(二) 治疗

1. 基本治疗

治法：苏厥醒神。以督脉穴为主。

主穴：水沟、百会、内关、涌泉。

配穴：虚证配气海、关元；实证配合谷、太冲。

操作：毫针虚补实泻法。

2. 其他治疗

(1) 耳针法　取心、脑干、神门、皮质下、肾上腺。选2~4穴，毫针刺，实证用较强刺激，间歇行针，虚证用弱刺激。

(2) 三棱针法　取太阳、十二井穴或十宣。用三棱针点刺出血数滴。适用于实证。

(3) 指针法　取水沟、内关、太冲。用拇指重力掐按，以患者出现疼痛反应并苏醒为度。

十一、抽搐

(一) 辨证要点

主症：四肢抽动，甚者伴有意识丧失，或伴有口噤不开，项背强直，角弓反张。

起病急骤，四肢抽搐，颈项强直，口噤不开，角弓反张，舌红苔黄，脉洪数者，为热极生风；兼壮热烦躁，昏迷惊厥，喉间痰鸣，舌红，苔厚腻，脉滑数者，为痰热化风。

(二) 治疗

1. 基本治疗

治法：息风止痉，清热开窍。取督脉、手足厥阴经穴为主。

主穴：水沟、内关、合谷、太冲、阳陵泉。

配穴：热极生风配曲池、大椎；痰热化风配风池、丰隆。神昏不醒配十宣、涌泉。

操作：毫针泻法。水沟向上斜刺0.5寸，用雀啄法点刺；大椎刺络拔罐；十宣、中冲可点刺出血。

2. 其他治疗

耳针法：取皮质下、神门、肝、脾、缘中、心。毫针中等强度刺激。

十二、内脏绞痛

(一) 辨证要点

1. 心绞痛

七情诱发，胸闷及心区压榨性疼痛，烦躁不

宁，脉弦紧者，为气滞血瘀；遇寒诱发，唇甲青紫，心痛如刺，心痛彻背，舌质紫暗，脉涩者，为寒邪凝滞；胸中痞闷而痛，痛彻肩背，喘不得卧，喉中痰鸣，舌胖，苔腻，脉滑者，为痰浊阻络；面色苍白或表情淡漠，甚至心痛彻背，大汗淋漓，气促息微，四肢厥冷，唇甲青紫或淡白，舌淡红，苔薄白，脉沉细微者，为阳气虚衰。

2. 胆绞痛

突然作痛，呈持续性并阵发性加剧，疼痛常放射至右肩胛区，兼恶心呕吐，黄疸，舌苔黄腻，脉滑数者，为肝胆湿热；兼胁肋胀痛，走窜不定，脉弦者，为肝胆气滞；突发剧烈绞痛，有钻顶感，呈阵发性，脉紧者，为蛔虫妄动。

3. 肾绞痛

突发绞痛，疼痛从后腰肾区向腹部、同侧阴囊、大腿内侧放射，兼小便时有中断，尿血，舌红，苔黄腻，脉弦滑数者，为下焦湿热；尿痛已久，兼排尿无力，小便断续，舌质淡，苔薄白，脉弦紧者，为肾气不足。

（二）治疗

1. 基本治疗

（1）心绞痛

治法：通阳行气，活血止痛。以手厥阴、手少阴经穴为主。

主穴：内关、郄门、阴郄、膻中。

配穴：气滞血瘀配太冲、血海；寒邪凝滞配神阙、至阳；痰浊阻络配中脘、丰隆；阳气虚衰配心俞、至阳。

操作：毫针泻法，可久留针。寒证、虚证加艾灸。

（2）胆绞痛

治法：疏肝利胆，行气止痛。以足少阳经穴、胆的俞募穴为主。

主穴：胆囊、阳陵泉、胆俞、日月。

配穴：肝胆气滞配太冲、丘墟；肝胆湿热配内庭、阴陵泉；蛔虫妄动配迎香透四白。发热寒战配大椎、曲池；恶心呕吐配内关、足三里；黄疸配至阳。

操作：毫针泻法。日月、胆俞注意针刺方向，勿深刺。可久留针。

（3）肾绞痛

治法：清利湿热，通淋止痛。以足太阴经穴与相应背俞穴为主。

主穴：肾俞、膀胱俞、中极、三阴交、阴陵泉。

配穴：下焦湿热配委阳、阴陵泉；肾气不足配气海、关元。恶心呕吐配内关、足三里；尿中砂石配次髎、水道；尿血配地机、血海。

操作：毫针泻法。可久留针。

2. 其他治疗

耳针法：①治疗心绞痛，取心、小肠、交感、神门、内分泌，每次选3~5穴，毫针刺，中等刺激。②治疗胆绞痛，取肝、胰胆、交感、神门、耳迷根，急性发作时采用毫针刺，强刺激，持续捻针。剧痛缓解后行压丸法，两耳交替进行。③治疗肾绞痛，取肾、输尿管、交感、皮质下、三焦，毫针刺，强刺激。

第五章 推拿技术

一、㨰法

以第五掌指关节背侧吸附于体表施术部位，通过腕关节的屈伸运动和前臂的旋转运动，使小鱼际与手背在施术部位上做持续不断地来回滚动，称为㨰法。

[操作体位]

视操作部位需要取坐位、仰卧位、俯卧位。

[物品准备]

推拿床、推拿凳、推拿巾、推拿枕。

[操作方法]

1. 小鱼际㨰法

拇指自然伸直，余指自然屈曲，无名指与小指的掌指关节屈曲约90°，余指屈曲的角度则依次减小，手背沿掌横弓排列呈弧面，以第五掌指关节背侧为吸定点吸附于体表施术部位上。以肘关节为支点，前臂主动做推旋运动，带动腕关节做较大幅度的屈伸活动，使小鱼际和手背尺侧部在施术部位上持续不断地来回滚动（图5-1、图5-2）。

2. 立㨰法

以第五掌指关节背侧为吸定点，以第四掌指关节至第五掌骨基底部与掌背尺侧缘形成的扇形区域为滚动着力面，腕关节略屈向尺侧，余准备形态同㨰法。其手法运动过程亦同㨰法。

3. 拳㨰法

拇指自然伸直，余指半握空拳状，以食指、中指、无名指和小指的第一节指背着力于施术部位上。肘关节屈曲20°~40°，前臂主动施力，在无旋前圆肌参与的情况下，单纯进行推拉摆动，带动腕关节做尺偏、桡侧偏移的屈伸活动，使食指、中指、无名指和小指的第一节指背、掌指关节背侧、指间关节背侧为滚动着力面，在施术部位上进行持续不断地滚动。

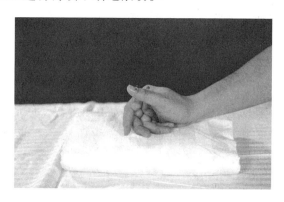

图5-1 小鱼际㨰法（㨰回）

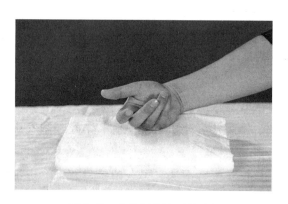

图5-2 小鱼际㨰法（㨰出）

[动作要领]

1. 肩关节放松下垂，垂肘，肘关节自然屈曲120°~140°，上臂中段距胸壁一拳左右，腕关节放松，手指自然弯曲，不能过度屈曲或挺直。

2. 操作过程中，腕关节屈伸幅度应在120°左右（即前㨰至极限时屈腕约80°，回㨰至极限时伸腕约40°）。

3. 擦法对体表产生轻重交替的刺激，前擦和回擦时着力轻重之比为 3∶1，即"擦三回一"。

4. 手法频率每分钟 120~160 次。

[术后处理]

术后嘱患者适当休息，受术部位避风寒，观察病情有无变化。

[注意事项]

1. 在操作时应紧贴于治疗部位上滚动，不宜拖动或手背相对体表而空转，同时应尽量避免掌指关节的骨突部与脊椎棘突或其他部位关节的骨突处猛烈撞击。

2. 操作时常出现腕关节屈伸幅度不够，从而减少手背部的接触面积，使手法刺激过于生硬，不够柔和，应尽可能增大腕关节的屈伸幅度。同时，应控制好腕关节的屈伸运动，避免出现折刀样的突变动作而造成跳动感。

3. 临床使用时常结合肢体关节的被动运动，此时应注意两手动作协调，被动运动要"轻巧、短促、随发随收"。

二、揉法

以手指罗纹面、手掌大鱼际或掌根着力，吸定于体表施术部位上，做轻柔和缓的上下左右或环旋动作，称为揉法。

[操作体位]

视操作部位需要取坐位、仰卧位、俯卧位。

[物品准备]

推拿床、推拿凳、推拿巾、推拿枕。

[操作方法]

1. 大鱼际揉法

沉肩，腕关节放松，呈微屈或水平状。大拇指内收，四指自然伸直，用大鱼际附着于施术部位上。以肘关节为支点，前臂做主动运动，带动腕关节摆动，使大鱼际在治疗部位上做轻缓柔和的上下、左右或轻度环旋揉动，并带动该处的皮下组织一起运动（图5-3）。

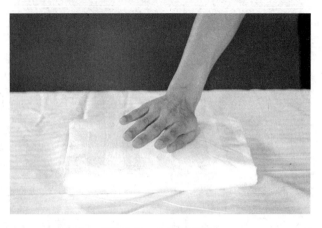

图 5-3　大鱼际揉法

2. 掌根揉法

肘关节微屈，腕关节放松并略背伸，手指自然弯曲，亦可双掌重叠，以掌根部附着于施术部位。以肘关节为支点，前臂做主动运动，带动腕及手掌连同前臂做小幅度的回旋揉动，并带动该处的皮下组织一起运动（图5-4）。

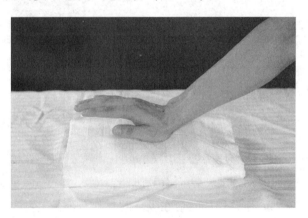

图 5-4　掌根揉法

3. 中指揉法

中指伸直，食指搭于中指远端指间关节背侧，腕关节微屈，用中指罗纹面着力于一定的治疗部位或穴位。以肘关节为支点，前臂做主动运动，通过腕关节使中指罗纹面在施术部位上做轻柔的小幅度的环旋运动（图5-5）。

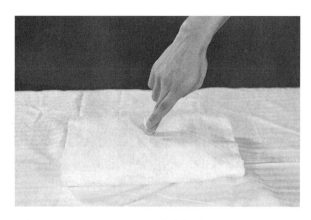

图 5-5　中指揉法

4. 三指揉法

食、中、无名指并拢，三指罗纹面着力，操作术式与中指揉法相同（图 5-6）。

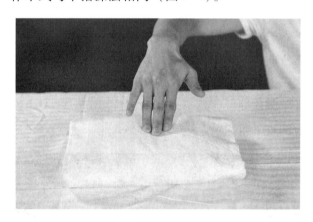

图 5-6　三指揉法

［动作要领］

1. 所施压力要小。
2. 动作要灵活而有节律性。
3. 往返移动时应在吸定的基础上进行。
4. 大鱼际揉法前臂有推旋动作，腕部宜放松，而指揉法则腕关节要保持一定紧张度，掌根揉法则腕关节略有背伸，松紧适度。

［术后处理］

术后嘱患者卧床休息，受术部位避风寒，观察病情有无变化。

［注意事项］

揉法应吸定于施术部位，带动皮下组织一起运动，不能在体表上有摩擦运动。操作时向下的压力不可太大。

三、按法

以指或掌着力于体表，逐渐用力下压，称按法。

［操作体位］

视操作部位需要取坐位、仰卧位、俯卧位。

［物品准备］

推拿床、推拿凳、推拿巾、推拿枕。

［操作方法］

1. 指按法

以拇指罗纹面着力于施术部位，余四指张开，置于相应位置以支撑助力。拇指主动用力，垂直向下按压。当按压力达到所需的力度后，要稍停片刻，然后松劲撤力，再做重复按压，使按压动作既平稳又有节奏性（图 5-7）。

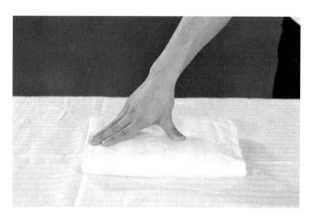

图 5-7　指按法

2. 掌按法

以单手或双手掌面置于施术部位。以肩关节为支点，利用身体上半部的重量，通过上、前臂传至手掌部，垂直向下按压，用力原则同指按法（图 5-8）。

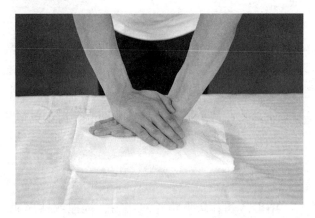

图 5-8 掌按法

[动作要领]

1. 指按法宜悬腕。当腕关节悬屈 40°~60° 时，拇指易于发力，余四指也容易支撑助力。

2. 掌按法应以肩关节为支点。当肩关节成为支点后，身体上半部的重量很容易通过上、前臂传到手掌部，使操作者不易疲劳，用力又沉稳着实。如将肘关节作为支点，则须上、前臂用力，既容易使操作者疲乏，力度又难以控制。

3. 按压的用力方向多为垂直向下或与受力面相垂直。

4. 用力要由轻到重，稳而持续，使刺激充分达到肌体组织的深部。

5. 要有缓慢的节奏性。

[术后处理]

术后嘱患者平卧休息片刻，观察患者是否出现不适感。

[注意事项]

1. 指按法接触面积较小，刺激较强，常在按后施以揉法，有"按一揉三"之说，即重按一下，轻揉三下，形成有规律的按后予揉的连续手法操作。

2. 不可突施暴力。不论指按法还是掌按法，其用力原则均是由轻而重，再由重而轻，手法操作忌突发突止，暴起暴落，同时一定要掌握好患者的骨质情况，诊断必须明确，以避免造成骨折。

四、推法

以指、掌、拳或肘部着力于体表一定部位或穴位上，做单方向的直线或弧形推动，称为推法。成人推法以单方向直线推为主，又称平推法。

[操作体位]

视操作部位需要取坐位、仰卧位、俯卧位。

[物品准备]

推拿床、推拿凳、推拿巾、推拿枕、推拿介质。

[操作方法]

1. 指推法

（1）拇指端推法 以拇指端着力于施术部位或穴位上，余四指置于对侧或相应的位置以固定，腕关节略屈并向尺侧偏斜。拇指及腕部主动施力，向拇指端方向呈短距离单向直线推进（图5-9）。

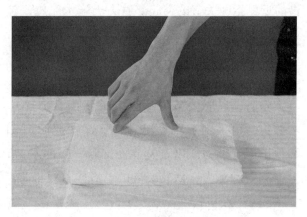

图 5-9 拇指端推法

（2）拇指平推法 以拇指罗纹面着力于施术部位或穴位上，余四指置于其前外方以助力，腕关节略屈曲。拇指及腕部主动施力，向其食指方向呈短距离、单向直线推进。在推进的过程中，拇指罗纹面的着力部分应逐渐偏向桡侧，且随着拇指的推进腕关节应逐渐伸直。

（3）三指推法 食、中、无名指并拢，以指端部着力于施术部位上，腕关节略屈。前臂部主动施力，通过腕关节及掌部使食、中及无名三指向指端方向做单向直线推进。

2. 掌推法

以掌根部着力于施术部位，腕关节略背伸，肘关节伸直。以肩关节为支点，上臂部主动施力，通过肘、前臂、腕，使掌根部向前方做单方向直线推进（图5-10）。

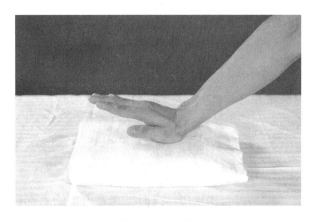

图5-10 掌推法

3. 拳推法

手握实拳，以食指、中指、无名指及小指四指的近侧指间关节的突起部着力于施术部位，腕关节挺紧伸直，肘关节略屈，以肘关节为支点，前臂主动施力，向前呈单方向直线推进。

4. 肘推法

屈肘，以肘关节尺骨鹰嘴突起部着力于施术部位，另一侧手臂抬起，以掌部扶握屈肘侧拳顶以固定助力。以肩关节为支点，腰部发力，上臂部主动施力，做较缓慢的单方向直线推进。

[动作要领]

1. 着力部位要紧贴体表。
2. 推进的速度宜缓慢均匀，压力要平稳适中。
3. 单向直线推进。
4. 拳、肘推法宜参考经络走行、气血运行以及肌纤维走行方向推进。
5. 拇指端推法与拇指平推法推动的距离宜短，属推法中特例，其他推法则推动的距离宜长。

[术后处理]

术后嘱患者平卧休息片刻，观察施术部位有无变化，是否出现皮肤损伤。

[注意事项]

1. 推进的速度不可过快，压力不可过重或过轻。
2. 不可推破皮肤。为防止推破皮肤，可使用凡士林、冬青膏、滑石粉及红花油等润滑剂。
3. 不可歪曲斜推。

五、拿法

用拇指和其余手指相对用力，提捏或揉捏肌肤，称为拿法。

[操作体位]

视操作部位需要取坐位、仰卧位、俯卧位。

[物品准备]

推拿床、推拿凳、推拿巾、推拿枕。

[操作方法]

以拇指和其余手指的指面相对用力，捏住施术部位肌肤并逐渐收紧、提起，腕关节放松。以拇指同其他手指的对合力进行轻重交替、连续不断地提捏治疗部位（图5-11）。

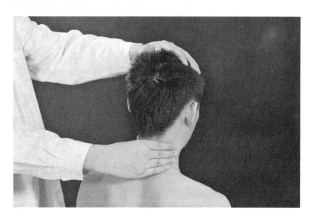

图5-11 拿法

[动作要领]

1. 用拇指和其余手指的指面着力，不能将指端内扣。
2. 用力由轻到重，不可突然用力。
3. 腕部要放松，使动作柔和灵活，连绵不断，且富有节奏。

[术后处理]

术后嘱患者休息片刻，观察病情有无变化，是否出现不适感。

[注意事项]

拿法应注意动作的协调性，不可死板僵硬。初习者不可用力久拿，以防伤及腕部与手指的屈肌肌腱及腱鞘。

六、抖法

用双手或单手握住受术者肢体远端，做小幅度的上下连续抖动，称为抖法。

[操作体位]

视操作部位需要取坐位、仰卧位、俯卧位。

[物品准备]

推拿床、推拿枕、推拿凳。

[操作方法]

1. 抖上肢法

受术者取坐位或站立位，肩臂部放松。术者站在其前外侧，身体略为前倾。用双手握住其腕部，慢慢将被抖动的上肢向前外方抬起至60°左右，然后两前臂微用力做连续的小幅度上下抖动，使抖动所产生的抖动波波浪般地传递到肩部（图5-12）。或术者以一手按其肩部，另一手握住其腕部，做连续不断地小幅度上下抖动，抖动中可结合被操作肩关节的前后方向活动。此法又称上肢提抖法。

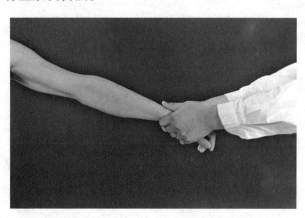

图5-12 抖上肢法

2. 抖下肢法

受术者仰卧位，下肢放松。术者站其足端，用双手分别握住受术者两足踝部，将两下肢抬起，离开床面30cm左右，然后上、前臂同时施力，做连续的小幅度上下抖动，使其下肢及髋部有舒松感。两下肢可同时操作，亦可单侧操作。

3. 抖腰法

抖腰法非单纯性抖法，它是牵引法与短阵性的较大幅度抖法的结合应用。受术者俯卧位，两手拉住床头或由助手固定其两腋部。施术者以两手握住受术者两足踝部，两臂伸直，身体后仰，与助手相对用力，牵引其腰部。待其腰部放松后，施术者身体前倾，以准备抖动。其后施术者随身体起立之势，瞬间用力，做1~3次较大幅度的抖动，使抖动之力作用于腰部，使其产生较大幅度的波浪状运动。

[动作要领]

1. 被抖动的肢体要自然伸直，并应使肌肉处于最佳松弛状态。

2. 抖动所产生的抖动波应从肢体的远端传向近端。

3. 抖动的幅度要小，频率要快。一般抖动幅度控制在2~3cm；上肢部抖动频率在每分钟250次左右，下肢部抖动频率宜稍慢，一般在每分钟100次左右即可。

4. 抖腰法属于复合手法，要以拔伸牵引和较大幅度的短阵性抖动相结合，使受术者腰部放松后再行抖动，要掌握好发力时机。

[术后处理]

术后嘱患者平卧休息，观察受术关节部位是否有不适感。

[注意事项]

1. 操作时不可屏气。

2. 受术者肩、肘、腕有习惯性脱位者禁用。

3. 受术者腰部疼痛较重，活动受限，肌肉不能放松者禁用。

七、捏脊法

以双手的拇指与食指、中指两指或拇指与四

指的指腹面做对称性着力,夹持住受试者的肌肤,相对用力挤压并一紧一松逐渐移动,常施于脊柱两侧,称为捏脊法。

[操作体位]

视操作部位需要取坐位、仰卧位、俯卧位。

[物品准备]

推拿床、推拿凳、推拿枕。

[操作方法]

1. 拇指前位捏脊法

双手半握空拳状,腕关节略背伸,以食、中、无名和小指的背侧置于脊柱两侧,拇指伸直前按,并对准食指中节处。以拇指的罗纹面和食指的桡侧缘将皮肤捏起,并进行提捻,然后向前推行移动(图5-13)。在向前移动捏脊的过程中,两手拇指要交替前按,同时前臂要主动用力,推动食指桡侧缘前行,两者互为配合,从而交替捏提捻动前行。

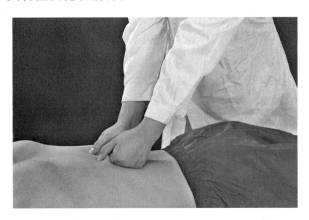

图5-13　拇指前位捏脊法

2. 拇指后位捏脊法

两手拇指伸直,两指端分置于脊柱两侧,指面向前;两手食、中指前按,腕关节微屈。以两手拇指与食、中指罗纹面将皮肤捏起,并轻轻提捻,然后向前推行移动(图5-14)。在向前移动的捏脊过程中,两手拇指要前推,而食指、中指则交替前按,两者相互配合,从而交替捏提捻动前行。

捏脊法每次操作一般均从腰俞穴开始,沿脊柱两侧向上终止于大椎穴为一遍,可连续操作三至五遍。为加强手法效应,常采用三捏一提法,即每捏捻三次,便停止前行,用力向上提拉一次。

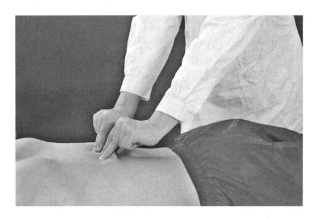

图5-14　拇指后位捏脊法

[动作要领]

1. 拇指前位捏脊法要以拇指罗纹面同食指桡侧缘捏住皮肤,腕部一定要背伸,以利于前臂施力推动前行。

2. 拇指后位捏脊法要以拇指和食、中指的罗纹面捏住皮肤,腕部宜微悬,以利于拇指的推动前移。

3. 捏提肌肤多少及用力要适度。捏提肌肤过多则动作呆滞不易向前推动,过少则易滑脱;用力过大易疼痛,过小则刺激量不足。

4. 需较大刺激量时,宜用拇指前位捏脊法;需较小或一般刺激量时,宜用拇指后位捏脊法。

5. 捏脊法包含了捏、捻、提、推等复合动作,动作宜灵活协调。若掌握得法,操作娴熟,在提拉皮肤时,常发出较清晰的"嗒、嗒"声。

[术后处理]

术后嘱患者平卧休息片刻,观察施术部位有无变化,是否出现不适感。

[注意事项]

捏脊时注意要用手指的罗纹面着力,不可用指端挤捏,亦不可将肌肤拧转,以免产生不必要的疼痛。

本法一般在空腹时进行,饭后不宜立即捏拿,需1小时后再进行。

八、搓法

用双手掌面夹住肢体或以单手、双手掌面着

力于施术部位，做交替搓动或往返搓动，称为搓法。

[操作体位]

视操作部位需要取坐位、仰卧位、俯卧位。

[物品准备]

推拿床、推拿凳、推拿枕。

[操作方法]

1. 夹搓法

以双手掌面夹住施术部位，令受术者肢体放松。以肘关节和肩关节为支点，前臂与上臂部主动施力，做相反方向的较快速搓动，并同时做上下往返移动（图5-15）。

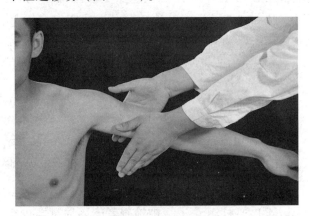

图5-15 夹搓法

2. 推搓法

以单手或双手掌面着力于施术部位。以肘关节为支点，前臂部主动施力，做较快速的推去拉回的搓动。

[动作要领]

1. 操作时动作要协调、连贯。搓法含有擦、揉、摩、推等多种成分，搓动时掌面在施术部位体表有小幅度位移，受术者有较强的疏松感。

2. 搓动的速度应快，而上下移动的速度宜慢。

3. 夹搓法双手用力要对称。

[术后处理]

术后嘱患者平卧休息，观察病情有无变化，是否出现不适感。

[注意事项]

施力不可过重。夹搓时如夹得太紧或推搓时下压力过大，会造成手法呆滞。

第六章 体格检查

第一节 全身状态检查

一、体温

测试体温时体温计读数应小于35℃。

1. 口测法

将消毒过的口腔温度计（简称口表）水银端置于舌下，紧闭口唇，不用口腔呼吸，测量5分钟后读数。正常值为36.3~37.2℃。对婴幼儿及意识障碍者则不宜使用。

2. 肛测法

患者取侧卧位，将直肠温度计（简称肛表）水银端涂以润滑剂，徐徐插入肛门，深达肛表的一半为止，5分钟后读数。正常值为36.5~37.7℃。适用于小儿及神志不清的患者。

3. 腋测法

擦干腋窝汗液，将腋窝温度计（简称腋表）水银端放在患者腋窝深处，嘱患者用上臂将温度计夹紧，放置10分钟后读数。正常值为36~37℃。

二、脉搏

脉搏的检查方法通常是以食指、中指、无名指三个手指的指端来触诊桡动脉的搏动。如桡动脉不能触及，也可触摸肱动脉、颞动脉和颈动脉等。正常成人，在安静状态下脉率为60~100次/分。儿童较快，婴幼儿可达130次/分。病理状态下，发热、疼痛、贫血、甲状腺功能亢进症、心力衰竭、休克、心肌炎等，脉率增快；颅内高压、伤寒、病态窦房结综合征、房室传导阻滞，或服用强心苷、钙拮抗剂、β受体阻滞剂等药时，脉率减慢。临床上除注意脉率增快或减慢之外，还应注意脉率与心率是否一致，心房颤动时，脉率少于心率，这种现象称为脉搏短绌。

三、血压

1. 测量方法

（1）**直接测量法** 仅适用于危重和大手术的患者。

（2）**间接测量法** 被检查者安静休息至少5分钟，采取坐位或仰卧位，裸露右上臂，伸直并外展45°，肘部置于与右心房同一水平（坐位平第4肋软骨，仰卧位平腋中线）。让受检者脱下该侧衣袖，露出手臂，将袖带平展缚于上臂，袖带下缘距肘窝横纹2~3cm，松紧适宜。检查者先于肘窝处触知肱动脉搏动，一手将听诊器体件置于肱动脉上，轻压听诊器体件，另一手执橡皮球，旋紧气囊旋钮向袖带内边充气边听诊，待动脉音消失，再打气将汞柱升高20~30mmHg，开始缓慢（2~6mmHg/s）放气，听到第一个声音时所示的压力值是收缩压。继续放气，声音消失时血压计上所示的压力值是舒张压（个别声音不消失者，可采用变音值作为舒张压并加以注明）。测压时双眼平视汞柱表面，根据听诊结果读出血压值。间隔1~2分钟重复测量，取两次读数的平均值。

血压测量完毕后将袖带解下，排气，平整地

放入血压计盒内，将血压计录柱向右侧倾斜45°，使管中水银完全进入水银槽后，关闭汞柱开关和血压计。

2. 血压正常标准

根据《中国高血压防治指南》（2010年修订版），血压水平的定义和分类标准见下表（表6-1）。

表6-1 血压水平的定义和分类

类别	收缩压（mmHg）	舒张压（mmHg）
正常血压	<120	<80
正常高限	120~139	80~89
高血压	≥140	≥90
1级高血压（轻度）	140~159	90~99
2级高血压（中度）	160~179	100~109
3级高血压（重度）	≥180	≥110
单纯收缩期高血压	≥140	<90

3. 血压变异的临床意义

（1）高血压 未服抗高血压药情况下，收缩压≥140mmHg和（或）舒张压≥90mmHg，即为高血压。如果只有收缩压达到高血压标准，则称为收缩期高血压。高血压绝大多数见于高血压病（亦称原发性高血压）；继发性高血压少见，见于肾脏疾病、肾上腺皮质或髓质肿瘤、肢端肥大症、甲状腺功能亢进症、颅内高压、妊娠高血压综合征等。

（2）低血压 血压低于90/60mmHg，常见于休克、急性心肌梗死、心力衰竭、心包填塞、肾上腺皮质功能减退等，也可见于极度衰弱的患者。

（3）脉压增大和减小 脉压>40mmHg称为脉压增大，见于主动脉瓣关闭不全、动脉导管未闭、动静脉瘘、高热、甲状腺功能亢进症、严重贫血、老年主动脉硬化等。脉压<30mmHg称为脉压减小，见于主动脉瓣狭窄、心力衰竭、低血压休克、心包积液、缩窄性心包炎等。

四、发育与体型

发育的正常与否，通常以年龄与体格成长状态（身高、体重、性征）、智力之间的关系来判断。体型是身体各部发育的外观表现，包括骨骼、肌肉的成长与脂肪分布的状态等。临床上把正常人的体型分为匀称型、矮胖型、瘦长型三种。临床上病态发育与内分泌的关系尤为密切。如在发育成熟前脑垂体前叶功能亢进时体格异常高大，称为巨人症；垂体功能减退时，体格异常矮小，称脑垂体性侏儒症。

五、营养状态

营养状态是根据皮肤、毛发、皮下脂肪、肌肉的发育情况来综合判断的。评价营养状态最简便而迅速的方法是观察皮下脂肪充实的程度，以前臂屈侧或上臂背侧下1/3处为最适宜的判断部位。营养状态一般分为良好、不良和中等。

六、意识状态

正常人意识清晰，反应敏锐精确，思维和情感活动正常，语言流畅、准确，表达能力良好。检查患者的意识状态多采用问诊，通过交谈来了解患者的思维、反应、情感、记忆力、注意力、定向力等方面的情况。对较为严重者，应进行痛觉试验、瞳孔反射等检查，以确定患者意识障碍的程度。

七、面容

健康人面容润泽，表情自然。常见典型异常面容有：

1. 急性病容

面色潮红，兴奋不安，口唇干燥，呼吸急促，表情痛苦，有时鼻翼扇动，口唇疱疹。常见于急性感染性疾病，如肺炎链球菌性肺炎、疟疾、流行性脑脊髓膜炎等。

2. 慢性病容

面容憔悴，面色晦暗或苍白无华，双目无神，表情淡漠等。多见于慢性消耗性疾病，如肝硬化、严重肺结核、恶性肿瘤等。

3. 贫血面容

面白唇淡，表情疲惫。见于各种原因引起的贫血。

4. 肝病面容

面色晦暗，额部、鼻背、双颊有色素沉着。见于慢性肝脏疾病。

5. 肾病面容

面色苍白，眼睑、颜面水肿。见于慢性肾脏疾病。

6. 二尖瓣面容

面色晦暗，双颊紫红，口唇轻度发绀。见于风湿性心瓣膜病二尖瓣狭窄。

7. 甲状腺功能亢进面容

简称甲亢面容。眼裂增大，眼球突出，目光闪烁，呈惊恐貌，兴奋不安，烦躁易怒。见于甲状腺功能亢进症。

8. 黏液性水肿面容

面色苍白，睑厚面宽，颜面浮肿，目光呆滞，反应迟钝，眉毛、头发稀疏。见于甲状腺功能减退症。

9. 伤寒面容

表情淡漠，反应迟钝，呈无欲状态。见于伤寒、脑脊髓膜炎、脑炎等。

10. 苦笑面容

发作时牙关紧闭，面肌痉挛，呈苦笑状。见于破伤风。

11. 满月面容

面圆如满月，皮肤发红，常伴痤疮和小须。见于库欣综合征及长期应用肾上腺皮质激素的患者。

12. 肢端肥大症面容

头颅增大，脸面变长，下颌增大、向前突出，眉弓及两颧隆起，唇舌肥厚，耳鼻增大。见于肢端肥大症。

13. 面具面容

面部呆板无表情，似面具样。见于帕金森病。

八、体位

1. 自动体位

身体活动自如，不受限制。见于正常人、轻病或疾病早期。

2. 被动体位

患者不能随意调整或变换体位，需别人帮助才能改变体位。见于极度衰弱或意识丧失的患者。

3. 强迫体位

患者为了减轻疾病所致的痛苦，被迫采取的某些特殊体位。常见的有：

（1）强迫仰卧位　患者仰卧，双腿蜷曲，借以减轻腹部肌肉张力。见于急性腹膜炎等。

（2）强迫俯卧位　俯卧位可减轻脊背肌肉的紧张程度。常见于脊柱疾病。

（3）强迫侧卧位　患者侧卧于患侧，以减轻疼痛，且有利于健侧代偿呼吸。见于一侧胸膜炎及大量胸腔积液。

（4）强迫坐位　又称端坐呼吸。患者坐于床沿上，以两手置于膝盖上或扶持床边。见于心、肺功能不全者。

（5）角弓反张位　患者颈及脊背肌肉强直，以致头向后仰，胸腹前凸，背过伸，躯干呈反弓形。见于破伤风及小儿脑膜炎。

（6）辗转体位　患者坐卧不安，辗转反侧。见于胆绞痛、肾绞痛、肠绞痛等。

九、步态

步态是患者走路时的频率、节律、方式和姿态。常见异常步态有：

1. 痉挛性偏瘫步态

瘫痪侧上肢呈内收、旋前，指、肘、腕关节屈曲，无正常摆动；下肢伸直并外旋，举步时将患侧骨盆抬高以提起瘫痪侧下肢，然后以髋关节为中心，脚尖拖地，向外画半个圆圈跨前一步，故又称画圈样步态。多见于急性脑血管疾病的后遗症。

2. 剪刀步态

双下肢肌张力增高，尤以伸肌和内收肌张力明显增高，行走时双下肢强直内收，交叉到对侧，形如剪刀状。见于双侧锥体束损害及脑性瘫痪等。

3. 共济失调步态

行走时双腿分开较宽，起步时一脚高抬，骤然垂落，且双目向下注视，闭目时不能保持平衡。见于脊髓病变患者。

4. 慌张步态

步行时头及躯干前倾，步距较小，起步动作慢，但行走后越走越快，有难以止步之势，身体向前追赶以防止失去重心。见于帕金森病。

5. 蹒跚步态

蹒跚步态又称鸭步。走路时身体左右摇摆似鸭行。见于佝偻病、大骨节病、进行性肌营养不良或先天性双髋关节脱位等。

第二节 皮肤检查

一、皮肤弹性

皮肤弹性与年龄、营养状态、皮下脂肪及组织间隙所含液量有关。检查时，常取手背或前臂内侧部位，用拇指和食指将皮肤捏起，正常人于松手后皮肤皱褶迅速平复。弹性减弱时皱褶平复缓慢，见于慢性消耗性疾病或严重脱水患者。

二、皮肤颜色

常见皮肤颜色改变有发红、苍白、黄染、发绀、色素沉着、色素脱失等。

三、湿度与出汗

皮肤的湿度与汗腺分泌功能有关。病理情况下可有出汗增多，如风湿热、结核病、甲状腺功能亢进症、佝偻病、布氏杆菌病等；盗汗（夜间睡后出汗）见于肺结核活动期；冷汗（手脚皮肤发凉、大汗淋漓）见于休克与虚脱。

四、皮疹

检查时应注意皮疹出现与消失的时间、发展顺序、分布部位、形状及大小、颜色、压之是否褪色、平坦或隆起、有无瘙痒和脱屑等。常见皮疹如下：

1. 斑疹

只是局部皮肤发红，一般不高出皮肤。见于麻疹初起、斑疹伤寒、丹毒、风湿性多形性红斑等。

2. 玫瑰疹

玫瑰疹是一种鲜红色的圆形斑疹，直径2~3mm，由病灶周围的血管扩张所形成，压之褪色，松开时又复现，多出现于胸腹部。对伤寒或副伤寒具有诊断意义。

3. 丘疹

直径小于1cm，除局部颜色改变外还隆起于皮面。见于药物疹、麻疹、猩红热及湿疹等。

4. 斑丘疹

在丘疹周围合并皮肤发红的底盘，称为斑丘疹。见于风疹、猩红热等。

5. 荨麻疹

又称风团块，主要表现为边缘清楚的红色或苍白色的瘙痒性皮肤损害，出现快，消退也快，消退后不留痕迹。见于各种过敏。

五、皮下出血

皮肤或黏膜下出血，出血面的直径小于2mm者，称为瘀点。小的出血点容易和小红色皮疹或小红痣相混淆，但皮疹压之褪色，出血点压之不褪色，小红痣加压虽不褪色，但触诊时可稍高出平面，并且表面发亮。皮下出血直径在3~5mm者，称为紫癜；皮下出血直径>5mm者，称为瘀斑；片状出血并伴有皮肤显著隆起者，称为血肿。

六、蜘蛛痣

蜘蛛痣出现部位多在上腔静脉分布区，如面、颈、手背、上臂、前胸和肩部等处，大小可由针头到直径数厘米不等。检查时除观察其形态外，可用铅笔尖或火柴杆等压迫其的中心，如周围辐射状的小血管随之消退，解除压迫后又复出现，则证明为蜘蛛痣。常见于慢性肝炎、肝硬化，也可见于健康妊娠妇女。慢性肝病患者手掌大、小鱼际处常发红，加压后褪色，称为肝掌。

七、皮下结节

检查皮下结节时应注意大小、硬度、部位、活动度、有无压痛。常见的皮下结节有风湿结节、囊蚴结节、痛风结节、Osler 小结、结节性多动脉炎等。

八、水肿

皮下组织间隙液体积聚过多使组织肿胀，称为水肿。手指按压后凹陷不能很快恢复者，称为凹陷性水肿。黏液性水肿及象皮肿（丝虫病所致）指压后无组织凹陷，称非凹陷性水肿。全身性水肿常见于肾脏疾病、心力衰竭（尤其是右心衰竭）、失代偿期肝硬化和营养不良等；局部性水肿可见于局部炎症、外伤、过敏、血栓形成所致的毛细血管通透性增加，静脉或淋巴回流受阻。

九、皮下气肿

气体进入皮下组织，称为皮下气肿。皮下气肿时，外观肿胀如同水肿，指压可凹陷，但去掉压力后则迅速复原。按压时引起气体在皮下组织内移动，可出现捻发感或握雪感。见于肺部外伤或疾病、产气杆菌感染等。

第三节 浅表淋巴结检查

正常情况下，浅表淋巴结较小，直径 0.2~0.5cm，质地柔软，表面光滑，与周围组织无粘连，不易触及，无压痛。

检查浅表淋巴结时，应按一定的顺序进行，依次为：耳前、耳后、乳突区、枕骨下区、颌下、颏下、颈后三角、颈前三角、锁骨上窝、腋窝、滑车上、腹股沟、腘窝等。检查时如发现有肿大的淋巴结，应记录其部位、数目、大小、质地、移动度、表面是否光滑，有无粘连，局部皮肤有无红肿、压痛和波动，是否有瘢痕、溃疡和瘘管等。

一、检查方法

检查某部淋巴结时，应使该部皮肤和肌肉松弛，以利于触摸。

检查左颌下淋巴结时，将左手置于被检查者头顶，使头微向左前倾斜，右手四指并拢，屈曲掌指及指间关节，沿下颌骨内缘向上滑动触摸。检查右侧时，两手换位，使被检查者向右前倾斜。

检查颈部淋巴结时，可站在被检查者前面或背后，嘱其头稍低，并向检查侧倾斜，然后用手指紧贴检查部位，由浅入深进行滑动触诊。

检查锁骨上窝淋巴结时，检查者面对患者（可取坐位或仰卧位），用右手检查患者的左锁骨上窝，用左手检查其右锁骨上窝。检查时将食指与中指屈曲并拢，在锁骨上窝进行触诊，并深入锁骨后深部。

检查右腋窝淋巴结时，检查者右手握被检查者右手，向上屈肘外展抬高约 45°，左手并拢，掌面贴近胸壁向上逐渐达腋窝顶部滑动触诊，然后依次触诊腋窝后壁、外侧壁、前壁和内侧壁。触诊腋窝后壁时应在腋窝后壁肌群仔细触诊，触诊腋窝外侧壁时应将患者上臂下垂，检查腋窝前壁时应在胸大肌深面仔细触诊，检查腋窝内侧壁时应在腋窝近肋骨和前锯肌处进行触诊。同样方法检查左侧腋窝淋巴结。

检查右侧滑车上淋巴结时，检查者以右手握

被检查者右手腕,屈肘90°,左手掌向上,小指抵在肱骨内上髁上,左手的食、中、无名指并拢,在肱二、三头肌间沟内滑动触诊。同样以右手检查左侧的滑车上淋巴结。

检查腹股沟淋巴结时,被检查者仰卧,下肢伸直,检查者用手指指腹在腹股沟处平行进行触诊。

二、浅表淋巴结肿大的临床意义

1. 局限性淋巴结肿大

(1) 非特异性淋巴结炎　一般炎症所致的淋巴结肿大多有触痛,表面光滑,无粘连,质不硬。颌下淋巴结肿大常由口腔内炎症所致;颈部淋巴结肿大常由化脓性扁桃体炎、齿龈炎等急慢性炎症所致;上肢、胸壁、乳腺等部位的炎症常引起腋窝淋巴结肿大。

(2) 淋巴结结核　肿大淋巴结常发生在颈部血管周围,多发性,质地较硬,大小不等,可互相粘连或与邻近组织、皮肤粘连,移动性稍差。如组织发生干酪性坏死,则可触到波动感;晚期破溃后形成瘘管,愈合后可形成瘢痕。

(3) 转移性淋巴结肿大　恶性肿瘤转移所致的淋巴结肿大,质硬或有橡皮样感,一般无压痛,表面光滑或有突起,与周围组织粘连而不易推动。左锁骨上窝淋巴结肿大,多为腹腔脏器癌肿(胃癌、肝癌、结肠癌等)转移;右锁骨上窝淋巴结肿大,多为胸腔脏器癌肿(肺癌等)转移;鼻咽癌易转移到颈部淋巴结;乳腺癌常引起腋下淋巴结肿大。

2. 全身淋巴结肿大

常见于传染性单核细胞增多症、淋巴细胞白血病、淋巴瘤和系统性红斑狼疮等。

第四节　头部检查

一、眼部检查

(一) 眼睑

检查时注意观察有无红肿、浮肿,睑缘有无内翻或外翻,睫毛排列是否整齐及生长方向,两侧眼睑是否对称,有无上睑下垂、眼睑闭合障碍。

(二) 结膜

分为睑结膜、穹隆结膜和球结膜三部分。检查时应注意有无充血、水肿、乳头增生、结膜下出血、滤泡和异物等。检查球结膜时,以拇指和食指将上、下眼睑分开,嘱被检查者向上、下、左、右各方向转动眼球;检查下眼睑结膜时,用拇指将下眼睑中部边缘向下牵拉,嘱被检查者向上看,暴露下眼睑及穹隆结膜。

检查上眼睑结膜时要翻转眼睑。翻转要领为:检查左眼时,用右手食指(在上方)和拇指(在下方)捏住上睑的中部边缘并轻轻向前下方牵拉,嘱被检查者向下看,同时食指轻压睑板上缘,拇指向上捻转翻开上眼睑,暴露上睑结膜,然后用拇指固定上睑缘。检查后向前下方轻轻牵拉上睑,同时嘱被检查者向上看,眼睑即可复位。检查右眼时用左手,方法同上。

(三) 巩膜

应在自然光线下观察巩膜有无黄染。患者有显性黄疸时,多先在巩膜出现均匀的黄染。

(四) 瞳孔

正常瞳孔直径2~5mm,两侧等大等圆。检查瞳孔时,应注意其大小、形态,双侧是否相同,对光反射和调节反射是否正常存在。

对光反射:用手电筒照射瞳孔,观察其前后的反应变化。正常人受照射光刺激后,双侧瞳孔,该侧瞳孔立即缩小,移开照射光后双侧瞳孔随即复原。对光反射分为：①直接对光反射，即电筒光直接照射一侧瞳孔，该侧瞳孔立即缩小，移开光线后瞳孔迅速复原；②间接对光反射，即用手隔开双眼，电筒光照射一侧瞳孔后，另一侧瞳孔也立即缩小，移开光线后瞳孔迅速复原。瞳孔对光反应迟钝或消失，见于昏迷病人。

二、咽部、扁桃体检查

（一）检查方法

嘱被检查者头稍向后仰，口张大并拉长发"啊"声，医师用压舌板在舌的前2/3与后1/3交界处迅速下压舌体，此时软腭上抬，在照明下可见口咽部组织。检查时注意咽后壁有无充血、红肿，扁桃体有无肿大。

（二）扁桃体肿大分度

扁桃体Ⅰ度肿大时不超过咽腭弓；Ⅱ度肿大时超过咽腭弓，但未达到咽后壁中线；Ⅲ度肿大时达到或超过咽后壁中线。扁桃体充血红肿，并有不易剥离的假膜（强行剥离时出血），见于白喉。

三、鼻窦检查

额窦、筛窦、上颌窦和蝶窦，统称鼻窦。鼻窦区压痛多为鼻窦炎。

检查额窦压痛时，一手固定被检查者枕部，另一手拇指置于眼眶上缘内侧，用力向后上方按压，两侧分别进行；或双手固定于被检查者双侧耳后，双手拇指分别置于两侧眼眶上缘内侧，向后上方按压。检查上颌窦压痛时，双手拇指置于被检查者颧部，其余手指分别置于被检查者的两侧耳后，固定其头部，双手拇指向后方按压。检查筛窦压痛时，双手固定于被检查者两侧耳后，双手拇指分别置于鼻根部与眼内眦之间，向后方按压。蝶窦因位置较深，不能在体表进行检查。

第五节　颈部检查

一、颈部的血管

正常人安静坐位或立位时，颈外静脉不显露，平卧时可稍见充盈，充盈水平仅限于锁骨上缘至下颌角距离的下2/3以内。在坐位或半卧位（上半身与水平面成45°）见到颈静脉明显充盈，称为颈静脉怒张，提示体循环静脉血回流受阻或上腔静脉压增高，常见于右心衰竭、缩窄性心包炎、心包积液及上腔静脉阻塞综合征。

安静状态下出现明显的颈动脉搏动，提示心排血量增加或脉压增大，常见于高热、甲状腺功能亢进症、高血压、主动脉瓣关闭不全或严重贫血等。

二、甲状腺

1. 视诊

正常人甲状腺外观不明显。检查时，嘱被检查者双手放于枕后，头向后仰，观察甲状腺的大小和对称性。再嘱被检查者做吞咽动作，可见甲状腺随吞咽动作向上移动，据此可将颈前其他包块与甲状腺病变相鉴别。

2. 触诊

触诊包括甲状腺峡部和甲状腺侧叶的检查。

（1）**甲状腺峡部**　甲状腺峡部位于环状软骨下方第二至第四气管环前面。站于被检者前面用拇指或站于受检者后面用食指从胸骨上切迹向上触摸，可感到气管前软组织，判断有无增厚，配合吞咽动作，判断有无肿大或肿块。

（2）**甲状腺侧叶**　①前面触诊：一手拇指施压于一侧甲状软骨，将气管推向对侧，另一手食、中指在对侧胸锁乳突肌后缘向前推挤甲状腺侧叶，拇指在胸锁乳突肌前缘触诊，配合吞咽动作，重复检查。用同样方法检查另一侧甲状腺。

②后面触诊：一手食、中指施压于一侧甲状软骨，将气管推向对侧，另一手拇指在对侧胸锁乳突肌后缘向前推挤甲状腺，食、中指在其前缘触诊甲状腺，配合吞咽动作，重复检查。用同样方法检查另一侧甲状腺。

3. 听诊

当触到甲状腺肿大时，用钟型听诊器直接放在肿大的甲状腺上，如听到收缩期或连续性血管杂音，有助于诊断甲状腺功能亢进症。

甲状腺肿大分为三度：不能看出肿大但能触及者为Ⅰ度；能看到肿大又能触及，但在胸锁乳突肌以内者为Ⅱ度；超出胸锁乳突肌外缘者为Ⅲ度。注意肿大甲状腺的大小、表面、边缘、质地以及是否对称，有无压痛、结节、震颤和血管杂音。

病理性甲状腺肿大见于单纯性甲状腺肿、甲状腺功能亢进症、甲状腺肿瘤、慢性淋巴性甲状腺炎等。

三、气管

正常人的气管位于颈前正中部。检查方法：让被检查者取坐位或仰卧位，头颈部保持自然正中位置。医师分别将右手的食指和无名指置于两侧胸锁关节上，中指在胸骨上切迹部位，置于气管正中，观察中指是否在食指和无名指的中间。如两侧距离不等，则表示有气管移位。也可将中指置于气管与两侧胸锁乳突肌之间的间隙内，根据两侧间隙是否等宽来判断气管有无移位。

第六节 胸廓、胸壁与乳房检查

一、胸廓检查

（一）正常胸廓

正常胸廓上部窄而下部宽，两侧基本对称，成年人胸廓前后径与左右径之比约为1∶1.5。

（二）常见异常胸廓

1. 桶状胸

胸廓前后径增大几乎与左右径相等，外观呈圆桶状，肋间隙增宽，锁骨上、下窝展平或突出，颈短肩高，腹上角增大呈钝角，胸椎后凸。常见于慢性阻塞性肺气肿及支气管哮喘发作时，亦见于部分老年人。

2. 扁平胸

胸廓扁平，前后径常不到左右径的一半。外观颈部细长，锁骨突出，锁骨上、下窝凹陷，腹上角呈锐角。见于瘦长体型者，或肺结核等慢性消耗性疾病患者。

3. 佝偻病胸

胸骨特别是胸骨下部显著前凸，两侧肋骨凹陷，形似鸡胸。胸骨下端剑突处内陷，有时连同依附的肋软骨一起内陷而形似漏斗，称为漏斗胸。见于佝偻病。

4. 胸廓一侧或局限性变形

一侧膨隆见于大量胸腔积液、气胸等；局限性隆起见于心脏明显增大、大量心包积液、肋软骨炎和肋骨骨折等。一侧或局限性下陷见于肺不张、肺纤维化、广泛性胸膜增厚和粘连等。

5. 脊柱畸形引起的胸廓改变

见于强直性脊柱炎、脊柱结核、胸椎疾患等。

二、胸壁检查

1. 胸壁静脉检查

正常胸壁无明显静脉可见。

2. 胸骨检查

用手指轻压或轻叩胸壁，正常人无疼痛感

觉。骨髓异常增生时，常有胸骨压痛或叩击痛，见于白血病患者。

三、乳房检查

检查时光线应充足，前胸充分暴露，被检查者取坐位或仰卧位，必要时取前倾位。先视诊后触诊，除检查乳房外还应检查引流乳房部位的淋巴结。

1. 视诊

注意两侧乳房的大小、对称性、外表、乳头状态及有无溢液等。乳房外表发红、肿胀并伴疼痛、发热者，见于急性乳房炎。乳房皮肤水肿隆起，毛囊及毛囊孔明显下陷，皮肤呈"橘皮样"，见于乳腺癌。乳房溃疡和瘘管见于乳房炎、结核或脓肿。单侧乳房表浅静脉扩张常是晚期乳腺癌或肉瘤的征象。妊娠、哺乳也可引起乳房表浅静脉扩张，但常是双侧性的。

乳头内陷如系自幼发生，为发育异常。近期发生的乳头内陷或位置偏移，可能为癌变；乳头有血性分泌物见于乳管内乳头状瘤、乳腺癌。

2. 触诊

被检查者取坐位，先两臂下垂，然后双臂高举超过头部或双手叉腰再进行检查。检查时，先检查健侧乳房，再检查患侧。检查者以并拢的手指掌面略施压力，以旋转或来回滑动的方式进行触诊，切忌用手指将乳房提起来触摸。检查按外上、外下、内下、内上、中央（乳头、乳晕）的顺序进行，然后检查腋窝及锁骨上、下窝等处淋巴结。

触诊乳房变为较坚实而无弹性，提示皮下组织受肿瘤或炎症浸润。乳房压痛多系炎症所致，恶性病变一般无压痛。触及乳房包块时，应注意其部位、大小、外形、硬度、压痛及活动度。

第七节　肺和胸膜检查

一、视诊

1. 呼吸类型

以胸廓运动为主的呼吸，称为胸式呼吸；以腹部运动为主的呼吸，称为腹式呼吸。正常情况下成年女性以胸式呼吸为主，儿童及成年男性以腹式呼吸为主。

胸部疾患时，可见胸式呼吸减弱而腹式呼吸增强，见于大叶性肺炎、重症肺结核、胸膜炎、肋骨骨折、肋间肌麻痹等；妊娠晚期以及腹膜炎、大量腹水、卵巢巨大囊肿、胃肠胀气等腹部疾病时，腹式呼吸减弱而胸式呼吸增强。

2. 呼吸频率、深度及节律

正常情况下成人呼吸频率为12~20次/分，呼吸与脉搏之比为1:4，深度适中。

（1）成人呼吸频率超过20次/分，称为呼吸过速，见于剧烈体力活动、发热、贫血、甲亢、心力衰竭、肺炎、胸膜炎、精神紧张等。成人呼吸频率低于12次/分，称为呼吸过缓，见于深睡、颅内高压、麻醉或镇静剂药物过量、吗啡中毒等。

（2）常见的呼吸节律变化有两种：①潮式呼吸，多见于脑炎、脑膜炎、脑出血、脑肿瘤等引起的颅内压增高及某些中毒等；②间停呼吸（比奥呼吸），较潮式呼吸更为严重，预后多不良，常为临终前的征象。

（3）严重代谢性酸中毒时，病人可以出现节律匀齐，深而大的呼吸，称为库斯莫尔呼吸，又称酸中毒大呼吸，见于尿毒症、糖尿病酮症酸中毒等疾病。呼吸浅快可见于肺气肿、胸膜炎、胸腔积液、气胸、呼吸肌麻痹、大量腹水、肥胖、鼓肠等。

3. 呼吸运动

正常人胸廓两侧动度对称。一侧或局部胸廓扩张度减弱或消失见于大叶性肺炎、中等量以上胸腔积液或气胸、胸膜增厚或粘连、单侧严重肺纤维化、肺不张、肋骨骨折等，同时可见对侧呼吸动度增强；两侧呼吸动度减弱见于重度肺气肿、双侧肺纤维化、呼吸肌麻痹等；两侧呼吸运动增强见于剧烈运动及酸中毒大呼吸。

二、触诊

（一）胸廓扩张度

检查前胸时，被检查者取坐位或仰卧位，检查者两手掌置于胸廓前下部对称部位，左右拇指分别沿两侧肋缘指向剑突，拇指尖在前正中线两侧对称部位，而手掌和伸展的手指置于前侧胸壁，嘱被检者作深呼吸运动，观察比较两手的动度是否一致。检查背部时，被检查者取坐位，将两手掌面平置于肩胛下区对称部位，拇指在后正中线对称部位，并将两侧皮肤向中线轻推，其余四指并拢紧贴于后胸廓两侧，同样嘱被检者作深呼吸运动，观察两侧的呼吸动度是否一致。正常人两侧呼吸动度相等，发生病变时可见一侧或局部胸廓扩张度减弱，而对侧或其他部位动度增强。其临床意义同肺部视诊"呼吸运动"。

（二）语音震颤（语颤）

1. 检查方法

检查者将两手掌或手掌尺侧缘平置于被检查者胸壁的对称部位，嘱其用同样强度重复拉长音发"yi"音，自上而下，从内到外，两手交叉，比较两侧相同部位语颤是否相同，注意有无增强或减弱。

2. 语颤变化的临床意义

（1）语颤增强　见于：①肺实变，如肺炎链球菌肺炎、肺梗死、肺结核、肺脓肿及肺癌等；②压迫性肺不张；③较浅而大的肺空洞。

（2）语颤减弱或消失　主要见于：①肺气肿及支气管哮喘发作时；②阻塞性肺不张、气管内分泌物增多；③胸腔积液、气胸、胸膜高度增厚及粘连、胸壁水肿或高度肥厚、胸壁皮下气肿；④体质衰弱。

（三）胸膜摩擦感

检查者用手掌轻贴胸壁，令被检者反复做深呼吸，此时若有皮革相互摩擦的感觉，即为胸膜摩擦感，胸膜的任何部位均可出现，但以腋中线第5~7肋间隙最易触到。见于急性胸膜炎。

三、叩诊

（一）叩诊方法

胸部叩诊采用间接叩诊法。被检者可取坐位或仰卧位，放松肌肉，呼吸均匀。首先叩诊前胸，由锁骨上窝开始，然后沿锁骨中线、腋前线自第1肋间隙从上至下逐一肋间进行叩诊；其次叩诊侧胸，嘱被检者两臂抱起置于头上，自腋窝开始沿腋中线、腋后线向下叩诊至肋缘；最后叩诊背部，嘱被检者稍低头，身体稍向前倾，双手交叉抱肘，尽可能使肩胛骨移向外侧方，自肺尖开始沿肩胛线逐一肋间向下叩诊。叩诊时应左右、上下、前后进行对比，并注意叩诊音的变化。

（二）叩诊音

1. 正常肺部叩诊音

正常肺部叩诊呈清音。

2. 胸部病理性叩诊音

（1）浊音或实音　见于：①肺组织含气量减少或消失，如肺炎、肺结核、肺梗死、肺不张、肺水肿、肺硬化等；②肺内不含气的病变，如肺肿瘤、肺包囊虫病、未穿破的肺脓肿等；③胸膜腔病变，如胸腔积液、胸膜增厚粘连等；④胸壁疾病，如胸壁水肿、肿瘤等。

（2）鼓音　主要见于气胸。

（3）过清音　见于肺气肿、支气管哮喘发作时。

四、听诊

（一）听诊方法

肺部听诊时，被检者可取坐位或仰卧位，嘱其微张口作均匀呼吸，必要时可作深呼吸或咳嗽数声后立即听诊。听诊顺序与叩诊相同，一般由肺尖开始，自上而下分别检查前胸、侧胸和背部。听诊时要上下、左右对称部位进行对比。

（二）听诊内容

1. 呼吸音

（1）正常呼吸音

1）支气管呼吸音：颇似将舌抬高后张口呼

吸时所发出的"哈"音。该呼吸音强而高调，吸气时弱而短，呼气时强而长。正常人在喉部、胸骨上窝、背部第6颈椎至第2胸椎附近可听到支气管呼吸音。

2）肺泡呼吸音：为一种柔和吹风样的"fu-fu"音，该呼吸音的吸气音较呼气音强，且音调更高，时限更长。正常人在除支气管呼吸音和支气管肺泡呼吸音的部位外，其余肺部都可听到肺泡呼吸音。

3）支气管肺泡呼吸音：为混合性呼吸音，其吸气音和呼气音的强弱、音调、时限大致相等。正常人在胸骨角附近，肩胛间区的第3、4胸椎水平及右肺尖可以听到支气管肺泡呼吸音。

（2）病理性呼吸音

1）病理性肺泡呼吸音：①肺泡呼吸音减弱或消失：可为双侧、单侧或局部的肺泡呼吸音减弱或消失，常见于呼吸运动障碍（如全身衰弱、呼吸肌瘫痪、腹压过高以及胸膜炎、肋骨骨折、肋间神经痛影响呼吸活动等）、呼吸道阻塞（如支气管炎、支气管哮喘、喉或大支气管肿瘤等）、肺顺应性降低（如肺气肿、肺淤血、肺间质炎症等）、胸腔内肿物（如肺癌等）以及胸膜疾患（如胸腔积液、气胸、胸膜增厚及粘连等）。②肺泡呼吸音增强：双侧肺泡呼吸音增强见于运动、发热、甲状腺功能亢进症、贫血、代谢性酸中毒等。

2）病理性支气管呼吸音：是在正常肺泡呼吸音分布区域内听到的支气管呼吸音，亦称管状呼吸音。常见于：①肺组织实变，如大叶性肺炎实变期、肺结核（大块渗出性病变）、肺梗死等；②肺内大空洞，如肺结核、肺脓肿、肺癌形成的空洞；③胸腔积液、肺部肿块等造成的压迫性肺不张等。

3）病理性支气管肺泡呼吸音：是在正常肺泡呼吸音分布的区域内听到支气管肺泡呼吸音。常见于肺实变区小且与正常肺组织掺杂存在，或肺实变部位较深并被正常肺组织所遮盖。

2. 啰音

（1）干啰音 可分为鼾音、哨笛音。

1）听诊特点：吸气和呼气时都可听到，但常在呼气时更加清楚；性质多变且部位变换不定，如咳嗽后可以增多、减少、消失或出现。

2）临床意义：干啰音是支气管有病变的表现。两肺都出现干啰音，见于急慢性支气管炎、支气管哮喘、支气管肺炎、心源性哮喘等；局限性干啰音常见于支气管局部结核、肿瘤、异物或黏稠分泌物附着；局部而持久的干啰音见于肺癌早期或支气管内膜结核。

（2）湿啰音（水泡音） 分为大、中、小湿啰音等。

1）听诊特点：①吸气和呼气时都可听到，以吸气终末时多而清楚；②部位较恒定，性质不易改变。

2）临床意义：湿啰音是肺与支气管有病变的表现。湿啰音两肺散在性分布，常见于支气管炎、支气管肺炎、血行播散型肺结核、肺水肿；两肺底分布，多见于肺淤血、肺水肿；一侧或局限性分布，常见于肺炎、肺结核（多在肺上部）、支气管扩张症（多在肺下部）、肺脓肿、肺癌及肺出血等。

3. 听觉语音

嘱被检者按一般的说话音调发"一、二、三"音，检查者在胸壁上用听诊器可听到柔和而模糊的声音，即听觉语音，也称语音共振。听觉语音减弱见于过度衰弱、支气管阻塞、胸腔积液、气胸、胸膜增厚、胸壁水肿、慢性阻塞性肺气肿等。听觉语音增强见于肺实变、肺空洞、压迫性肺不张。听觉语音增强、响亮，且音节清晰，称为支气管语音，见于肺组织实变，常伴有触觉语颤增强、病理性支气管呼吸音等肺实变体征，但以支气管语音出现最早。

被检者用耳语声调发"一、二、三"音，在胸壁上听诊，正常在肺泡呼吸音的听诊区域只能听到极微弱的声音，此音为耳语音。耳语音增强见于肺实变、肺空洞及压迫性肺不张。耳语音增强且字音清晰者为胸耳语音，是广泛肺实变的体征。

第八节 心脏检查

一、视诊

（一）心前区隆起

见于某些先天性心脏病（如法洛四联症、肺动脉瓣狭窄等）及慢性风湿性心瓣膜病所致的右心室增大。

（二）心尖搏动

1. 正常心尖搏动

位于第5肋间隙左锁骨中线内侧0.5~1cm处，搏动范围直径为2~2.5cm。

2. 生理因素对心尖搏动的影响

（1）体位　仰卧位时心尖搏动可稍上移；左侧卧位时心尖搏动可向左移；右侧卧位时可向右移。

（2）体型　矮胖体型、小儿及妊娠者，心脏常呈横位，心尖搏动可向上外方移位；瘦长体型者，心尖搏动可向内下方移。

（3）胸壁　胸壁厚或肋间隙窄者，心尖搏动弱且范围小；胸壁薄或肋间隙宽者，心尖搏动强且范围大。

（4）其他　剧烈运动、精神紧张或情绪激动时，心尖搏动增强。

3. 病理因素对心尖搏动的影响

（1）心脏疾病　左心室增大时，心尖搏动向左下移位，心尖搏动增强且范围较大；右心室增大时，心尖搏动向左移位；心包积液时，心尖搏动减弱或消失；心肌炎时，心尖搏动弥散、减弱；负性心尖搏动主要见于粘连性心包炎。

（2）胸部疾病　肺不张、粘连性胸膜炎时，心尖搏动偏向患侧；胸腔积液、气胸时，心尖搏动被推向健侧；肺气肿、左侧胸膜增厚粘连或气胸或胸腔积液时，心尖搏动减弱或消失。

（3）腹部疾病　大量腹水、肠胀气、腹腔巨大肿瘤或妊娠时，心尖搏动位置向左外侧移位。

（4）其他疾病　甲状腺功能亢进症、重度贫血及高热时心尖搏动增强。

二、触诊

（一）触诊方法

用右手掌、小鱼际或指尖指腹放在心尖部或心脏瓣膜区触诊。

（二）触诊内容

1. 心尖搏动

通过触诊可以进一步确定心尖搏动的位置、范围、有无抬举性搏动等。左心室肥厚时，心尖搏动有抬举感，见于高血压性心脏病、肥厚性心脏病等。

2. 震颤

心脏震颤（猫喘）是器质性心血管疾病的体征，临床意义见表6-2。

表6-2　心脏常见震颤的临床意义

时期	部位	临床意义
收缩期	胸骨右缘第2肋间	主动脉瓣狭窄
	胸骨左缘第2肋间	肺动脉瓣狭窄
	胸骨左缘第3、4肋间	室间隔缺损
舒张期	心尖部	二尖瓣狭窄
连续性	胸骨左缘第2肋间	动脉导管未闭

三、叩诊

(一) 叩诊方法

心脏叩诊采用间接叩诊法，被检者取仰卧位时，检查者立于被检者右侧，左手叩诊板指与肋间平行；被检者取坐位时，宜保持上半身直立姿势，平稳呼吸，检查者面对被检者，左手叩诊板指一般与肋间垂直。通常左侧心浊音界采取轻叩诊法，而右侧宜使用较重的叩诊法，以叩诊音由清音变浊音来确定心浊音界。

(二) 叩诊顺序

先叩左界，从心尖搏动最强点外2~3cm处开始，沿肋间由外向内，叩诊音由清音变浊音时翻转板指，在板指中点相应的胸壁处用标记笔作一标记。如此自下而上，叩至第2肋间，分别标记。叩右界时，先沿右锁骨中线，自上而下，叩诊音由清音变浊音时为肝上界。然后，于其上一肋间（一般为第4肋间）由外向内叩出浊音点，继续向上，分别于第3、第2肋间叩出浊音点，并标记。用直尺测量左锁骨中线与前正中线间的垂直距离，以及左右心界各标记的浊音点距前正中线的垂直距离，并记录。

(三) 正常心脏相对浊音界

表6-3 正常心脏相对浊音界

右侧（cm）	肋间隙	左侧（cm）
2~3	Ⅱ	2~3
2~3	Ⅲ	3.5~4.5
3~4	Ⅳ	5~6
	Ⅴ	7~9

注：正常人左侧锁骨中线距前正中线距离8~10cm。

(四) 心脏浊音界改变及其临床意义

1. 心脏本身病变

（1）左心室明显增大时，心脏浊音界向左下扩大，心腰部相对内陷，使心脏浊音区呈靴形，见于主动脉瓣关闭不全，故又称主动脉型心脏，亦可见于高血压性心脏病。

（2）右心室显著增大时，心脏浊音界同时向左、右两侧扩大，以向左扩大较为显著，常见于肺心病或单纯二尖瓣狭窄。

（3）左心房增大伴有肺动脉高压肺动脉扩张时，心腰部饱满或膨出，心浊音区呈梨形，见于二尖瓣狭窄，也称二尖瓣型心。

（4）左、右心室增大时，心界向两侧扩大，见于扩张型心肌病、缺血性心肌病、弥漫性心肌炎全心扩大时；心包积液时心浊音界向两侧扩大，且随体位改变而改变，坐位时心脏浊音界呈三角烧瓶形，卧位时心底部浊音界增宽，为心包积液的特征性体征。

2. 心脏以外因素

（1）大量胸腔积液、积气时，心浊音界向健侧移位，患侧心脏浊音界可叩不清；胸膜增厚粘连和阻塞性肺不张则使心界移向患侧；肺气肿时，可使心脏浊音界变小或叩不清；肺实变、肺肿瘤或纵隔淋巴结肿大时，如与心脏浊音界连在一起，则真正的心脏浊音区亦无法叩出。

（2）腹腔大量积液或巨大肿瘤、妊娠后期等均可使膈肌上抬，心脏呈横位，致心浊音界向左上移位。

（3）体位、体型、呼吸、脊柱或胸廓畸形等，也可以引起心脏浊音区发生相应变化。

四、听诊

(一) 心脏瓣膜听诊区

1. 二尖瓣区

位于心尖搏动最强处，又称心尖区。

2. 主动脉瓣区

（1）主动脉瓣区　位于胸骨右缘第2肋间，主动脉瓣狭窄时的收缩期杂音在此区最响；

（2）主动脉瓣第二听诊区　位于胸骨左缘第3、4肋间，主动脉瓣关闭不全时的舒张期杂音在此区最响。

3. 肺动脉瓣区

位于胸骨左缘第2肋间。

4. 三尖瓣区

位于胸骨下端左缘，即胸骨左缘第4、5肋间处。

（二）听诊方法

1. 体位

心脏听诊时，被检者多取坐位或仰卧位，为使听诊清楚，可嘱被检者按要求变化体位。

2. 听诊顺序

通常的听诊顺序从心尖区开始，逆时针方向依次进行，即：二尖瓣区→肺动脉瓣区→主动脉瓣区→主动脉瓣第二听诊区→三尖瓣区。有顺序的听诊可以防止遗漏从而全面地了解心脏状况。

（三）听诊内容

1. 心率

正常成人安静、清醒时心率范围为60～100次/分。心率超过100次/分称为心动过速，病理情况下见于发热、贫血、甲状腺功能亢进症、休克、心肌炎、心力衰竭和使用肾上腺素、阿托品等药物后。心率低于60次/分称为心动过缓，病理情况下见于颅内高压、阻塞性黄疸、甲状腺功能减退症、病态窦房结综合征、高血钾以及强心苷或β受体阻滞剂等药物过量。

2. 心律

正常人心律基本规则。提早发生的心脏搏动称为过早搏动，也称期前收缩，见于：①正常人情绪激动、过劳、酗酒、饮浓茶等；②各种心脏病、心脏手术、心导管检查等；③强心苷等药物的毒性作用；④电解质紊乱（尤其是低血钾）；⑤自主神经功能失调。

房颤是常见的心律失常，其听诊特点是：①心律绝对不规则；②第一心音强弱不等；③心率快于脉率（脉搏短绌）。临床常见于二尖瓣狭窄、冠心病、甲状腺功能亢进症等。

3. 心音

（1）正常心音 有四个，分别是第一心音（S_1）、第二心音（S_2）、第三心音（S_3）及第四心音（S_4）。通常听到的主要是S_1和S_2，在儿童和青少年中有时可听到S_3，一般听不到S_4，如听到S_4，多属病理性。

S_1出现标志心室收缩期的开始，是心室收缩开始时二尖瓣、三尖瓣骤然关闭的振动所致；S_2出现标志着心室舒张期的开始，主要是心室舒张开始时，半月瓣（主、肺动脉瓣）突然关闭的振动所致。S_2有两个成分，即主动脉瓣关闭形成主动脉瓣成分（A_2）和肺动脉瓣关闭形成肺动脉瓣成分（P_2）。正常青少年$P_2>A_2$，中年人$P_2=A_2$，老年人$P_2<A_2$。

表6-4 第一、第二心音的区别

区别点	第一心音	第二心音
声音特点	音强，调低，时限较长	音弱，调高，时限较短
最强部位	心尖部	心底部
与心尖搏动及动脉搏动的关系	与心尖搏动和动脉搏动同时出现	心尖搏动之后出现
与心动周期的关系	S_1和S_2之间的间隔（收缩期）较短	S_2到下一心动周期S_1的间隔（舒张期）较长

（2）心音的改变及其临床意义

1）心音强度改变：①两个心音同时改变：同时增强可见于胸壁较薄、劳动、情绪激动、甲状腺功能亢进症、发热、贫血等；两个心音同时减弱见于肥胖、胸壁水肿、左侧胸腔积液、肺气肿、心包积液、缩窄性心包炎、甲状腺功能减退症、心肌炎、心肌病、心肌梗死、心力衰竭及休克等。②第一心音改变：S_1增强见于发热、甲状腺功能亢进症、二尖瓣狭窄等；S_1减弱见于心肌炎、心肌病、心肌梗死、二尖瓣关闭不全等。③第二心音改变：A_2增强呈金属调，见于高血压病、主动脉粥样硬化等；P_2亢进见于原发性肺动脉高压症、二尖瓣狭窄、左心衰竭、室间隔缺损、动脉导管未闭、慢性肺源性心脏病等。④A_2减弱见于低血压、主动脉瓣狭窄和关闭不全引起的主动脉内压力降低；

P_2减弱见于肺动脉瓣狭窄或关闭不全。

2) 心音性质改变：心肌有严重病变时，听诊S_1、S_2酷似钟摆的"滴答"声，称为钟摆律，如钟摆律时心率超过120次/分，酷似胎儿心音，称为胎心律，见于大面积急性心肌梗死和重症心肌炎等。

3) 心音分裂：①S_1分裂：当左、右心室收缩明显不同步时出现，在二、三尖瓣听诊区都可听到，但以胸骨左下缘较清楚，多见于二尖瓣狭窄等，偶见于儿童及青少年。②S_2分裂：较常见，由主、肺动脉瓣关闭明显不同步所致，在肺动脉瓣区听诊较明显。可见于青少年，尤以深吸气更明显，常见于完全性右束支传导阻滞、肺动脉瓣狭窄、二尖瓣狭窄、二尖瓣关闭不全、室间隔缺损等。

4. 心脏杂音

（1）心脏杂音产生机制　①血流加速；②瓣膜口、大血管通道狭窄；③瓣膜关闭不全；④异常通道；⑤心腔内漂浮物；⑥大血管腔瘤样扩张。

（2）心脏杂音的特性

1) 最响部位：一般来说，杂音最响的部位，就是病变所在的部位。例如，杂音在心尖部最响，提示病变在二尖瓣。

2) 出现时期：根据杂音出现的时期不同，可分为：①收缩期杂音，出现在S_1与S_2之间；②舒张期杂音，出现在S_2与下一心动周期之间；③连续性杂音，连续出现在收缩期及舒张期的杂音，并不为S_2所打断；④双期杂音，收缩期或舒张期均出现，但不连续。

临床上，舒张期杂音及连续性杂音均为器质性，收缩期杂音根据分级可分为功能性和器质性杂音。

3) 杂音性质：杂音有吹风样、隆隆样（或雷鸣样）、叹气样、机器声样及乐音样等，进一步可分为粗糙或柔和性杂音。①心尖区粗糙的吹风样收缩期杂音，常提示二尖瓣关闭不全。②心尖区舒张中晚期隆隆样杂音是二尖瓣狭窄的特征性杂音。③心尖区柔和而高调的吹风样杂音常为相对性二尖瓣关闭不全。④主动脉瓣第二听诊区叹气样舒张期杂音，见于主动脉瓣关闭不全。⑤胸骨左缘第2肋间及其附近机器声样连续性杂音，见于动脉导管未闭；乐音样杂音听诊时其音色如海鸥鸣或鸽鸣样，常见于感染性心内膜炎及梅毒性主动脉瓣关闭不全。

一般来说，器质性杂音常是粗糙的，而功能性杂音则较为柔和。

4) 强度和形态：收缩期杂音的强度一般采用Levine六级分级法。

1级：杂音很弱，所占时间很短，初次听诊时往往不易发觉，须仔细听诊才能听到。

2级：较易听到的弱杂音，初听时即被发觉。

3级：中等响亮的杂音，不太注意听时也可听到。

4级：较响亮的杂音，常伴有震颤。

5级：很响亮的杂音，震耳，但听诊器离开胸壁则听不到，伴有震颤。

6级：极响亮，听诊器稍离胸壁时亦可听到，有强烈的震颤。

杂音强度的表示法是"2/6级收缩期杂音"。一般而言，3/6级和以上的收缩期杂音多为器质性的。但应注意，杂音的强度不一定与病变的严重程度成正比。

5) 传导方向：杂音常沿着产生该杂音的血流方向传导。二尖瓣关闭不全的收缩期杂音在心尖部最响，并向左腋下及左肩胛下角处传导；主动脉瓣关闭不全的舒张期杂音在主动脉瓣第二听诊区最响，并向胸骨下端或心尖部传导。

6) 与体位的关系：体位改变可使某些杂音减弱或增强。例如，左侧卧位可使二尖瓣狭窄的舒张中晚期隆隆样杂音更明显；上半身前倾坐位可使主动脉瓣关闭不全的舒张期叹气样杂音更易于听到。

7) 与呼吸的关系：深吸气时右心相关瓣膜（三尖瓣、肺动脉瓣）的杂音增强；深呼气时左心相关瓣膜（二尖瓣、主动脉瓣）的杂音增强。

8) 与运动的关系：运动可使二尖瓣狭窄的舒张中晚期杂音增强。

（3）器质性与功能性收缩期杂音的鉴别　见表6-5。

表 6-5 器质性与功能性收缩期杂音的鉴别

区别点	器质性	功能性
部位	任何瓣膜听诊区	肺动脉瓣区和（或）心尖部
持续时间	长，常占全收缩期，可遮盖 S_1	短，不遮盖 S_1
性质	吹风样，粗糙	吹风样，柔和
传导	较广而远	比较局限
强度	常在 3/6 级或以上	一般在 2/6 级或以下
心脏大小	有心房和（或）心室增大	正常

第九节 血管检查

一、脉搏

常见脉波异常的脉搏有：

1. 水冲脉

脉搏骤起骤降，急促而有力。常见于主动脉瓣关闭不全、甲状腺功能亢进、严重贫血、动脉导管未闭等。检查时，用手紧握患者的手腕掌面，将其上肢高举过头，则水冲脉更易触知。

2. 交替脉

为一种节律正常而强弱交替出现的脉搏。常提示心肌受损，为左室衰竭的重要体征，见于高血压性心脏病、急性心肌梗死或主动脉瓣关闭不全等。

3. 重搏脉

正常脉波的降支上可见一切迹（代表主动脉瓣关闭），其后有一重搏波，此波一般不能触及。在某些病理情况下，此波增高而可以触及，即为重搏脉。重搏脉可见于伤寒或其他可引起周围血管松弛、周围阻力降低的疾病。

4. 奇脉

奇脉指吸气时脉搏明显减弱或消失的现象，又称为吸停脉。常见于心包积液和缩窄性心包炎，是心包填塞的重要体征之一。

5. 无脉

无脉即脉搏消失，见于严重休克及多发性大动脉炎。

二、周围血管征

1. 毛细血管搏动征

用手指轻压被检者指甲床末端，或以干净玻片轻压被检者口唇黏膜，如见到红白交替的、与其心脏搏动一致的节律性微血管搏动现象，称为毛细血管搏动征阳性。

2. 枪击音与杜氏双重杂音

将听诊器体件放在肱动脉或股动脉处，可听到与心跳一致短促如射枪的"嗒——嗒——"音，称为枪击音，这是由于脉压增大使脉波冲击动脉壁所致。如再稍加压力，则可听到收缩期与舒张期双重吹风样杂音，称为杜氏双重杂音。

3. 周围血管征

周围血管征包括头部随脉搏呈节律性点头运动、颈动脉搏动明显、毛细血管搏动征、水冲脉、枪击音与杜氏双重杂音。它们均由脉压增大所致，常见于主动脉瓣关闭不全、重症贫血及甲状腺功能亢进症等。

第十节 腹部检查

一、视诊

（一）腹部外形

正常人仰卧时，腹部外形对称，腹部平坦。

1. 腹部膨隆

（1）全腹膨隆 生理情况见于肥胖、妊娠等。病理情况：①腹内积气：见于各种原因所致的肠梗阻或肠麻痹。积气在肠道外腹腔内者，称为气腹，见于胃肠穿孔或治疗性人工气腹。②腹腔积液：当腹腔内大量积液时，在仰卧位液体因重力作用下沉于腹腔两侧，使腹部外形呈宽而扁状，称为蛙腹。坐位时下腹部明显膨出。常见于肝硬化门脉高压症、右心衰竭、缩窄性心包炎、肾病综合征、结核性腹膜炎、腹膜转移癌等。③腹腔巨大肿块：常见于巨大卵巢囊肿。

（2）局部膨隆 左上腹膨隆见于脾肿大、巨结肠或结肠脾曲肿瘤；上腹部膨隆见于肝左叶肿大、胃扩张、胃癌、胰腺囊肿或肿瘤；右上腹膨隆见于肝大（淤血、脓肿、肿瘤）、胆囊肿大及结肠肝曲肿瘤；左下腹部膨隆见于降结肠肿瘤、干结粪块（灌肠后消失）；下腹部膨隆多见于妊娠、子宫肌瘤所致的子宫增大、卵巢囊肿、尿潴留等，尿潴留时排尿或导尿后膨隆消失。

2. 腹部凹陷

全腹凹陷常见于严重脱水、明显消瘦及恶病质等。严重者全腹呈舟状，称为舟状腹，见于恶性肿瘤、结核、糖尿病、顽固性心衰、神经性厌食等慢性消耗性疾病的晚期。

（二）呼吸运动

腹式呼吸减弱见于妊娠晚期以及各种急腹症、大量腹水、腹腔内巨大肿块、胃肠胀气等腹部疾病；腹式呼吸消失见于胃肠穿孔所致的急性腹膜炎或膈肌麻痹等。

（三）腹壁静脉

正常时腹壁静脉一般不显露。肝硬化门脉高压形成侧支循环时，腹壁曲张的浅静脉以脐为中心向周围伸展，血流方向是从脐静脉经脐孔进入腹壁曲张的浅静脉流向四方。上腔静脉阻塞时，上腹壁或胸壁曲张的浅静脉，血流转向下方进入下腔静脉。下腔静脉阻塞时，脐以下的腹壁浅静脉血流方向转向上方进入上腔静脉。

腹壁静脉血流方向的判断方法：选择一段没有分支的腹壁静脉，检查者将食指和中指并拢压在该段静脉上，一指固定，另一手指紧压静脉向外滑动，挤出静脉内血液后放松该手指，观察静脉是否立刻充盈，如迅速充盈，则血流方向是从放松的一端流向固定手指的一端。再用同法放松另一手指，即可判断出血流方向。

（四）胃肠型和蠕动波

正常人腹部一般看不到胃肠型及蠕动波。

1. 胃肠型

当胃肠道发生梗阻时，梗阻近端的胃或肠段饱满而隆起，可显出各自的轮廓，称胃型或肠型。结肠梗阻时，宽大的肠型多出现于腹壁周边，同时盲肠多胀大呈球形。

2. 蠕动波

胃肠蠕动过程中呈现出波浪式运动，称为蠕动波。幽门梗阻时，可见到较大的胃蠕动波自左肋缘下向右缓慢推进，即为正蠕动波，有时还可见到自右向左运行的逆蠕动波。脐部出现肠蠕动波见于小肠梗阻。严重梗阻时，脐部可见横行排列呈多层梯形的肠型和较大肠蠕动波。

二、触诊

（一）腹壁紧张度

1. 全腹壁紧张度增加

见于：①急性胃肠穿孔或实质脏器破裂所致

急性弥漫性腹膜炎，因炎症刺激腹膜引起腹肌反射性痉挛，腹壁常有明显紧张，甚至强直硬如木板，称为板状强直；②结核性腹膜炎时，全腹紧张，触之犹如揉面的柔韧感，不易压陷，称为面团感或揉面感，此征还见于癌性腹膜炎。

2. 局部腹壁紧张

见于该处脏器的炎症累及腹膜时，如急性胰腺炎出现上腹或左上腹壁紧张，急性胆囊炎可出现右上腹壁紧张，急性阑尾炎常出现右下腹壁紧张。

（二）压痛及反跳痛

正常人腹部无压痛及反跳痛。触诊时，由浅入深进行按压，如发生疼痛，称为压痛。检查到压痛后，手指稍停片刻，使压痛感趋于稳定，然后将手突然抬起，此时如患者感觉腹痛骤然加剧，并有痛苦表情，称为反跳痛。反跳痛的出现，提示炎症已累及腹膜壁层。腹壁紧张，同时伴有压痛和反跳痛称为腹膜刺激征，是急性腹膜炎的重要体征。

压痛局限于某一部位时，称为压痛点。某些疾病常有位置较固定的压痛点，如：①阑尾点，又称麦氏点，位于右髂前上棘与脐连线外1/3与中1/3交界处，阑尾病变时此处有压痛；②胆囊点，位于右侧腹直肌外缘与肋弓交界处，胆囊病变时此处有明显压痛。

（三）腹部肿块

腹腔脏器的肿大、异位、肿瘤、囊肿或脓肿、炎性组织粘连或肿大的淋巴结等均可形成肿块。如触到肿块要鉴别其来源于何种脏器；是炎症性还是非炎症性；是实质性还是囊性；是良性还是恶性；在腹腔内还是在腹壁上。还须注意肿块的部位、大小、形态、质地、压痛、搏动、移动度，与邻近器官的关系等。

（四）肝脾触诊

1. 肝脏触诊

正常成人的肝脏一般触不到，但腹壁松弛的瘦者于深吸气时可触及肝下缘，多在肋弓下1cm以内，剑突下如能触及肝左叶，多在3cm以内。2岁以下小儿的肝脏相对较大，易触及。

（1）触诊方法　用单手触诊法，检查时被检者取仰卧位，双腿稍屈曲，使腹壁松弛，医师位于被检者右侧，将右手掌平放于被检者右侧腹壁上，腕关节自然伸直，四指并拢，掌指关节伸直，以食指前端的桡侧或食指与中指指端对着肋缘，自髂前上棘连线水平，分别沿右锁骨中线、前正中线自下而上触诊。被检者吸气时，右手随腹壁隆起抬高，但上抬速度要慢于腹壁的隆起，并向季肋缘方向触探肝缘；呼气时，腹壁松弛并下陷，触诊手应及时向腹深部按压，如肝脏肿大，则可触及肝下缘从手指端滑过。若未触及，则反复进行，直至触及肝脏或肋缘。为提高触诊效果，可用双手触诊法，检查者用左手掌托住被检者右后腰，左手拇指张开置于右肋缘，右手方法不变。检查肝左叶有无肿大，可在腹正中线上由脐平面开始自下而上进行触诊。如遇腹水患者，可用沉浮触诊法。在腹部某处触及肝下缘后，应自该处起向两侧延伸触诊，以了解整个肝脏和全部肝下缘的情况。

（2）注意事项　正常肝脏质地柔软，表面光滑，无压痛和叩击痛。触及肝脏后，应详细描述以下几点：

1）大小：一般在平静呼吸时，测量右锁骨中线肋下缘至肝下缘垂直距离（以厘米计），并注明以叩诊法叩出的肝上界位置。同时应测量前正中线剑突下至肝下缘垂直距离。肝脏下移时，可触及肝下缘，但肝上界也相应下移，且肝上下径正常，见于内脏下垂、肺气肿、右侧大量胸腔积液等导致的膈肌下降。肝脏肿大时，肝上界正常或升高。病理性肝脏肿大可分为弥漫性和局限性。弥漫性肝脏肿大见于肝炎、脂肪肝、肝淤血、早期肝硬化、白血病、血吸虫病等；局限性肝脏肿大见于肝脓肿、肝囊肿（包括肝包虫病）、肝肿瘤等，并常能触及或看到局部膨隆。肝脏缩小见于急性和亚急性重型肝炎、晚期肝硬化。

2）质地：肝脏质地一般分为三级：质软、质韧（中等硬度）和质硬。正常肝脏质地柔软；

急性肝炎及脂肪肝时质地稍韧；慢性肝炎质韧；肝硬化质硬，肝癌质地最硬。

3）表面形态及边缘：正常肝脏表面光滑，边缘整齐且厚薄一致。肝炎、脂肪肝、肝淤血表面光滑，边缘圆钝；肝硬化表面不光滑，呈结节状，边缘不整齐且较薄；肝癌、多囊肝表面不光滑，呈不均匀的粗大结节状，边缘厚薄也不一致；巨块型肝癌、肝脓肿及肝包虫病表面呈大块状隆起。

4）压痛：正常肝脏无压痛。急性肝炎、肝淤血时常有弥漫性轻度压痛；较表浅的肝脓肿有剧烈的局限性压痛。

2. 脾脏触诊

正常脾脏不能触及。内脏下垂、左侧大量胸腔积液或积气时，膈肌下降，使脾向下移而可触及。除此之外能触及脾脏，则提示脾肿大。

（1）触诊方法　脾脏明显肿大而位置较表浅时，用单手浅部触诊即可触及。如肿大的脾脏位置较深，则用双手触诊法进行检查。被检者取仰卧位，双腿稍屈曲，医师位于被检者右侧，将左手绕过其腹部前方，手掌置于其左腰部第9~11肋处，将脾从后向前托起。右手掌平放于脐部，与左肋弓成垂直方向，随被检者腹式呼吸运动，由下向上逐渐移近左肋弓，直到触及脾缘或左肋缘为止。脾脏轻度肿大而仰卧位不易触及时，可嘱被检者改为右侧卧位，右下肢伸直，左下肢屈髋、屈膝，用双手触诊较易触及。触及脾脏后应注意其大小、质地、表面形态、有无压痛及摩擦感等。

临床上常将脾肿大分为三度：深吸气时脾脏在肋下不超过2cm者为轻度肿大；超过2cm但在脐水平线以上，为中度肿大；超过脐水平线或前正中线为高度肿大，又称巨脾。中度以上脾肿大时其右缘常可触及脾切迹，这一特征可与左肋下其他肿块相鉴别。

（2）脾肿大的测量方法　当轻度脾肿大时只作甲乙线测量，甲点为左锁骨中线与左肋缘交点，乙点为脾脏在左锁骨中线延长线上的最下缘，两点间的距离以厘米（cm）表示。脾脏明显肿大时，应加测甲丙线和丁戊线。甲丙线为左锁骨中线与左肋缘交点至最远脾尖（丙点）之间的距离。丁戊线为脾右缘（丁点）到前正中线的距离。如脾肿大向右未超过前正中线，测量脾右缘至前正中线的最短距离以"-"表示；超过前正中线则测量脾右缘至前正中线的最大距离，以"+"表示。

1）轻度脾肿大：见于慢性肝炎、粟粒型肺结核、伤寒、感染性心内膜炎、败血症和急性疟疾等，一般质地较柔软。

2）中度脾肿大：见于肝硬化、慢性溶血性黄疸、慢性淋巴细胞性白血病、系统性红斑狼疮、疟疾后遗症及淋巴瘤等，一般质地较硬。

3）高度脾肿大：表面光滑者见于慢性粒细胞性白血病、慢性疟疾和骨髓纤维化症等，表面不平而有结节者见于淋巴瘤等。

（五）墨菲征

正常胆囊不能触及。急性胆囊炎时胆囊肿大未到肋缘以下，医师将左手掌平放于患者右胸下部，以左手拇指指腹用适度压力钩压右肋缘下腹直肌外缘处，然后嘱患者缓慢深吸气。此时发炎的胆囊下移时碰到用力按压的拇指引起疼痛，患者因疼痛而突然屏气，这一现象称为墨菲征阳性，又称胆囊触痛征。

（六）液波震颤

用于3000~4000mL以上腹水的检查。检查时患者平卧，医师以一手掌面贴于患者一侧腹壁；另一手四指并拢屈曲，用指端迅速冲击患者另一侧腹壁。如腹腔内有大量液体存在，则贴于腹壁的手掌有被液体波动冲击的感觉，即液波震颤（波动感）。为防止腹壁本身震动传至对侧，可让另一人将手掌尺侧缘压于脐部腹中线上。

三、叩诊

1. 腹部叩诊音

多用间接叩诊法，被检者取仰卧位，一般从左下腹开始，以逆时针方向叩至右下腹部，再至脐部。正常腹部除肝、脾所在部位叩诊呈浊音或实音外，其余部位均为鼓音。

2. 肝脏叩诊

肝脏叩诊时用间接叩诊法，被检者取仰卧位。叩诊确定肝上界时，一般是沿右锁骨中线、右腋中线和右肩胛线，由肺区往下叩向腹部，当清音转为浊音时，即为肝上界，此处相当于被肺遮盖的肝顶部，故又称肝相对浊音界；再往下叩1~2肋间，由浊音转为实音时，此处肝脏不被肺遮盖，直接贴近胸壁，称肝绝对浊音界。确定肝下界时，由腹部鼓音区沿右锁骨中线或前正中线向上叩，当鼓音转为浊音处即是。体形匀称型者，正常肝上界在右锁骨中线上第5肋间，下界位于右季肋下缘，两者之间的距离为肝上下径，为9~11cm；在右腋中线上肝上界在第7肋间，下界相当于第10肋骨水平；在右肩胛线上，肝上界为第10肋间，下界不易叩出。瘦长型者肝上下界均可低一个肋间，矮胖型者则可高一个肋间。

病理情况下，肝浊音界向上移位见于右肺不张、右肺纤维化、气腹及鼓肠等；肝浊音界向下移位见于肺气肿、右侧张力性气胸等。肝浊音界扩大见于肝炎、肝脓肿、肝淤血、肝癌和多囊肝等；肝浊音界缩小见于急性重型肝炎、晚期肝硬化和胃肠胀气等；肝浊音界消失代之以鼓音者，多因肝表面有气体覆盖所致，是急性胃肠穿孔的一个重要征象，亦可见于人工气腹等。

3. 移动性浊音

当腹腔内有较多游离液体（在1000mL以上）时，如患者仰卧位，液体因重力作用多积聚于腹腔低处，含气的肠管漂浮其上，故叩诊腹中部呈鼓音，腹部两侧呈浊音；检查者自腹中部脐水平面开始向患者左侧叩诊，由鼓音变为浊音时，板指固定不动，嘱患者右侧卧位，再度叩诊，如呈鼓音，表明浊音移动。同样方法向右侧叩诊，叩得浊音后嘱患者左侧卧位，核实浊音是否移动。这种因体位不同而出现浊音区变动的现象，称移动性浊音阳性。

4. 肾区叩击痛

正常时肾区无叩击痛。检查时，被检者取坐位或侧卧位，医师将左手掌平放于患者肾区（肋脊角处），右手握拳用轻到中等力量叩击左手背部。肾区叩击痛见于肾炎、肾盂肾炎、肾结石、肾周围炎及肾结核等。

四、听诊

1. 肠鸣音（肠蠕动音）

检查时，被检者取仰卧位，医生将听诊器体件放在腹部进行听诊，通常脐部或右下腹听诊最清楚。时间不应少于1分钟，如1分钟内未闻及肠鸣音，可持续听诊3~5分钟。正常时肠鸣音每分钟4~5次。肠鸣音超过每分钟10次，但音调不特别高亢，称肠鸣音活跃，见于服泻药后、急性肠炎或胃肠道大出血等。如肠鸣音次数多，且呈响亮、高亢的金属音，称肠鸣音亢进，见于机械性肠梗阻。若肠鸣音明显少于正常，或数分钟才听到一次，称为肠鸣音减弱，见于老年性便秘、电解质紊乱（低血钾）及胃肠动力低下等。如持续听诊3~5分钟未闻及肠鸣音，用手指轻叩或搔弹腹部仍未听到，称肠鸣音消失，见于急性腹膜炎或麻痹性肠梗阻。

2. 振水音

被检者取仰卧位，医师用耳凑近被检者上腹部或将听诊器体件放于此处，然后用稍弯曲的手指以冲击触诊法连续迅速冲击其上腹部，如听到胃内液体与气体相撞击的声音，称为振水音。也可用双手左右摇晃患者上腹部以闻及振水音。正常人餐后或饮入多量液体时，上腹部可出现振水音。但若在空腹或餐后6~8小时以上仍有此音，则提示胃内有液体潴留，见于胃扩张、幽门梗阻及胃液分泌过多等。

第十一节 脊柱、四肢检查

一、脊柱检查

检查脊柱时,被检者取立位或坐位,上身保持直立,双手自然下垂,按视、触、叩的顺序检查,内容包括脊柱的弯曲度、活动度、压痛与叩击痛。

(一) 弯曲度检查

1. 检查方法

(1) 脊柱前后凸 嘱被检查者取立位,侧面观察脊柱各部形态,了解有无前后凸畸形。正常人直立时,脊柱有四个生理弯曲。从侧面观察:颈段稍前凸,胸段稍后凸,腰椎明显前凸,骶椎明显后凸。

(2) 脊柱侧弯 嘱被检者取立位或坐位,从后面观察脊柱有无侧弯。轻度侧弯时,需结合触诊判定。检查者用食、中指或拇指沿脊椎的棘突以适当的压力由上向下划压,致使被压处皮肤出现一条红色压痕,以此痕为标准,判断脊柱有无侧弯。正常人脊柱无侧弯。

2. 临床意义

(1) 脊柱后凸 也称驼背,多发生于胸段脊柱,常见于:①佝偻病,儿童多见;②脊柱结核,青少年多见,胸段脊柱成角畸形是其特征性表现;③强直性脊柱炎,成年人多见,脊柱胸段呈弧形(或弓形)后凸,常有脊柱强直性固定;④脊椎退行性变,老年人多见,主要表现为驼背。

(2) 脊柱前凸 多发生在腰椎部位。可见于晚期妊娠、大量腹水、腹腔巨大肿瘤、髋关节结核及先天性髋关节脱位等。

(3) 脊柱侧凸 脊柱离开后正中线向左或右偏曲称为脊柱侧凸。

姿势性侧凸:无脊柱结构异常,改变体位可使侧凸得以纠正。多见于儿童发育期坐立姿势不良、下肢长短不一、椎间盘突出以及脊髓灰质炎后遗症等。

器质性侧凸:改变体位不能纠正侧凸。多见于先天性脊柱发育不全、佝偻病、脊椎损伤、胸膜增厚、胸膜粘连等。

(二) 活动度检查

1. 检查方法

检查颈段或腰段活动时,固定被检查者的双肩或骨盆,让其颈部或腰部做前屈、后伸、侧弯、旋转等动作,观察脊柱的活动情况及有无变形。对脊柱外伤者或可疑骨折或关节脱位者,要避免脊柱活动,防止损伤脊髓。正常活动度范围见下表6-6。

表6-6 颈、胸、腰椎及全脊椎活动范围

	前屈	后伸	左右侧弯	旋转度(一侧)
颈椎	35°~45°	35°~45°	45°	60°~80°
胸椎	30°	20°	20°	35°
腰椎	90°	30°	20°~30°	30°

注:由于年龄、活动训练以及脊柱结构差异等因素,脊柱活动范围存在较大的个体差异。

2. 临床意义

脊柱颈段活动受限常见于颈部肌纤维组织炎及韧带受损、颈椎病、结核或肿瘤浸润、颈椎外伤、骨折或关节脱位。脊柱腰椎段活动受限常见于腰部肌纤维组织炎及韧带受损、腰椎椎管狭窄、椎间盘突出、腰椎结核或肿瘤、腰椎骨折或脱位。

(三) 压痛与叩击痛检查

1. 检查方法

检查脊柱有无压痛时,嘱被检者取端坐位,身体稍向前倾。医师以右手拇指从枕骨粗隆开始自上而下逐个按压脊椎棘突及椎旁肌肉,正常时每个棘突及椎旁肌肉均无压痛。检查叩击痛时,嘱被检查者取坐位,检查者可用直接叩击法,即用中指或叩诊锤垂直叩击胸、腰椎棘突(颈椎位置深,一般不用此法);也可采用间接叩击法,将左手掌置于被检者头部,右手半握拳以小鱼际肌部位叩击左手背,了解被检查者脊柱各部位有无疼痛。

2. 临床意义

正常人脊柱无压痛与叩击痛。胸、腰椎病变,如结核、椎间盘突出、外伤或骨折时,相应的脊椎棘突有压痛。椎旁肌肉有压痛,多为腰背肌纤维炎或劳损。叩击痛的部位即为病变部位。

二、四肢关节检查

四肢关节检查,常用视诊和触诊,两者相互配合,特殊情况下采用叩诊和听诊。内容主要是观察外形、检查关节活动情况。正常人四肢及关节左右对称,形态正常,无肿胀及压痛,活动自如。

(一)检查外形改变

1. 匙状甲(反甲)

表现为指甲中央凹陷,边缘翘起,指甲变薄,表面粗糙有条纹。多见于缺铁性贫血和高原疾病,偶见于风湿热、甲癣等。

2. 杵状指

手指或足趾末端增生、肥厚,指甲从根部到末端拱形隆起呈杵状。见于呼吸系统疾病,如慢性肺脓肿、支气管扩张和支气管肺癌;某些心血管疾病,如发绀型先天性心脏病,亚急性感染性心内膜炎;营养障碍性疾病,如肝硬化。

3. 指关节变形

(1)梭形关节 双侧对称性近端指骨间关节增生、肿胀呈梭形畸形,早期红肿疼痛,晚期强直、活动受限,手腕、手指向尺侧偏斜。可见于类风湿关节炎。

(2)爪形手 手指关节变形,呈鸟爪样,见于尺神经损伤、进行性肌萎缩、脊髓空洞症和麻风等。

4. 腕关节变形

(1)腕垂症 肘以上完全性损伤者,不能伸腕、伸拇、伸指及外展拇,呈垂腕畸形,见于桡神经损伤。

(2)猿掌 大鱼际肌萎缩,掌心扁平,拇指不能对掌,食指与中指常伸直不能弯曲,形如猿手。见于正中神经损伤。

5. 膝关节变形

(1)关节腔积液 视诊关节肿胀,触诊浮髌试验阳性。浮髌试验检查方法:被检者取平卧位,下肢伸直放松,检查者左手拇指和其余四指分别固定在患膝关节上方两侧,并加压压迫髌上囊,使关节液集中于髌骨底面,右手拇指和其余四指分别固定在患膝关节下方两侧,用右手食指连续垂直向下按压髌骨数次,压下时有髌骨与关节面的碰触感,松手时有髌骨随手浮起感,即为浮髌试验阳性,见于风湿性关节炎、结核性关节炎等引起的膝关节腔积液。

(2)关节炎 表现为受累关节对称性、游走性疼痛,并伴有红、肿、热的炎症表现及活动障碍,见于风湿性关节炎活动期。

6. 膝内翻、膝外翻

正常人双脚并拢站立时双膝和双踝均能靠拢。如果直立时,两踝并拢而两膝关节远离,双下肢形成"O"状,即"O形腿",称为膝内翻;如果直立时,两膝关节并拢时,两踝分离,称为膝外翻,或"X形腿"。见于佝偻病及大骨节病。

7. 足内翻、足外翻

(1)足内翻 跟骨内旋,前足内收,足纵弓高度增加,站立时足不能踏平,外侧着地。

(2)足外翻 跟骨外旋,前足外展,足纵弓塌陷,舟骨突出,扁平状,跟腱延长线落在跟骨内侧。

足内翻、足外翻见于先天性畸形、脊髓灰质炎后遗症等。

8. 骨折与关节脱位

(1)骨折 骨折时可见局部肿胀、压痛,可有变形或肢体缩短,可触及骨擦感或听到骨擦音，如 Colles 骨折，侧面观察患部呈餐叉样外观，正面观察则呈枪刺状畸形。

（2）关节脱位　关节畸形、疼痛、肿胀、瘀斑以及关节功能障碍等。

9. 肌萎缩

肢体肌萎缩时，可见患肢肌肉体积缩小，松弛无力。见于脊髓灰质炎、周围神经损伤等。

10. 下肢静脉曲张

多发生在小腿，曲张静脉如蚯蚓状怒张、弯曲，久站加重，卧位抬高下肢，静脉曲张现象减轻；重者小腿肿胀、皮肤暗紫、色素沉着或形成溃疡。见于血栓性静脉炎或长期从事站立性工作者。

11. 水肿

双下肢指凹性水肿多见于肾病综合征、右心衰竭等；单侧肢体水肿多见于静脉或淋巴液回流障碍，静脉回流障碍见于血栓性静脉炎、肿瘤压迫等；淋巴液回流障碍见于丝虫病，检查可见患肢皮肤增厚、肿胀、按压无凹陷，称为象皮肿。肢体局部红肿、伴皮肤灼热见于蜂窝织炎等。

12. 痛风性关节炎

表现为关节僵硬、肥大或变形，关节周围可形成结节样痛风石，多发生在手指末节和足趾关节处，其次为踝、腕、肘、膝关节。

13. 肢端肥大

表现为肢体末端异常粗大，见于肢端肥大症、巨人症。

（二）检查运动功能

1. 检查方法

（1）主动运动　让被检查者用自己的力量进行各个关节各方向的运动，观察有无活动受限。如肩关节屈伸，肩关节内旋、外旋，以及髋关节内旋、外旋等。

（2）被动运动　检查者用外力使被检查者的关节运动，观察其活动范围及有无疼痛等。

2. 临床意义

关节活动障碍主要见于骨折、脱位、炎症、肿瘤、关节退行性变以及肌腱、软组织损伤等。

第十二节　神经系统检查

一、肌力、肌张力

（一）肌力检查

1. 检查方法

医师嘱被检查者做肢体伸、屈、内收、外展、旋前、旋后等动作，并从相反方向给予阻力，测试被检查者对阻力的克服力量，要注意两侧对比检查。

2. 肌力评定

采用 0~5 级的六级分级法。

0 级：完全瘫痪，无肌肉收缩。

1 级：仅有肌肉收缩，但无肢体活动。

2 级：肢体在床面上能水平移动，但不能抬离床面。

3 级：肢体能抬离床面，但不能抗阻力。

4 级：能做抗阻力动作，但较正常偏弱。

5 级：正常肌力。

3. 临床意义

（1）单瘫　单一肢体瘫痪，多见于脊髓灰质炎。

（2）偏瘫　为一侧肢体（上、下肢）瘫痪，常伴有同侧脑神经损害，多见于颅内病变或脑卒中。

（3）交叉性偏瘫　为一侧肢体瘫痪及对侧脑神经损害，多见于脑干病变。

（4）截瘫　为双侧下肢瘫痪，是脊髓横贯性损伤的表现，见于脊髓外伤、炎症等。

（二）肌张力检查

1. 检查方法

医师嘱被检查者肌肉放松，而后持其肢体以不同的速度、幅度进行各个关节的被动运动，根据肢体的阻力判断肌张力（可触摸肌肉，根据肌肉硬度判断），要两侧对比。

2. 临床意义

（1）肌张力增高 触摸肌肉，坚实感，伸屈肢体时阻力大。可表现为：①痉挛状态，被动伸屈其肢体时，起始阻力大，终末突然阻力减弱，也称折刀现象，见于锥体束损害；②铅管样强直，伸肌和屈肌的肌张力均增高，做被动运动时各个方向的阻力增加均匀一致，见于锥体外系损害。

（2）肌张力降低 肌肉松软，伸屈其肢体时阻力小，关节运动范围扩大，见于周围神经炎、脊髓前角灰质炎、小脑病变等。

二、神经反射

（一）生理反射

1. 浅反射

刺激皮肤、黏膜或角膜等引出的反射，健康人存在。

（1）角膜反射

1) 检查方法：嘱被检查者眼睛注视内上方，医师用细棉絮轻触其角膜外缘，正常反应为被刺激侧眼睑迅速闭合，称为直接角膜反射；刺激后对侧眼睑也同时闭合称为间接角膜反射。

2) 临床意义：直接角膜反射存在，间接角膜反射消失，见于受刺激对侧面神经损害；直接角膜反射消失，间接角膜反射存在，见于受刺激侧的面神经损害；直接、间接角膜反射均消失，见于受刺激侧三叉神经损害，深昏迷患者角膜反射也消失。

（2）腹壁反射

1) 检查方法：嘱被检查者仰卧，两下肢稍屈曲，使腹壁放松，医师用钝头竹签分别沿肋缘下（胸髓7~8节）、脐水平（胸髓9~10节）及腹股沟上（胸髓11~12节）的方向，由外向内轻划两侧腹壁皮肤（即上、中、下腹壁反射），正常反应为受刺激部位出现腹肌收缩。

2) 临床意义：上腹壁或中腹壁或下腹壁反射减弱或消失，分别见于上述不同平面的胸髓病损；一侧上、中、下腹壁反射同时消失，见于同侧锥体束病损；双侧上、中、下腹壁反射均消失，见于昏迷和急性腹膜炎患者。肥胖者、老年人、经产妇者由于腹壁过松也可出现腹壁反射减弱或消失。

（3）提睾反射

1) 检查方法：嘱被检查仰卧，双下肢伸直，医师用钝头竹签，从下向上分别轻划两侧大腿内侧皮肤。正常时可出现同侧提睾肌收缩，睾丸上提。

2) 临床意义：双侧反射减弱或消失，见于腰髓1~2节和脊神经病损；一侧反射减弱或消失，见于锥体束损害；局部病变如腹股沟斜疝、阴囊水肿等也可影响提睾反射。

2. 深反射

刺激骨膜、肌腱感受器引起骨骼肌收缩引出的反射，又称腱反射。健康人存在。检查时被检者肢体肌肉应放松，检查者叩击力量要均等，两侧要对比。

（1）检查方法

1) 肱二头肌反射：医师以左手托扶被检查者屈曲的肘部，将拇指置于肱二头肌肌腱上，右手用叩诊锤叩击左手拇指指甲，正常反应为肱二头肌收缩，前臂快速屈曲。反射中枢在颈髓5~6节。

2) 肱三头肌反射：嘱被检查者半屈肘关节，上臂稍外展，医师用左手托其肘部，右手用叩诊锤直接叩击尺骨鹰嘴突上方的肱三头肌肌腱附着处，正常反应为肱三头肌收缩，前臂伸展。反射中枢为颈髓6~7节。

3) 桡骨骨膜反射：医师左手托住被检查者腕部，并使腕关节自然下垂，右手用叩诊锤轻叩桡骨茎突，正常反应为肱桡肌收缩，屈肘、前臂旋前。反射中枢在颈髓5~6节。

4）膝反射：被检查者取坐位，小腿完全松弛下垂，或让被检查者取仰卧位，医师在其腘窝处托起下肢，使髋、膝关节屈曲，右手用叩诊锤叩击髌骨下方之股四头肌肌腱，正常反应为股四头肌收缩，小腿伸展。反射中枢在腰髓2~4节。

5）跟腱反射：被检查者仰卧，下肢外旋外展，髋、膝关节稍屈曲，医师左手将其足部背屈成直角，右手用叩诊锤叩击跟腱，正常反应为腓肠肌收缩，足向跖面屈曲。反射中枢在骶髓1~2节。

6）阵挛：是深反射极度亢进的表现。常见有以下两种：

①髌阵挛：被检者取仰卧位，下肢伸直，检查者用拇指与食指持住髌骨上缘，用力向下快速推动数次，保持一定的推力，阳性反应为股四头肌节律性收缩使髌骨上下运动。

②踝阵挛：被检者取仰卧位，检查者用左手托住腘窝，使髋、膝关节稍屈曲，右手持其足掌前端，迅速用力将其足推向背屈，并保持适度的推力，阳性表现为腓肠肌节律性、连续性收缩使足出现交替性屈伸运动。

（2）临床意义

1）深反射减弱或消失：一般是相应脊髓节段或所属脊神经病变，常见于末梢神经炎、神经根炎、脊髓灰质炎、脑或脊髓休克状态等。

2）深反射亢进：见于锥体束的病变，如急性脑血管病、急性脊髓炎休克期过后等。

（二）病理反射

1. 检查方法

（1）巴宾斯基征（Babinski sign）　嘱被检者仰卧，下肢伸直，左手握其踝部，右手用钝尖物，沿足底外侧从后向前划至小趾根部，再转向拇趾侧。正常表现为足趾向跖面屈曲，称巴宾斯基征阴性。如出现拇趾背伸，其余四趾呈扇形展开，称巴宾斯基征阳性。

（2）奥本海姆征（Oppenheim sign）　检查者用拇指和食指，或弯曲的食指和中指沿被检者胫骨前缘用力由上而下滑压，阳性表现同巴宾斯基征。

（3）戈登征（Gordon sign）　检查者用手以适当的力量握捏腓肠肌，阳性表现同巴宾斯基征。

（4）查多克征（Chaddock sign）　检查者用钝尖物，在被检者足背外侧由后向前划至跖趾关节处，阳性表现同巴宾斯基征。

（5）霍夫曼征（Hoffmann sign）　检查者用左手托住被检者腕部，用右手食指和中指夹持被检者中指，稍向上提，使其腕部处于轻度过伸位，用拇指快速弹刮被检者中指指甲，引起其余四指掌屈反应为阳性。

2. 临床意义

上述体征临床意义相同，阳性表现均提示锥体束病变，其中巴宾斯基征意义最大，霍夫曼征多见于颈髓病变。但1岁半以内的婴儿出现这些反射属生理现象。

三、脑膜刺激征

1. 检查方法

（1）颈强直　被检者去枕仰卧，下肢伸直，检查者左手托其枕部，右手置于胸前做被动屈颈动作，正常时下颏可贴近前胸。如下颏不能贴近前胸且检查者感到有抵抗感，被检者感颈后疼痛为阳性。

（2）凯尔尼格征（Kernig sign）　被检者仰卧，一腿伸直，检查者将另一下肢屈髋、屈膝成直角，然后将其小腿抬高伸膝，正常人膝关节可伸达135°以上。如伸膝受限，达不到135°，且伴有疼痛及屈肌痉挛为阳性。

（3）布鲁津斯基征（Brudzinski sign）　被检者仰卧，双下肢伸直，检查者左手托其枕部，右手置于胸前，使颈部前屈，如出现两膝关节和髋关节同时屈曲为阳性。

2. 临床意义

脑膜刺激征阳性以脑膜炎最常见，也可见于蛛网膜下腔出血、脑脊液压力增高等。颈强直也可见于颈部疾病，如颈椎病、颈椎结核、骨折、脱位，以及颈部肌肉损伤等。凯尔尼格征也可见于坐骨神经痛、腰骶神经根炎等。

四、拉塞格征

1. 检查方法

被检者取仰卧位，两下肢伸直，检查者一手压在被检者一侧膝关节上，使下肢保持伸直，另一手托其足跟将下肢抬起，正常可抬高 70°以上。如下肢抬高不到 30°即出现由上而下的放射性疼痛为阳性。

2. 临床意义

见于坐骨神经痛、腰椎间盘突出症或腰骶神经根炎等。

第七章 基本操作

一、外科手消毒

【目的】

清除指甲、手、前臂的污物和暂居菌；将常居菌减少到最低程度；抑制病原微生物的快速再生。

【临床应用】

用于所有需要无菌状态的临床操作，以外科手术操作为最常用，是重要的外科术前准备内容；也用于其他专科的有创性诊疗操作。

【操作前准备】

1. 着装符合手术室管理要求（戴好口罩、帽子）；双手及手臂皮肤无破损，取下手及手腕佩戴的饰品。

2. 修剪指甲，锉平甲缘，清除指甲下可见的污垢。

3. 查看洗手清洁剂、外科手消毒液、无菌小毛巾、感应式水龙头是否在位、能否正常使用。

【操作步骤与方法】

（一）洗手

1. 用流动水冲洗双手、前臂和上臂下1/3。

2. 取适量抗菌洗手液（约3mL）涂满双手、前臂、上臂至肘关节以上10cm处，按七步洗手法清洗双手、前臂至肘关节以上10cm处。七步洗手法：手掌相对→手掌对手背→双手十指交叉→双手互握→揉搓拇指→指尖→手腕、前臂至肘关节以上10cm处。两侧在同一水平交替上升，不得回搓。

3. 用流动水冲洗清洗剂，水从指尖到双手、前臂、上臂，使水从肘下流走，沿一个方向冲洗，不可让水倒流，彻底冲洗干净。

4. 再取适量抗菌洗手液（约3mL）揉搓双手，按照七步洗手法第二次清洗双手及前臂至肘关节以上10cm。

5. 用流动水冲洗清洗剂，水从指尖到双手、前臂、上臂，使水从肘下流走，沿一个方向冲洗，不可让水倒流，彻底冲洗干净。

6. 抓取无菌小毛巾中心部位，先擦干双手，然后将无菌小毛巾对折呈三角形，底边置于腕部，直角部位向指端，以另手拉住两侧对角，边转动边顺势向上移动至肘关节以上10cm处，擦干经过部位水迹，不得回擦；翻转毛巾，用毛巾的另一面以相同方法擦干另一手臂。操作完毕将擦手巾弃于指定容器内。

7. 保持手指朝上，将双手悬空举在胸前，自然晾干手及手臂。

（二）手消毒

1. 取适量外科手消毒液（约3mL）于一手的掌心，将另一手指尖在消毒液内浸泡约5秒，搓揉双手，然后将消毒液环形涂抹于前臂直至肘上约10cm处，确保覆盖到所有皮肤。

2. 以相同方法消毒另一侧手、前臂至肘关节以上10cm处。

3. 取外科手消毒液（约3mL），涂抹双手所有皮肤，按七步洗手法揉搓双手，直至消毒剂干燥。

4. 整个涂抹揉搓过程约3分钟。

5. 保持手指朝上，将双手悬空举在胸前，待外科手消毒液自行挥发至彻底干燥。

【注意事项】

1. 操作前检查物品，按要求戴好口罩、帽子。需要时事前修剪指甲。
2. 若指甲下污垢较多，可使用灭菌的柔软毛刷事先清洁甲下污垢。
3. 外科手消毒应遵循先洗手、后消毒的顺序。
4. 冲洗的整个过程始终保持双手位于胸前并高于肘部，保持手尖朝上，使水由手部流向肘部，避免倒流。冲洗双手时应避免水溅湿衣裤，若溅湿衣裤应立即更换。
5. 洗手后需待双手干燥后才可进行手消毒。
6. 手消毒时揉搓时间为2~6分钟。手消毒剂的取液量、揉搓时间及使用方法应遵循产品的使用说明。
7. 消毒后的双手应置于胸前，抬高肘部，远离身体，迅速进入手术间，避免污染。
8. 戴无菌手套前，防止手和手臂触碰任何物品，一旦触碰，必须重新进行手消毒。

二、戴无菌手套

【目的】

在各科无菌手术或其他需要无菌条件的临床操作过程中，避免手部经外科手消毒后仍然残留病原体而对手术区域造成污染；同时保护操作者不被患者病灶部位的病原微生物、恶性组织细胞污染。

【临床应用】

所有参加外科手术或无菌操作的人员经外科手消毒后都必须戴无菌手套。

【操作前准备】

1. 着装符合手术室及相关操作工作间的管理要求。
2. 戴好口罩、帽子。
3. 按照操作要求已完成外科手消毒。
4. 查看无菌手套类型、号码是否合适、无菌有效期。

【操作步骤与方法】

1. 选取合适的操作空间，确保戴无菌手套过程中不会因为手套放置不当或空间不足而发生污染事件。
2. 撕开无菌手套外包装，取出内包装平放在操作台上。
3. 一手捏住两只手套翻折部分，提出手套，适当调整使两只手套拇指相对并对齐。
4. 右手（或左手）手指并拢插入对应的手套内，然后适当张开手指伸入对应的指套内，再用戴好手套的右手（或左手）的2~5指插入左手（或右手）手套的翻折部内，用相同的方法将左手（或右手）插入手套内，并使各手指到位。
5. 分别将手套翻折部分翻回盖住手术衣袖口。
6. 在手术或操作开始前，应将双手举于胸前，严禁碰触任何物品而发生污染事件。

【注意事项】

1. 未戴手套的手，只能接触手套套口的向外翻折部分，不能碰到手套外面的任何部位。
2. 已戴好手套的手只能接触手套的外面，不能碰到皮肤和手套套口向外翻折的部分。
3. 在手术或操作开始前，应将双手举于胸前，严禁碰触任何物品而发生污染事件。
4. 一旦碰触到其他物品发生可疑的污染事件，应重新戴一副新的无菌手套。
5. 结束一台手术，需继续做另一台手术时，需重新进行外科手消毒和戴无菌手套。

三、手术区皮肤消毒

【目的】

杀灭手术切口部位及其周围皮肤上的细菌及其他病原微生物，杜绝手术中发生感染事件。

【适应证】

接受任何手术的患者。

【禁忌证】

接受手术的患者对所用消毒剂过敏者（可更

换其他消毒剂进行消毒)。

【操作前准备】

1. 做好手术前皮肤准备,不同的手术对患者手术区域皮肤准备的要求不同。一般外科手术,如患者病情允许,要求患者在手术前一天下午洗浴。如皮肤上有较多油脂或胶布粘贴的残迹,先用松节油或75%酒精擦净,并进行手术区域除毛。

2. 基础着装符合手术室及相关操作工作间的管理要求。

3. 戴好帽子、口罩。

4. 按照操作要求已完成外科手消毒。

5. 核对手术患者信息、手术名称、手术部位及切口要求,确定消毒区域及范围。

6. 准备消毒器具及消毒剂。弯盘、卵圆钳、无菌纱布或无菌大棉球,消毒剂(0.75%吡咯烷铜碘或2.5%碘酊,70%酒精)。

【操作步骤与方法】

1. 将无菌纱布或消毒大棉球用消毒剂彻底浸透,用卵圆钳夹住消毒纱布或大棉球,由手术切口中心向四周稍用力涂擦,涂擦某一部位时方向保持一致,严禁做往返涂擦动作。消毒范围应包括手术切口周围半径15cm的区域,并应根据手术可能发生的变化适当扩大范围。

2. 重复涂擦3遍,第2、第3遍涂擦的范围均不能超出上一遍的范围。

3. 如为感染伤口或会阴、肛门等污染处手术,则应从外周向感染伤口或会阴、肛门处涂擦。

4. 使用过的消毒纱布或大棉球应按手术室要求处置。

【注意事项】

1. 消毒皮肤时涂擦应稍加用力,方向应一致,不可遗漏空白处,严禁自外周返回中心部位。已经接触污染部位的消毒纱布不应再返回涂擦清洁处。

2. 如为腹部手术,可先滴少许消毒剂于脐孔,以延长消毒时间。

3. 用0.75%吡咯烷铜碘(碘伏)消毒时,不需要用70%酒精脱碘;用2.5%碘酊消毒时,待碘酊干后再用70%酒精涂擦2~3遍脱碘。

4. 婴儿皮肤、面部、口腔、肛门及外生殖器等处消毒,不可用碘酊。应选用1:1000洗必泰酊或新洁尔灭酊消毒2遍。

四、穿、脱隔离衣

【目的】

穿隔离衣有两种情况,其一是医护人员进入有被传染的可能性的医疗区域时,防止因近距离接触患者而被动感染;其二是为防止发生院内感染事件,医护人员进入需要特殊隔离和保护的患者(如大面积烧伤、器官移植和早产儿等)的医疗区域时,防止将病菌带入而发生院内感染事件。

【临床应用】

1. 医护人员及患者家属等进入传染病患者或易引起院内播散的感染性疾病患者的严格隔离区域时。

2. 检查、护理需特殊隔离的患者,工作服可能被患者的血液、体液、分泌物、排泄物等污染时。

3. 医护人员或患者家属进入需要特殊隔离和保护的患者(如大面积烧伤、器官移植和早产儿等)的医疗区域时。

【操作前准备】

1. 戴好帽子、口罩。

2. 确定穿、脱隔离衣的区域,防止隔离衣正面(污染面)碰触其他物品。

3. 用眼睛查看隔离衣的大小是否合适(一次性隔离衣选择合适的号码)。

【操作步骤与方法】

(一)进入感染区穿、脱隔离衣

1. 穿隔离衣

(1) 非一次性隔离衣

1) 戴好帽子及口罩,取下手表,卷袖过肘,洗手。

2）手持衣领取下隔离衣，清洁面（内侧面）朝向自己；将衣领两端向外平齐对折并对齐肩缝，露出两侧袖子内口。

3）右手抓住衣领，将左手伸入衣袖内；右手将衣领向上拉，使左手伸出袖口。

4）换左手抓住衣领，将右手伸入衣袖内；左手将衣领向上拉，使右手伸出袖口。

5）两手持衣领，由领子前正中顺着边缘向后将领子整理好并扣好领扣，然后分别扎好袖口或系好袖口扣子（此时手已污染）。

6）松开收起腰带的活结，将隔离衣一边约在腰下5cm处渐向前拉，直到见边缘后捏住；同法捏住另一侧边缘的相同部位，注意手勿碰触到隔离衣的内面。然后双手在背后将边缘对齐，向一侧折叠，将后背完全包裹。一手按住折叠处，另一手将腰带拉至背后压住折叠处，将腰带在背后交叉，绕回到前面系好。

（2）一次性隔离衣

1）戴好帽子及口罩，取下手表，卷袖过肘，洗手。

2）打开一次性隔离衣外包装，取出隔离衣。

3）选择不会碰触到周围物品发生污染的较大的空间，将隔离衣完全抖开。

4）抓住衣领部位分别将手插进两侧衣袖内，露出双手，整理隔离衣后先系好领部系带，然后将隔离衣两侧边襟互相叠压，自上而下分别系好后背的系带。

5）双手拎住两侧腰部系带在后背交叉，绕回到前面系好。

2. 脱隔离衣

（1）非一次性隔离衣

1）解开腰带，在前面打一活结收起腰带。

2）分别解开两侧袖口，抓起肘部的衣袖将部分袖子向上向内套塞入袖内，暴露出双手及手腕部，然后清洗、消毒双手。

3）消毒双手后，解开领扣，右手伸入左手腕部的衣袖内，抓住衣袖内面将衣袖拉下；用遮盖着衣袖的左手抓住右手隔离衣袖子的外面，将右侧袖子拉下，使双手从袖管中退出。

4）用左手自隔离衣内面抓住肩缝处协助将右手退出，再用右手抓住衣领外面，协助将左手退出。

5）左手抓住隔离衣衣领，右手将隔离衣两边对齐，用夹子夹住衣领，挂在衣钩上。

6）若挂在非污染区，隔离衣的清洁面（内面）向外，若挂在污染区，则污染面（正面）朝外。

（2）一次性隔离衣

1）解开腰带，在前面将腰带打结收起。

2）抓起肘部的衣袖将部分袖子向上向内套塞入袖内，暴露出双手及手腕部，清洗、消毒双手。

3）消毒双手后，解开领扣，右手伸入左手腕部的衣袖内，抓住衣袖内面将衣袖拉下；用遮盖着衣袖的左手抓住右手隔离衣袖子的外面，将右侧袖子拉下，使双手从袖管中退出。

4）用左手自隔离衣内面抓住肩缝处协助将右手退出，再用右手抓住衣领外面，协助将左手退出。

5）脱下隔离衣后将隔离衣污染面（正面）向内折叠打卷后，掷于指定的污物桶内。

（二）进入防污染区穿、脱隔离衣

1. 穿隔离衣

（1）非一次性隔离衣

1）戴好帽子及口罩，取下手表，卷袖过肘，严格清洗、消毒双手。

2）手持衣领取下隔离衣，内侧面朝向自己，防止外面碰触任何物品造成污染；将衣领两端向外平齐对折并对齐肩缝，露出两侧袖子内口。

3）右手抓住衣领，将左手伸入衣袖内；右手将衣领向上拉，使左手伸出袖口。

4）换左手抓住衣领，将右手伸入衣袖内；左手将衣领向上拉，使右手伸出袖口。

5）两手持衣领，由领子前正中顺着边缘向后将领子整理好并扣好领扣。

6）根据需要戴一次性无菌手套，然后分别

扎好袖口。

7) 松开腰带的活结,将隔离衣一边约在腰下5cm处渐向前拉,直到见边缘后捏住;同法捏住另一侧边缘的相同部位,注意手勿碰触隔离衣的内面及操作者自己的衣服。然后双手在背后将边缘对齐,向一侧折叠,将后背完全包裹。一手按住折叠处,另一手将腰带拉至背后压住折叠处,将腰带在背后交叉,绕回到前面系好。

(2) 一次性隔离衣

1) 戴好帽子及口罩,取下手表,卷袖过肘,严格清洗、消毒双手。

2) 助手协助打开一次性隔离衣外包装,取出隔离衣(手不可碰触到外包装袋)。

3) 选择不会碰触到周围物品发生污染的较大的空间,将隔离衣完全抖开。

4) 抓住衣领部位分别将手插进两侧衣袖内,露出双手。

5) 根据需要戴一次性无菌手套,整理隔离衣后先系好领部系带,然后将隔离衣两侧边襟互相叠压,自上而下分别系好后背的系带。操作过程中严禁手碰触隔离衣内面及操作者自己的衣服。

5) 双手拎住两侧腰部系带在后背交叉,绕回到前面系好。

2. 脱隔离衣

(1) 非一次性隔离衣

1) 解开腰带,在前面打一活结收起腰带。

2) 脱下一次性手套,掷于指定容器内。

3) 分别解开衣领处、后背部系带,抓起衣袖分别将衣袖拉下,然后脱下隔离衣。

4) 左手抓住隔离衣衣领,右手将隔离衣两边对齐内面向外翻折,确保隔离衣清洁面(正面)完全被内面包裹住,防止发生清洁面污染,用夹子夹住衣领,挂在指定的安全位置。

(2) 一次性隔离衣

1) 解开腰带,在前面打一活结收起腰带。

2) 脱下一次性手套,掷于指定容器内。

3) 分别解开衣领处、后背部系带,抓起衣袖分别将衣袖拉下,然后脱下隔离衣。

4) 将脱下的隔离衣折叠打卷后,掷于指定的容器内。

【注意事项】

1. 穿好隔离衣后保持双臂前伸,屈曲,上不过肩,下不过腰。

2. 穿隔离衣前,准备好工作中一切需用物品,避免穿了隔离衣到清洁区取物品。

3. 进入污染区,穿隔离衣时,避免接触清洁物,系领子时,勿使衣袖触及面部、衣领及工作帽。穿隔离衣后,只限在规定区域内进行活动,不得进入清洁区。

4. 进入防污染区,应在指定场所穿隔离衣,不可过早穿好隔离衣,穿好隔离衣后不得碰触任何物品造成隔离衣污染,尽快进入防污染区。

5. 非一次性隔离衣应每天更换,如被打湿或被污染时,应立即更换。

6. 一次性隔离衣使用前应注意查看无菌有效期。

五、创伤的现场止血法

【目的】

对创伤实施现场救治,通过有效止血,减少失血性休克的发生。

【适应证】

各种创伤导致的出血,尤其是动脉性出血及大静脉破裂导致的出血。

【禁忌证】

有骨关节损伤者禁用屈曲加垫止血法。

【操作前准备】

1. 判断出血的性质

(1) 动脉性出血:血液颜色鲜红,呈间歇性喷射状,短时间内出血量大。

(2) 静脉性出血:血液呈暗红色,流出速度较慢呈持续涌出状,出血速度较缓慢。

(3) 毛细血管性出血:血液颜色鲜红,创面渗血,可自凝,不易找到出血点。

2. 根据出血的性质及部位选用止血物品，常用弹性止血带、卡扣式弹性止血带、无菌敷料、绷带、三角巾、毛巾等，也可徒手实施指压动脉止血。

3. 应用弹性止血带或卡扣式弹性止血带之前应检查止血带的弹性及抗拉伸性，确保其使用性。

【操作步骤与方法】

（一）指压止血法

适用于头、面、颈部和四肢的动脉性出血，将出血部位近心端的供血血管压向对应的骨骼，以阻断血流。

1. 头顶部、额部出血

指压颞浅动脉，一手固定伤者头部，另一手拇指在伤侧耳前将颞浅动脉压向下颌关节。

2. 面部出血

指压面动脉，左、右手拇指分别放在两侧下颌角前1cm处的凹陷处，将左、右侧面动脉压向下颌骨，其余四指置于伤者后枕部与拇指形成对应力。

3. 前臂出血

指压肱动脉，一手固定伤者患肢，另一手四指并拢置于肱动脉搏动明显处，拇指放于对应部位，将肱动脉压向肱骨。

4. 手部出血

指压桡、尺动脉，双手拇指与示指分别放在伤侧的桡动脉与尺动脉处，分别将桡动脉、尺动脉压向手腕部骨骼。

5. 下肢出血

指压股动脉，将一手尺侧小鱼际置于伤肢股动脉搏动明显处，用力将股动脉压向股骨。

6. 脚部出血

指压胫前、胫后动脉，双手拇指与示指分别放在伤侧脚踝处的胫前动脉与胫后动脉处，分别将胫前动脉、胫后动脉压向脚踝部骨骼。

（二）加压包扎止血法

适用于中、小静脉，小动脉或毛细血管出血。用无菌敷料或洁净的毛巾、手绢、三角巾等覆盖伤口，加压包扎达到止血目的。必要时可将手掌放在敷料上均匀加压。

（三）填塞止血法

适用于伤口较深的出血。用无菌敷料或洁净的毛巾填塞在伤口内，然后加压包扎。

（四）止血带止血法

适用于四肢的动脉性出血。

1. 弹性止血带止血法

扎止血带之前先抬高患肢以增加静脉回心血量。将三角巾、毛巾或软布等织物包裹在扎止血带部位的皮肤上，扎止血带时左手掌心向上，手背贴紧肢体，止血带一端用虎口夹住，留出长约10cm的一段，右手拉较长的一端，适当拉紧拉长，绕肢体2~3圈，然后用左手的示指和中指夹住止血带末端用力拉下，使之压在缠绕在肢体上的止血带的下面。精确记录扎止血带的时间并标记在垫布上。

2. 卡扣式弹性止血带止血法

扎止血带之前先抬高患肢以增加静脉回心血量。将三角巾、毛巾或软布等织物包裹在扎止血带部位的皮肤上，将卡扣式弹性止血带卡扣打开，捆扎在止血部位后将卡扣卡上，然后拉紧止血带，以出血明显减少或刚好终止出血的松紧度为宜。精确记录扎止血带的时间并标记在垫布上。

（五）屈曲加垫止血法

适用于肘、膝关节远端肢体的创伤性大出血。先抬高患肢以增加静脉回心血量。在肘或腘窝处垫以卷紧的棉垫卷或毛巾卷，然后将肘关节或膝关节尽力屈曲，借衬垫物压住动脉以减少或终止出血，并用绷带或三角巾将肢体固定于能有效止血的屈曲位。精确记录止血的时间并标记在垫布上。

【注意事项】

1. 首先判断伤者的生命征，如发生心脏骤停，应立即实施心肺复苏。

2. 正确选定扎止血带的部位：止血带应扎在伤口的近心端，避开可能伤及神经的部位。

（1）前臂出血：宜扎在上臂上1/3处，不可扎在下 1/3 处，以防损伤桡神经。

（2）下肢出血：宜扎在大腿的下 1/3 处，不可扎在上 1/3 处，以防损伤股神经。

3. 弹性止血带捆扎的松紧度要适宜，止血带的松紧度以出血明显减少或终止，远端动脉搏动刚好消失为适宜，过松达不到止血效果，过紧有造成局部软组织及神经损伤的风险。

4. 扎止血带部位必须加衬垫，以免损伤皮肤。

5. 精确记录并标记扎止血带的日期、时间和部位，标记在垫布上或记录在标签上并挂在伤者醒目的部位。

6. 严格控制捆扎时间，持续扎止血带的时间不宜超过 3 小时，并应每 1 小时放松止血带 1 次，每次放松 2~3 分钟。松解止血带时，如果伤口出血量大，应用指压法暂时止血。

7. 使用屈曲加垫止血法之前必须先评估局部有无骨关节损伤，有骨关节损伤者禁用屈曲加垫止血法。

六、伤口（切口）换药

【目的】

通过换药以观察伤口或手术切口的变化、愈合情况、是否发生感染等，并保证敷料的干燥、无菌状态。

【临床应用】

1. 手术后切口的常规检查及保护。

2. 伤口或手术切口敷料松脱需要更换。

3. 伤口的渗血、渗液等浸湿敷料，或大小便等污染敷料及伤口后需要更换。

【操作前准备】

1. 清洗双手，戴好帽子、口罩。

2. 核对患者信息，复习病历，明确诊断与换药的目的。

3. 与患者进行床边交流，告知操作的目的，取得患者配合。

4. 根据操作目的及前次换药记录准备换药物品，包括一次性无菌换药包 1 个（内含弯盘 2 个、垫单 1 块、镊子 2 把、纱布及棉球若干、消毒剂等），医用剪刀 1 把，医用胶带、医用绷带等。如换药伤口或切口面积较大，估计无菌换药包中的纱布、棉球及消毒剂数量不足时，另用无菌换药弯盘取适量干棉球、纱布及消毒剂做补充，严禁中断操作过程进行物品补充。

5. 特殊伤口在不增加患者痛苦的前提下，可事先查验伤口，以便根据需要另备无菌血管钳、无菌手术剪、生理盐水棉球、凡士林纱布及抗生素药物等。

【操作步骤与方法】

1. 根据病情及换药需要，给患者取恰当的体位，要求使患者舒适不易疲劳，不易发生意外污染事件，伤口暴露充分，采光良好，便于操作者及需要时有助手相助的操作，伤口部位尽量避开患者的视线。

2. 将一次性换药包打开，并将其他换药物品合理地放置在医用推车上，再一次查验物品是否齐全、能用且够用。

3. 操作开始，先用手取下外层敷料（勿用镊子），再用 1 把镊子取下内层敷料。揭除内层敷料应轻巧，一般应沿伤口长轴方向揭除；若内层敷料粘连在创面上，不可硬揭，可用生理盐水棉球浸湿后稍等片刻再揭去，以免伤及创面引起出血。

4. 双手执镊，右手镊接触伤口，左手镊子保持无菌，从换药碗中夹取无菌物品传递给右手镊子，两镊不可碰触。

5. 如为无感染伤口，用 0.75% 吡咯烷铜碘（碘伏）或 2.5% 碘酊消毒，由伤口中心向外侧消毒伤口及周围皮肤，涂擦时沿切口方向单向涂擦，范围半径距切口 3~5cm，连续擦拭 2~3 遍。如用 2.5% 碘酊消毒，待碘酊干后再用 70% 酒精涂擦 2~3 遍脱碘。

6. 如为感染伤口，擦拭消毒时应从外周向感染伤口部位处。

7. 伤口分泌物较多且创面较深时，先用干棉球及生理盐水棉球清除分泌物，然后按感染伤口方法消毒。

8. 消毒完毕，一般创面用消毒凡士林纱布覆盖，污染伤口或易出血伤口根据需要放置引流纱条。

9. 用无菌纱布覆盖伤口，覆盖范围应超过伤口边缘3cm以上，一般8~10层纱布，医用胶带固定，贴胶带的方向应与肢体或躯干长轴垂直。

【注意事项】

1. 凡接触伤口的尚未使用的物品，均须保持无菌。各种无菌敷料从容器内取出后，不得放回，污染的敷料须放入置污弯盘内。放置污染物时，不可从无菌弯盘上方经过。

2. 右手侧镊子可直接接触伤口，左手侧镊子专用于从换药碗中夹取无菌物品，递给右手，两镊不可碰触。

3. 换药过程中，如需用两把镊子（或钳子）协同把生理盐水棉球拧干时，必须左手侧镊子位置在上，右手侧镊子位置在下，确保液体不会经过右手侧镊子（已污染）流向左手侧镊子（无菌）。

4. 特殊伤口，如气性坏疽、破伤风、铜绿假单胞菌等感染的伤口，换药时必须严格执行隔离技术，仅携带必要的换药物品，用过的物品要专门处理，敷料要焚毁或深埋。

七、脊柱损伤的现场搬运

【目的】

对怀疑有脊柱损伤的伤员进行合理的搬运，以免引起或加重脊髓损伤，甚至造成生命危险，并能快速稳妥地转送至医院。

【适应证】

1. 从高处坠落，臀部及四肢先着地的伤者。
2. 重物从高空坠落直接砸压在头部或肩部受伤者。
3. 外力直接伤及脊柱的伤者。
4. 脊柱弯曲时受到挤压的伤者。

【操作前准备】

1. 简单快速了解受伤的过程，查看现场安全性。

2. 评估伤者生命征。

3. 准备轻便硬质担架，固定带，颈托，头部固定器或三角巾等。

4. 没有专用搬运器材时可就地取材，用木板或门板代替担架，用床单或衣服卷及长条围巾等代替头部固定器。

【操作步骤与方法】

（一）搬运前的现场急救处理

1. 有脊柱受伤部位的疼痛、压痛，或有隆起、畸形等，伤者意识清醒时，询问并诊查疼痛部位，对意识不清的伤者，进行轻柔的脊柱检查，判断可能的损伤部位，以便加强保护。

2. 通过观察是四肢瘫还是截瘫，以确定损伤部位是在颈椎还是颈椎以下的脊柱，以决定搬运方法。

3. 确定有脊柱损伤后，应进一步判断有无颅脑损伤、内脏损伤及肢体骨折等，如果发现伤处，应进行恰当的现场处理，再行搬运。

4. 实施现场处理及搬运过程中，如伤者发生心脏呼吸骤停，应停止搬运立即实施心肺复苏术。操作时应严密注意对伤处的保护，防止加重损伤引起不良后果。

（二）颈椎损伤的搬运

1. 可先用颈托固定颈部。

2. 搬运一般需要由三人或四人共同完成，可求助于现场的成年目击者。进行搬运时一人蹲在伤者的头顶侧，负责托下颌和枕部，并沿脊柱纵轴略加牵引力，使颈部保持中立位，与躯干长轴呈一条直线，其他三人分别蹲在伤者的右侧胸部、右侧腰臀部及右下肢旁，由头侧的搬运者发出口令，四人动作协调一致将伤者平直地抬到担架（或木板）上。

3. 放置头部固定器将伤者的头颈部与担架固定在一起，或在伤者头及颈部两侧放置沙袋或卷紧的衣服等，然后用三角巾或长条围巾等将伤者头颈部与担架（或木板）捆扎固定在一起，防止在搬运中发生头颈部移动，并保持呼吸道通畅。

（三）胸腰椎损伤的搬运

1. 在搬动时，尽可能减少不必要的活动，以免引起或加重脊髓损伤。

2. 搬运一般需要由三人或四人共同完成，可求助于现场的成年目击者。进行搬运时一人蹲在伤者的头顶侧，负责托下颌和枕部，并沿脊柱纵轴略加牵引力，使颈部保持中立位，与躯干长轴呈一条直线，其他三人分别蹲在伤者的右侧胸部、右侧腰臀部及右下肢旁，由头侧的搬运者发出口令，四人动作协调一致并保持脊柱平直，将伤者平抬平放至硬质担架（或木板）上。

3. 分别在胸部、腰部及下肢处用固定带将伤者捆绑在硬质担架（或木板）上，保持脊柱伸直位。

【注意事项】

1. 禁止用软担架、被单或一人抬肩的方式搬运。

2. 搬运过程中始终保持脊柱伸直位，严禁脊椎发生弯曲或移动。

3. 转运过程中，需密切注意观察伤者的生命征和病情的变化，一旦发生心脏呼吸骤停，立即实施心肺复苏术。操作时应严密注意对伤处的保护，防止加重损伤引起不良后果。

八、长骨骨折现场急救固定

【目的】

长骨骨折尤其是完全性骨折，搬运及转送前实施临时固定，可有效防止在搬运及转送过程中伤情加重，以及长骨骨折的断端损伤周围血管及神经、软组织等，便于转运。

【适应证】

四肢长骨的骨折。

【操作前准备】

1. 评估伤者生命征，如出现低血压休克、心脏呼吸骤停等危急情况，先予处理。

2. 查明伤情，根据骨折部位固定需要，准备数量、长度适宜的夹板（木质、塑料等）、棉垫、绷带、三角巾等。

3. 如无专用小夹板，可现场取材，用竹竿、木棍、纸板、雨伞、树枝及衣服、毛巾、围巾等代替。

【操作步骤与方法】

（一）闭合性骨折

1. 固定前将伤肢放到适当的功能位（固定位），一般上肢骨折采用肘关节屈曲位，下肢骨折采用伸直位。

2. 固定物与肢体之间要加衬垫（棉垫、毛巾、衣物等），骨突部位加垫棉花或软布类加以保护。

3. 其中一个夹板的长度应长及骨折处上下两个关节。

（1）上臂骨折：伤肢取肘关节屈曲呈直角位，长夹板放在上臂的外侧，长及肩关节及肘关节，短夹板放置在上臂内侧，用绷带分三个部位捆绑固定，然后用一条三角巾将前臂悬吊于胸前，用另一条三角巾将伤肢与胸廓固定在一起。若无可用的夹板，可用三角巾先将伤肢固定于胸廓，然后用另一条三角巾将伤肢悬吊于胸前。

（2）前臂骨折：伤肢取肘关节屈曲呈直角位，将两块夹板分别置于前臂的屈侧及伸侧面，用绷带分别捆绑固定肘、腕关节，然后用三角巾将肘关节屈曲功能位悬吊于胸前，用另一条三角巾将伤肢固定于胸廓。若无夹板，先用三角巾将伤肢悬吊于胸前，然后用另一条三角巾将伤肢固定于胸廓。

（3）大腿骨折：①夹板固定法：将伤肢放置伸直固定位，取长夹板置于伤肢外侧面，夹板长及伤侧腋窝至脚踝，另一夹板放置在伤肢内侧，然后用绷带取大腿上部、膝关节上方、脚踝上方三处捆绑固定，搬运时可用绷带或三角巾将双下肢与担架固定在一起，加强固定作用。②健肢固定法：无长夹板时，在膝、踝关节及两腿之间的空隙处加棉垫或折叠的衣服，用绷带或三角巾将双下肢分别在大腿上部、膝关节上方、脚踝上方三处捆绑在一起。

(4) 小腿骨折：伤肢取伸直固定位，取两块夹板分别放置在伤肢的内外两侧，夹板长及大腿中部至脚踝部，然后用绷带或三角巾分别在膝关节上方、膝关节下方、脚踝上方捆绑固定；亦可用三角巾以相同方法将伤肢与健侧下肢捆绑固定在一起。

(二) 开放性骨折

1. 应先查验伤口情况，去除污染物及异物，有效止血、包扎破损处，再固定骨折肢体。
2. 有外露的骨折端等组织时不应还纳，以免将污染物带入深层组织，应用消毒敷料或清洁布类进行严密地保护性包扎。
3. 伴有血管损伤者，先行加压包扎止血后再行伤肢临时固定。加压包扎止血无效时，用弹性止血带或三角巾、绷带等代替止血。

【注意事项】

1. 固定的松紧度要适中，既要固定牢靠，又不能过紧而影响局部血液循环。
2. 四肢骨折固定时，要露出指（趾）端以便观察伤肢的血液循环情况。
3. 肢体固定后，如出现指（趾）苍白、青紫，肢体发凉、疼痛或麻木，提示局部血液循环不良，要立即查明原因，如为捆绑过紧，应放松后重新固定。
4. 用止血带止血者，要标明使用时间。止血带使用时间过长出现肢体疼痛时，应立即放松止血带恢复血流，然后根据需要重新捆扎止血。
5. 长骨骨折患者禁止使用屈曲加垫止血法。

九、心肺复苏术

【目的】

通过人工方法建立人工循环与人工呼吸，以保证心脏、呼吸骤停患者一定的平均动脉压、血液循环及血氧饱和度，保证心、脑等重要脏器的氧供，防止脑死亡及猝死，促进自主循环及自主呼吸的建立与恢复。

【适应证】

各种原因导致的心脏、呼吸骤停的患者。

【禁忌证】

无绝对禁忌证。胸外按压的禁忌证有胸壁开放性损伤、肋骨骨折、严重张力性气胸、心脏压塞等。

【操作步骤与方法】

1. 接到呼救信息到达床边（现场），首先判断环境的安全性，住院患者将隔布拉起以保护患者，减少对其他患者的病情影响。
2. 判断患者意识，用双手轻拍患者的肩部，同时对着耳部大声呼叫："醒醒！""喂！你怎么了？"患者无任何反应，确定意识丧失。
3. 快速检查患者的大动脉搏动及呼吸。施救者位于患者右侧，一手示指与中指并拢置于患者甲状软骨旁开2~3cm处的颈总动脉走行部位，稍用力深压判断大动脉搏动，同时将左侧面部贴近患者的口鼻部，感知有无自主呼吸的气息，眼睛看向患者胸廓，判断是否有呼吸运动。判断用时不超过5秒钟。并准确记录事件发生时间。
4. 确定患者自主心跳、自主呼吸消失，立即呼救，高声呼叫："来人啊！喊医生！推抢救车！取除颤仪！"
5. 将患者放置复苏体位，仰卧于硬板床或在普通病床上加复苏垫板，松解患者衣扣及裤带，充分暴露患者前胸部。因床面过高不便于实施操作时，应立即在床旁加用脚踏凳或直接跪在病床上实施急救。
6. 实施胸外心脏按压

(1) 按压部位：胸骨中下1/3处（少年儿童及成年男性可直接取两侧乳头连线的中点）。

(2) 按压方法：左手掌根部放置在按压点上紧贴患者的胸部皮肤，手指翘起脱离患者胸部皮肤。将右手掌跟重叠在左手掌根背部，手指紧扣向左手的掌心部，上半身稍向前倾，双侧肘关节伸直，双肩连线位于患者的正上方，保持前臂与患者胸骨垂直，用上半身的力量垂直向下用力按压，然后放松使胸廓充分弹起。放松时掌根不脱离患者胸部皮肤，按压与放松的时间比为1:1。

(3) 按压要求：成人按压时使胸骨下陷5~

6cm，按压频率为100~120次/分。连续按压30次后给予2次人工呼吸。有多位施救者分工实施心肺复苏术时，每2分钟或5个周期后，可互换角色，保证按压质量。

7. 检查口腔、清除口腔异物及义齿。用右手拇指及示指捏住患者下颌处向下拉，打开口腔，取出义齿并检查有无口腔异物，如有异物需要清除，轻轻将患者头部转向右侧，用右手拇指压住患者的舌，将左手示指弯曲约90°从左侧口角处插入患者口腔内，将异物抠出，清理完毕轻轻将患者头部转回。

8. 开放气道是有效实施人工呼吸的前提，应用仰头举颏法或仰头抬颈法（仰头抬颈法禁用于有颈部损伤的患者）打开气道，要求患者耳垂和下颌角连线与地面成90°。

（1）仰头举颏法：施救者将左手小鱼际置于患者前额眉弓上方，下压使其头部后仰，另一手示指和中指置于下颌处，将下颌向前上方抬起，协助头部充分后仰，打开气道。

（2）仰头抬颈法：施救者右手置于患者颈项部并抬起颈部，左手小鱼际放在前额眉弓上方向下施压，使头部充分后仰，打开气道。

9. 实施人工呼吸。常用口对口人工呼吸法，有条件可采用气囊-面罩简易呼吸器实施人工呼吸。对口唇受伤或牙关紧闭的患者，应采取口对鼻人工呼吸法。

（1）口对口人工呼吸：在患者口部覆盖无菌纱布（施救者戴着一次性口罩时不需要覆盖无菌纱布，可直接吹气），施救者用左手拇指和示指堵住患者鼻孔，右手固定患者下颌，打开患者口腔，施救者张大口将患者口唇严密包裹住，稍缓慢吹气，吹气时用眼睛的余光观察患者胸廓是否隆起。每次吹气时间不少于1秒，吹气量500~600mL，以胸廓明显起伏为有效。吹气完毕，松开患者鼻孔，使患者的胸廓自然回缩将气体排出，随后立即给予第2次吹气。吹气2次后立即实施下一周期的心脏按压，交替进行。心脏按压与吹气的比例为30∶2。

（2）口对鼻人工呼吸：施救者稍用力抬起患者下颌，使口闭合，先深吸一口气，将口罩住患者鼻孔，将气体通过患者鼻腔吹入气道。其余操作同口对口人工呼吸。

10. 以心脏按压：人工呼吸为30∶2的比例实施五个周期的操作，总用时不超过2分钟。五个周期操作完成后，立即判断颈动脉搏动及呼吸，评估复苏是否有效。评价心肺复苏成功的指标：①触摸到大动脉搏动；②有自主呼吸；③瞳孔逐渐缩小；④面色、口唇、甲床发绀逐渐褪去；⑤出现四肢不自主活动或意识恢复。

11. 患者大动脉搏动及自主呼吸恢复，整理患者衣服，如患者意识恢复对患者进行语言安慰，开始进行高级复苏环节。

【注意事项】

1. 对于老年患者，胸外心脏按压的深度不宜过深，以防发生肋骨骨折等压伤事件影响复苏术的进行。

2. 口对口吹气时速度不宜过快，吹气压力不宜过高，以免引起急性胃扩张或胃胀气而影响复苏效果。

3. 连续实施五个周期的复苏后必须进行有效性评估。

4. 多人实施复苏术时，必须完成五个周期的复苏操作后才可进行角色互换。

5. 复苏过程中除颤仪或自动体外除颤器（AED）到位，应立即进行非同步直流电复律，电击后立即实施心脏按压，如未复苏成功，待五个周期的按压后可进行第二次电复律。

十、气囊-面罩简易呼吸器的使用

【目的】

代替口对口人工呼吸，对呼吸骤停的患者实施人工呼吸。

【适应证】

1. 各种原因导致的呼吸停止或呼吸衰竭需要急救者。

2. 临时替代呼吸机用于已实施机械通气的患

者需要暂时脱离呼吸机者。

【禁忌证】

各型气胸的患者应慎用或禁用。

【操作前准备】

检查气囊-面罩简易呼吸器各装置是否无破损，单向活瓣工作正常，管道通畅。

【操作步骤与方法】

1. 简易呼吸器连接氧气，氧流量 8~10mL/min。

2. 患者取去枕仰卧位，清除口腔分泌物，摘除假牙，头后仰打开气道。

3. 施救者站在患者头顶处或头部一侧，一手托起患者下颌，使患者头后仰以打开气道，将气囊面罩尖端向上罩在患者的口鼻部。

4. 一手以"CE"手法固定面罩（C法——拇指和示指将面罩紧扣于患者口鼻部，固定面罩，保持面罩密闭无漏气；E法——中指、无名指和小指放在患者下颌角处，向前上托起下颌，保持气道通畅），另一手用拇指与其余四指的对应力挤压简易呼吸器气囊，每次挤压时间大于1秒，潮气量为 8~12mL/kg，成人频率为 12~16次/分，按压和放松气囊的时间比为 1：（1.5~2）。

【注意事项】

1. 面罩要紧扣住口鼻部，避免漏气。

2. 若患者有自主呼吸，应与之同步，在患者吸气时挤压气囊。

3. 气管插管或气管切开的患者使用简易呼吸器时，应先吸出痰液，再通过连接管将呼吸器与气管导管连接。

4. 使用时应注意感受气道阻力，阻力过大可能有呼吸道阻塞，应及时查明原因并予以解除。

5. 使用中应注意观察患者面色、口唇颜色、胸廓起伏情况，监测生命体征和血氧饱和度。

第八章 辅助检查

第一节 心电图

一、正常心电图

（一）心电轴的测定

1. 测定方法

（1）目测法 目测Ⅰ和Ⅲ导联QRS波群的主波方向，估测电轴是否发生偏移。若Ⅰ和Ⅲ导联的QRS主波均为正向波，电轴不偏；若Ⅰ导联出现较深的负向波，Ⅲ导联主波为正向波，电轴右偏。若Ⅲ导联出现较深的负向波，Ⅰ导联主波为正向波，电轴左偏。

（2）振幅法 分别测算Ⅰ和Ⅲ导联的QRS波群振幅的代数和，然后将这两个数值分别在Ⅰ导联及Ⅲ导联上画出垂直线，求得两垂直线的交叉点。电偶中心点与该交叉点相连即为心电轴，该电轴与Ⅰ导联轴正侧之间夹角的度数即为其心电轴的度数。

（3）查表法 将Ⅰ和Ⅲ导联QRS波群振幅代数和值，通过查表直接求得心电轴的度数。

2. 心电轴正常范围

正常心电轴一般在0°~90°之间。心电轴在-30°~+90°之间，表示电轴不偏。

3. 心电轴偏移的临床意义

（1）心电轴右偏 心电轴轻度或中度右偏（+90°~+120°），可见于正常婴幼儿、垂位心脏、肺气肿和轻度右室肥大；心电轴显著右偏（+120°~+180°）及重度右偏（+180°~+270°），可见于右心室肥大、左束支后分支传导阻滞。

（2）心电轴左偏 心电轴轻度或中度左偏（+30°~-30°），可见于妊娠、肥胖、腹水、横位心和轻度左心室肥大。心电轴显著左偏（-30°~-90°），可见于左心室肥大、左束支前分支传导阻滞。

（二）心率的计算

测量心率时，需测量一个R-R（或P-P）间期的秒数，然后被60除即可。心律明显不齐时，一般采取5~10个P-P或R-R间距的平均值来进行测算。例如：R-R间距为0.8s，则心率为60/0.8=75（次/分）。

（三）正常心电图波形特点及正常值

1. P波

为心房除极波，反映左右心房除极过程中的电位和时间变化。①形态：正常P波外形多钝圆，可有轻微切迹，但双峰间距<0.04s。②方向：窦性P波在aVR导联倒置，在Ⅰ、Ⅱ、aVF和V_3~V_6导联直立，其余导联可以直立、低平、双向或倒置。③时间：正常P波时间≤0.11s。④电压：肢体导联P波电压<0.25mV，胸导联<0.20mV。

2. P-R间期

为房室传导时间，代表从心房开始激动到心室激动开始的一段时间。成人心率在正常范围时，P-R间期为0.12~0.20s。

3. QRS波群

左右心室除极波，反映左右心室除极过程中

的电位和时间变化。

（1）时间 正常成人QRS波群时间为0.06~0.10s，儿童为0.04~0.08s。

（2）形态与电压 ①胸导联：正常胸导联QRS波群形态较恒定。V_1、V_2导联rS型多见，R/S<1，R_{V_1}<1.0mV。V_5、V_6导联以R波为主，R/S>1，R_{V_5}<2.5mV。V_3、V_4导联呈RS型，R/S接近于1，称为过渡区图形。正常成人胸导联自V_1至V_5，R波逐渐增大，而S波逐渐变小。②肢体导联：aVR导联的QRS波群主波向下，可呈Qr、rS、rSr′或QS型，R_{aVR}<0.5mV。aVL和aVF导联QRS波群形态多变，可呈qR、qRs或Rs型，也可呈rS型，R_{aVL}<1.2mV，R_{aVF}<2.0mV。③Q波：正常人除aVR导联可呈Qr或QS外，其他导联Q波的振幅不超过同导联R波的1/4，时间不超过0.04s，且无切迹。正常时，V_1、V_2导联不应有q波，但可以是QS型，V_3导联极少有q波，V_5、V_6导联常可见正常的q波。

4. ST段

自QRS波群的终点至T波起点间的线段，代表心室缓慢复极过程。正常ST段，多为一等电位线，有时可有轻度偏移。但在任何导联ST段下移不应超过0.05mV。ST段上抬在V_1~V_3导联不超过0.3mV，其他导联均不超过0.1mV。

5. T波

为心室复极波，反映心室晚期快速复极的电位和时间变化。

（1）形态 正常的T波外形光滑不对称，前支较长，后支较短。

（2）方向 正常情况下，T波方向与QRS群的主波方向一致。即aVR导联倒置，Ⅰ、Ⅱ、V_4~V_6导联直立，其余导联的T波可直立、双向或倒置。但若V_1导联T波直立，则V_2、V_3导联T波就不应倒置。

（3）电压 在以R波为主的导联中，T波不应低于同导联R波的1/10。

6. QT间期

代表心室除极与复极所需要的总时间。QT间期的长短与心率的快慢有密切关系。心率越快，QT间期越短，反之则越长。心率在60~100次/分时，QT间期正常范围在0.32~0.44s。

7. U波

为T波后0.02~0.04s时出现的一个振幅很小的波，其方向与T波方向一致，电压低于同导联的T波。

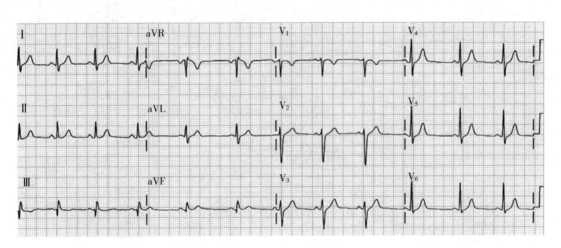

图8-1 正常心电图

二、心室肥大

心室扩大或（和）肥厚系由心室舒张期或（和）收缩期负荷过重所引起，是器质性心脏病的常见病理改变，当心室肥大达到一定程度时可出现心电图的相应改变。

1. 左心室肥大

正常左心室位于心脏的左后方，且左心室壁明显厚于右心室，故正常时心室除极综合向量表现为左心室占优势的特征。左室肥大时，左心室的优势更为突出，出现面向左室的导联包括 I、aVL、V_5 和 V_6 导联 R 波振幅增加，而面向右室的导联包括 V_1 和 V_2 导联则出现较深的 S 波。心电图改变：①QRS 波群电压增高，胸导联 Rv_5 或 $Rv_6 > 2.5mV$，$Rv_5 + Sv_1$ 男性 $> 4.0mV$，女性 $> 3.5mV$；肢体导联 $R_I > 1.5mV$，$R_{aVL} > 1.2mV$，$R_{aVF} > 2.0mV$，$R_I + S_{III} > 2.5mV$。②额面 QRS 心电轴左偏。③QRS 波群时间延长，一般在 0.10～0.11s，不超过 0.12s。④以 R 波为主的导联 ST 段可呈下斜型压低 $\geq 0.05mV$，伴有 T 波低平、双向或倒置。在以 S 波为主的导联则可见直立的 T 波。⑤QRS 波群电压增高同时伴有 ST-T 改变者，称为左心室肥大伴劳损，多为继发性改变，但亦可能同时伴有心肌缺血。上述心电图改变符合越多，诊断可靠性越大。如仅有 QRS 电压增高，而无其他任何阳性改变者，诊断左心室肥大应结合临床。

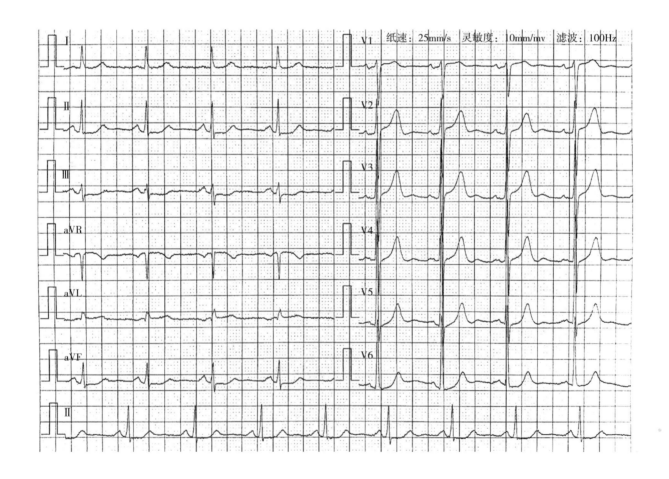

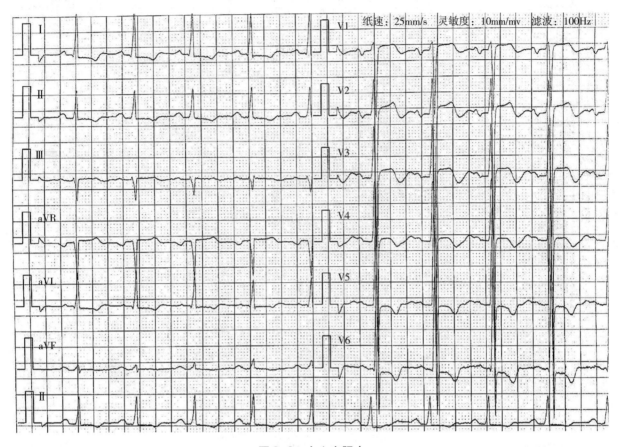

图 8-2 左心室肥大

仅有 QRS 波群电压增高表现而无其他任何阳性指标者，称为左室高电压，可见于左心室肥大，也可见于青年人或经常体力锻炼者。左心室肥大常见于高血压心脏病、二尖瓣关闭不全、主动脉瓣病变、冠心病、心肌病等。

2. 右心室肥大

右心室肥大的心电图改变：①V_1 导联 R/S≥1，呈 R 型或 Rs 型，重度右心室肥大时 V_1 导联呈 qR 型（应注意除外心肌梗死）；V_5 导联 R/S≤1 或 S 波比正常加深；aVR 导联以 R 波为主，R/q 或 R/S≥1。②$R_{V_1}+S_{V_5}>1.05mV$ 甚至 >1.2mV（重度）；$R_{aVR}>0.5mV$。③心电轴右偏 ≥+90°或>+110°（重度）。④常同时伴有右胸 V_1、V_2 导联 ST 段压低及 T 波倒置，称为右心室肥大伴劳损，属继发性 ST-T 改变。慢性肺源性心脏病的右心室肥大 V1~V6 导联呈 rS 型（R/S<1），呈极度顺钟向转位，Ⅰ导联 QRS 低电压，心电轴右偏，常伴有肺型 P 波。虽然心电图对右心室肥大诊断的准确性较高，但敏感性较低。右心室肥大常见于慢性肺源性心脏病、二尖瓣狭窄、房间隔缺损及肺动脉瓣狭窄等，亦可见于正常婴幼儿。

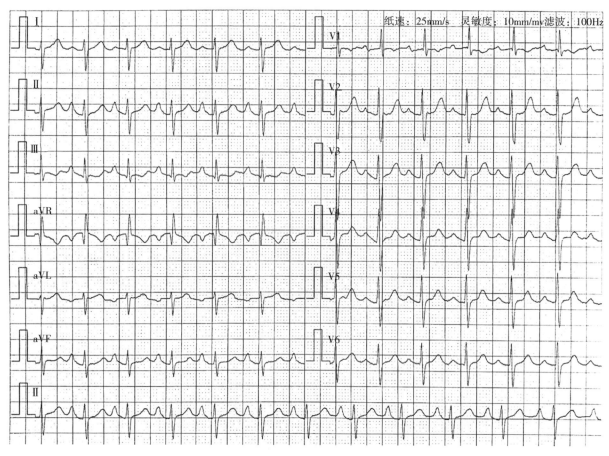

图8-3 右心室肥大

3. 双心室肥大

双侧心室肥大的心电图表现并不是简单地把左、右心室肥大的异常表现相加,心电图可出现下列情况:

（1）大致正常心电图　由于双侧心室电压同时增高,增加的除极向量方向相反,互相抵消。

（2）单侧心室肥大心电图　只表现出一侧心室肥大,而另一侧心室肥大的图形被掩盖。

（3）双侧心室肥大心电图　既表现右心室肥大的心电图特征,又有左心室肥大的征象。

双心室肥大可见于二尖瓣狭窄伴有关闭不全、联合瓣膜病、扩张型心肌病、严重的先天性心脏病室间隔缺损、动脉导管未闭等。

三、心肌缺血

心肌缺血是冠状动脉粥样硬化性心脏病的基本病理生理改变,当心肌某一部分缺血时,影响心室复极的正常进行,并可使缺血区相关导联发生ST-T异常改变。心肌缺血的心电图改变类型取决于缺血的严重程度、持续时间和发生缺血的部位。

1. 缺血型心电图改变

发生心肌缺血时,心室复极过程发生改变,心电图上出现T波变化。

（1）心内膜下心肌缺血　出现高大的T波,如急性左心室前壁心内膜下缺血时,胸导联可出现高耸直立的T波。

（2）心外膜下心肌缺血　出现与正常方向相反的T波向量,面向缺血区的导联出现倒置T波,如急性左心室前壁心外膜下缺血时,胸导联可出现T波倒置。

2. 损伤型心电图改变

心肌缺血随时间延长进而发生心肌损伤,心电图心肌损伤型改变表现为ST段压低及ST段抬高两种类型:①心内膜下心肌损伤时,ST向量背离心外膜面指向心内膜,使位于心外膜面的导联出现ST段压低;②心外膜下心肌损伤时,ST向量指向心外膜面导联，引起 ST 段抬高。发生损伤型 ST 改变时，心脏对侧部位的导联常可出现方向相反的 ST 改变。

心肌缺血的心电图可仅表现为 ST 段改变或者 T 波改变，也可同时出现 ST-T 改变。

临床上冠心病心绞痛发作时，出现 ST-T 动态性改变。典型的心肌缺血发作时，面向缺血区心肌的导联常出现水平型或下斜型 ST 段压低≥0.1 mV 和（或）T 波倒置。变异型心绞痛发作时多出现暂时性 ST 段抬高并伴有高耸 T 波和对应导联的 ST 段下移。

除冠心病外，其他疾病如心肌病、心肌炎、心脏瓣膜病、急性心包炎、脑出血等，均可出现此类 ST-T 改变。血钾等电解质紊乱，药物作用（如洋地黄等）以及自主神经功能紊乱，也可引起非特异性 ST-T 改变。此外，心室肥大、束支传导阻滞、预激综合征等可出现继发性 ST-T 改变。

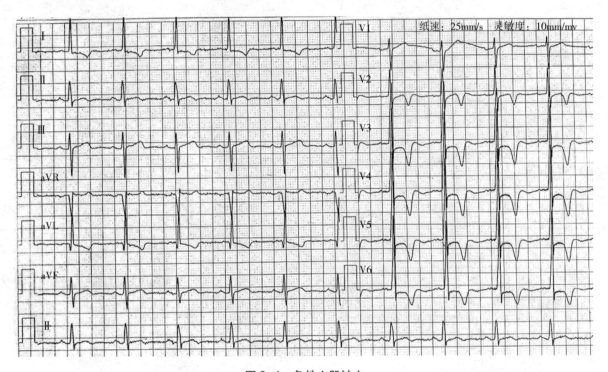

图 8-4　急性心肌缺血

四、急性心肌梗死

（一）典型心肌梗死基本图形改变

1. 缺血型 T 波改变

表现为两支对称的、尖而深的倒置 T 波，即"冠状 T 波"。

2. 损伤型 ST 段改变

主要表现为面向损伤区心肌的导联 ST 段呈弓背向上抬高，甚至形成单向曲线（心肌梗死急性期的特征性心电图改变）。

3. 坏死型 Q 波改变

主要表现为面向梗死区心肌的导联上 Q 波异常加深增宽，即宽度≥0.04s，深度≥同导联 R 波的 1/4，R 波振幅降低，甚至 R 波消失而呈 QS 型。

（二）心电图的演变及分期

根据心电图图形的演变过程和演变时间可分为超急期、急性期、恢复期（亚急性期）和陈旧期。

1. 超急期

发生在急性心肌梗死后数分钟或数小时内。首先表现为 T 波高耸，随后出现 ST 段斜形抬高，与高耸直立的 T 波相连，尚未出现异常 Q 波。

2. 急性期

出现在急性心肌梗死后数小时或数日，可持续数周。心电图表现为 ST 段呈弓背向上抬高，并可与 T 波融合形成单向曲线，出现异常 Q 波或 QS 波，继而 ST 段逐渐下降，直立 T 波开始倒置，并逐渐加深。坏死型 Q 波、损伤型 ST 段抬高和缺血型 T 波倒置在此期可同时出现。

3. 恢复期

出现在急性心肌梗死后数周至数月。抬高的 ST 段恢复至基线,坏死型 Q 波持续存在,倒置的缺血型 T 波由深逐渐变浅。

4. 陈旧期

出现在急性心肌梗死后 3~6 个月或更久。ST 段和 T 波恢复正常,也可 T 波持续倒置、低平,趋于恒定不变,常只遗留坏死型 Q 波。

(三)心肌梗死的定位诊断

根据出现心肌梗死特征性心电图改变的导联可确定心肌梗死的部位(表 8-1)。

表 8-1 左心室心肌梗死的心电图定位

定位	V₁	V₂	V₃	V₄	V₅	V₆	V₇	V₈	V₉	aVL	aVF	I	II	III
前间壁	+	+	+											
前壁			+	+	+									
前侧壁					+	+				+		+		
广泛前壁	+	+	+	+	+	+				±		±		
下壁											+		+	+
正后壁	*	*	*				+	+	+					
后下壁							+	+	+		+		+	+
高侧壁										+		+		
后侧壁			±	±	+	+	+			+		+		

注:+表示有特征性改变;±表示可能有特征性改变;*表示有对应性改变,即 R 波增高、T 波高耸。

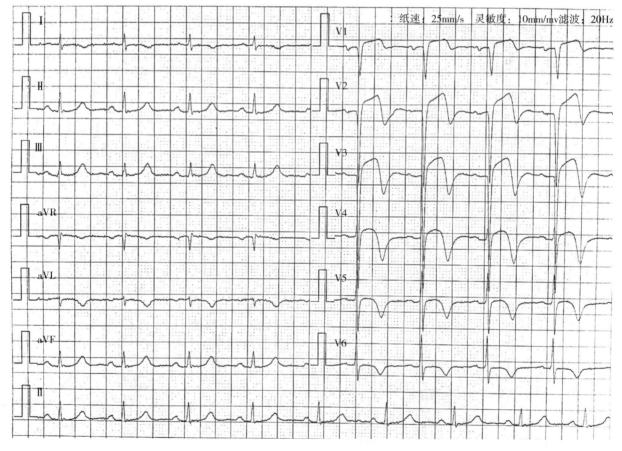

图 8-5 急性前壁心肌梗死

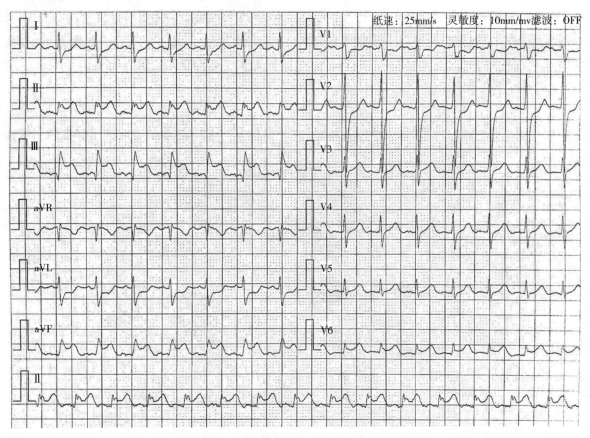

图 8-6 急性下壁心肌梗死

五、过早搏动

1. 室性过早搏动

①提早出现的 QRS-T 波群，其前无提早出现的异位 P′波；②QRS 波群形态宽大畸形，时间 ≥0.12s；③T 波方向与 QRS 波群主波方向相反；④有完全性代偿间歇（即室性早搏前、后的两个窦性 P 波的时距等于窦性 P-P 间距的两倍）。

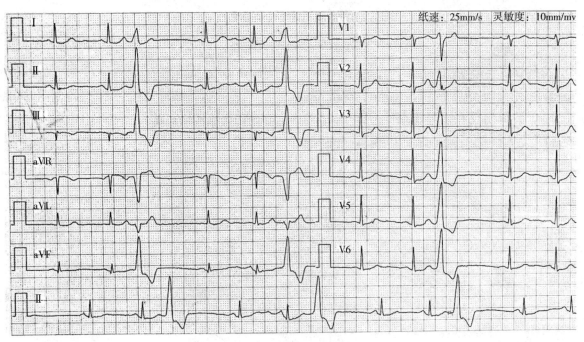

图 8-7 室性过早搏动

2. 房性过早搏动

①提早出现的房性 P′波，形态与窦性 P 波不同；②P′-R 间期≥0.12s；③房性 P′波后有正常形态的 QRS 波群；④房性过早搏动后的代偿间歇不完全（房性早搏前后的两个窦性 P 波的时距短于窦性 P-P 间距的两倍）。

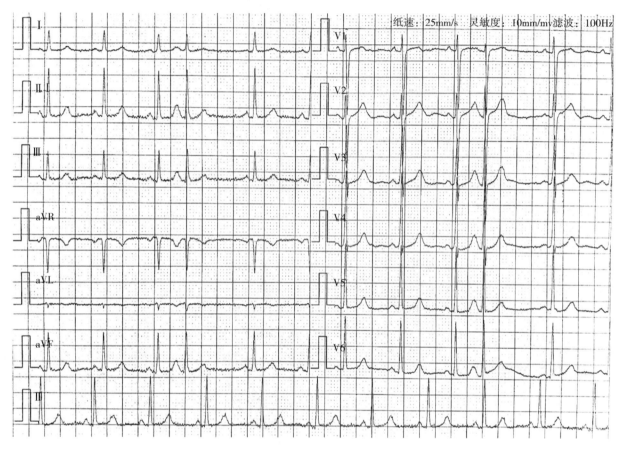

图 8-8　房性过早搏动

3. 交界性过早搏动

①提早出现的 QRS 波群，形态基本正常；②逆行的 P′波可出现在提早出现的 QRS 波群之前、之后、之中（见不到逆行的 P′波）。若逆行 P′波在 QRS 波群之前，P′-R 间期<0.12s；若逆行 P′波在 QRS 波群之后，R-P′间期<0.20s；③常有完全性代偿间歇。

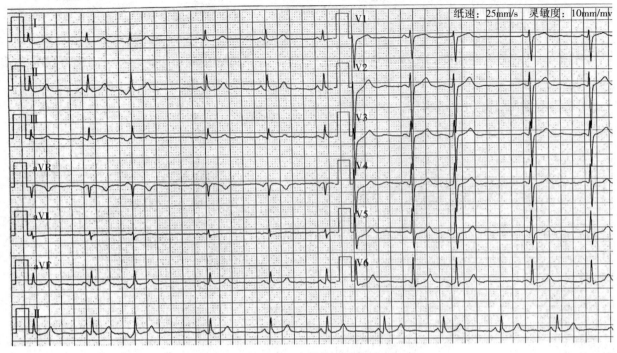

图 8-9 交界性过早搏动

六、阵发性室上性心动过速

阵发性室上性心动过速：①突然发生，突然终止，频率多为 150~250 次/分，节律快而规则；②QRS 波群形态基本正常，时间<0.10s；③ST-T 可无变化，但发作时 ST 段可有下移和 T 波倒置表现；④如能确定房性 P'波存在，且 P'-R 间期≥0.12s，为房性心动过速；如为逆行 P'波，P'-R 间期<0.12s 或 R-P'间期<0.20s，则为交界性心动过速；如不能明确区分，则统称为室上性心动过速。

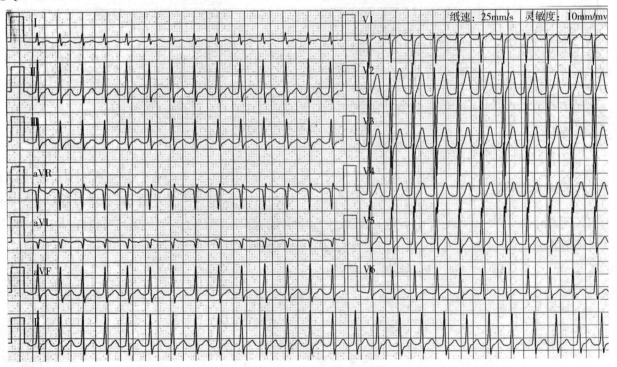

图 8-10 室上性心动过速

七、室性心动过速

室性心动过的心电图改变：连续出现3个或3个以上室性早搏：①频率多在140~200次/分，R-R间期稍不规则；②QRS波群形态宽大畸形，时限>0.12s；③如能发现P波，则P波频率慢于QRS波频率，呈完全性房室分离，有助于明确诊断；④可见心房激动夺获心室（心室夺获）或出现室性融合波，支持室性心动过速的诊断。

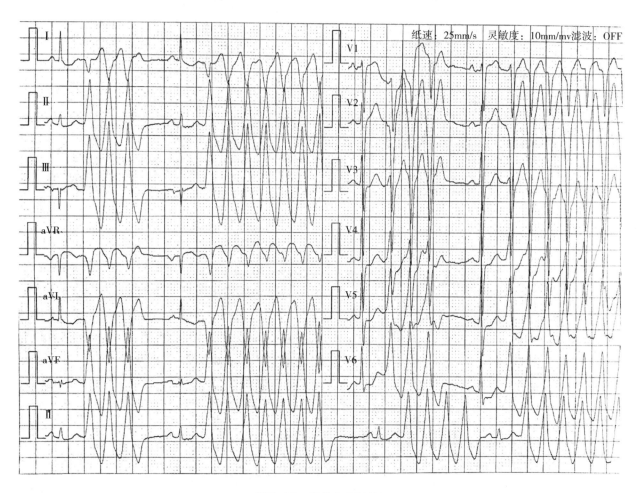

图8-11 室性心动过速

八、心房颤动

①P波消失，被一系列大小不等、间距不均、形态各异的心房颤动波（f波）所取代，f波频率为350~600次/分，V_1导联最清楚；②R-R间距绝对不匀齐，即心室率完全不规则；③QRS波群形态一般与正常窦性者相同；④可出现宽大畸形的QRS波群，为房颤伴室内差异性传导。

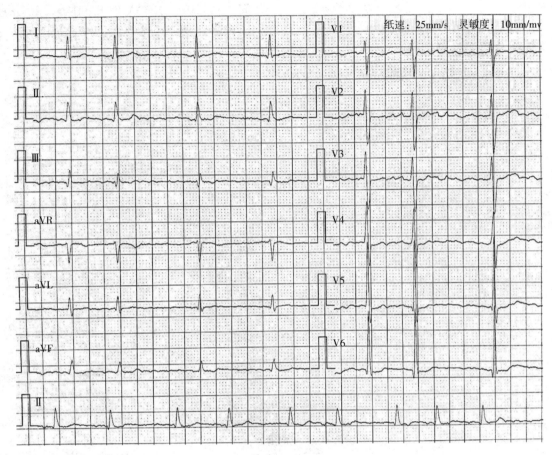

图 8-12 心房颤动

九、心室颤动

最严重的心律失常,是心脏停跳前的征象,此时表现为 QRS-T 波完全消失,被大小不等、极不匀齐的低小波取代,频率为 200~500 次/分。

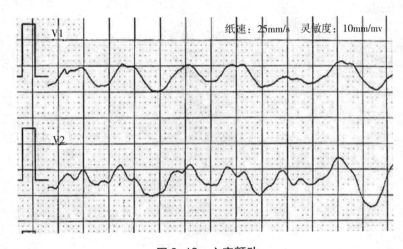

图 8-13 心室颤动

十、房室传导阻滞

(一) 一度房室传导阻滞

心电图主要表现为 P-R 间期延长,成人 P-R 间期>0.20s,老年人 P-R 间期>0.22s,或两次心电图检测结果比较,心率没有明显改变的情况下,P-R 间期延长>0.04s。

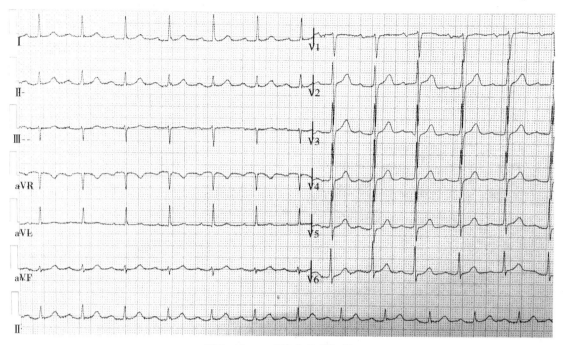

图 8-14 一度房室传导阻滞

(二) 二度房室传导阻滞

心电图主要表现为部分 P 波后 QRS 波脱漏,分两种类型。

1. 二度 I 型房室传导阻滞(莫氏 I 型)

二度 I 型房室传导阻滞表现为 P 波规律地出现,P-R 间期逐渐延长,直到 1 个 P 波后脱漏 1 个 QRS 波群,漏搏后的第一个 P-R 间期缩短,之后又逐渐延长,如此周而复始地出现,该现象称为文氏现象。通常以 P 波数与 P 波下传出现的 QRS 波群数的比例表示房室阻滞的程度,可形成 5∶4、4∶3、3∶2 传导。

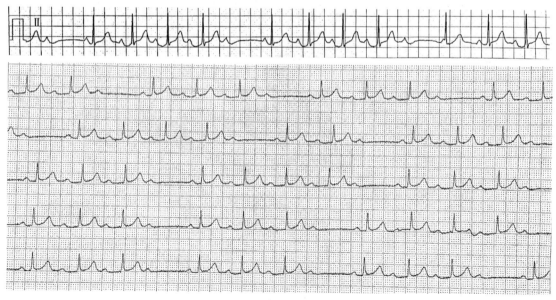

图 8-15 二度 I 型房室传导阻滞

2. 二度Ⅱ型房室传导阻滞（莫氏Ⅱ型）

二度Ⅱ型房室传导阻滞表现为 P-R 间期恒定，正常或延长，部分 P 波后无 QRS 波群，形成 5∶4、4∶3、3∶2、2∶1、3∶1 传导。凡连续出现 2 次或 2 次以上的 QRS 波群脱漏者，称为高度房室传导阻滞，如 3∶1、4∶1 传导的房室传导阻滞。

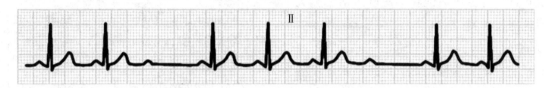

图 8-16　二度Ⅱ型房室传导阻滞

二度Ⅰ型房室传导阻滞较常见，多为功能性，病变位于房室结或希氏束的近端，预后较好。二度Ⅱ型房室传导阻滞多见于器质性疾病，病变大多位于希氏束远端或束支部位，易发展为完全性房室传导阻滞，预后较差。

3. 三度房室传导阻滞

三度房室传导阻滞又称为完全性房室传导阻滞，来自房室交界区以上的激动完全不能通过阻滞部位时下传，阻滞部位以下的潜在起搏点自行发放激动维持心室激动，出现交界性逸搏心律或室性逸搏心律，以交界性逸搏心律为多见。心电图改变：P 波与 QRS 波毫无关系，呈完全性房室分离，心房率>心室率。

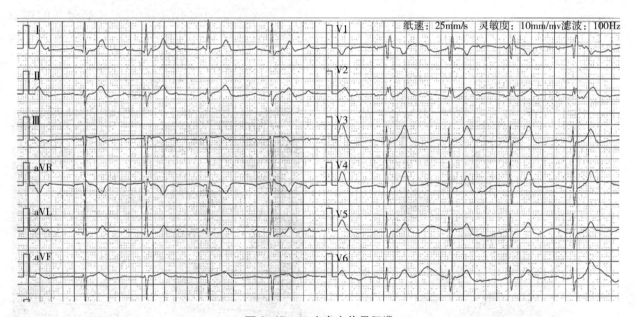

图 8-17　三度房室传导阻滞

第二节　影像学

一、正常胸部正位片

正常胸部 X 线影像是胸腔组织器官及胸壁软组织、骨骼、心、肺、大血管、胸膜、膈肌等相互重叠的综合投影，熟悉各种影像的正常及变异的 X 线表现是胸部影像诊断的基础。

（一）胸廓

在胸片上胸廓的影像包括软组织和骨骼，正常胸廓两侧对称。

1. 软组织

主要有胸锁乳突肌、锁骨上皮肤皱褶、胸大肌、女性乳房及乳突。

2. 骨骼

（1）肋骨 起自胸椎两侧，后段呈水平向外走行，前段自外向内下倾斜形成肋弓。前段扁薄；后段较厚而圆，显影清晰。第1~10肋骨前端有肋软骨与胸骨相连，肋软骨未钙化时不显影。肋软骨常见的先天变异有颈肋、叉状肋和肋骨联合畸形。

（2）锁骨 位于两肺上部，与第一肋骨前端相交，内侧缘与胸骨柄构成胸锁关节。

（3）肩胛骨 在标准正位胸片上，一般投影于肺野之外。

（4）胸椎 在正位胸片上，与纵隔重叠。

（5）胸骨 由胸骨柄、胸骨体及剑突构成。

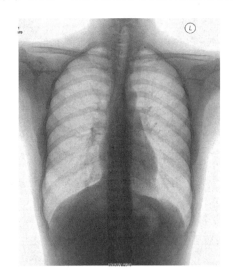

图8-18 正常胸片（骨骼）

（二）肺

1. 肺野

两侧含有空气的肺部影像称为肺野。通常采用横、纵行划分。纵行划分，自肺门向外至肺野外围分三等份，称为内、中、外带。横行划分，分别在第二、四肋骨前端下缘画一水平线，将肺野分为上、中、下三野。

2. 肺叶、肺段和肺小叶

右肺分上、中、下三叶，左肺分上、下两叶。各肺叶由叶间裂分隔。

3. 肺门

肺门影主要由肺动脉、肺静脉、支气管及淋巴管的投影构成。肺动脉和肺静脉的大分支为主要组成部分，更以肺动脉为主。在正位片上，肺门位于两肺中野内带第2~5前肋间处，通常左侧肺门比右侧高1~2cm。右肺门主要由右上叶肺静脉干分支和右下肺动脉构成钝角，称右肺门角。左肺门主要由左肺动脉及上肺静脉分支构成，左肺动脉弓形成半圆形影。

4. 肺纹理

肺纹理为自肺门向肺野呈放射状分布的树枝状影。由肺动脉、肺静脉、支气管及淋巴管构成，主要成分是肺动脉及其分支。

5. 气管、支气管及其分支

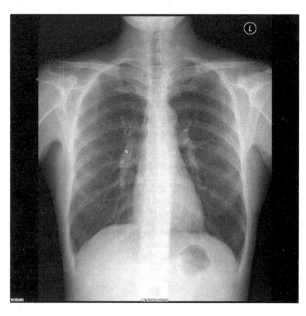

图8-19 正常胸片（肺纹理、肺门）

气管起于环状软骨下缘，相当于第6~7颈椎水平，在第5~6胸椎平面分为左、右主支气管。两侧主支气管分为肺叶支气管，继而分出肺段支气管，经多次分支，最后分支为终末细支气管，与肺泡相连。

6. 肺实质和肺间质

肺组织由肺实质与肺间质组成。肺实质为肺部具有气体交换功能的含气间隙及结构。肺间质是肺的支架组织，分布于支气管、血管周围、肺泡间隔及脏胸膜下。

（三）胸膜

衬于胸壁内面的胸膜为壁层胸膜，包绕于肺表面者为脏层胸膜，其间为一间隙，即胸膜腔。位于叶间裂的叶间胸膜经常可以看到斜裂胸膜和水平裂胸膜。

（四）纵隔

位于胸骨之后，胸椎之前，介于两肺之间。其中包含心脏、大血管、气管、食管、主支气管、淋巴组织、胸腺、神经及脂肪等。纵隔的分区在判断纵隔病变的来源和性质上有重要意义。纵隔的分区方法有数种，简单的分法是以胸骨柄下缘到第4胸椎下缘的连线为界，将纵隔分为上下两部分，上纵隔又以气管的后缘为界，分为前、后纵隔，下纵隔以心包为界，划分为前、中、后三区。

（五）膈

膈由薄层肌腱组织构成，呈圆顶状，位于胸、腹腔之间，内侧与心脏形成心膈角，外侧逐渐向下倾斜，与胸膜间形成尖锐的肋膈角。右膈通常较左侧高1~2cm，一般位于第9、10后肋水平。呼吸时两膈上下对称运动，运动范围为1~3cm，深呼吸时可达3~6cm，两侧膈运动大致对称。膈的形态、位置及运动可因膈的发育及胸膜腔的病变而改变。

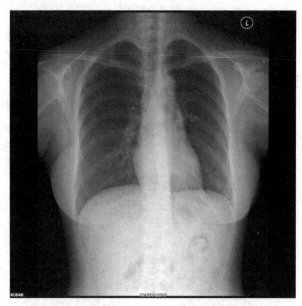

图8-20　正常胸片

二、阻塞性肺气肿

慢性支气管炎及支气管哮喘时，两肺末梢细支气管由于炎症或痉挛发生活瓣性狭窄，产生两肺阻塞性肺气肿。

胸部X线片表现：

1. 两肺野透亮度增加。
2. 肺纹理分布稀疏、纤细。
3. 横膈位置低平（膈穹隆平坦，位置下降），活动度减弱。
4. 胸廓呈桶状胸，前后径增宽，肋骨横行，肋间隙增宽。
5. 心影狭长，呈垂位心。
6. 侧位胸片见胸骨后间隙增宽。

三、气胸

空气进入胸膜腔内，称为气胸。气体经胸壁的穿透伤或肺组织病变导致的胸膜破损形成气胸；也可为自发性气胸，如严重的肺气肿、肺大泡破裂；当胸膜裂口形成活瓣时，气体只进不出或进多出少，形成张力性气胸。

胸部 X 线片表现：肺组织被气体压缩，于壁层胸膜与脏层胸膜之间形成无肺纹理的气胸区，少量气胸时，气胸区呈线状或带状无肺纹理区；大量气胸时，气胸区可占据肺野中外带；张力性气胸，可将肺完全压缩在肺门区，呈均匀的软组织影，可使纵隔向健侧移位，膈肌向下移位。

出液；胸部外伤、肺或胸膜的恶性肿瘤可以发生血性积液；恶性肿瘤侵及胸导管及左锁骨下静脉，可产生乳糜性积液。仅根据胸片表现不能鉴别胸腔积液的性质。

1. **游离性胸腔积液**

游离性胸腔积液最先积存在后肋膈角。

（1）少量积液时，于站位胸片正位时，仅见肋膈角变钝。

（2）中等量积液时，胸片可见渗液曲线，液体上缘呈外高内低边缘模糊的弧线样影，此为胸腔积液的典型 X 线表现。

（3）大量积液时，患侧肺野呈均匀致密阴影，纵隔向健侧移位，肋间隙增宽，膈肌下移。

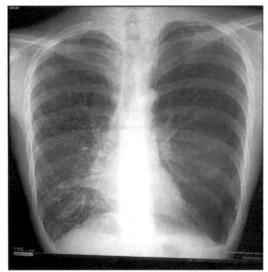

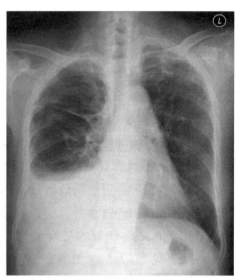

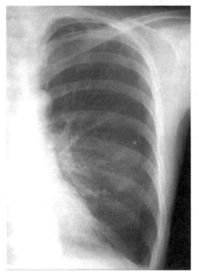

图 8-21 左侧气胸

四、胸腔积液

多种疾病可累及胸膜产生胸腔积液，病因不同，液体的性质也可不同，可以是炎性渗出液，化脓性炎症则为脓液；肾脏疾病、心脏疾病导致充血性心衰或血浆蛋白过低，可发生漏

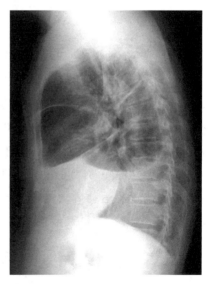

图 8-22 右侧中等量胸腔积液（可见渗液曲线）

第八章 辅助检查

仅累及肺叶的一部分则边缘模糊。消散期表现为实变阴影密度减低、范围缩小，呈散在小斑片状致密影，进一步吸收可遗留少量索条状影或完全消散。

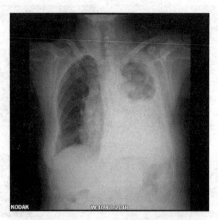

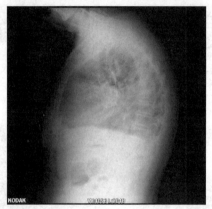

图 8-23 左侧大量胸腔积液（纵隔向右移位）

2. 局限性胸腔积液

胸腔积液存于胸腔某个局部称为局限性胸腔积液，如包裹性胸腔积液、叶间积液等。

（1）包裹性积液 胸膜炎时，脏、壁层胸膜粘连使积液局限于胸膜腔的某部位，称为包裹性胸腔积液。好发于侧后胸壁。

（2）叶间积液 胸腔积液局限在水平裂或斜裂的叶间裂时，称叶间积液。侧位胸片上可见液体位于叶间裂位置，呈梭形，密度均匀，边缘清晰。

五、大叶性肺炎

多为肺炎链球菌感染。多见于青壮年，临床常以急性起病，寒战高热、咳嗽、胸痛、咳铁锈色痰为特征。

X线征象：早期充血期无明显异常表现。实变期表现为大片状密度均匀的致密影，形态与肺叶或肺段轮廓一致，以叶间裂为界边界清楚，如

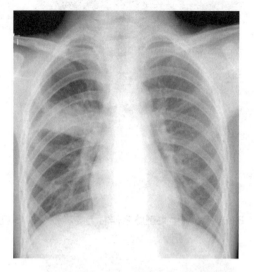

图 8-24 右肺上叶大叶性肺炎（实变期）

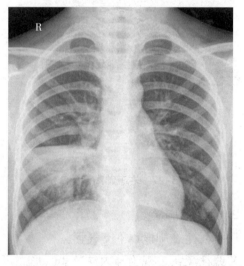

图 8-25 右肺中叶大叶性肺炎（实变期）

六、原发性肺癌

1. 中央性肺癌

肿瘤发生在肺段及肺段以上支气管。

X线征象：早期胸片常无异常表现。中晚期主要表现为肺门肿块，可伴有阻塞性肺炎或肺不张。

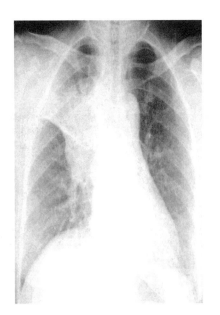

图 8-26　右肺中央型肺癌伴右上肺不张（横 S 征）

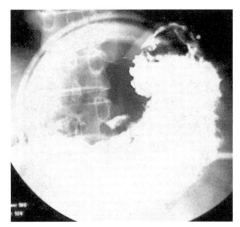

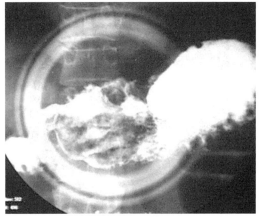

图 8-28　胃小弯溃疡，切线位显示腔外龛影，正位像显示为钡斑

八、急性胃肠穿孔

X 线主要征象为膈下游离气体，表现为双侧膈下线条状或新月状透光影，也称气腹。50mL 以上的气体 X 线才能发现。

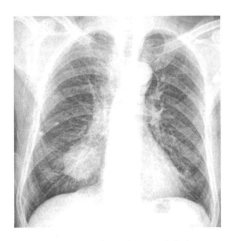

图 8-27　右下肺周围型肺癌

2. 周围型肺癌

肿瘤发生在肺段以下支气管。

X 线征象：表现为肺内结节影，形态可不规则，边缘毛糙，常见分叶征和（或）短细毛刺征。

七、胃溃疡

好发于 20~50 岁，临床表现为反复性、周期性和节律性的上腹部疼痛。

X 线征象：胃直接征象为腔外龛影，多位于小弯侧，形状规则呈乳头状、锥状，边缘光滑整齐，密度均匀，底部平整，急性期口部黏膜水肿带（黏膜线、项圈征、狭颈征），慢性期溃疡瘢痕收缩表现为黏膜纠集。

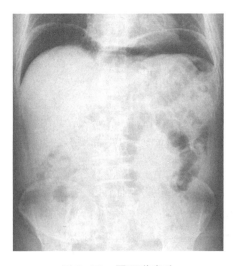

图 8-29　胃肠道穿孔

九、长骨骨折

长骨骨折是指长骨完整性和连续性发生断裂或粉碎，X线表现为锐利而透明的骨折线，细微或不全骨折有时看不到明确的骨折线，而表现为骨皮质皱折、成角、凹折、裂痕，骨小梁中断、扭曲或嵌插。在中心X线通过骨折断面时，则骨折线显示清楚，否则显示不清，甚至不易发现。严重骨折骨骼常弯曲、变形。嵌入性或压缩性骨折骨小梁紊乱，甚至密度增高，而看不到骨折线。

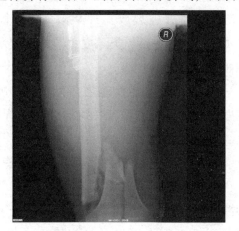
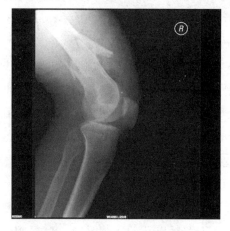

图 8-30　右股骨远端骨折（骨折断端错位）

根据骨折程度可分为完全性骨折和不完全性骨折。完全性骨折时骨折线贯穿骨骼全径，经常有骨折端移位。骨折线有横形、纵形、星形、斜形、螺旋形或粉碎形等，多见于四肢长骨。不完全性骨折时骨折线不贯穿全径。长骨端近关节处骨折多分为T形、Y形骨折及嵌顿性骨折等。儿童青枝骨折常见于四肢长骨，似春天嫩柳枝折断时外皮相连而得名。

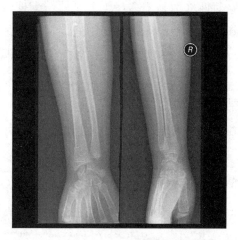

图 8-31　右桡骨远端青枝骨折

第三节　实验室检查

一、血液一般检查

（一）血红蛋白（Hb）测定和红细胞（RBC）计数

[参考值]

血红蛋白：男：120～160g/L；女：110～150g/L；新生儿：100～190g/L。

红细胞计数：男：$(4.0\sim5.5)\times10^{12}/L$；女：$(3.5\sim5.0)\times10^{12}/L$；新生儿：$(6.0\sim7.0)\times10^{12}/L$。

[临床意义]

血红蛋白与红细胞计数临床意义基本相同。贫血时单位容积循环血液中红细胞数、血红蛋白量低于参考值低限。但贫血时血红蛋白与红细胞的减少程度可不一致，如缺铁性贫血，血红蛋白的减少较红细胞为甚。

（1）红细胞和血红蛋白减少　贫血分为四级，轻度：男性低于120g/L，女性低于110g/L但高于90g/L；中度：60～90g/L；重度：30～60g/L；极重度：低于30g/L。

贫血可分为三类：①红细胞生成减少，见于造血原料不足（如缺铁性贫血、巨幼细胞贫血），造血功能障碍（如再生障碍性贫血、白血病等），慢性系统性疾病（慢性感染、恶性肿瘤、慢性肾病等）；②红细胞破坏过多，见于各种溶血性贫血；③失血，如各种失血性贫血。

（2）红细胞和血红蛋白增多　相对性红细胞增多：见于大量出汗、连续呕吐、反复腹泻、大面积烧伤等。

绝对性红细胞增多：①继发性：生理性增多见于新生儿、高山居民、登山运动员和重体力劳动者。病理性增多见于阻塞性肺气肿、肺源性心脏病、发绀型先天性心脏病。②原发性：见于真性红细胞增多症。

（二）白细胞（WBC）计数及白细胞分类计数

［参考值］

白细胞总数：成人：$(4～10)\times10^9/L$；儿童：$(5～12)\times10^9/L$；新生儿：$(15～20)\times10^9/L$。

分类计数：中性杆状核：0.01～0.05；中性分叶核：0.50～0.70；嗜酸性粒细胞：0.005～0.05；嗜碱性粒细胞：0～0.01；淋巴细胞：0.20～0.40；单核细胞：0.03～0.08。

［临床意义］

白细胞数高于$10\times10^9/L$称白细胞增多，低于$4\times10^9/L$称白细胞减少。白细胞总数的增、减主要受中性粒细胞的影响。

1. 中性粒细胞（N）

（1）中性粒细胞增多

1）反应性粒细胞增多见于：①感染：化脓性感染为最常见的原因，如流行性脑脊髓膜炎、肺炎、阑尾炎等；还见于某些病毒感染（狂犬病、流行性乙型脑炎）、某些寄生虫感染（急性血吸虫病、肺吸虫病）。②严重组织损伤：如较大手术后、急性心肌梗死后较常见。③急性大出血、溶血：如脾破裂或宫外孕破裂、急性溶血等。④其他：如中毒、类风湿关节炎及应用某些药物如皮质激素等。

2）异常增生性粒细胞增多见于急、慢性粒细胞性白血病，骨髓增殖性疾病（骨髓纤维化、真性红细胞增多症）等。

（2）中性粒细胞减少　见于：①某些感染：病毒感染是常见的原因，如流行性感冒、麻疹、病毒性肝炎、水痘、风疹等。也见于某些革兰阴性杆菌感染（如伤寒）及原虫感染（如疟疾）等。②某些血液病：如再生障碍性贫血、粒细胞缺乏症及恶性组织细胞病等。③药物及理化因素的作用：如氯霉素、抗肿瘤药物、抗结核药物、抗甲状腺药物、X线及放射性核素等。④自身免疫性疾患：如系统性红斑狼疮等。⑤脾功能亢进：如肝硬化、班替综合征等。

（3）中性粒细胞的核象变化　①核左移：常见于各种病原体所致的感染、大出血、大面积烧伤、大手术、恶性肿瘤晚期等。②核右移：核右移常伴白细胞总数减少，为骨髓造血功能减退或缺乏造血物质所致。常见于巨幼细胞贫血、恶性贫血，若在疾病进程中突然发现核右移，表示预后不良。

（4）中性粒细胞的中毒性改变　常见于各种严重感染、中毒、恶性肿瘤及大面积烧伤等。

2. 嗜酸性粒细胞（E）

（1）嗜酸性粒细胞增多　见于：①变态反应性疾病，如支气管哮喘、药物过敏反应、热带嗜酸性粒细胞增多症以及某些皮肤病等；②寄生虫病；③某些血液病，如慢性粒细胞白血病、嗜酸性粒细胞白血病。

（2）嗜酸性粒细胞减少　见于伤寒、副伤寒、应激状态等。

3. 嗜碱性粒细胞（B）

嗜碱性粒细胞增多可见于慢性粒细胞白血病等。其减少一般无临床意义。

4. 淋巴细胞（L）

（1）淋巴细胞增多　见于：①感染性疾病：主要为病毒感染，如麻疹、风疹、水痘、流行性腮腺炎、传染性单核细胞增多症等，也可见于某些杆菌感染，如结核病、百日咳、布氏杆菌病。②某些血液病。③急性传染病的恢复期。

（2）淋巴细胞减少　主要见于应用皮质激素、烷化剂，接触放射线，免疫缺陷性疾病等。

5. 单核细胞（M）

单核细胞增多见于：①生理性，如婴幼儿；②某些感染，如感染性心内膜炎、活动性结核病、疟疾及急性感染的恢复期；③某些血液病，如单核细胞白血病。

（三）血小板计数（PC 或 Plt）

[参考值]

$(100\sim300)\times10^9/L$。

[临床意义]

（1）血小板数低于 $100\times10^9/L$ 为血小板减少，见于再生障碍性贫血、急性白血病、原发性血小板减少性紫癜、脾功能亢进等。

（2）血小板数高于 $400\times10^9/L$ 为血小板增多。血小板反应性增多见于脾脏摘除术后、急性大失血及溶血之后。血小板原发性增多见于真性红细胞增多症、原发性血小板增多症、慢性粒细胞性白血病等。

（四）网织红细胞（Ret）计数

[参考值]

成人：$0.005\sim0.015$（$0.5\%\sim1.5\%$），绝对值 $(24\sim84)\times10^9/L$；新生儿：$0.03\sim0.06$（$3\%\sim6\%$）。

[临床意义]

（1）溶血性贫血、急性失血性贫血时网织红细胞显著增多；网织红细胞减少见于再生障碍性贫血、骨髓病性贫血（如白血病）。

（2）贫血疗效观察：贫血病人，给予有关抗贫血药物后，网织红细胞增高说明治疗有效；反之，说明治疗无效。

（五）红细胞沉降率（ESR）测定

[参考值]

成年男性：$0\sim15mm/h$；成年女性：$0\sim20mm/h$（魏氏法，Westergren）。

[临床意义]

（1）生理性增快　见于妇女月经期、妊娠、儿童、老年人。

（2）病理性增快　见于：①各种炎症，如细菌性急性炎症、风湿热和结核病活动期；②损伤及坏死，如急性心肌梗死、严重创伤、骨折等；③恶性肿瘤；④各种原因导致的高球蛋白血症，如多发性骨髓瘤、感染性心内膜炎、系统性红斑狼疮、肾炎、肝硬化等；⑤贫血。

二、尿液检查

（一）一般性状检查

1. 尿量

[参考值]

$1000\sim2000mL/24h$。

[临床意义]

（1）多尿　尿量 $>2500mL/24h$ 者称为多尿。病理性多尿见于糖尿病、尿崩症、有浓缩功能障碍的肾脏疾病及精神性多尿等。

（2）少尿或无尿　尿量少于 $400mL/24h$（或 $17mL/h$）者称为少尿；尿量少于 $100mL/24h$ 者，称为无尿或尿闭。见于：①肾前性：各种原因所致的肾血流量减少，如休克、脱水、心力衰竭及肾动脉栓塞等；②肾性：急性肾小球肾炎、慢性肾小球肾炎、急性肾衰竭少尿期及慢性肾衰竭终末期等；③肾后性：尿路梗阻，如肿瘤、结石、尿道狭窄等。

2. 颜色和透明度

（1）血尿　见于泌尿系统的炎症、结核、结石、肿瘤及出血性疾病等。

（2）血红蛋白尿　其颜色呈浓茶色或酱油

色，镜检无红细胞，但隐血试验可呈强阳性。可见于蚕豆病、阵发性睡眠性血红蛋白尿、血型不合的输血反应及恶性疟疾等。

(3) 胆红素尿　见于肝细胞性黄疸及阻塞性黄疸。

(4) 乳糜尿　常见于丝虫病，少数因结核、肿瘤引起。

(5) 脓尿和菌尿　见于泌尿系统感染，如肾盂肾炎、膀胱炎。

3. 气味

尿中出现烂苹果样气味，多为糖尿病酮症酸中毒。有机磷农药中毒时尿带蒜臭味。此外，有些药物和食物（葱、蒜）也可使尿液散发特殊气味。

4. 酸碱反应

[参考值]

pH 4.5~8.0（平均6.5）。

[临床意义]

尿液酸度增高见于多食肉类、蛋白质，代谢性酸中毒，痛风等；碱性尿见于多食蔬菜、服用碳酸氢钠类药物、代谢性碱中毒、呕吐等。

5. 尿液比密

[参考值]

1.015~1.025，晨尿比重最高。

[临床意义]

尿比密病理性增高见于急性肾小球肾炎、糖尿病、蛋白尿、失水等；尿比密减低见于尿崩症、慢性肾小球肾炎、急性肾衰竭和肾小管间质疾病等；肾实质严重损害出现等张尿，尿比密常固定，在1.010左右。

（二）化学检查

1. 尿蛋白

[参考值]

尿蛋白定性试验阴性或定量试验0~80mg/L。

[临床意义]

当尿液用常规定性方法检查尿蛋白阳性，或定量试验超过150mg/24h，称为蛋白尿。

(1) 肾小球性蛋白尿　见于原发性肾小球疾病，如急性肾小球肾炎、急进性肾小球肾炎、隐匿性肾小球肾炎、慢性肾小球肾炎、肾病综合征，以及某些继发性肾小球疾病，如糖尿病肾病及系统性红斑狼疮肾病等。

(2) 肾小管性蛋白尿　常见于肾盂肾炎、间质性肾炎、中毒性肾病（汞、镉、铋等重金属中毒及应用庆大霉素、卡那霉素等药物引起）、肾移植术后。

(3) 混合性蛋白尿　见于肾小球疾病后期（如慢性肾小球肾炎）累及肾小管，肾小管间质疾病后期（如炎症、中毒）累及肾小球，以及全身性疾病，如糖尿病肾病、系统性红斑狼疮肾病等。

(4) 溢出性蛋白尿　可见于多发性骨髓瘤、巨球蛋白血症、大面积心肌梗死、挤压综合征和溶血性贫血等。

(5) 组织性蛋白尿　在尿液形成过程中，肾小管代谢产生的和肾组织破坏分解的蛋白质及炎症、药物刺激分泌的蛋白质，称组织性蛋白尿。肾脏炎症、中毒时排出量增多。

(6) 假性蛋白尿　肾脏以下泌尿道疾病，如膀胱炎、尿道炎，或阴道分泌物掺入尿中，可引起蛋白定性试验阳性。

2. 尿糖

[参考值]

定性试验为阴性，定量试验为0.56~5.0mmol/24h。

[临床意义]

(1) 血糖增高性糖尿　最常见于糖尿病，也见于肢端肥大症、甲状腺功能亢进症、嗜铬细胞瘤、库欣综合征等。

(2) 血糖正常性糖尿　肾糖阈值降低所致的糖尿，又称肾性糖尿。见于慢性肾小球肾炎、肾病综合征、妊娠等。

(3) 暂时性糖尿　见于：①生理性糖尿，如短时间内摄入大量糖后；②应激性糖尿，如脑出血、颅脑外伤、急性心肌梗死等。

(4) 其他糖尿　进食乳糖、果糖等过多可出现果糖尿、半乳糖尿，可使尿糖定性假阳性。

（5）假性糖尿　维生素C、水杨酸、阿司匹林等有还原性，可使尿糖定性假阳性。

3. 酮体

[参考值]

定性试验为阴性。

[临床意义]

尿酮体包括乙酰乙酸、β羟丁酸和丙酮。糖尿病酮症酸中毒时尿酮体呈强阳性反应，妊娠呕吐、重症不能进食等也可呈阳性。

（三）显微镜检查

1. 细胞

（1）红细胞

[参考值]

玻片法平均0~3/HP，定量检查0~5/μL。

[临床意义]

离心后的尿沉渣，若红细胞>3/HP，尿外观无血色者，称为镜下血尿；尿内含血量较多，外观呈红色，称肉眼血尿。多形性红细胞大于计数的80%称为肾小球源性血尿，见于各类肾小球疾病，如急慢性肾小球肾炎、紫癜性肾炎、狼疮性肾炎等；多形性红细胞<50%，为非肾小球性血尿，见于泌尿系统肿瘤、肾结石、肾盂肾炎、急性膀胱炎等。

（2）白细胞和脓细胞

[参考值]

玻片法平均0~5/HP，定量检查0~10/μL。

[临床意义]

若有大量白细胞或脓细胞，多为泌尿系统感染，见于肾盂肾炎、膀胱炎、尿道炎及肾结核等。成年女性生殖系统有炎症，尿内常混入阴道分泌物，镜下除成团的脓细胞外，还可见到多量扁平上皮细胞，应与泌尿系统炎症相鉴别，需取中段尿复查。

（3）上皮细胞　由泌尿生殖道不同部位的上皮细胞脱落而来。

1）复层鳞状上皮细胞（扁平上皮细胞）：来自阴道及尿道黏膜表层，成年女性尿中多见，临床意义不大。

2）移行上皮细胞：正常人尿内无或偶见，尿道炎、膀胱炎、输尿管炎时可见。

3）肾小管上皮细胞：尿中出现提示肾小管有病变，对判断肾移植术后有无排斥反应有一定意义。

2. 管型

（1）透明管型　偶见于健康人；剧烈运动、高热、心功能不全时，可见少量；肾实质病变时，明显增多。

（2）细胞管型　①红细胞管型：主要见于肾小球疾病，如急进性肾小球肾炎、急性肾小球肾炎、慢性肾小球肾炎、狼疮性肾炎等。②白细胞管型：常见于肾盂肾炎、间质性肾炎等。③肾小管上皮细胞管型：表示肾小管有病变，常见于急性肾小管坏死、肾病综合征、慢性肾小球肾炎晚期、高热、妊娠高血压综合征等。

（3）颗粒管型　见于慢性肾小球肾炎、肾盂肾炎或某些原因（药物中毒等）引起的肾小管损伤。

（4）脂肪管型　常见于肾病综合征、慢性肾小球肾炎急性发作、中毒性肾病。

（5）蜡样管型　提示肾小管病变严重，预后较差。见于慢性肾小球肾炎晚期、慢性肾衰竭及肾淀粉样变性。

（6）肾衰竭管型　见于慢性肾衰竭。

3. 结晶体

一般临床意义较小。若经常出现于新鲜尿中并伴有较多红细胞时，有泌尿系结石的可能。若在服用磺胺类药物时尿中出现大量磺胺结晶体，应及时停药。

4. 病原体

清洁中段尿定量细菌培养≥10^5/mL为阳性，<10^4/mL为污染，在10^4~10^5/mL结合临床判断。直接涂片每个油镜视野见1个以上细菌为阳性。病原体检查阳性有助于泌尿系感染，如肾盂肾炎、膀胱炎的诊断。

三、粪便检查

1. 一般性状检查

（1）水样或粥样稀便　见于各种感染性或非感染性腹泻，如急性胃肠炎、甲状腺功能亢进症等。

（2）米泔样便　见于霍乱患者。

（3）黏液脓样或黏液脓血便　常见于痢疾、溃疡性结肠炎、直肠癌等。在阿米巴痢疾时，以血为主，呈暗红色果酱样；细菌性痢疾则以黏液及脓为主。

（4）鲜血便　多见于肠道下段出血。痔疮出血滴落于粪便之后，肛裂出血则附于秘结粪便的表面。

（5）柏油样便　见于各种原因引起的上消化道出血。

（6）白陶土样便　见于各种原因引起的胆管阻塞。

（7）细条状便　多见于直肠癌。

2. 显微镜检查

（1）白细胞　大量白细胞出现，见于急性细菌性痢疾、溃疡性结肠炎。过敏性结肠炎、肠道寄生虫时，可见较多的嗜酸性粒细胞。

（2）红细胞　肠道下段炎症或出血时可见，如痢疾、溃疡性结肠炎、结肠癌、痔疮出血、直肠息肉等。

（3）巨噬细胞（大吞噬细胞）　见于细菌性痢疾和溃疡性结肠炎。

（4）寄生虫　肠道寄生虫的诊断主要靠镜检查找虫卵、原虫滋养体及其包囊，如蛔虫、钩虫、蛲虫、绦虫、阿米巴滋养体等。

3. 化学检查

主要是隐血试验。正常为阴性。阳性常见于消化性溃疡的活动期、胃癌、钩虫病以及消化道炎症、出血性疾病等。消化性溃疡隐血试验呈间断阳性，消化道癌症呈持续性阳性，故本试验对消化道出血的诊断及消化道肿瘤的普查、初筛和监测均有重要意义。服用铁剂，食用动物血或肝类、瘦肉以及大量绿叶蔬菜时，可出现假阳性。口腔出血或消化道出血被咽下后，可呈阳性反应。

4. 细菌学检查

主要靠培养分离与鉴定，但有时也做直接涂片检查，如粗筛霍乱弧菌，可做粪便悬滴和涂片染色检查。粪便培养（普通培养、厌氧培养或结核培养）有助于确诊和菌种鉴定。

四、肝功能检查（血清蛋白、丙氨酸氨基转移酶、天门冬氨酸氨基转移酶、γ-谷氨酰转肽酶、胆红素）

（一）血清总蛋白（STP）和白蛋白/球蛋白（A/G）比值测定

[参考值]

血清总蛋白：60~80g/L；白蛋白：40~55g/L；球蛋白：20~30g/L；A/G比值：1.5∶1~2.5∶1。

[临床意义]

（1）血清总蛋白和白蛋白增高　见于各种原因引起的血液浓缩、肾上腺皮质功能减退。

（2）血清总蛋白和白蛋白降低　①肝脏疾病，如亚急性重型肝炎、重度慢性肝炎、肝硬化、肝癌等；②营养不良；③蛋白丢失过多，如肾病综合征、慢性肾炎、严重烧伤等；④消耗增加，如恶性肿瘤、重症结核病、甲状腺功能亢进症等。

（3）血清总蛋白和球蛋白增高　①慢性肝脏疾病，如慢性活动性肝炎、自身免疫性肝炎、肝硬化等；②M蛋白血症，如多发性骨髓瘤、淋巴瘤、原发性巨球蛋白血症等；③自身免疫性疾病，如系统性红斑狼疮、类风湿关节炎等；④慢性炎症，如结核病、疟疾等。

（4）A/G比值倒置（A/G<1）　见于肝功能严重损害及M蛋白血症，如肝硬化、肝癌、多发性骨髓瘤、原发性巨球蛋白血症等。

（二）血清氨基转移酶测定

[参考值]

连续监测法（37℃）：ALT 10~40U/L，AST

10~40U/L，ALT/AST≤1。

[临床意义]

（1）肝脏疾病 ①病毒性肝炎时，ALT与AST均显著升高，以ALT升高更加明显，是诊断病毒性肝炎的重要检测项目。急性重症肝炎AST明显升高，但在病情恶化时，黄疸进行性加深，酶活性反而降低，即出现"胆酶分离"现象，提示肝细胞严重坏死，预后不良。②慢性病毒性肝炎转氨酶轻度上升或正常。③肝硬化转氨酶活性正常或降低。④肝内、外胆汁淤积。⑤酒精性肝病、药物性肝炎、脂肪肝、肝癌等，转氨酶轻度升高或正常。酒精性肝病AST显著增高，ALT轻度增高。

（2）心肌梗死 急性心肌梗死后6~8小时AST增高，4~5天后恢复正常。

（3）其他疾病 骨骼肌疾病、肺梗死、肾梗死等转氨酶轻度升高。

（三）γ-谷氨酰转移酶（γ-GT）

[参考值]

硝基苯酚连续监测法（37℃）：γ-GT＜50U/L。

[临床意义]

γ-GT增高见于：①肝癌。②胆道阻塞。③肝脏疾病：急性肝炎γ-GT呈中等度升高；慢性肝炎、肝硬化的非活动期，γ-GT正常，若γ-GT持续升高，提示病变活动或病情恶化；急慢性酒精性肝炎、药物性肝炎，γ-GT可明显升高。

（四）胆红素代谢检查

健康人及三种黄疸实验室检查鉴别见表8-2。

表8-2 健康人及三种黄疸实验室检查鉴别

	血清胆红素定量（μmol/L）			尿液		粪便	
	总胆红素	非结合胆红素	结合胆红素	尿胆原	尿胆红素	颜色	粪胆原
健康人	3.4~17.1	1.7~10.2	0~6.8	1:20（-）	（-）	黄褐色	正常
溶血性黄疸	↑↑	↑↑	轻度↑或正常	强（+）	（-）	加深	增加
阻塞性黄疸	↑↑	轻度↑或正常	↑↑	（-）	（+）	变浅或灰白色	↓或消失
肝细胞性黄疸	↑↑	↑	↑	（+）或（-）	（+）	变浅或正常	↓或正常

五、乙型肝炎病毒标志物

[参考值]

HBsAg、抗-HBs、抗-HBc、HBeAg、抗-HBe均阴性。

[临床意义]

（1）HBsAg及抗-HBs测定 HBsAg具有抗原性，不具有传染性。HBsAg是感染HBV的标志，见于HBV携带者或乙肝患者。抗-HBs一般在发病后3~6个月才出现，是一种保护性抗体。抗-HBs阳性，见于注射过乙型肝炎疫苗或曾感染过HBV，目前HBV已被清除者，对HBV已有了免疫力。

（2）抗-HBc测定 抗-HBc不是中和抗体，而是反映肝细胞受到HBV侵害的可靠指标，主要有IgM和IgG两型。抗-HBc IgM是机体感染HBV后出现最早的特异性抗体，滴度较高。抗-HBc IgM阳性，是诊断急性乙肝和判断病毒复制的重要指标，并提示有强传染性。抗-HBc IgG阳性高滴度，表明患有乙型肝炎且HBV正在复制；抗-HBc IgG阳性低滴度，则是HBV既往感染的指标，可在体内长期存在，有流行病学意义。

（3）HBeAg及抗-HBe测定 HBeAg阳性表示有HBV复制，传染性强。抗-HBe多见于HBeAg转阴的病人，它意味着HBV大部分已被清除或抑制，是传染性降低的一种表现。抗-HBe并非保护性抗体，它不能抑制HBV的增殖。

HBsAg、HBeAg及抗-HBc阳性俗称"大三阳"，提示HBV正在大量复制，有较强的传染性。HBsAg、抗-HBe及抗-HBc阳性俗称"小三阳"，提示HBV复制减少，传染性已降低。

六、肾功能检查（尿素氮、肌酐、尿酸）

（一）血肌酐（Cr）测定

[参考值]

全血肌酐：88～177μmol/L。血清或血浆肌酐：男性53～106μmol/L；女性44～97μmol/L。

[临床意义]

Cr升高见于各种原因引起的肾小球滤过功能减退。急性肾衰竭进行性升高，慢性肾衰竭血肌酐升高程度与病变严重性一致。

（1）评估肾功能损害程度　测定血中Cr浓度可反映肾小球的滤过功能，敏感性优于血尿素氮，是评价肾功能损害程度的重要指标。肾功能代偿期Cr 133～177μmol/L，肾功能失代偿期Cr 186～442μmol/L，肾功能衰竭期Cr 445～701μmol/L，尿毒症期Cr>707μmol/L。

（2）鉴别肾前性与肾实质性少尿　肾前性少尿Cr很少超过200μmol/L，肾实质性少尿Cr多超过200μmol/L。肾前性少尿血清BUN明显上升而血Cr不相应升高，肾实质性少尿血清BUN与血Cr同时升高。

（二）血清尿素氮（BUN）测定

[参考值]

成人：3.2～7.1mmol/L。

[临床意义]

血清尿素氮可反映肾小球滤过功能，各种肾脏疾病都可以使BUN增高，而且常受肾外因素的影响。BUN增高见于：

（1）肾前性因素　肾血流量不足：见于脱水、心功能不全、休克、水肿、腹水等。

（2）肾脏疾病　如慢性肾炎、肾动脉硬化症、严重肾盂肾炎、肾结核和肾肿瘤的晚期。对尿毒症的诊断及预后估计有重要意义。

（3）肾后性因素　尿路梗阻，如尿路结石、前列腺肥大、泌尿生殖系统肿瘤等。

（4）体内蛋白质分解过剩　见于急性传染病、脓毒血症、上消化道出血、大面积烧伤、大手术后和甲状腺功能亢进症等。

（三）血清尿酸（UA）测定

[参考值]

男性：268～488μmol/L；女性：178～387μmol/L（磷钨酸盐法）。

[临床意义]

（1）血清尿酸增高　见于：①UA排泄障碍，如急慢性肾炎、肾结石、尿道梗阻等。②UA生成增加，见于痛风、慢性白血病、多发性骨髓瘤等。③进食高嘌呤饮食过多。④药物影响如吡嗪酰胺等。

（2）血清尿酸降低　见于重症肝病、肝豆状核变性等。

七、血糖、糖化血红蛋白测定

（一）血糖测定

[参考值]

空腹血糖（葡萄糖氧化酶法）：血清3.9～6.1mmol/L（70～110mg/L）。

[临床意义]

（1）生理性变化　血糖升高见于餐后1～2小时、高糖饮食、剧烈运动及情绪激动等，常为一过性；血糖降低见于饥饿、剧烈运动等。

（2）病理性高血糖　见于：①各型糖尿病；②其他内分泌疾病，如甲状腺功能亢进症、嗜铬细胞瘤、肾上腺皮质功能亢进等；③应激性高血糖，如颅内高压、颅脑外伤、中枢神经系统感染、心肌梗死等；④药物影响，如噻嗪类利尿剂、口服避孕药、泼尼松等；⑤肝脏和胰腺疾病，如严重肝病、重症胰腺炎、胰腺癌等；⑥其他，如高热、呕吐、腹泻等。

（3）病理性血糖降低　见于：①胰岛β细胞增生或肿瘤、胰岛素注射过量等；②缺乏抗胰岛素的激素，如生长激素、甲状腺激素、肾上腺皮质激素等；③肝糖原贮存缺乏，如急性重症肝炎、急性肝炎、肝硬化、肝癌等；④其他，如药物影响（如磺胺药、水杨酸等）、急性乙醇中毒、特发性低血糖等。

（二）糖化血红蛋白测试

[参考值]

HbA_{1c} 4%~6%，HbA_1 5%~8%。

[临床意义]

可反映采血前2~3个月血糖的平均水平。

（1）评价糖尿病控制程度　HbA_{1c}增高提示近2~3个月糖尿病控制不良，HbA_{1c}越高，血糖水平越高，病情越重，可作为糖尿病长期控制的检测指标。

（2）筛检糖尿病　美国糖尿病协会将HbA_{1c}≥6.5%作为糖尿病诊断标准之一。

（3）鉴别高血糖　糖尿病高血糖的HbA_{1c}增高，而应激性糖尿病的HbA_{1c}正常。

（4）预测血管并发症　HbA_{1c}>10%，提示血管并发症重。

八、血清总胆固醇、甘油三酯、高密度脂蛋白胆固醇、低密度脂蛋白胆固醇

（一）血清总胆固醇（TC）测定

[参考值]

合适水平TC<5.20mmol/L，边缘水平5.23~5.69mmol/L，升高TC>5.72mmol/L。

[临床意义]

（1）TC增高　TC增高是冠心病的危险因素之一，高TC者动脉硬化、冠心病的发生率较高。TC升高还见于甲状腺功能减退症、糖尿病、肾病综合征、胆总管阻塞、长期高脂饮食等。

（2）TC降低　见于重症肝脏疾病，如急性重型肝炎、肝硬化等。

（二）血清甘油三酯（TG）测定

[参考值]

0.56~1.70mmol/L。

[临床意义]

（1）TG增高　常见于冠心病、原发性高脂血症、动脉硬化症、肥胖症、阻塞性黄疸、糖尿病、肾病综合征等。

（2）TG降低　见于甲状腺功能亢进症、肾上腺皮质功能减退或肝功能严重低下等。

（三）血清脂蛋白测定

[参考值]

低密度脂蛋白胆固醇（LDL-C）：≤3.12mmol/L为合适范围，3.15mmol/L~3.61mmol/L为边缘性升高，>3.64mmol/L为升高。

高密度脂蛋白胆固醇（HDL-C）：1.03~2.07mmol/L，>1.04mmol/L为合适范围，<0.91mmol/L为降低。

[临床意义]

（1）高密度脂蛋白胆固醇　HDL-C具有抗动脉粥样硬化作用，与TG呈负相关，也与冠心病发病呈负相关。HDL-C明显降低，多见于心脑血管病、糖尿病、肝炎、肝硬化等。

（2）低密度脂蛋白胆固醇　LDL-C与冠心病发病呈正相关，LDL-C升高是动脉粥样硬化的潜在危险因素。

九、血清钾、钠、氯、钙

（一）血钾测定

[参考值]

3.5~5.5mmol/L。

[临床意义]

（1）血清钾增高　见于：①肾脏排钾减少，如急慢性肾功能不全及肾上腺皮质功能减退等；②摄入或注射大量钾盐，超过肾脏排钾能力；③严重溶血或组织损伤；④组织缺氧或代谢性酸中毒时大量细胞内的钾转移至细胞外。

（2）血清钾降低　见于：①钾盐摄入不足，如长期低钾饮食、禁食或厌食等；②钾丢失过多，如严重呕吐、腹泻或胃肠减压，应用排钾利

尿剂及肾上腺皮质激素。

（二）血清钠测定

[参考值]

135～145mmol/L。

[临床意义]

（1）血清钠增高　临床上较少见，可因过多地输入含钠盐的溶液、肾上腺皮质功能亢进、脑外伤或急性脑血管病等所致。

（2）血清钠降低　临床上较常见。见于：①胃肠道失钠，如幽门梗阻，呕吐，腹泻，胃肠道、胆道、胰腺手术后造瘘、引流等；②尿钠排出增多，见于严重肾盂肾炎、肾小管严重损害、肾上腺皮质功能不全、糖尿病及应用利尿剂治疗等；③皮肤失钠，如大量出汗、大面积烧伤及创伤等；④抗利尿激素过多，如肾病综合征、肝硬化腹水及右心衰竭等。

（三）血清氯化物测定

[参考值]

96～106mmol/L。

[临床意义]

（1）血清氯化物降低　低钠血症常伴低氯血症。但当大量损失胃液时，以失氯为主而失钠很少；若大量丢失肠液时，则失钠甚多而失氯较少。低氯血症还见于大量出汗、长期应用利尿剂等引起氯离子丢失过多。

（2）血清氯化物增高　见于过量补充氯化钠、氯化钙、氯化铵溶液，高钠血症性脱水，肾功能不全、尿路梗阻或心力衰竭等所致的肾脏排氯减少。

（四）血清钙测定

[参考值]

总钙：甲基麝香草酚蓝比色法，成年人2.08～2.60mmol/L，儿童2.23～2.80mmol/L。

邻-甲酚酞络合酮比色法，成年人2.03～2.54mmol/L，儿童2.25～2.67mmol/L。

乙二胺四乙酸二钠滴定法，成年人2.25～2.75mmol/L，儿童2.50～3.00mmol/L。

[临床意义]

血清钙增高常见于下列疾病：甲状腺功能亢进、维生素D过多症、多发性骨髓瘤、结节病引起肠道过量吸收钙而使血钙增加。

血清钙减低可引起神经肌肉应激性增强而使手足抽搐，可见于下列疾患：①甲状旁腺功能减退：甲状腺手术摘除时伤及甲状旁腺而引起机能减退，血清钙可下降到1.25～1.50mmol/L，血清磷可增高到1.62～2.42mmol/L。②慢性肾炎尿毒症时，肾小管中维生素$D_3$1-羟化酶不足，活性维生素D_3不足，使得血清总钙下降，由于血浆白蛋白减低使结合钙减低，但代谢性酸中毒而使离子钙增高，所以不易发生手足抽搐。③佝偻病与软骨病：体内缺乏维生素D，使钙吸收障碍，血清钙、磷均偏低。④吸收不良性低血钙：在严重乳糜泻时，饮食中的钙与不吸收的脂肪酸生成钙皂而排出。⑤大量输入柠檬酸盐抗凝后，可引起低血钙的手足抽搐。

十、血清淀粉酶

[参考值]

Somogyi法：血清800～1800U/L，尿液100～1200U/L。

[临床意义]

（1）活性增高　见于：①胰腺炎：急性胰腺炎血、尿淀粉酶明显升高，慢性胰腺炎急性发作、胰腺囊肿等AMS也升高；②胰腺癌；③急腹症，如消化性溃疡穿孔、机械性肠梗阻、胆管梗阻、急性胆囊炎等。

（2）活性降低　见于慢性胰腺炎、胰腺癌。

十一、血清心肌标志物（心肌酶、肌钙蛋白）

（一）血清肌酸激酶（CK）测定

[参考值]

酶偶联法（37℃）：男性38～174U/L，女性

26~140U/L。

[临床意义]

（1）心脏疾患　①急性心肌梗死：发病后数小时即开始增高，是 AMI 早期诊断的敏感指标之一；②心肌炎。

（2）骨骼肌病变与损伤　如多发性肌炎、进行性肌营养不良、重症肌无力等。

（3）其他　心脏或非心脏手术及心导管术、电复律等时，均可引起 CK 活性升高。

（二）血清肌酸激酶同工酶测定

[参考值]

琼脂糖凝胶电泳法：CKMM 活性 94%~96%，CKMB 活性<5%，CKBB 极少或为 0。

[临床意义]

（1）CKMB 增高　见于：①急性心肌梗死：是早期诊断急性心肌梗死的重要指标，特异性及敏感性较高；②其他心肌损伤：如心肌炎、心脏手术等。

（2）CKMM 增高　见于急性心肌梗死，其他肌肉疾病，如重症肌无力、肌萎缩、多发性肌炎，以及手术、创伤等。

（3）CKBB 增高　见于：①神经系统疾病，如脑梗死、脑损伤、脑出血等；②肿瘤，如肺、肠、胆囊、前列腺等部位肿瘤。

（三）乳酸脱氢酶测定

[参考值]

LDH 活性 104~245U/L（连续监测法）。

[临床意义]

（1）肝胆疾病　肝癌尤其是转移性肝癌时 LDH 显著升高；急性肝炎、慢性肝炎等多数肝胆疾病也常有 LDH 的升高。

（2）急性心肌梗死。

（3）其他疾病　恶性肿瘤、白血病、骨骼肌损伤、肌营养不良、胰腺炎、肺梗死等均有 LDH 的升高。

（四）心肌肌钙蛋白 T（cTnT）测定

[参考值]

ELISA 法：cTnT 0.02~0.13μg/L。超过 0.2μg/L 为诊断临界值，超过 0.5μg/L 可诊断为急性心肌梗死。

[临床意义]

（1）急性心肌梗死　发病 3~6h 后 cTnT 开始升高，其敏感性及特异性优于 CKMB 和 LDH。

（2）不稳定型心绞痛　cTnT 也常升高，提示有微小心肌梗死的可能。

（五）肌钙蛋白 I（cTnI）测定

[参考值]

ELISA 法：cTnI<0.2μg/L。诊断临界值为>1.5μg/L。

[临床意义]

（1）急性心肌梗死　在发病后 3~6h cTnI 开始升高，其特异性较 cTnT 高。

（2）不稳定型心绞痛　cTnI 也可升高，提示有小范围梗死的可能。

十二、抗链球菌溶血素"O"

[参考值]

定性：阴性。定量：ASO<500U（乳胶凝集法）。

[临床意义]

ASO 升高常见于 A 群溶血性链球菌感染及感染后免疫反应所致的疾病，如感染性心内膜炎及扁桃体炎、风湿热、链球菌感染后急性肾小球肾炎等。

十三、类风湿因子与抗核抗体

（一）类风湿因子（RF）检查

[参考值]

定性：阴性。定量：血清稀释度<1:10。

[临床意义]

（1）未经治疗的类风湿关节炎病人，RF 阳性率为 80%，且滴度常超过 1:160。

(2) 系统性红斑狼疮、硬皮病、皮肌炎等风湿性疾病，以及感染性疾病如传染性单核细胞增多症、感染性心内膜炎、结核病等，RF 也可阳性，但其滴度均较低。有 1%~4% 的正常人可呈弱阳性反应，尤以 75 岁以上的老年人多见。

（二）抗核抗体（ANA）检查

[参考值]

间接免疫荧光法（IIF）或 ELISA 法：阴性。

[临床意义]

抗核抗体（ANA）对很多自身免疫性疾病有诊断价值。在不同疾病中，特别是风湿性疾病，其抗体谱有一定的特征性。对于系统性红斑狼疮（SLE）、药物性狼疮、混合性结缔组织病（MCTD），ANA 的检出率可达 95%~100%；干燥综合征为 70%~80%；进行性系统性硬化症（PSS）检出率可达 85%~95%；其他如类风湿关节炎、多发性肌炎和皮肌炎、慢性活动性肝炎、溃疡性结肠炎等也有 20%~50% 的检出率。此外，桥本甲状腺炎、重症肌无力、多发性动脉炎也可检出 ANA。ANA 阳性已被美国风湿病学会列为 SLE 的诊断标准之一。

十四、浆膜腔积液

根据浆膜腔积液的形成原因及性质的不同，可分为漏出液和渗出液两类，二者鉴别要点见表 8-3。

表 8-3 漏出液与渗出液的鉴别要点

项目	漏出液	渗出液
原因	非炎症性	炎症、肿瘤或理化刺激
外观	淡黄、浆液性	黄色、脓性、血性、乳糜性
透明度	透明或微混	多混浊
比重	<1.015	>1.018
凝固	不自凝	能自凝
黏蛋白定性	阴性	阳性
蛋白质定量	<25g/L	>30g/L
葡萄糖定量	与血糖相近	常低于血糖水平
细胞计数	常<100×10^6/L	常>500×10^6/L
细胞分类	以淋巴细胞为主	以中性粒细胞或淋巴细胞为主
细菌检查	阴性	可找到致病菌
LDH	<200IU	>200IU

十五、常用肿瘤标志物（AFP、CEA）

（一）血清甲胎蛋白（AFP）测定

[参考值]

RIA 或 ELISA 法：<20μg/L。

[临床意义]

（1）原发性肝癌　AFP 是目前诊断原发性肝细胞癌最特异的标志物，50% 患者 AFP>300μg/L，但也有部分病人 AFP 不增高或增高不明显。

（2）病毒性肝炎、肝硬化　AFP 可升高（常<200μg/L）。

（3）妊娠　妊娠 3~4 个月后，AFP 上升，7~8 个月达高峰（<400μg/L），分娩后约 3 周即恢复正常。孕妇血清中 AFP 异常升高，有可能为胎儿神经管畸形。

（4）其他　生殖腺胚胎性肿瘤、胃癌、胰腺癌等血中 AFP 也可增加。

（二）癌胚抗原（CEA）测定

[参考值]

ELISA 或 CLIA 法：<5ng/mL。

[临床意义]

血清 CEA>20ng/mL 常提示有恶性肿瘤，如结直肠癌、肺癌、胃癌、乳腺癌、胰腺癌、卵巢癌和子宫癌等，CEA 水平升高率为 25%~70%。首次治疗成功后，CEA 水平下降至正常水平持续稳定，CEA 水平再次缓升提示癌的复发。非癌症良性疾病患者的 CEA 浓度也可升高，如肝硬化、肺气肿、直肠息肉、胃肠道炎症等，一般＜105ng/mL。CEA 不适用于一般人群中的肿瘤筛查。

十六、甲状腺功能（FT_3、FT_4、TSH）

（一）游离三碘甲状腺原氨酸（FT_3）测定

[参考值]

TrFIA 法：4.7~7.8pmol/L。

CLIA 法：3.67~10.43pmol/L。

ECLIA 法：2.8~7.1pmol/L。

[临床意义]

甲状腺功能亢进包括甲亢危象时，FT_3 明显升高，缺碘亦会引起 FT_3 浓度的代偿性升高。此外 T_3 甲亢、毒性弥漫性甲状腺肿、初期慢性淋巴细胞性甲状腺炎等 FT_3 也明显升高。而甲状腺功能减退、低 T_3 综合征、黏液性水肿、晚期桥本甲状腺炎等 FT_3 则明显降低。应用糖皮质激素、苯妥英钠、多巴胺等药物治疗时可出现 FT_3 降低。

（二）游离甲状腺素（FT_4）测定

[参考值]

TrFIA 法：8.7~17.3pmol/L。

CLIA 法：11.2~20.1pmol/L。

ECLIA 法：12.0~22.0pmol/L。

[临床意义]

甲状腺功能亢进包括甲亢危象、结节性甲状腺肿、毒性弥漫性甲状腺肿、初期桥本甲状腺炎等 FT_4 均有明显升高；部分无痛性甲状腺炎、重症感染发热、重危患者，或应用某些药物如肝素，亦会引起 FT_4 的升高。

甲状腺功能减退、黏液性水肿、晚期桥本甲状腺炎、应用抗甲状腺药物等 FT_4 的降低较 FT_3 更为明显；服用糖皮质激素、苯妥英钠以及部分肾病综合征患者，其 FT_4 亦有下降。

（三）促甲状腺激素（TSH）测定

[参考值]

TrFIA 法：0.63~4.69μU/mL。

CLIA 法：0.2~7.0mIU/L。

ECLIA 法：0.27~4.20mIU/L。

[临床意义]

对原发性甲状腺功能减退患者 TSH 的测定是其最灵敏的指标，因甲状腺激素分泌减少，对垂体的反馈抑制减弱，TSH 分泌增多；轻度慢性淋巴细胞性甲状腺炎、甲状腺功能亢进接受 [131]I 治疗后和某些严重缺碘或地方性甲状腺肿流行地区的居民中，亦可伴有 TSH 的升高。异位或异源促甲状腺激素综合征与极个别垂体肿瘤患者也会分泌 TSH 过多，引起甲亢。

继发性甲状腺功能减退患者、甲状腺功能亢进患者 TSH 值正常或减低。在原发性甲减患者用甲状腺制剂替代治疗期间，可测定 TSH 作为调节药量的参考。

第九章　中医常见病

第一节　感　冒

感冒是感受触冒风邪，邪犯卫表而导致的常见外感疾病，临床表现以鼻塞、流涕、喷嚏、咳嗽、头痛、恶寒、发热、全身不适、脉浮为特征。本病四季均可发生，尤以冬春两季为多。病情轻者多为感受当令之气，称为伤风、冒风、冒寒；病情较重者多为感受非时之邪，称为重伤风。在一个时期内广泛流行、病情类似者，称为时行感冒。

一、病因病机

（一）病因

外感六淫、时行疫毒。

（二）病机

外邪侵袭人体是否发病，关键在于卫气之强弱（内因），同时与感邪的轻重有关（外因）。

外邪侵犯肺卫的途径有二，或从口鼻而入，或从皮毛内侵。感冒的基本病机是卫表不和，肺失宣肃。感冒病位在肺卫，主要在卫表。病理因素为六淫之邪。感冒的病理性质，常人多属实证，虚体感冒则属虚实夹杂。

根据四时六气不同，以及体质的差异，临床常见风寒、风热、暑湿三证。虚体感冒除表证外，还可见正虚的表现。如感受时行疫毒则病情多重，甚或变生他病。在病程中亦可见寒与热的转化或错杂。

二、诊断与病证鉴别

（一）诊断依据

1. 临证以卫表及鼻咽症状为主，可见鼻塞、流涕、多嚏、咽痒、咽痛、周身酸楚不适、恶风或恶寒，或有发热等。若风邪夹暑、夹湿、夹燥，还可见相关症状。

2. 时行感冒多呈流行性，在同一时期发病人数剧增，且病证相似，多突然起病，恶寒，发热（多为高热），周身酸痛，疲乏无力，病情一般较普通感冒为重。

3. 病程一般 3~7 日，普通感冒不易传变，时行感冒可传变入里，变生他病。

4. 四季皆可发病，而以冬、春两季为多。

（二）病证鉴别

1. 感冒与风温

感冒特别是风热感冒与风温初起颇为相似，但风温病势急骤，寒战发热甚至高热，汗出后热虽暂降，但脉数不静，身热旋即复起，咳嗽胸痛，头痛较剧，甚至出现神志昏迷、惊厥、谵妄等传变入里的证候。而感冒发热一般不高或不发热，病势轻，不传变，服解表药后，多能汗出热退，脉静身凉，病程短，预后良好。

2. 普通感冒与时行感冒

普通感冒病情较轻，全身症状不重，少有传变。在气候变化时发病率可以升高，但无明显流行特点。若感冒1周以上不愈，发热不退或反见加重，应考虑感冒继发他病，传变入里。时行感冒病情较重，发病急，全身症状显著，可以发生传变，化热入里，继发或合并他病，具有广泛的传染性、流行性。

三、辨证论治

（一）辨证要点

感冒首先应辨别普通、时行感冒；其次须辨别虚体、实体感冒；最后还要辨别风寒、风热、暑湿感冒。

1. 鉴别普通感冒与时行感冒

普通感冒与时行感冒的鉴别参见病证鉴别。

2. 辨感冒之虚实

实体感冒一般以风寒、风热、暑湿症状为主，病程短，痊愈快；虚体感冒者病程长，常呈反复感邪、反复发病之势，同时兼有气、血、阴、阳虚损症状。气虚感冒除感冒症状外，兼有平素神疲体弱，气短懒言，反复易感特征；阴虚感冒除感冒症状外，兼有口干咽燥，干咳少痰，舌红少苔，脉细数等阴虚症状。

3. 辨别风寒、风热、暑湿感冒

风寒感冒以恶寒重，发热轻，鼻涕、痰液清稀色白，咽不痛，脉浮紧为特点；风热感冒以恶寒轻，发热重，鼻涕、痰液稠厚色黄，咽痛，脉浮数为特点；暑湿感冒发于夏季，以身热不扬，恶风少汗，头昏身重，胸闷纳呆，苔腻，脉濡为特点。

（二）治疗原则

感冒的病位在卫表肺系，治疗应因势利导，从表而解，采用解表达邪的治疗原则。风寒证治以辛温发汗；风热证治以辛凉清解；暑湿杂感者，又当清暑祛湿解表；虚体感冒则当扶正解表。

（三）证治分类

感冒从大的方面可分为常人感冒和虚体感冒。常人感冒临床分为风寒感冒、风热感冒、暑湿感冒三大证型；虚体感冒多为气虚感冒和阴虚感冒。

1. 常人感冒

（1）风寒感冒

主症：恶寒重，发热轻，无汗，头痛，肢节酸疼，鼻塞声重，或鼻痒喷嚏，时流清涕，咽痒，咳嗽，咳痰稀薄色白，口不渴或渴喜热饮，舌苔薄白而润，脉浮或浮紧。

证机概要：风寒外束，卫阳被郁，腠理闭塞，肺气不宣。

治法：辛温解表。

代表方：荆防达表汤或荆防败毒散加减。

常用药：荆芥、防风、紫苏叶、淡豆豉、葱白、生姜、杏仁、前胡、桔梗、橘红、甘草。

加减：若表寒重，头身痛，憎寒发热，无汗者，配麻黄、桂枝以增强发表散寒之功；若表湿较重，肢体酸痛，头重头胀，身热不扬者，加羌活、独活祛风除湿，或用羌活胜湿汤加减。

风寒之证慎用辛凉，因辛凉之品可致汗出不易，病邪难以外达，反致不能速解，甚或发生变证。

（2）风热感冒

主症：身热较著，微恶风，汗泄不畅，头胀痛，面赤，咳嗽，痰黏或黄，咽燥，或咽喉乳蛾红肿疼痛，鼻塞，流黄浊涕，口干欲饮，舌苔薄白微黄，舌边尖红，脉浮数。

证机概要：风热犯表，热郁肌腠，卫表失和，肺失清肃。

治法：辛凉解表。

代表方：银翘散或葱豉桔梗汤加减。

常用药：金银花、连翘、黑山栀、淡豆豉、薄荷、荆芥、竹叶、芦根、牛蒡子、桔梗、甘草。

加减：若风热上壅，头胀痛较甚，加桑叶、菊花以清利头目；时行感冒热毒较盛，壮热恶寒，头痛身痛，咽喉肿痛，咳嗽气粗，配大青叶、蒲公英、草河车等清热解毒；若风寒外束，入里化热，热为寒遏，烦热恶寒，少汗，咳嗽气急，痰稠，声哑，苔黄白相兼，可用石膏合麻黄内清肺热，外散表寒。

风热之证不可过用辛温，以防助热燥液动血之弊，或引起传变。

（3）暑湿感冒

主症：身热，微恶风，汗少，肢体酸重或疼痛，头昏重胀痛，咳嗽痰黏，鼻流浊涕，心烦口渴，或口中黏腻，渴不多饮，胸闷脘痞，泛恶，腹胀，大便或溏，小便短赤，舌苔薄黄而腻，脉濡数。

证机概要：暑湿遏表，湿热伤中，表卫不和，肺气不清。

治法：清暑祛湿解表。

代表方：新加香薷饮加减。

常用药：香薷、金银花、连翘、鲜荷叶、鲜芦根、厚朴、扁豆花。

加减：若暑热偏盛，可加黄连、山栀、黄芩、青蒿清暑泄热；湿困卫表，肢体酸重疼痛较甚，加豆卷、藿香、佩兰等芳化宣表。

感冒实证初期一般忌用补敛之品，以免留邪。

2. 虚体感冒

体虚之人，卫外不固，感受外邪，常缠绵难愈，或反复不已。其病邪属性仍不外四时六淫，临床表现肺卫不和与正虚症状并见。治疗当扶正达邪，在疏散药中酌加补正之品。

（1）气虚感冒

主症：恶寒较甚，发热，无汗，头痛身楚，咳嗽，痰白，咳痰无力，平素神疲体弱，气短懒言，反复易感，舌淡苔白，脉浮而无力。

证机概要：表虚卫弱，风寒乘袭，气虚无力达邪。

治法：益气解表。

代表方：参苏饮加减。

常用药：党参、甘草、茯苓、紫苏叶、葛根、前胡、半夏、陈皮、枳壳、桔梗。

加减：若表虚自汗，易伤风邪者，可常服玉屏风散益气固表，以防感冒；见恶寒重，发热轻，四肢欠温，语音低微，舌质淡胖，脉沉细无力，为阳虚感冒，当助阳解表，用再造散加减。

对气虚感冒者，用药忌大剂量发汗之品，如麻黄、桂枝等，以免出汗过多，气随津脱。对阳虚感冒者，忌用大剂量寒凉药物，如石膏、板蓝根等，以免耗伤阳气。

（2）阴虚感冒

主症：身热，微恶风寒，少汗，头昏，心烦，口干咽燥，干咳少痰，舌红少苔，脉细数。

证机概要：阴亏津少，外受风热，表卫失和，津液不能作汗。

治法：滋阴解表。

代表方：加减葳蕤汤化裁。

常用药：玉竹、甘草、大枣、淡豆豉、薄荷、葱白、桔梗、白薇。

加减：阴伤较重，口渴、咽干明显，加沙参、麦冬以养阴生津；血虚，面色无华，唇甲色淡，脉细，加地黄、当归，滋阴养血，或用葱白七味饮。

对阴虚感冒者，忌用辛温重剂，以防损伤阴血之弊。

四、转归预后

在感冒病程中，可以出现寒热等不同证候之间的转化错杂。

一般而言，感冒预后良好，病程较短而易愈，反复感冒，则易伤正气。少数可因感冒诱发其他宿疾而使病情恶化。对老年、婴幼儿、体弱患者以及时行感冒重症，必须加以重视，防止发生传变，或同时夹杂其他疾病。

五、预防与调护

生活调理：应慎起居，适寒温，在冬春之际尤当注意防寒保暖，盛夏亦不可贪凉露宿。注意锻炼，增强体质，以御外邪。常易患感冒者，可坚持每天按摩迎香穴，并服用调理防治方药。

1. 季节性预防用药要点

（1）冬春风寒当令季节，可服贯众汤（贯众、紫苏、荆芥各10g，甘草5g）。

（2）夏令暑湿当令季节，可服藿佩汤（藿香、佩兰各5g，薄荷1.5g，鲜者用量加倍）。

2. 时行感冒流行期间注意事项

（1）预防用药，可在体质辨析基础上用贯众、板蓝根、生甘草煎服。

（2）注意防护，尽量少去人口密集的公共场所，防止交叉感染。

(3) 注意室内消毒。

3. 护理

感冒治疗期间应注意护理，发热者须适当休息。饮食宜清淡。对时行感冒重症及老年、婴幼儿、体虚者，须加强观察，预测并及时发现病情变化，如高热动风、邪陷心包、合并或继发其他疾病等。

4. 注意煎药和服药方法

汤剂煮沸后 5~10 分钟即可，过煮则降低药效。趁温热服，服后避风，覆被取汗，或进热粥、米汤以助药力。得汗、脉静、身凉为病邪外达之象，无汗则提示邪尚未祛。出汗后尤应避风，以防复感。

第二节 咳 嗽

咳嗽是指肺失宣降，肺气上逆发出咳声，或伴咳吐痰液的一种病证。分别言之，有声无痰为咳，有痰无声为嗽，一般多为痰声并见，难以截然分开，故以咳嗽并称。

一、病因病机

（一）病因

外感六淫，内邪干肺。

（二）病机

咳嗽的基本病机为邪犯于肺，肺气上逆。咳嗽的病位在肺，与肝、脾有关，久则及肾。

咳嗽的病理性质，外感咳嗽属于邪实，为六淫外邪犯肺，肺气壅遏不畅所致。内伤咳嗽，病理因素主要为"痰"与"火"，病理性质多为虚实夹杂。

他脏有病而及肺者，多因实致虚。如肝火犯肺者，每见气火炼液为痰，灼伤肺津。痰湿犯肺者，多因湿困中焦，水谷不能化为精微上输以养肺，反而聚生痰浊，上干于肺，久延则肺脾气虚，气不化津，痰浊更易滋生，此即"脾为生痰之源，肺为贮痰之器"的道理。甚则病及于肾，以致肺虚不能主气，肾虚不能纳气，由咳致喘。如痰湿蕴肺，遇外感引触，痰从热化，则易耗伤肺阴。

肺脏自病者，多因虚致实。如肺阴不足每致阴虚火炎，灼津为痰；肺气亏虚，气不化津，津聚成痰，甚则痰从寒化为饮。外感咳嗽与内伤咳嗽可相互为病。

二、诊断与病证鉴别

（一）诊断依据

临床以咳嗽、咳痰为主要表现。应详细询问病史的新久，起病的缓急，是否兼有表证，判断外感和内伤。外感咳嗽，起病急，病程短，常伴肺卫表证。内伤咳嗽，常反复发作，病程长，多伴其他兼证。

（二）病证鉴别

1. 咳嗽与喘证

咳嗽与喘证均为肺气上逆之病证，临床上也常见咳、喘并见，但咳嗽以气逆有声，咳吐痰液为主，喘证以呼吸困难，甚则不能平卧为临床特征。

2. 咳嗽与肺痨

咳嗽与肺痨均可有咳嗽、咳痰症状，但后者为感染"痨虫"所致，有传染性，同时兼见潮热、盗汗、咯血、消瘦等症，可资鉴别。

三、辨证论治

（一）辨证要点

咳嗽首先应辨外感、内伤；其次要辨虚实；最后辨咳嗽、痰液的特点以判别不同的病邪、病理因素、病变脏器与虚损之性质。

1. 辨外感内伤

外感咳嗽，多为新病，起病急，病程短，常伴恶寒、发热、头痛等肺卫表证。内伤咳嗽，多为久病，常反复发作，病程长，可伴他脏见症。

2. 辨证候虚实

外感咳嗽以风寒、风热、风燥为主，一般属邪实。而内伤咳嗽多为虚实夹杂，本虚标实，虚实之间尚有先后主次的不同，他脏有病而及肺者，多因实致虚，肺脏自病者，多因虚致实。详言之，痰湿、痰热、肝火多为邪实正虚；肺阴亏耗则属正虚，或虚中夹实。应分清标本主次缓急。

3. 辨咳嗽及咳痰特点

咳嗽一般从时间、节律、性质、声音以及加重因素鉴别；痰液从色、质、量、味等辨别。

咳嗽时作，白天多于夜间，咳而急剧，声重，或咽痒则咳作者，多为外感风寒、风热或风燥引起；若咳声嘶哑，病势急而病程短者，为外感风寒、风热或风燥，病势缓而病程长者，为阴虚或气虚；咳声粗浊者，多为风热或痰热伤津所致；早晨咳嗽，阵发加剧，咳嗽连声重浊，痰出咳减者，多为痰湿或痰热咳嗽；午后、黄昏咳嗽加重，或夜间有单声咳嗽，咳声轻微短促者，多属肺燥阴虚；夜卧咳嗽较剧，持续不已，少气或伴气喘者，为久咳致喘的虚寒证；咳而声低气怯者属虚，洪亮有力者属实；饮食肥甘、生冷加重者多属痰湿；情志郁怒加重者因于气火；劳累、受凉后加重者多为痰湿、虚寒。

咳而少痰者多属燥热、气火、阴虚；痰多者常属湿痰、痰热、虚寒；痰白而稀薄者属风、属寒；痰黄而稠者属热；痰白质黏者属阴虚、燥热；痰白清稀，透明呈泡沫样者属虚、属寒；咳吐血痰者，多为肺热或阴虚；如脓血相兼者，为痰热瘀结成痈之候；咳嗽，咳吐粉红色泡沫痰，咳而气喘，呼吸困难者，多属心肺阳虚，气不摄血；咳痰有热腥味或腥臭气者为痰热，味甜者属痰湿，味咸者属肾虚。

（二）治疗原则

咳嗽的治疗应分清邪正虚实。

外感咳嗽，多为实证，应祛邪利肺，按病邪性质分风寒、风热、风燥论治。

内伤咳嗽，多属邪实正虚。标实为主者，治以祛邪止咳；本虚为主者，治以扶正补虚。并按本虚标实的主次酌情兼顾。

对于咳嗽的治疗，除直接治肺外，还应从整体出发，注意治脾、治肝、治肾等。

（三）证治分类

咳嗽可概括为外感咳嗽和内伤咳嗽两大类。外感咳嗽分为风寒、风热、风燥咳嗽；内伤咳嗽分为痰湿、痰热、肝火、阴亏等证型。

1. 外感咳嗽

（1）风寒袭肺证

主症：咳嗽声重，气急，咽痒，咳痰稀薄色白，常伴鼻塞，流清涕，头痛，肢体酸楚，或见恶寒发热、无汗等风寒表证，舌苔薄白，脉浮或浮紧。

证机概要：风寒袭肺，肺气失宣。

治法：疏风散寒，宣肺止咳。

代表方：三拗汤合止嗽散加减。

常用药：麻黄、杏仁、桔梗、前胡、橘皮、紫菀、荆芥、陈皮、百部、甘草。

加减：若夹痰湿，咳而痰黏，胸闷，苔腻，可加半夏、厚朴、茯苓以燥湿化痰。

（2）风热犯肺证

主症：咳嗽频剧，气粗或咳声嘶哑，喉燥咽痛，咳痰不爽，痰黏稠或黄，咳时汗出，常伴鼻流黄涕，口渴，头痛，身楚，或见恶风、身热等风热表证，舌苔薄黄，脉浮数或浮滑。

证机概要：风热犯肺，肺失宣肃。

治法：疏风清热，宣肺止咳。

代表方：桑菊饮加减。

常用药：桑叶、菊花、薄荷、连翘、前胡、牛蒡子、杏仁、桔梗、大贝母、枇杷叶。

加减：肺热内盛，身热较著，恶风不显，口渴喜饮者，加黄芩、知母清肺泄热；热邪上壅，咽痛，加射干、山豆根、锦灯笼、赤芍清热利咽；夏令夹暑加六一散、鲜荷叶清解暑热。

（3）风燥伤肺证

主症：干咳，连声作呛，喉痒，咽喉干痛，唇鼻干燥，无痰或痰少而黏，不易咳出，或痰中带有血丝，口干，初起或伴鼻塞、头痛、微寒，身热等表证，舌质红干而少津，苔薄白或薄黄，脉浮数或小数。

证机概要：风燥伤肺，肺失清润。

治法：疏风清肺，润燥止咳。

代表方：桑杏汤加减。

常用药：桑叶、薄荷、淡豆豉、杏仁、前胡、牛蒡子、南沙参、浙贝母、天花粉、梨皮、芦根。

加减：若热重不恶寒，心烦口渴，酌加石膏、知母、黑山栀清肺泄热；肺络受损，痰中夹血，配白茅根清热止血。凉燥证，乃燥证与风寒并见，表现干咳少痰或无痰，咽干鼻燥，兼有恶寒发热，头痛无汗，舌苔薄白而干等症。用药当以温而不燥、润而不凉为原则，方取杏苏散加减。

上述外感咳嗽诸证候忌过早应用敛肺、收涩的镇咳药。误用则致肺气郁遏不得宣畅，不能达邪外出，邪恋不去，反而久咳伤正。

2. 内伤咳嗽

（1）痰湿蕴肺证

主症：咳嗽反复发作，咳声重浊，痰多，因痰而嗽，痰出咳平，痰黏腻或稠厚成块，色白或带灰色，每于早晨或食后则咳甚痰多，进甘甜油腻食物加重，胸闷脘痞，呕恶食少，体倦，大便时溏，舌苔白腻，脉濡滑。

证机概要：脾虚生痰，上渍于肺，壅遏肺气。

治法：燥湿化痰，理气止咳。

代表方：二陈平胃散合三子养亲汤加减。

常用药：半夏、陈皮、茯苓、苏子、莱菔子、白芥子、杏仁、佛耳草、紫菀、款冬花。

加减：咳而痰多稠厚，胸闷脘痞，加苍术、厚朴，以增强燥湿化痰之力；寒痰较重，痰黏白如沫，怯寒背冷，加干姜、细辛温肺化痰；久病脾虚，神疲，加党参、白术、炙甘草；症状平稳后可服六君子丸以资调理，或合杏苏二陈丸标本兼顾。

（2）痰热郁肺证

主症：咳嗽，气息粗促，或喉中有痰声，痰多质黏厚或稠黄，咳吐不爽，或咳血痰，胸胁胀满，咳时引痛，面赤，或有身热，口干而黏，欲饮水，舌质红，舌苔薄黄腻，脉滑数。

证机概要：痰热壅肺，肺失肃降。

治法：清热肃肺，豁痰止咳。

代表方：清金化痰汤加减。

常用药：黄芩、山栀、知母、桑白皮、桔梗、杏仁、贝母、瓜蒌、海蛤壳、竹沥、半夏、橘红。

加减：痰热郁蒸，痰黄如脓或有热腥味，加鱼腥草、金荞麦根、冬瓜仁、薏苡仁等清热化痰；痰热壅盛，腑气不通，胸满咳逆，痰涌，便秘，配葶苈子、大黄、风化硝泻肺通腑逐痰；痰热伤津，口干，舌红少津，配北沙参、天冬、花粉养阴生津。

（3）肝火犯肺证

主症：咳嗽呈阵发性，表现为上气咳逆阵作，咳时面赤，咽干口苦，常感痰滞咽喉而咳之难出，量少质黏，或如絮条，胸胁胀痛，咳时引痛，症状可随情绪波动而增减，舌红或舌边红，舌苔薄黄少津，脉弦数。

证机概要：肝郁化火，上逆侮肺。

治法：清肺泻肝，顺气降火。

代表方：黛蛤散合黄芩泻白散加减。

常用药：桑白皮、地骨皮、黄芩、山栀、牡丹皮、青黛、海蛤壳、粳米、苏子、竹茹、枇杷叶、甘草。

加减：肺气郁滞，胸闷气逆，加瓜蒌、桔梗、枳壳、旋覆花利气降逆；痰黏难咳，加海浮石、知母、贝母清热豁痰；火郁伤津，咽燥口干，咳嗽日久不减，酌加北沙参、麦冬、天花粉、诃子养阴生津敛肺。

（4）肺阴亏耗证

主症：干咳，咳声短促，痰少黏白，或痰中带血丝，或声音逐渐嘶哑，口干咽燥，或午后潮热，颧红，盗汗，日渐消瘦，神疲，舌质红少苔，脉细数。

证机概要：肺阴亏虚，虚热内灼，肺失润降。

治法：滋阴润肺，化痰止咳。

代表方：沙参麦冬汤加减。

常用药：沙参、麦冬、花粉、玉竹、百合、川贝母、甜杏仁、桑白皮、地骨皮、甘草。

加减：肺气不敛，咳而气促，加五味子、诃子以敛肺气；阴虚潮热，酌加功劳叶、银柴胡、青蒿、鳖甲、胡黄连以清虚热；热伤血络，痰中带血，加牡丹皮、山栀、藕节清热止血。

内伤咳嗽忌用宣肺散邪法，误用每致耗损阴液，伤及肺气，正气愈虚。必须注意调护正气，虚实夹杂，当标本兼顾。

四、转归预后

关于咳嗽的转归，首先，本病两大类型外感咳嗽与内伤咳嗽可相互转化。外感咳嗽如迁延失治，邪伤肺气，更易反复感邪，而致咳嗽屡作，肺脏益伤，逐渐转为内伤咳嗽。内伤咳嗽，肺脏有病，卫外不固，易受外邪引发或加重，在气候转冷时尤为明显。久则肺脏虚弱，阴伤气耗，由实转虚。由此可知，咳嗽虽有外感、内伤之分，但两者又可互为因果。其次，咳嗽的不同证候之间也会相互转化。

至于本病转归及预后的影响因素，则与气候、个体差异以及治疗经过有关。一般而言，外感咳嗽其病尚浅而易治，但燥与湿二者较为缠绵。因湿邪困脾，久则脾虚而致积湿生痰，转为内伤之痰湿咳嗽。燥伤肺津，久则肺阴亏耗，成为内伤阴虚肺燥之咳嗽。内伤咳嗽多呈慢性反复发作过程，其病较深，治疗难取速效。如痰湿咳嗽之部分老年患者，由于反复病久，肺脾两伤，可出现痰从寒化为饮，病延及肾的转归，表现为寒饮伏肺或肺气虚寒证候，成为痰饮咳喘。至于肺阴亏虚咳嗽，虽然初起轻微，但如延误失治，则往往逐渐加重，成为劳损。部分患者病情逐渐加重，甚至累及于心，最终导致肺、脾、肾诸脏皆虚，痰浊、水饮、气滞、血瘀互结而演变成为肺胀。

五、预防与调护

对于咳嗽的预防，应注意气候变化，防寒保暖，饮食不宜甘肥、辛辣及过咸，嗜酒及吸烟等不良习惯尤当戒除，避免刺激性气体伤肺。适当参加体育锻炼，以增强体质，提高抗病能力。平素易于感冒者，配合防感冒保健操，面部迎香穴按摩，夜间足三里艾熏。若有感冒应及时诊治。

至于咳嗽的调护，外感咳嗽，如发热等全身症状明显者，应适当休息。内伤咳嗽多呈慢性反复发作，尤其应当注意起居饮食的调护，可据病情适当选食梨、莱菔、山药、百合、荸荠、枇杷等。注意劳逸结合。缓解期应坚持"缓则治本"的原则，补虚固本以图根治。预防的重点在于提高机体卫外功能，增强皮毛腠理御寒抗病能力。若久咳自汗出者，可酌选玉屏风散、生脉饮服用。

第三节　哮　病

哮病是一种发作性的痰鸣气喘疾患。发时喉中有哮鸣声，呼吸气促困难，甚则喘息不能平卧。

一、病因病机

（一）病因

外邪侵袭，饮食不当，体虚病后。

（二）病机

哮病的病位主要在肺，与脾、肾关系密切。

哮病的病理因素以痰为主。痰的产生主要由于人体津液不归正化，凝聚而成，伏藏于肺，则成为发病的潜在"夙根"，因各种诱因如气候、饮食、情志、劳累等诱发。而这些诱因每多错杂相关，其中尤以气候变化为主。哮喘"夙根"论的实质，主要在于脏腑阴阳失调，津液的运化失常，肺不能布散津液，脾不能输化水精，肾不能蒸化水液，而致凝聚成痰，若痰伏于肺则成为潜在的病理因素。

哮病发作时的基本病理变化为"伏痰"遇感引触，痰随气升，气因痰阻，相互搏结，壅塞气道，气道挛急，肺气宣降失常，引动停积之痰，而致痰鸣如吼，气息喘促。若病因于寒，素体阳虚，痰从寒化，属寒痰为患，则发为冷哮；病因于热，素体阳盛，痰从热化，属痰热为患，则发为热哮；如痰热内郁，风寒外束引起发作者，可以表现为外寒内热的寒包热哮；痰浊伏肺，肺气壅实，风邪触发者，则表现为风痰哮；反复发作，正气耗伤或素体肺肾不足者，可表现为虚哮。

哮病的病理性质，发作时为痰阻气闭，病理性质以邪实为主。有寒痰、痰热之分。若长期反复发作，寒痰伤及脾肾之阳，痰热耗灼肺肾之阴，则可从实转虚，在平时表现为肺、脾、肾等脏气虚弱之候。大发作时邪实与正虚错综并见，肺肾两虚，痰浊壅盛，严重者肺不能治理调节心血的运行，肾虚命门之火不能上济于心，则心阳亦同时受累，甚至发生喘脱危候。

二、诊断与病证鉴别

（一）诊断依据

1. 呈反复发作性。常为突然发作，可见鼻痒、喷嚏、咳嗽、胸闷等先兆。喉中有明显哮鸣声，呼吸困难，不能平卧，甚至面色苍白，唇甲青紫，可于数分钟、数小时后缓解。

2. 平时可一如常人，或稍感疲劳、纳差。但病程日久，反复发作，导致正气亏虚，可常有轻度哮鸣，甚至在大发作时持续难平，出现喘脱。

3. 部分患者与先天禀赋有关，家族中可有哮病史。常因气候突变、环境因素、饮食不当、情志失调、劳累等诱发。

（二）病证鉴别

哮病与喘证：哮病和喘证都有呼吸急促、困难的表现。哮必兼喘，但喘未必兼哮。哮指声响言，喉中哮鸣有声，是一种反复发作的独立性疾病；喘指气息言，为呼吸气促困难，是多种肺系急慢性疾病的一个症状。

三、辨证论治

（一）辨证要点

应在分辨发作期与缓解期的基础上，首先辨哮病发病特点，其二辨哮之寒热偏盛，其三辨肺、脾、肾之虚。

1. 辨发病特点

哮病发作有明显的季节性，且有鼻痒、喷嚏、咳嗽、胸闷等先兆症状，则与肺虚表卫不固有关，此时当着重辨清风寒与风热。哮病发作如与饮食密切相关，则与脾虚痰蕴有关，当着重辨清痰湿与痰热之不同。如哮病发作持续数分钟、数十分钟即能缓解者，病情较轻，若持续时间较久者，当警惕喘脱的可能。

2. 辨寒热偏盛

寒哮者，因寒饮伏肺，遇感触发，则呼吸气促，喉中哮鸣，痰白清稀多泡沫。热哮证，因痰热蕴肺，遇感诱发，则气粗息涌，痰鸣如吼，痰黄稠厚，咳吐不利。

3. 辨肺脾肾虚损

肺虚者，自汗畏风，少气乏力，极易感冒；脾虚者，食少便溏，痰多；肾虚者，短气，动则喘甚，腰酸膝软。

（二）治疗原则

当宗朱丹溪"未发以扶正气为主，既发以攻邪气为急"之说，以"发时治标，平时治本"为基本原则。

发时攻邪治标，祛痰利气，寒痰宜温化宣肺，热痰当清化肃肺，寒热错杂者，当温清并施，表证明显者兼以解表，属风痰为患者又当祛风涤痰。反复日久，正虚邪实者，又当兼顾，不可单纯拘泥于祛邪。

若发生喘脱危候，当急予扶正救脱。

平时应扶正治本，阳气虚者应予温补，阴虚

者则予滋养，分别采取补肺、健脾、益肾等法，以冀减轻、减少或控制其发作。

（三）证治分类

根据哮病的临床特点，分为发作期和缓解期。发作期分为冷哮、热哮、寒包热哮、风痰哮、虚哮以及喘脱危证；缓解期临床可见肺脾气虚和肺肾亏虚。

1. 发作期

（1）冷哮证

主症：喉中哮鸣如水鸡声，呼吸急促，喘憋气逆，胸膈满闷如塞，咳不甚，痰少咳吐不爽，色白而多泡沫，口不渴或渴喜热饮，形寒怕冷，天冷或受寒易发，面色青晦，舌苔白滑，脉弦紧或浮紧。

证机概要：寒痰伏肺，遇感触发，痰升气阻，肺失宣畅。

治法：宣肺散寒，化痰平喘。

代表方：射干麻黄汤或小青龙汤加减。

常用药：麻黄、射干、干姜、细辛、半夏、紫菀、款冬、五味子、大枣、甘草。

加减：表寒明显，寒热身疼，配桂枝、生姜辛散风寒；痰涌气逆，不得平卧，加葶苈子、苏子泻肺降逆，并酌加杏仁、白前、橘皮等化痰利气；咳逆上气，汗多，加白芍以敛肺。

（2）热哮证

主症：喉中痰鸣如吼，喘而气粗息涌，胸高胁胀，咳呛阵作，咳痰色黄或白，黏浊稠厚，咳吐不利，口苦，口渴喜饮，汗出，面赤，或有身热，舌质红，苔黄腻，脉滑数或弦滑。

证机概要：痰热蕴肺，壅阻气道，肺失清肃。

治法：清热宣肺，化痰定喘。

代表方：定喘汤或越婢加半夏汤加减。

常用药：麻黄、黄芩、桑白皮、杏仁、半夏、款冬、苏子、白果、甘草。

加减：表寒外束，肺热内郁，加石膏，或用越婢加半夏汤；若肺气壅实，痰鸣息涌，不得平卧，加葶苈子、广地龙泻肺平喘；肺热壅盛，痰吐稠黄，加海蛤壳、射干、知母、鱼腥草以清热化痰；兼有大便秘结者，可用大黄、芒硝、全瓜蒌、枳实通腑以利肺。

（3）寒包热哮证

主症：喉中哮鸣有声，胸膈烦闷，呼吸急促，喘咳气逆，咳痰不爽，痰黏色黄，或黄白相兼，烦躁，发热，恶寒，无汗，身痛，口干欲饮，大便偏干，舌苔白腻，舌尖边红，脉弦紧。

证机概要：痰热壅肺，复感风寒，客寒包火，肺失宣降。

治法：解表散寒，清化痰热。

代表方：小青龙加石膏汤或厚朴麻黄汤加减。

常用药：麻黄、桂枝、细辛、生石膏、厚朴、杏仁、生姜、半夏、甘草、大枣。

加减：喘哮，痰鸣气逆，加射干、葶苈子、苏子祛痰降气平喘；痰吐稠黄胶黏加黄芩、前胡、瓜蒌皮等清化痰热。

（4）风痰哮证

主症：喉中痰涎壅盛，声如拽锯，或鸣声如吹哨笛，喘急胸满，但坐不得卧，咳痰黏腻难出，或为白色泡沫痰液，无明显寒热倾向，面色青暗，起病多急，常倏忽来去，发前自觉鼻、咽、眼、耳发痒，喷嚏，鼻塞，流涕，胸部憋塞，随之迅即发作，舌苔厚浊，脉滑实。

证机概要：痰浊伏肺，风邪引触，肺气郁闭，升降失司。

治法：祛风涤痰，降气平喘。

代表方：三子养亲汤加味。

常用药：麻黄、杏仁、白芥子、苏子、莱菔子、僵蚕、厚朴、半夏、陈皮、茯苓。

加减：痰壅喘急，不能平卧，加用葶苈子、猪牙皂泻肺涤痰，必要时可暂予控涎丹泻肺祛痰；若感受风邪而发作者，加苏叶、防风、苍耳草、蝉衣、地龙等祛风化痰。若情志不遂，肝木郁而化风者，可用过敏煎加郁金、僵蚕、钩藤、地龙、白附子等疏肝解郁。

（5）虚哮证

主症：喉中哮鸣如鼾，声低，气短息促，动则喘甚，发作频繁，甚则持续喘哮，口唇、爪甲青紫，咳痰无力，痰涎清稀或质黏起沫，面色苍白或颧红唇紫，口不渴或咽干口渴，形寒肢冷或烦热，舌质淡或偏红，或紫暗，脉沉细或细数。

证机概要：哮病久发，痰气瘀阻，肺肾两虚，摄纳失常。

治法：补肺纳肾，降气化痰。

代表方：平喘固本汤加减。

常用药：党参、黄芪、胡桃肉、沉香、脐带、冬虫夏草、五味子、苏子、半夏、款冬、橘皮。

加减：有肾阳虚表现者，加附子、鹿角片、补骨脂、钟乳石；肺肾阴虚，配沙参、麦冬、生地黄、当归；痰气瘀阻，口唇青紫，加桃仁、苏木；气逆于上，动则气喘，加紫石英、磁石镇纳肾气。

2. 缓解期

（1）肺脾气虚证

主症：有哮喘反复发作史，气短声低，自汗，怕风，常易感冒，倦怠无力，食少便溏，或喉中时有轻度哮鸣，痰多质稀，色白，舌质淡，苔白，脉细弱。

证机概要：哮病日久，肺虚不能主气，脾虚健运无权，气不化津，痰饮蕴肺，肺气上逆。

治法：健脾益气，补土生金。

代表方：六君子汤加减。

常用药：党参、白术、茯苓、法半夏、橘皮、山药、薏苡仁、五味子、甘草。

加减：表虚自汗，加炙黄芪、浮小麦、大枣，或用玉屏风散；怕冷、畏风，易感冒，可加桂枝、白芍、制附片；痰多者，加前胡、杏仁。

（2）肺肾两虚证

主症：有哮喘发作史，短气息促，动则为甚，吸气不利，咳痰质黏起沫，脑转耳鸣，腰酸腿软，心慌，不耐劳累，或五心烦热，颧红，口干，舌质红少苔，脉细数，或畏寒肢冷，面色苍白，舌苔淡白，质胖，脉沉细。

证机概要：哮病久发，精气亏乏，肺肾摄纳失常，气不归原，津凝为痰。

治法：补肺益肾。

代表方：生脉地黄汤合金水六君煎加减。

常用药：熟地黄、山萸肉、胡桃肉、当归、人参、麦冬、五味子、茯苓、半夏、陈皮、甘草。

加减：临床表现以肺气阴两虚为主者，加黄芪、沙参、百合；肾阳虚为主者，酌加补骨脂、仙灵脾、鹿角片、制附片、肉桂；肾阴虚为主者，加生地黄、冬虫夏草。另可常服紫河车粉补益肾精。

四、转归预后

哮病是一种反复发作的肺系疾病。由于哮有"夙根"，遇有诱因，可致哮喘反复发作，在平时亦觉短气，疲乏，并有轻度喘哮，难以全部消失。一旦大发作时，每易持续不解，邪实与正虚错综并见，严重者肺不能治理调节心血的运行，肾虚命门之火不能上济于心，则心阳亦同时受累，甚至发生喘脱危候。如哮喘长期不愈，反复发作，病由肺脏影响及脾、肾、心，可导致肺气胀满，不能敛降之肺胀重证。

从年龄上讲，部分青少年哮病患者，随着年龄的增长，正气渐充，肾气日盛，再辅以药物治疗，可以终止发作，而中老年及体弱患者，肾气渐衰，发作频繁，易变生他病。

五、预防与调护

平时注意保暖，防止感冒，避免因寒冷空气的刺激而诱发。根据身体情况，进行适当的体育锻炼，以逐步增强体质，提高抗病能力。饮食宜清淡，忌肥甘油腻，防止生痰生火，避免海膻发物；避免烟尘异味；保持心情舒畅，避免不良情绪的影响；劳逸适当，防止过度疲劳。平时可常服玉屏风散、肾气丸等药物，以调护正气，提高抗病能力。

第四节 喘 证

喘即气喘、喘息。喘证是由肺失宣降，肺气上逆，或肺肾出纳失常而致的以呼吸困难，甚至张口抬肩，鼻翼扇动，不能平卧为临床特征的病证。

一、病因病机

喘证常由多种疾患引起，病因复杂，概言之有外感、内伤两大类。外感为六淫外邪侵袭肺系；内伤为饮食不当、情志失调、劳欲久病等。

（一）病因

外邪侵袭、饮食不当、情志所伤、劳欲久病。

（二）病机

喘证的基本病机是肺气上逆，宣降失职，或气无所主，肾失摄纳。喘证的病位主要在肺和肾，涉及肝、脾、心。喘证的病理性质有虚实之分。实喘在肺，为外邪、痰浊、肝郁气逆，邪壅肺气，宣降不利所致；虚喘责之肺、肾两脏，因精气不足，气阴亏耗，而致肺肾出纳失常，且尤以气虚为主。实喘病久伤正，由肺及肾，或虚喘复感外邪，或夹痰浊，则病情虚实错杂，每多表现为邪气壅阻于上、肾气亏虚于下的上盛下虚证候。

喘证的严重阶段，不但肺肾俱虚，在孤阳欲脱之时，每多影响心，可导致心气、心阳衰惫，鼓动血脉无力，血行瘀滞，面色、唇舌、指甲青紫，甚至出现喘汗致脱，亡阴、亡阳的危重局面。

二、诊断与病证鉴别

（一）诊断依据

1. 以喘促短气，呼吸困难，甚至张口抬肩，鼻翼扇动，不能平卧，口唇发绀为特征。
2. 可有慢性咳嗽、哮病、肺痨、心悸等病史，每遇外感及劳累而诱发。

（二）病证鉴别

喘证与哮病：喘证和哮病都有呼吸急促、困难的表现。喘指气息而言，为呼吸气促困难，甚则张口抬肩，摇身撷肚，是多种肺系疾病的一个症状；哮指声响而言，必见喉中哮鸣有声，亦伴呼吸困难，是一种反复发作的独立性疾病。喘未必兼哮，而哮必兼喘。

三、辨证论治

（一）辨证要点

喘证的辨证首当分清虚实，实喘又当辨外感内伤，虚喘应辨病变脏腑。

1. 辨清虚实

实喘者呼吸深长有余，呼出为快，气粗声高，伴有痰鸣咳嗽，脉数有力，病势多急；虚喘者呼吸短促难续，深吸为快，气怯声低，少有痰鸣咳嗽，脉微弱或浮大中空，病势徐缓，时轻时重，遇劳则甚。

2. 实喘辨外感内伤

实喘又当辨外感内伤。外感起病急，病程短，多有表证；内伤病程久，反复发作，无表证。

3. 虚喘辨病变脏腑

虚喘应辨病变脏腑。肺虚者劳作后气短不足以息，喘息较轻，常伴有面白，自汗，易感冒；肾虚者静息时亦有气喘，动则更甚，伴有面色苍白，颧红，怯冷，腰酸膝软；心气、心阳衰弱时，喘息持续不已，伴有紫绀，心悸，浮肿，脉结代。

（二）治疗原则

喘证的治疗应以虚实为纲。

实喘治肺，以祛邪利气为主，区别寒、热、痰、气的不同，分别采用温化宣肺、清化肃肺、化痰理气的方法。

虚喘以培补摄纳为主，或补肺，或健脾，或益肾，阳虚则温补，阴虚则滋养。至于虚实夹杂，寒热互见者，又当根据具体情况分清主次，权衡标本，辨证选方用药。

此外，由于喘证多继发于各种急慢性疾病，所以临床上不能见喘治喘，还应当注意积极地治疗原发病。

（三）证治分类

喘证分为实喘和虚喘两大类型。实喘临床可见风寒壅肺、表寒里热、痰热郁肺、肺气郁痹等证候；虚喘则见肺气虚耗、肾虚不纳和正虚喘脱等证候。

1. 实喘

（1）风寒壅肺证

主症：喘息咳逆，呼吸急促，胸部胀闷，痰多稀薄而带泡沫，色白质黏，常有头痛，恶寒，或有发热，口不渴，无汗，舌苔薄白而滑，脉浮紧。

证机概要：风寒上受，内舍于肺，邪实气壅，肺气不宣。

治法：宣肺散寒。

代表方：麻黄汤合华盖散加减。

常用药：麻黄、紫苏子、半夏、橘红、杏仁、紫菀、白前。

加减：若表证明显，寒热无汗，头身疼痛，加桂枝以配麻黄解表散寒；寒痰较重，痰白清稀，量多起沫，加细辛、生姜温肺化痰；如寒饮伏肺，复感客寒而引发者，可用小青龙汤发表温里。

（2）表寒肺热证

主症：喘逆上气，胸胀或痛，息粗，鼻扇，咳而不爽，吐痰稠黏，伴形寒，身热，烦闷，身痛，有汗或无汗，口渴，舌苔薄白或黄，舌边红，脉浮数或滑。

证机概要：寒邪束表，热郁于肺，肺气上逆。

治法：解表清里，化痰平喘。

代表方：麻杏石甘汤加味。

常用药：麻黄、杏仁、石膏、甘草、黄芩、桑白皮、苏子、半夏、款冬花。

加减：表寒重加桂枝解表散寒；痰热重，痰黄黏稠量多，加瓜蒌、贝母清化痰热；痰鸣息涌加葶苈子、射干泻肺消痰。

（3）痰热郁肺证

主症：喘促气涌，胸部胀痛，咳嗽痰多，质黏色黄，或兼有血色，伴胸中烦闷，身热，有汗，口渴而喜冷饮，面赤，咽干，小便赤涩，大便或秘，舌质红，舌苔薄黄或腻，脉滑数。

证机概要：邪热蕴肺，蒸液成痰，痰热壅滞，肺失清肃。

治法：清热化痰，宣肺平喘。

代表方：桑白皮汤加减。

常用药：桑白皮、黄芩、知母、贝母、射干、瓜蒌皮、前胡、地龙。

加减：如身热重，可加石膏辛寒清气；如喘甚痰多，黏稠色黄，可加葶苈子、海蛤壳、鱼腥草、冬瓜仁、薏苡仁，清热泻肺，化痰泄浊；腑气不通，痰涌便秘，加瓜蒌仁、大黄或风化硝，通腑清肺泻壅。

（4）痰浊阻肺证

主症：喘而胸满闷塞，甚则胸盈仰息，咳嗽，痰多黏腻色白，咳吐不利，兼有呕恶，食少，口黏不渴，舌苔白腻，脉滑或濡。

证机概要：中阳不运，积湿生痰，痰浊壅肺，肺失肃降。

治法：祛痰降逆，宣肺平喘。

代表方：二陈汤合三子养亲汤加减。

常用药：半夏、陈皮、茯苓、苏子、白芥子、莱菔子、杏仁、紫菀、旋覆花。

加减：痰从寒化，色白清稀，畏寒，加干姜、细辛；痰浊郁而化热，按痰热郁肺证治疗。

（5）肺气郁痹证

主症：喘促症状每遇情志刺激而诱发，发时突然呼吸短促，息粗气憋，胸闷胸痛，咽中如窒，但喉中痰鸣不著，或无痰声。平素常多忧思抑郁，失眠，心悸。苔薄，脉弦。

证机概要：肝郁气逆，上冲犯肺，肺气不降。

治法：开郁降气平喘。

代表方：五磨饮子加减。

常用药：沉香、木香、厚朴花、枳壳、苏

子、金沸草、代赭石、杏仁。

加减：肝郁气滞较著，加用柴胡、郁金、青皮疏理肝气；若有心悸、失眠者，加百合、合欢皮、酸枣仁、远志等宁心安神；若气滞腹胀，大便秘结，可加用大黄以降气通腑，即六磨汤之意。

在本证治疗中，宜劝慰病人心情开朗，配合治疗。

2. 虚喘

（1）肺气虚耗证

主症：喘促短气，气怯声低，喉有鼾声，咳声低弱，痰吐稀薄，自汗畏风，或见咳呛，痰少质黏，烦热而渴，咽喉不利，面颧潮红，舌质淡红或有苔剥，脉软弱或细数。

证机概要：肺气亏虚，气失所主，或肺阴亏虚，虚火上炎，肺失清肃。

治法：补肺益气养阴。

代表方：生脉散合补肺汤加减。

常用药：党参、黄芪、五味子、炙甘草。

加减：偏阴虚者加补肺养阴之品，如沙参、麦冬、玉竹、百合、诃子；兼中气虚弱，肺脾同病，清气下陷，食少便溏，腹中气坠者，配合补中益气汤，补脾养肺，益气升陷。

（2）肾虚不纳证

主症：喘促日久，动则喘甚，呼多吸少，气不得续，形瘦神惫，跗肿，汗出肢冷，面青唇紫，舌淡苔白或黑而润滑，脉微细或沉弱，或见喘咳，面红烦躁，口咽干燥，足冷，汗出如油，舌红少津，脉细数。

证机概要：肺病及肾，肺肾俱虚，气失摄纳。

治法：补肾纳气。

代表方：金匮肾气丸合参蛤散加减。

常用药：附子、肉桂、山萸肉、胡桃肉、紫河车、熟地黄、山药、当归、人参、蛤蚧。

加减：若表现为肾阴虚者，不宜辛燥，宜用七味都气丸合生脉散加减以滋阴纳气，药用生地黄、天门冬、麦门冬、龟甲胶、当归养阴，五味子、诃子敛肺纳气；若喘息渐平，善后调理可常

服紫河车、胡桃肉以补肾固本纳气。

（3）正虚喘脱证

主症：喘逆剧甚，张口抬肩，鼻扇气促，端坐不能平卧，稍动则咳喘欲绝，或有痰鸣，心慌动悸，烦躁不安，面青唇紫，汗出如珠，肢冷，脉浮大无根，或见歇止，或模糊不清。

证机概要：肺气欲绝，心肾阳衰。

治法：扶阳固脱，镇摄肾气。

代表方：参附汤送服黑锡丹，配合蛤蚧粉。

常用药：人参、黄芪、炙甘草、山萸肉、五味子、蛤蚧（粉）、龙骨、牡蛎。

加减：若阳虚甚，气息微弱，汗出肢冷，舌淡，脉沉细，加附子、干姜；阴虚甚，气息急促，心烦内热，汗出黏手，口干舌红，脉沉细数，加麦冬、玉竹，人参改用西洋参；神志不清，加丹参、远志、菖蒲安神祛痰开窍。

四、转归预后

喘证的转归预后与病程的长短、病邪的性质、病位的深浅有关。一般而论，实喘易治，虚喘难疗。实喘由于邪气壅阻，祛邪利肺则愈，故治疗较易；虚喘为气失摄纳，根本不固，补之未必即效，且每因体虚易感外邪，诱致反复发作，往往喘甚而致脱，故难治。若实喘邪气闭肺，喘息上气，胸闷如窒，呼吸窘迫，身热不得卧，脉急数；虚喘下虚上盛，阴阳离决，孤阳浮越，冲气上逆，见足冷头汗，如油如珠，喘息鼻扇，摇身撷肚，张口抬肩，胸前高起，面赤躁扰，直视便溏，脉浮大急促无根者，均属危候，必须及时救治。若喘证反复发作，导致肺气胀满，不能敛降，可转变为肺胀；肺肾亏虚，水液输布失常，可兼见水肿。

五、预防与调护

喘证的预防，要点在于慎风寒，适寒温，节饮食，少食黏腻和辛热刺激之品，以免助湿生痰动火。

已患喘证，则应注意早期治疗，力求根治，

尤需防寒保暖，防止受邪而诱发，忌烟酒，适房事，调情志，饮食清淡而富有营养。适当进行体育锻炼，增强体质，提高机体的抗病能力，但活动量应根据个人体质强弱及病情而定，不宜过度疲劳。

第五节 肺　痨

肺痨是具有传染性的慢性虚损性疾患，以咳嗽、咯血、潮热、盗汗及身体逐渐消瘦为主要临床特征。本病临床表现及其传染特点，与西医学的肺结核基本相同。

一、病因病机

（一）病因

一方面，感染"痨虫"；另一方面，由于禀赋不足、酒色劳倦、病后失调或营养不良导致正气虚弱，难抵"痨虫"侵袭。

（二）病机

从"痨虫"侵犯的病变部位而言，主要在肺，与脾肾两脏的关系密切，同时也可涉及心肝。肺痨的基本病机为体虚虫侵，阴虚火旺。"痨虫"侵肺，耗伤肺阴、脾气，以致气阴两虚，晚期阴损及阳，阴阳两虚。肺痨的病理因素主要是"痨虫"。肺痨病理性质为虚实夹杂，以虚为主。虚证主要在于肺阴虚，继则肺肾同病，兼及心肝，而致阴虚火旺，或因肺脾同病，导致气阴两伤，后期肺脾肾三脏俱亏，阴损及阳，表现为阴阳两虚。此外，还可因气不布津及肺虚不能助心治节血脉之运行而生痰浊、瘀血等标实之候。

二、诊断与病证鉴别

（一）诊断依据

1. 有与肺痨病人的密切接触史。
2. 以咳嗽、咯血、潮热、盗汗及形体明显消瘦为主要临床表现。
3. 初期病人仅感疲劳乏力、干咳、食欲不振，形体逐渐消瘦。

（二）病证鉴别

1. 肺痨与虚劳

肺痨与虚劳均为慢性、虚损性疾患。但肺痨具有传染特点，是一个独立的慢性传染性疾患，有其发生发展及传变规律；虚劳病缘内伤亏损，是多种慢性疾病虚损证候的总称。肺痨病位主要在肺，不同于虚劳的五脏并重，以肾为主；肺痨的病理主在阴虚，不同于虚劳的阴阳并重。

2. 肺痨与肺痿

肺痨与肺痿均为病位在肺的慢性虚损性疾患，但肺痿是肺部多种慢性疾患后期转归而成，如肺痈、肺痨、久嗽等导致肺叶痿弱不用，俱可成痿。肺痨后期亦可以转成肺痿。但必须明确肺痨并不等于就是肺痿，两者有因果、轻重的不同。若肺痨的晚期，出现干咳、咳吐涎沫等症者，即已转属肺痿之候。在临床上肺痿是以咳吐浊唾涎沫为主症，而肺痨是以咳嗽、咯血、潮热、盗汗为特征。

三、辨证论治

（一）辨证要点

肺痨应首辨病变之脏器；次辨虚损之性质；三辨夹火、夹痰、夹瘀之不同。

1. 辨病变之脏器

本病常见咳嗽、咳痰、咯血、胸痛症状，病变主要脏器为肺；若兼有乏力、纳少、腹胀便溏，则病及于脾；如有腰膝酸软，五更泄泻，男子遗精，女子经闭，则病损至肾；或见心烦易怒，失眠心悸，则病及心肝。

2. 辨虚损之性质

肺痨临床以咳嗽、咯血、潮热、盗汗、消瘦、舌红、脉细为主症，故以阴虚为主；病变日久，出现咳嗽无力，气短声低，自汗畏风，舌质转淡，则属气阴两虚；若病情进展，兼有喘息少气，咯血暗淡，形寒肢冷，脉虚大无力，则为气虚及阳，阴阳两虚。

3. 辨夹火、夹痰、夹瘀

本病如发热明显，午后潮热，骨蒸颧红，五心烦热，盗汗量多，心烦口渴，属于夹火之证；痰黄量多为兼夹痰热；痰白清稀或起泡沫为湿痰、寒痰；若见唇紫舌暗，则为夹瘀。

（二）治疗原则

治疗当以补虚培元和抗痨杀虫为原则，尤需重视补虚培元，增强正气，以提高抗病能力。调补脏器重点在肺，并应注意脏腑整体关系，同时补益脾肾。治疗大法应根据"主乎阴虚"的病理特点，以滋阴为主，火旺的兼以降火，如合并气虚、阳虚见证者，则当同时兼顾。杀虫主要是针对病因治疗。

（三）证治分类

临床上分为肺阴亏损、虚火灼肺、气阴耗伤、阴阳虚损等证候，反映了肺痨阴虚为本、阴虚失润、阴虚火旺、日久耗气、阴损及阳的演变规律。

1. 肺阴亏损证

主症：干咳，咳声短促，或咳少量黏痰，或痰中带有血丝，色鲜红，胸部隐隐闷痛，午后自觉手足心热，或见少量盗汗，皮肤干灼，口干咽燥，或近期曾有与肺痨病人接触史，舌苔薄白，舌边尖红，脉细数。

证机概要：阴虚肺燥，肺失滋润，肺伤络损。

治法：滋阴润肺。

代表方：月华丸加减。

常用药：北沙参、麦冬、天冬、玉竹、百合、白及、百部。

加减：咳嗽频而痰少质黏者，可合川贝母、甜杏仁以润肺化痰止咳，并可配合琼玉膏以滋阴润肺；痰中带血丝较多者，加蛤粉炒阿胶、仙鹤草、白茅根等以润肺和络止血；若低热不退者，可配银柴胡、青蒿、胡黄连、地骨皮、功劳叶、葎草等以清热除蒸。

2. 虚火灼肺证

主症：呛咳气急，痰少质黏，或吐痰黄稠量多，时时咯血，血色鲜红，混有泡沫痰涎，午后潮热，骨蒸颧红，五心烦热，盗汗量多，口渴心烦，失眠，性情急躁易怒，或胸胁掣痛，男子可见遗精，女子月经不调，形体日益消瘦，或近期曾有与肺痨病人接触史，舌干而红，苔薄黄而剥，脉细数。

证机概要：肺肾阴伤，水亏火旺，燥热内灼，络损血溢。

治法：滋阴降火。

代表方：百合固金汤合秦艽鳖甲散加减。

常用药：南沙参、北沙参、麦冬、玉竹、百合、百部、白及、生地黄、五味子、玄参、阿胶、龟甲。

加减：骨蒸劳热，加秦艽、白薇、鳖甲等清热除蒸；痰热蕴肺，咳嗽痰黏色黄，酌加桑白皮、花粉、知母、海蛤壳以清热化痰；咯血较著者，加牡丹皮、黑山栀、紫珠草、醋制大黄等，或配合十灰丸以凉血止血。

3. 气阴耗伤证

主症：咳嗽无力，气短声低，咳痰清稀色白，量较多，偶或夹血，或咯血，血色淡红，午后潮热，伴有畏风，怕冷，自汗与盗汗可并见，纳少神疲，便溏，面白，颧红，或近期曾有与肺痨病人接触史，舌质光淡，边有齿印，苔薄，脉细弱而数。

证机概要：阴伤气耗，肺脾两虚，肺气不清，脾虚不健。

治法：益气养阴。

代表方：保真汤或参苓白术散加减。

常用药：党参、黄芪、白术、甘草、山药、北沙参、麦冬、地黄、阿胶、五味子、白及、百合、紫菀、款冬、苏子。

加减：夹有湿痰者，可加姜半夏、橘红、茯

苓等燥湿化痰；咯血量多者，可加山茱肉、仙鹤草、煅龙牡、参三七等，配合补气药，共奏补气摄血之功；若见劳热、自汗、恶风者，可宗甘温除热之意，取桂枝、白芍、红枣，配合党参、黄芪、炙甘草等和营气而固卫表。

本证治疗宜益气养阴、补肺健脾，忌用地黄、阿胶、麦冬等滋腻药。进而言之，即使肺阴亏损之证，亦当在甘寒滋阴的同时，兼伍甘淡实脾之药，帮助脾胃对滋阴药的运化吸收，以免纯阴滋腻碍脾，但用药不宜香燥，以免耗气、劫液、动血。

4. 阴阳两虚证

主症：肺痨病日久，咳逆喘息，少气，咳痰色白有沫，或夹血丝，血色暗淡，潮热，自汗，盗汗，声嘶或失音，面浮肢肿，心慌，唇紫，肢冷，形寒，或见五更泄泻，口舌生糜，大肉尽脱，男子遗精阳痿，女子经闭，苔黄而剥，舌质光淡隐紫，少津，脉微细而数，或虚大无力。

证机概要：阴伤及阳，精气虚竭，肺、脾、肾俱损。

治法：滋阴补阳。

代表方：补天大造丸加减。

常用药：人参、黄芪、白术、山药、麦冬、生地黄、五味子、阿胶、当归、枸杞子、山茱肉、龟甲、鹿角胶、紫河车。

加减：肾虚气逆喘息者，配冬虫夏草、诃子、钟乳石摄纳肾气；心慌者，加紫石英、丹参、远志镇心安神；五更泄泻，配煨肉蔻、补骨脂补火暖土，并去地黄、阿胶等滋腻碍脾药物。

治疗本病，忌苦寒太过伤阴败胃。因本病虽具火旺之证，但本质在于阴虚，故当以甘寒养阴为主，适当佐以清火，苦寒之品不宜单独使用。即使内火标象明显者，亦只宜暂予清降，中病即减，不可徒恃苦寒逆折，过量或久用，以免苦燥伤阴，寒凉败胃伤脾。

四、转归预后

一般而言，凡正气较强，病情轻浅，为时短暂，早期治疗者，可获康复。若正气虚弱，治疗不及时，迁延日久，每多演变恶化，全身虚弱症状明显，出现大骨枯槁，大肉尽脱，肌肤甲错，兼有多种并发症。如喉疮声哑，咯血浅红色，似肉似肺；久泻不能自制，腹部冷痛，或有结块；猝然胸痛，喘息胸高，不能平卧；喘息短气，口如鱼口，面浮足肿，面色青晦；内热不退，或时寒时热，汗出如水；脉小数疾者，俱属难治的恶候。

此外，少数患者可呈急性发病，出现剧烈咳嗽，喘促倚息，咳吐大量鲜血，寒热如疟等严重症状，俗称"急痨""百日痨"，预后较差。

五、预防与调护

对于本病应注意防重于治，接触患者时，应戴口罩。饮食适宜，不可饥饱失常，若体虚者，可服补药。既病之后，不但要耐心治疗，还应重视摄生，禁烟酒，慎房事，怡情志，适当进行体育锻炼，加强食养，忌食一切辛辣刺激、动火燥液之物。

第六节 肺 胀

肺胀是多种慢性肺系疾患反复发作，迁延不愈，导致肺气胀满，不能敛降的一种病证。临床表现为胸部膨满，憋闷如塞，喘息上气，咳嗽痰多，烦躁，心悸，面色晦暗，或唇甲紫绀，脘腹胀满，肢体浮肿等。其病程缠绵，时轻时重，经久难愈，严重者可出现神昏、痉厥、出血、喘脱等危重证候。根据肺胀的临床证候特点，与西医学中慢性阻塞性肺疾病相类似。

一、病因病机

肺胀的发生，多因久病肺虚，痰浊潴留，而致肺不敛降，气还肺间，肺气胀满，每因复感外邪诱使病情发作或加剧。

（一）病因

久病肺虚，感受外邪，年老体虚。

（二）病机

肺胀病变首先在肺，继则影响脾、肾，后期病及于心。

肺胀的基本病机为久病肺虚，六淫侵袭，以致痰饮瘀血，结于肺间，肺气胀满，不能敛降。

肺胀的病理因素主要为痰浊、水饮与血瘀，且相互影响，兼见同病。

肺胀的病理性质多属标实本虚，但有偏实、偏虚的不同，且多以标实为急。病程中由于肺虚卫外不固，尤易感受外邪而使病情诱发或加重。若复感风寒，则可成为外寒里饮之证。感受风热或痰郁化热，可表现为痰热证。如痰浊壅盛，或痰热内扰，闭阻气道，蒙蔽神窍，则可发生烦躁、嗜睡、昏迷等变证。若痰热内郁，热动肝风，可见肉瞤、震颤，甚则抽搐，或因动血而致出血。

二、诊断与病证鉴别

（一）诊断依据

1. 有慢性肺系疾患病史，反复发作，时轻时重，经久难愈。多见于老年人。

2. 临床表现为胸部膨满，胸中憋闷如塞，咳逆上气，痰多，喘息，动则加剧，甚则鼻扇气促，张口抬肩，目胀如脱，烦躁不安，日久可见心慌动悸，面唇紫绀，脘腹胀满，肢体浮肿，严重者可出现喘脱。

3. 常因外感而诱发。其他如劳倦过度、情志刺激等也可诱发。

（二）病证鉴别

肺胀与哮病、喘证

肺胀与哮病、喘证均以咳而上气、喘满为主症，有其类似之处。区别言之，肺胀是多种慢性肺系疾病日久积渐而成，除咳喘外，尚有胸部膨满、心悸、唇甲紫绀、腹胀肢肿等症状；哮病是呈反复发作性的疾病，以喉中哮鸣有声为特征；喘是多种急慢性疾病的一个症状，以呼吸气促困难为主要表现。从三者的相互关系来看，肺胀可以隶属于喘证的范畴，哮与喘病经久不愈又可发展成为肺胀。

三、辨证论治

（一）辨证要点

肺胀的辨证首辨标本虚实的主次；其后偏实者分清痰浊、水饮、血瘀的偏盛，偏虚者区别气（阳）虚、阴虚以及肺、心、肾、脾病变的主次。

（二）治疗原则

治疗应抓住治标、治本两个方面，祛邪与扶正共施，依其标本缓急，有所侧重。

标实者，根据病邪的性质，分别采取祛邪宣肺，降气化痰，温阳利水，甚或开窍、息风、止血等法。

本虚者，当以补养心肺、益肾健脾为主，或气阴兼调，或阴阳两顾。正气欲脱时则应扶正固脱，救阴回阳。

（三）证治分类

1. 外寒里饮证

主症：咳逆喘满不得卧，气短气急，咳痰白稀量多，呈泡沫状，胸部膨满，口干不欲饮，面色青暗，周身酸楚，头痛，恶寒，无汗，舌质暗淡，苔白滑，脉浮紧。

证机概要：寒邪束表，痰饮阻遏，气机壅滞，肺气上逆。

治法：温肺散寒，化痰降逆。

代表方：小青龙汤加减。

常用药：麻黄、桂枝、干姜、细辛、五味子、半夏、陈皮、白术、荆芥、防风。

加减：若见咳而上气，喉中水鸡声，表寒不著者，可用射干麻黄汤；若饮郁化热，烦躁而喘，脉浮，用小青龙加石膏汤。

2. 痰浊壅肺证

主症：胸部膨满，短气喘息，稍劳即著，咳嗽痰多，色白黏腻或呈泡沫，畏风易汗，脘痞纳少，倦怠乏力，舌暗，苔薄腻或浊腻，脉小滑。

证机概要：肺虚脾弱，痰浊内蕴，肺失宣降。

治法：化痰降气，健脾益肺。

代表方：苏子降气汤合三子养亲汤加减。

常用药：紫苏子、前胡、白芥子、莱菔子、半夏、厚朴、陈皮、白术、茯苓、甘草、当归、肉桂。

加减：若属外感风寒诱发，痰从寒化为饮，喘咳，痰多黏白泡沫，参见外寒里饮证；若痰浊夹瘀，唇甲紫暗，舌苔浊腻者，可用涤痰汤加丹参、地龙、桃仁、红花、赤芍、水蛭等；畏风自汗明显，合用玉屏风散补肺固表。病情稳定时可用六君子汤调理。

3. 痰热郁肺证

主症：咳逆，喘息气粗，胸部膨满，烦躁，目胀睛突，痰黄或白，黏稠难咳，或伴身热，微恶寒，有汗不多，口渴欲饮，溲黄赤，便干，舌边尖红，苔黄或黄腻，脉数或滑数。

证机概要：痰热壅肺，清肃失司，肺气上逆。

治法：清肺化痰，降逆平喘。

代表方：越婢加半夏汤或桑白皮汤加减。

常用药：麻黄、黄芩、石膏、桑白皮、杏仁、半夏、紫苏子、甘草、黄连、栀子。

加减：痰热内盛，胸满气逆，痰质黏稠不易咳吐者，加鱼腥草、金荞麦、瓜蒌皮、海蛤粉、大贝母、风化硝清热滑痰利肺；痰热壅肺，腑气不通，胸满喘逆，大便秘结者，加大黄、芒硝通腑泄热以降肺平喘；阴伤而痰量已少者，酌减苦寒之味，加沙参、麦冬等滋阴润肺。

4. 痰蒙神窍证

主症：胸部膨满，神志恍惚，表情淡漠，谵妄，烦躁不安，撮空理线，嗜睡，甚则昏迷，或伴肢体瞤动，抽搐，咳逆喘促，咳痰不爽，舌质暗红或淡紫，苔白腻或黄腻，脉细滑数。

证机概要：痰蒙神窍，引动肝风。

治法：涤痰，开窍，息风。

代表方：涤痰汤加减。

常用药：半夏、茯苓、橘红、胆南星、竹茹、枳实、石菖蒲、远志、郁金。

加减：痰浊蒙窍，加至宝丹芳香辟秽；痰热闭窍，加安宫牛黄丸清热解毒，清心开窍；伴肝风内动，肢体瞤动抽搐，可用紫雪丹，加钩藤、全蝎、羚羊角粉凉肝开窍息风。

5. 阳虚水泛证

主症：胸部膨满，喘咳不能平卧，咳痰清稀，心悸，面浮，下肢浮肿，甚则一身悉肿，腹部胀满有水，脘痞，纳差，尿少，怕冷，面唇青紫，舌苔白滑，舌体胖质暗，脉沉细或结代。

证机概要：心肾阳虚，气不化水，水饮内停。

治法：温肾健脾，化饮利水。

代表方：真武汤合五苓散加减。

常用药：附子、桂枝、茯苓、白术、猪苓、泽泻、生姜、赤芍。

加减：若水肿势剧，上凌心肺，心悸喘满，倚息不得卧者，加沉香、黑白丑、川椒目、葶苈子、万年青根行气逐水；血瘀甚，紫绀明显，加泽兰、红花、丹参、益母草、北五加皮化瘀行水。待水饮消除后，可参照肺肾气虚证论治。

6. 肺肾气虚证

主症：胸部膨满，呼吸浅短难续，声低气怯，甚则张口抬肩，倚息不能平卧，咳嗽，痰白如沫，咳吐不利，胸闷心慌，形寒汗出，或腰膝酸软，小便清长，或尿有余沥，舌淡或暗紫，脉沉细数无力，或有结代。

证机概要：肺肾两虚，气失摄纳。

治法：补肺纳肾，降气平喘。

代表方：平喘固本汤合补肺汤加减。

常用药：党参（或人参）、黄芪、冬虫夏草、熟地黄、胡桃肉、脐带、五味子、灵磁石、沉香、紫菀、款冬花、紫苏子、半夏、橘红、炙甘草。

加减：肺虚有寒，怕冷，舌质淡，加肉桂、干姜、钟乳石温肺散寒；兼有阴伤，低热，舌红苔少，加麦冬、玉竹、生地黄养阴清热；气虚瘀阻，颈脉动甚，面唇紫绀明显，加当归、丹参、苏木活血通脉。如见喘脱危象者，急用参附汤送服蛤蚧粉或黑锡丹补气纳肾，回阳固脱。病情稳定阶段，可常服皱肺丸。

第七节　心　悸

心悸是指病人自觉心中悸动，惊惕不安，甚则不能自主的一种病证。病情较轻者为惊悸，病情较重者为怔忡。

一、病因病机

（一）病因

体虚劳倦、七情所伤、感受外邪、药食不当。

（二）病机

心悸的基本病机是气血阴阳亏虚，心失所养，或邪扰心神，心神不宁。心悸的病位在心，与肝、脾、肾、肺四脏密切相关。病理性质主要有虚实两方面，虚者为气血阴阳亏损，使心失滋养，而致心悸；实者多由痰火扰心、水饮上凌或心血瘀阻，气血运行不畅而引起。虚实之间可以相互夹杂或转化，实证日久，病邪伤正，可分别兼见气血阴阳之亏损，而虚证也可因虚致实，兼见实证表现。心悸的病理因素包括气滞、血瘀、痰浊、水饮。阴虚者常兼火盛或痰热；阳虚易夹水饮、痰湿；气血不足者，易见气血瘀滞、痰浊。

二、诊断与病证鉴别

（一）诊断依据

1. 自觉心中悸动不安，心搏异常，或快速，或缓慢，或跳动过重，或忽跳忽止，呈阵发性或持续不断，神情紧张，心慌不安，不能自主。

2. 伴有胸闷不舒，易激动，心烦寐差，颤抖乏力，头晕等症。中老年患者，可伴有心胸疼痛，甚则喘促，汗出肢冷，或见晕厥。

3. 可见数、促、结、代、缓、沉、迟等脉象。

4. 常由情志刺激如惊恐、紧张及劳倦、饮酒、饱食等因素诱发。

（二）病证鉴别

1. **惊悸与怔忡的鉴别**

惊悸发病，多与情绪因素有关，可由骤遇惊恐、忧思恼怒、悲哀过极或过度紧张而诱发，多为阵发性，病来虽速，病情较轻，实证居多，病势轻浅，可自行缓解，不发时如常人。怔忡多由久病体虚，心脏受损所致，无精神等因素亦可发生，常持续心悸，心中惕惕，不能自控，活动后加重，多属虚证，或虚中夹实，病来虽渐，病情较重，不发时亦可兼见脏腑虚损症状。惊悸日久不愈，亦可形成怔忡。

2. **心悸与奔豚的鉴别**

奔豚发作之时，亦觉心胸躁动不安。本病与心悸的鉴别要点为：心悸为心中剧烈跳动，发自于心；奔豚乃上下冲逆，发自少腹。

三、辨证论治

（一）辨证要点

心悸的辨证首先应辨虚实。虚证者要辨别脏腑气、血、阴、阳何者偏虚。实证者须分清痰、饮、瘀、火何邪为主。心悸气短，神疲乏力，自汗者属气虚；心悸头晕，面色不华者属血虚；心悸盗汗，潮热口干者属阴虚；心悸肢冷，畏寒气喘者属阳虚。心悸面浮，尿少肢肿者为水饮；心悸心痛，唇暗舌紫者为瘀血；心悸烦躁，口苦便秘者为痰火。虚实夹杂者还要分清孰虚孰实。

其次还需辨脉象之变化。心悸常伴有脉律失常，临证应仔细体会结、代、促、数、缓、迟等脉。一息六至为数脉，一息四至为缓脉，一息三至为迟脉；脉象见数时一止，止无定数为促脉，脉象见缓时一止，止无定数为结脉；脉来更代，几至一止，止有定数为代脉。阳盛则促，数脉、促脉多为热象，但若脉虽数、促却沉细、微细，伴有面浮肢肿，动则气短，形寒肢冷，舌淡等症，为虚寒之证。阳盛则结，脉象迟、结、代者，一般多属虚寒。其中结脉表示气血凝滞；代脉常为元气虚衰，脏气衰微。但若脉象呈迟、结、代而按之有力，伴有口干舌红者，为阳损及阴所致阴阳两虚。

（二）治疗原则

心悸的治疗应分虚实。虚证分别治以补气、养血、滋阴、温阳；实证则应祛痰、化饮、清火、行瘀。但本病以虚实错杂为多见，且虚实的主次、缓急各有不同，故治当相应兼顾。同时，由于心悸以心神不宁为其病理特点，故应酌情配入镇心安神之法。

（三）证治分类

1. 心虚胆怯证

主症：心悸不宁，善惊易恐，坐卧不安，不寐多梦而易惊醒，恶闻声响，食少纳呆，苔薄白，脉细略数或细弦。

证机概要：气血亏损，心虚胆怯，心神失养。

治法：镇惊定志，养心安神。

代表方：安神定志丸加减。

常用药：龙齿、琥珀、酸枣仁、远志、茯神、人参、茯苓、山药、天冬、生地黄、熟地黄、肉桂、五味子。

加减：若见心阳不振，用肉桂易桂枝，加附子以温通心阳；兼心血不足，加阿胶、首乌、龙眼肉以滋养心血；兼心气郁结，加柴胡、郁金、合欢皮、绿萼梅以疏肝解郁。

2. 心血不足证

主症：心悸气短，头晕目眩，失眠健忘，面色无华，倦怠乏力，纳呆食少，舌淡红，苔薄白，脉细弱。

证机概要：心血亏耗，心失所养，心神不宁。

治法：补血养心，益气安神。

代表方：归脾汤加减。

常用药：黄芪、人参、白术、炙甘草、熟地黄、当归、龙眼肉、茯神、远志、酸枣仁、木香。

加减：若五心烦热，自汗盗汗，胸闷心烦，舌红少苔，脉细数或结代，为气阴两虚，治以益气养血，滋阴安神，用炙甘草汤加减；失眠多梦，加合欢皮、夜交藤、五味子、柏子仁、莲子心等养心安神；若热病后期损及心阴而心悸者，以生脉散加减，有益气养阴补心之功。

3. 心阳不振证

主症：心悸不安，胸闷气短，动则尤甚，面色苍白，形寒肢冷，舌淡苔白，脉虚弱或沉细无力。

证机概要：心阳虚衰，无以温养心神。

治法：温补心阳，安神定悸。

代表方：桂枝甘草龙骨牡蛎汤合参附汤加减。

常用药：桂枝、附片、人参、黄芪、麦冬、枸杞子、炙甘草、龙骨、牡蛎。

加减：若形寒肢冷者，重用人参、黄芪、附子、肉桂温阳散寒；大汗出者重用人参、黄芪、煅龙骨、煅牡蛎、山萸肉益气敛汗，或用独参汤煎服；兼见水饮内停者，加葶苈子、五加皮、车前子、泽泻等利水化饮；夹瘀血者，加丹参、赤芍、川芎、桃红、红花；若心阳不振，以致心动过缓者，酌加炙麻黄、补骨脂，重用桂枝以温通心阳。

4. 水饮凌心证

主症：心悸眩晕气急，胸闷痞满，渴不欲饮，小便短少，或下肢浮肿，形寒肢冷，伴恶心、欲吐、流涎，舌淡胖，苔白滑，脉弦滑或沉细而滑。

证机概要：脾肾阳虚，水饮内停，上凌于心，扰乱心神。

治法：振奋心阳，化气行水，宁心安神。

代表方：苓桂术甘汤加减。

常用药：泽泻、猪苓、车前子、茯苓、桂

枝、炙甘草、人参、白术、黄芪、远志、茯神、酸枣仁。

加减：兼见肺气不宣，肺有痰湿，咳喘胸闷，加杏仁、前胡、桔梗以宣肺，葶苈子、五加皮、防己以泻肺利水；兼见瘀血者，加当归、川芎、刘寄奴、泽兰叶、益母草；若见因心功能不全而致浮肿、尿少、阵发性夜间咳喘或端坐呼吸者，当重用温阳利水之品，如真武汤。

5. 阴虚火旺证

主症：心悸易惊，心烦失眠，五心烦热，口干，盗汗，思虑劳心则症状加重，伴耳鸣腰酸，头晕目眩，急躁易怒，舌红少津，苔少或无，脉细数。

证机概要：肝肾阴虚，水不济火，心火内动，扰动心神。

治法：滋阴清火，养心安神。

代表方：天王补心丹合朱砂安神丸加减。

常用药：生地黄、玄参、麦冬、天冬、当归、丹参、人参、炙甘草、黄连、朱砂、茯苓、远志、酸枣仁、柏子仁、五味子、桔梗。

加减：若肾阴亏虚，虚火妄动，遗精腰酸者，加龟甲、熟地黄、知母、黄柏，或加服知柏地黄丸；若阴虚而火热不明显者，可单用天王补心丹；若阴虚兼有瘀热者，加赤芍、牡丹皮、桃仁、红花、郁金等清热凉血，活血化瘀。

6. 瘀阻心脉证

主症：心悸不安，胸闷不舒，心痛时作，痛如针刺，唇甲青紫，舌质紫暗或有瘀斑，脉涩或结或代。

证机概要：血瘀气滞，心脉瘀阻，心阳被遏，心失所养。

治法：活血化瘀，理气通络。

代表方：桃仁红花煎加减。

常用药：桃仁、红花、丹参、赤芍、川芎、延胡索、香附、青皮、生地黄、当归、桂枝、甘草、龙骨、牡蛎。

加减：若因虚致瘀者去理气之品，气虚加黄芪、党参、黄精；络脉瘀阻，胸部窒闷，加沉香、檀香、降香；夹痰浊，胸满闷痛，苔浊腻，加瓜蒌、薤白、半夏、广陈皮；胸痛甚，加乳香、没药、五灵脂、蒲黄、三七粉等。

7. 痰火扰心证

主症：心悸时发时止，受惊易作，胸闷烦躁，失眠多梦，口干苦，大便秘结，小便短赤，舌红，苔黄腻，脉弦滑。

证机概要：痰浊停聚，郁久化火，痰火扰心，心神不安。

治法：清热化痰，宁心安神。

代表方：黄连温胆汤加减。

常用药：黄连、山栀、竹茹、半夏、胆南星、全瓜蒌、陈皮、生姜、枳实、远志、菖蒲、酸枣仁、生龙骨、生牡蛎。

加减：若痰热互结，大便秘结者，加生大黄；心悸重者，加珍珠母、石决明、磁石重镇安神；火郁伤阴，加麦冬、玉竹、天冬、生地黄养阴清热；兼见脾虚者加党参、白术、谷麦芽、砂仁益气醒脾。

第八节 胸 痹

胸痹是指以胸部闷痛，甚则胸痛彻背，喘息不得卧为主症的一种疾病，轻者仅感胸闷如窒，呼吸欠畅，重者则有胸痛，严重者心痛彻背，背痛彻心。

一、病因病机

（一）病因

胸痹的致病原因主要有寒邪内侵、饮食失

调、情志失调、劳倦内伤、年迈体虚，导致心肝脾肺肾功能失调，心脉痹阻而产生本病。

（二）病机

胸痹的主要病机为心脉痹阻，病位在心，涉及肝、肺、脾、肾等脏。其临床主要表现为本虚标实，虚实夹杂。本虚有气虚、气阴两虚及阳气虚衰；标实有血瘀、寒凝、痰浊、气滞，且可相兼为病，如气滞血瘀、寒凝气滞、痰瘀交阻等。胸痹发展趋势，由标及本，由轻转剧。轻者多为胸阳不振，阴寒之邪上乘，阻滞气机，临床表现胸中气塞，短气；重者则为痰瘀交阻，壅塞胸中，气机痹阻，临床表现不得卧，心痛彻背。胸痹病机转化可因实致虚，亦可因虚致实。

二、诊断与病证鉴别

（一）诊断依据

1. 胸痹以胸部闷痛为主症，患者多见膻中或心前区憋闷疼痛，甚则痛彻左肩背、咽喉、胃脘部、左上臂内侧等部位，呈反复发作性，一般持续几秒到几十分钟，休息或用药后可缓解。

2. 常伴有心悸、气短、自汗，甚则喘息不得卧，严重者可见胸痛剧烈，持续不解，汗出肢冷，面色苍白，唇甲青紫，脉散乱或微细欲绝等危候，可发生猝死。

3. 多见于中年以上，常因操劳过度、抑郁恼怒、多饮暴食或气候变化而诱发，亦有无明显诱因或安静时发病者。

（二）病证鉴别

1. 胸痹与悬饮

悬饮、胸痹均有胸痛，但胸痹为当胸闷痛，并可向左肩或左臂内侧等部位放射，常因受寒、饱餐、情绪激动、劳累而突然发作，历时短暂，休息或用药后得以缓解。悬饮为胸胁胀痛，持续不解，多伴有咳唾、转侧、呼吸时疼痛加重，肋间饱满，并有咳嗽、咳痰等肺系证候。

2. 胸痹与胃脘痛

心在脘上，脘在心下，故有胃脘当心而痛之称，以其部位相近。胸痹之不典型者，其疼痛可在胃脘部，极易混淆。但胸痹以闷痛为主，为时极短，虽与饮食有关，但休息、服药常可缓解。胃脘痛与饮食相关，以胀痛为主，局部有压痛，持续时间较长，常伴有泛酸、嘈杂、嗳气、呃逆等胃部症状。

3. 胸痹与真心痛

真心痛乃胸痹的进一步发展，症见心痛剧烈，甚则持续不解，伴有汗出、肢冷、面白、唇紫、手足青至节、脉微或结代等的危重急症。

三、辨证论治

（一）辨证要点

首先辨标本虚实，其次辨病情轻重。

胸痹总属本虚标实之证，故需辨别虚实，分清标本。标实应区别气滞、痰浊、血瘀、寒凝的不同，本虚又应区别阴阳气血亏虚的不同。标实者：闷重而痛轻，兼见胸胁胀满，善太息，憋气，苔薄白，脉弦者，多属气滞；胸部窒闷而痛，伴唾吐痰涎，苔腻，脉弦滑或弦数者，多属痰浊；胸痛如绞，遇寒则发，或得冷加剧，伴畏寒肢冷，舌淡苔白，脉细，为寒凝心脉所致；刺痛固定不移，痛有定处，夜间多发，舌紫暗或有瘀斑，脉结代或涩，由心脉瘀滞所致。本虚者：心胸隐痛而闷，因劳累而发，伴心慌、气短、乏力，舌淡胖嫩，边有齿痕，脉沉细或结代者，多属心气不足；若绞痛兼见胸闷气短，四肢厥冷，神倦自汗，脉沉细，则为心阳不振；隐痛时作时止，缠绵不休，动则多发，伴口干，舌淡红而少苔，脉沉细而数，则属气阴两虚表现。

疼痛持续时间短暂，瞬息即逝者多轻；持续时间长，反复发作者多重；若持续数小时甚至数日不休者常为重症或危候。疼痛遇劳发作，休息或服药后能缓解者为顺症；服药后难以缓解者常为危候。

（二）治疗原则

治疗原则应先治其标，后治其本，先从祛邪入手，然后再予扶正，必要时可根据虚实标本的主次，兼顾同治。标实当泻，针对气滞、血瘀、寒凝、痰浊而疏理气机，活血化瘀，辛温通阳，泄浊豁痰，尤重活血通脉治法；本虚宜补，权衡心脏阴阳气血之不足，有无兼见肺、肝、脾、肾等脏之亏虚，补气温阳，滋阴益肾，纠正脏腑之偏衰，尤其重视补益心气之不足。

（三）证治分类

1. 心血瘀阻证

主症：心胸疼痛，如刺如绞，痛有定处，入夜为甚，甚则心痛彻背，背痛彻心，或痛引肩背，伴有胸闷，日久不愈，可因暴怒、劳累而加重，舌质紫暗，有瘀斑，苔薄，脉弦涩。

证机概要：血行瘀滞，胸阳痹阻，心脉不畅。

治法：活血化瘀，通脉止痛。

代表方：血府逐瘀汤加减。

常用药：川芎、桃仁、红花、赤芍、柴胡、桔梗、枳壳、牛膝、当归、降香、郁金。

加减：瘀血痹阻重证，胸痛剧烈，可加乳香、没药、郁金、降香、丹参等，加强活血理气之功；若血瘀气滞并重，胸闷痛甚者，可加沉香、檀香、荜茇等辛香理气止痛之药；若气虚血瘀，伴气短乏力，自汗，脉细弱或结代者，当益气活血，用人参养荣汤合桃红四物汤加减，重用人参、黄芪等益气祛瘀之品；若猝然心痛发作，可含化复方丹参滴丸、速效救心丸等活血化瘀、芳香止痛之品。

2. 气滞心胸证

主症：心胸满闷，隐痛阵发，痛有定处，时欲太息，遇情志不遂时容易诱发或加重，或兼有胃脘胀闷，得嗳气或矢气则舒，苔薄或薄腻，脉细弦。

证机概要：肝失疏泄，气机郁滞，心脉不和。

治法：疏肝理气，活血通络。

代表方：柴胡疏肝散加减。

常用药：柴胡、枳壳、香附、陈皮、川芎、赤芍。

加减：胸闷心痛明显，为气滞血瘀之象，可合用失笑散；气郁日久化热，心烦易怒，口干便秘，舌红苔黄，脉弦数者，用丹栀逍遥散；便秘严重者加当归芦荟丸以泻郁火。

3. 痰浊闭阻证

主症：胸闷重而心痛微，痰多气短，肢体沉重，形体肥胖，遇阴雨天而易发作或加重，伴有倦怠乏力，纳呆便溏，咳吐痰涎，舌体胖大且边有齿痕，苔浊腻或白滑，脉滑。

证机概要：痰浊盘踞，胸阳失展，气机痹阻，脉络阻滞。

治法：通阳泄浊，豁痰宣痹。

代表方：栝蒌薤白半夏汤合涤痰汤加减。

常用药：瓜蒌、薤白、半夏、胆南星、竹茹、人参、茯苓、甘草、石菖蒲、陈皮、枳实。

加减：痰浊郁而化热者，用黄连温胆汤加郁金，以清化痰热而理气活血；如痰热兼有郁火者，加海浮石、海蛤壳、黑山栀、天竺黄、竹沥化痰火之胶结；大便干结加桃仁、大黄；痰浊与瘀血往往同时并见，因此通阳豁痰和活血化瘀法亦经常并用，但必须根据两者的偏重而有所侧重。

4. 寒凝心脉证

主症：猝然心痛如绞，心痛彻背，喘不得卧，多因气候骤冷或骤感风寒而发病或加重，伴形寒，甚则手足不温，冷汗自出，胸闷气短，心悸，面色苍白，苔薄白，脉沉紧或沉细。

证机概要：素体阳虚，阴寒凝滞，心脉痹阻，心阳不振。

治法：辛温散寒，宣通心阳。

代表方：枳实薤白桂枝汤合当归四逆汤加减。

常用药：桂枝、细辛、薤白、瓜蒌、当归、芍药、甘草、枳实、厚朴、大枣。

加减：阴寒极盛之胸痹重症，表现胸痛剧烈，痛无休止，伴身寒肢冷，气短喘息，脉沉紧或沉微者，当用温通散寒之法，予乌头赤石脂丸加荜茇、高良姜、细辛等；若痛剧而四肢不温，冷汗自出，即刻舌下含化苏合香丸或麝香保心丸，芳香化浊，理气温通开窍。

5. 气阴两虚证

主症：心胸隐痛，时作时休，心悸气短，动

则益甚，伴倦怠乏力，声息低微，易汗出，舌质淡红，舌体胖且边有齿痕，苔薄白，脉虚细缓或结代。

证机概要：心气不足，阴血亏耗，血行瘀滞。

治法：益气养阴，活血通脉。

代表方：生脉散合人参养荣汤加减。

常用药：人参、黄芪、炙甘草、肉桂、麦冬、玉竹、五味子、丹参、当归。

加减：兼有气滞血瘀者，可加川芎、郁金以行气活血；兼见痰浊之象者可合用茯苓、白术、白蔻仁以健脾化痰；兼见纳呆、失眠等心脾两虚者，可并用茯苓、茯神、远志、半夏曲健脾和胃，柏子仁、酸枣仁收敛心气，养心安神。

6. 心肾阴虚证

主症：心痛憋闷，心悸盗汗，虚烦不寐，腰酸膝软，头晕耳鸣，口干便秘，舌红少津，苔薄或剥，脉细数或促代。

证机概要：水不济火，虚热内灼，心失所养，血脉不畅。

治法：滋阴清火，养心和络。

代表方：天王补心丹合炙甘草汤加减。

常用药：生地黄、玄参、天冬、麦冬、人参、炙甘草、茯苓、柏子仁、酸枣仁、五味子、远志、丹参、当归、芍药、阿胶。

加减：阴不敛阳，虚火内扰心神，虚烦不寐，舌尖红少津者，可用酸枣仁汤，清热除烦以养血安神；若兼见风阳上扰，加用珍珠母、灵磁石、石决明、琥珀等重镇潜阳之品；若心肾阴虚，兼见头晕目眩，腰酸膝软，遗精盗汗，心悸不宁，口燥咽干，用左归饮以滋阴补肾，填精益髓。

7. 心肾阳虚证

主症：心悸而痛，胸闷气短，动则更甚，自汗，面色㿠白，神倦怯寒，四肢欠温或肿胀，舌质淡胖，边有齿痕，苔白或腻，脉沉细迟。

证机概要：阳气虚衰，胸阳不振，气机痹阻，血行瘀滞。

治法：温补阳气，振奋心阳。

代表方：参附汤合右归饮加减。

常用药：人参、附子、肉桂、炙甘草、熟地黄、山萸肉、仙灵脾、补骨脂。

加减：伴有寒凝血瘀标实症状者适当兼顾。若肾阳虚衰，不能制水，水饮上凌心肺，症见水肿、喘促、心悸，用真武汤加黄芪、汉防己、猪苓、车前子温肾阳而化水饮；若阳虚欲脱厥逆者，用四逆加人参汤，温阳益气，回阳救逆，或参附注射液40~60mL加入5%葡萄糖注射液250~500mL中静脉点滴，可增强疗效。

四、转归预后

本病多在中年以后发生，如治疗及时得当，可获较长时间稳定缓解，如反复发作，则病情较为顽固。病情进一步发展，可见心胸猝然大痛，出现真心痛证候，甚则可"旦发夕死，夕发旦死"。

五、预防与调护

1. 注意调摄精神，避免情绪波动。

2. 注意生活起居，寒温适宜。本病的诱发或发生与气候异常变化有关，故要避免寒冷，居处除保持安静、通风外，还要注意寒温适宜。

3. 注意饮食调节。饮食宜清淡低盐，食勿过饱。多吃水果及富含纤维素食物。保持大便通畅。戒烟限酒。

4. 注意劳逸结合，坚持适当活动。发作期患者应立即卧床休息，缓解期要注意适当休息，保证充足的睡眠，坚持力所能及的活动，做到动中有静，正如朱丹溪所强调的"动而中节"。

5. 加强护理及监护。发病时应加强巡视，密切观察舌、脉、体温、呼吸、血压及精神情志变化，必要时给予吸氧，心电监护，保持静脉通道通畅，并做好抢救准备。

第九节 不 寐

不寐是以经常不能获得正常睡眠为特征的一类病证，主要表现为睡眠时间、深度的不足，轻者入睡困难，或寐而不酣，时寐时醒，或醒后不能再寐，重则彻夜不寐。

一、病因病机

（一）病因

饮食不节，情志失常，劳倦、思虑过度，病后，年迈体虚等。

（二）病机

不寐的病理变化，总属阳盛阴衰，阴阳失交。其病位主要在心，与肝、脾、肾密切相关。不寐的病机有虚实之分，实证由肝郁化火，痰热内扰，阳盛不得入于阴而致，虚证多由心脾两虚，心虚胆怯，心肾不交，水火不济，心神失养，阴虚不能纳阳而发。失眠久病可出现虚实夹杂，实火、湿、痰等病邪与气血阴阳亏虚互相联系，互相转化，临床以虚证多见。

二、诊断与病证鉴别

（一）诊断依据

1. 轻者入寐困难或寐而易醒，醒后不寐，连续3周以上，重者彻夜难眠。
2. 常伴有头痛、头昏、心悸、健忘、神疲乏力、心神不宁、多梦等症。
3. 本病证常有饮食不节，情志失常，劳倦、思虑过度，病后，体虚等病史。

（二）病证鉴别

不寐应与一时性失眠、生理性少寐、他病痛苦引起的失眠相区别。不寐是指单纯以失眠为主症，表现为持续的、严重的睡眠困难。若因一时性情志影响或生活环境改变引起的暂时性失眠不属病态。至于老年人少寐早醒，亦多属生理状态。若因其他疾病痛苦引起失眠者，则应以祛除有关病因为主。

三、辨证论治

（一）辨证要点

本病辨证首分虚实。虚证，多属阴血不足，心失所养，临床特点为体质瘦弱，面色无华，神疲懒言，心悸健忘。实证为邪热扰心，临床特点为心烦易怒，口苦咽干，便秘溲赤。

次辨病位，病位主要在心。由于心神的失养或不安，神不守舍而不寐，且与肝、胆、脾、胃、肾相关。如急躁易怒而不寐，多为肝火内扰；脘闷苔腻而不寐，多为胃腑宿食，痰热内盛；心烦心悸，头晕健忘而不寐，多为阴虚火旺，心肾不交；面色少华，肢倦神疲而不寐，多属脾虚不运，心神失养；心烦不寐，触事易惊，多属心胆气虚等。

（二）治疗原则

治疗当以补虚泻实、调整脏腑阴阳为原则。实证泻其有余，如疏肝泻火，清化痰热，消导和中；虚证补其不足，如益气养血，健脾补肝益肾。在此基础上安神定志，如养血安神，镇惊安神，清心安神。

（三）证治分类

1. 肝火扰心证

主症：不寐多梦，甚则彻夜不眠，急躁易怒，伴头晕头胀，目赤耳鸣，口干而苦，不思饮食，便秘溲赤，舌红苔黄，脉弦而数。

证机概要：肝郁化火，上扰心神。

治法：疏肝泻火，镇心安神。

代表方：龙胆泻肝汤加减。

常用药：龙胆草、黄芩、栀子、泽泻、车前子、当归、生地黄、柴胡、甘草、生龙骨、生牡蛎、灵磁石。

加减：胸闷胁胀，善太息者，加香附、郁金、佛手、绿萼梅以疏肝解郁；若头晕目眩，头痛欲裂，不寐躁怒，大便秘结者，可用当归龙荟丸。

2. 痰热扰心证

主症：心烦不寐，胸闷脘痞，泛恶嗳气，伴口苦，头重，目眩，舌偏红，苔黄腻，脉滑数。

证机概要：湿食生痰，郁痰生热，扰动心神。

治法：清化痰热，和中安神。

代表方：黄连温胆汤加减。

常用药：半夏、陈皮、茯苓、枳实、黄连、竹茹、龙齿、珍珠母、磁石。

加减：不寐伴胸闷嗳气，脘腹胀满，大便不爽，苔腻脉滑，加用半夏秫米汤和胃健脾，交通阴阳，和胃降气；若饮食停滞，胃中不和，嗳腐吞酸，脘腹胀痛，再加神曲、焦山楂、莱菔子以消导和中。

3. 心脾两虚证

主症：不易入睡，多梦易醒，心悸健忘，神疲食少，伴头晕目眩，四肢倦怠，腹胀便溏，面色少华，舌淡苔薄，脉细无力。

证机概要：脾虚血亏，心神失养，神不安舍。

治法：补益心脾，养血安神。

代表方：归脾汤加减。

常用药：人参、白术、甘草、当归、黄芪、远志、酸枣仁、茯神、龙眼肉、木香。

加减：心血不足较甚者，加熟地黄、芍药、阿胶以养心血；不寐较重者，加五味子、夜交藤、合欢皮、柏子仁养心安神，或加生龙骨、生牡蛎、琥珀末以镇静安神；兼见脘闷纳呆，苔腻，重用白术，加苍术、半夏、陈皮、茯苓、厚朴以健脾燥湿，理气化痰。若产后虚烦不寐，或老人夜寐早醒而无虚烦者，多属气血不足，亦可用本方。

4. 心肾不交证

主症：心烦不寐，入睡困难，心悸多梦，伴头晕耳鸣，腰膝酸软，潮热盗汗，五心烦热，咽干少津，男子遗精，女子月经不调，舌红少苔，脉细数。

证机概要：肾水亏虚，不能上济于心，心火炽盛，不能下交于肾。

治法：滋阴降火，交通心肾。

代表方：六味地黄丸合交泰丸加减。

常用药：熟地黄、山萸肉、山药、泽泻、茯苓、牡丹皮、黄连、肉桂。

加减：心阴不足为主者，可用天王补心丹以滋阴养血，补心安神；心烦不寐，彻夜不眠者，加朱砂、磁石、龙骨、龙齿重镇安神。

5. 心胆气虚证

主症：虚烦不寐，触事易惊，终日惕惕，胆怯心悸，伴气短自汗，倦怠乏力，舌淡，脉弦细。

证机概要：心胆虚怯，心神失养，神魂不安。

治法：益气镇惊，安神定志。

代表方：安神定志丸合酸枣仁汤加减。

常用药：人参、茯苓、甘草、茯神、远志、龙齿、石菖蒲、川芎、酸枣仁、知母。

加减：心肝血虚，惊悸汗出者，重用人参，加白芍、当归、黄芪以补养肝血；胸闷，善太息，纳呆腹胀者，加柴胡、陈皮、山药、白术以疏肝健脾；心悸甚，惊惕不安者，加生龙骨、生牡蛎、朱砂以重镇安神。

四、预防与调护

不寐属心神病变，重视精神调摄和讲究睡眠卫生具有实际的预防意义。

精神调摄方面，应积极进行心理情志调整，克服过度的紧张、兴奋、焦虑、抑郁、惊恐、愤怒等不良情绪，做到喜怒有节，保持精神舒畅，尽量以放松的、顺其自然的心态对待睡眠，反而能较好地入睡。

睡眠卫生方面，首先帮助患者建立有规律的作息制度，从事适当的体力活动或体育锻炼，增强体质，持之以恒，促进身心健康。其次养成良好的睡眠习惯。晚餐要清淡，不宜过饱，更忌浓茶、咖啡及吸烟。睡前避免从事紧张和兴奋的活动，养成定时就寝的习惯。另外，要注意睡眠环境的安宁，床铺要舒适，卧室光线要柔和，并努力减少噪音，去除各种可能影响睡眠的外在因素。

第十节 痫 病

痫病是一种发作性神志异常的病证，临床以突然意识丧失，甚则仆倒，不省人事，强直抽搐，口吐涎沫，两目上视或口中怪叫，移时苏醒，一如常人为特征。发作前可伴眩晕、胸闷等先兆，发作后常有疲倦乏力等症状。

一、病因病机

（一）病因

先天遗传、七情失调，以及惊恐、饮食失调、脑部外伤、六淫所干、他病之后。

（二）病机

本病的基本病机为脏腑失调，痰浊阻滞，气机逆乱，风痰内动，蒙蔽清窍。病理因素主要有风、火、痰、瘀，又以痰为重要。本病的病位在脑，涉及肝、脾、心、肾诸脏，其中肝、脾、肾的损伤是痫病发生的主要病理基础。病理性质属于本虚标实，本虚为脏腑受损，标实为风、火、痰、瘀，四者并非孤立致病，多是互相结合，互相影响而发病。如风阳夹痰，痰瘀郁而化热，风热痰瘀上蒙清窍，流窜经络等，而使本病变化更为错综复杂。此外，由于痫病昏仆抽搐发作，特别容易耗气伤神，故长期反复发作者，常容易出现神志淡漠、面色少华、健忘等心脾两虚、心神失养的症状，并且使痫病更易反复。

二、诊断与病证鉴别

（一）诊断依据

1. 任何年龄、性别均可发病，但多在儿童期、青春期或青年期发病，多有家族史，每因惊恐、劳累、情志过极等诱发。

2. 典型发作时突然昏倒，不省人事，两目上视，项背强直，四肢抽搐，口吐涎沫，或有异常叫声，或仅有突然呆木，两眼瞪视，呼之不应，或头部下垂，腹软无力，面色苍白等。

3. 局限性发作可见多种形式，如口、眼、手等局部抽搐而无突然昏倒，或凝视，或语言障碍，或无意识动作等。多数在数秒至数分钟即止。

4. 发作前可有眩晕、胸闷等先兆症状。

5. 发作突然，醒后如常人，醒后对发作时情况不知，反复发作。

6. 脑电图在发作期描记到对称性同步化棘波或棘-慢波等阳性表现，有条件者做磁共振等相应检查。

（二）病证鉴别

1. 痫病与中风

典型发作痫病与中风病均有突然仆倒，昏不知人等，但痫病有反复发作史，发作时口吐涎沫，两目上视，四肢抽搐，或作怪叫声，可自行苏醒，无半身不遂、口舌歪斜等症，而中风病则仆地无声，昏迷持续时间长，醒后常有半身不遂等后遗症。

2. 痫病与厥证

厥证除见突然仆倒、昏不知人主症外，还有面色苍白，四肢厥冷，或见口噤，握拳，手指拘急，而无口吐涎沫、两目上视、四肢抽搐和病作怪叫之兼症，临床上不难区别。

3. 痫病与痉证

两者都具有四肢抽搐等症状，但痫病仅见于发作之时，兼有口吐涎沫，病作怪叫，醒后如常人。而痉证多见持续发作，伴有角弓反张，身体强直，经治疗恢复后，或仍有原发疾病的存在。

三、辨证论治

（一）辨证要点

首先要辨病情轻重，其次辨证候的虚实，再确定病理性质，即风、痰、热、瘀。

本病之病情轻重取决于两个方面，一是病发持续时间之长短，一般持续时间长则病重，短则病轻；二是发作间隔时间之久暂，即间隔时间短暂则病重，间隔时间长久则病轻。其临床表现的轻重与痰浊之浅深和正气之盛衰密切相关。

痫病发作期多实，多由风痰闭阻，痰火或瘀热扰动神明；间歇期多虚，或虚中夹实，常由心脾两虚，肝肾阴虚，夹风夹痰夹瘀所致，当宜分而治之。

来势急骤，神昏猝倒，不省人事，口噤牙紧，颈项强直，四肢抽搐者，病性属风；发作时口吐涎沫，气粗痰鸣，呆木无知，发作后或有情志错乱，幻听，错觉，或有梦游者，病性属痰；有猝倒啼叫，面赤身热，口流血沫，平素或发作后有大便秘结，口臭苔黄者，病性属热；发作时面色潮红、紫红，继则青紫，口唇发绀，或有颅脑外伤、产伤等病史者，病性属瘀。

（二）治疗原则

频繁发作，以治标为主，着重清泻肝火，豁痰息风，开窍定痫；平时病缓，则补虚以治其本，宜益气养血，健脾化痰，滋补肝肾，宁心安神。

（三）证治分类

1. 风痰闭阻证

主症：发病前常有眩晕，头昏，胸闷，乏力，痰多，心情不悦。发作呈多样性，或见突然跌倒，神志不清，抽搐吐涎，或伴尖叫与二便失禁，或短暂神志不清，双目发呆，茫然所失，谈话中断，持物落地，或精神恍惚而无抽搐，舌质红，苔白腻，脉多弦滑有力。

证机概要：痰浊素盛，肝阳化风，痰随风动，风痰闭阻，上干清窍。

治法：涤痰息风，开窍定痫。

代表方：定痫丸加减。

常用药：天麻、全蝎、僵蚕、川贝母、胆南星、姜半夏、竹沥、石菖蒲、琥珀、茯神、远志、辰砂、茯苓、陈皮、丹参。

加减：眩晕、目斜视者，加生龙骨、生牡蛎、磁石、珍珠母重镇安神。

辛热开破法是针对痫痰难化这一特点而制定的治法。痰浊闭阻，气机逆乱是本病的核心病机，故治疗多以涤痰、行痰、豁痰为大法。然而痫病之痰，异于一般痰邪，具有深遏潜伏，胶固难化，随风气而聚散之特征，非一般祛痰与化痰药物所能涤除。辛温开破法则采用大辛大热的川乌、半夏、南星、白附子等具有振奋阳气、推动气化作用的药物，以开气机之闭塞，破痰邪之积聚，捣沉痼之胶结，从而促进顽痰消散，痫病缓解。

2. 痰火扰神证

主症：发作时昏仆抽搐，吐涎，或有吼叫，平时急躁易怒，心烦失眠，咳痰不爽，口苦咽干，便秘溲黄，病发后，症情加重，彻夜难眠，目赤，舌红，苔黄腻，脉弦滑而数。

证机概要：痰浊蕴结，气郁化火，痰火内盛，上扰脑神。

治法：清热泻火，化痰开窍。

代表方：龙胆泻肝汤合涤痰汤加减。

常用药：龙胆草、青黛、芦荟、大黄、黄芩、栀子、姜半夏、胆南星、木香、枳实、茯苓、橘红、人参、石菖蒲、麝香。

加减：有肝火动风之势者，加天麻、石决明、钩藤、地龙、全蝎，以平肝息风。

3. 瘀阻脑络证

主症：平素头晕头痛，痛有定处，常伴单侧肢体抽搐，或一侧面部抽动，颜面口唇青紫，舌质暗红或有瘀斑，舌苔薄白，脉涩或弦。多继发于颅脑外伤、产伤、颅内感染性疾患后，或先天脑发育不全。

证机概要：瘀血阻窍，脑络闭塞，脑神失养而风动。

治法：活血化瘀，息风通络。

代表方：通窍活血汤加减。

常用药：赤芍、川芎、桃仁、红花、麝香、老葱、地龙、僵蚕、全蝎。

加减：痰涎偏盛者，加半夏、胆南星、竹茹。

4. 心脾两虚证

主症：反复发病不愈，神疲乏力，心悸气短，失眠多梦，面色苍白，体瘦纳呆，大便溏薄，舌质淡，苔白腻，脉沉细而弱。

证机概要：痫发日久，耗伤气血，心脾两

伤，心神失养。

治法：补益气血，健脾宁心。

代表方：六君子汤合归脾汤加减。

常用药：人参、茯苓、白术、炙甘草、陈皮、姜半夏、当归、丹参、熟地黄、酸枣仁、远志、五味子。

加减：若痰浊盛而恶心呕吐痰涎者，加胆南星、姜竹茹、瓜蒌、石菖蒲、旋覆花化痰降浊；便溏者，加炒苡仁、炒扁豆、炮姜等健脾止泻；夜游者，加生龙骨、生牡蛎、生铁落等镇心安神。

5. 心肾亏虚证

主症：痫病频发，神思恍惚，心悸，健忘失眠，头晕目眩，两目干涩，面色晦暗，耳轮焦枯不泽，腰膝酸软，大便干燥，舌质淡红，脉沉细而数。

证机概要：痫病日久，心肾精血亏虚，髓海不足，脑失所养。

治法：补益心肾，潜阳安神。

代表方：左归丸合天王补心丹加减。

常用药：熟地黄、山药、山萸肉、菟丝子、枸杞子、鹿角胶、龟甲胶、川牛膝、生牡蛎、鳖甲。

加减：若神思恍惚，持续时间长者，加阿胶补益心血；心中烦热者，加焦山栀、莲子心清心除烦；大便干燥者，加玄参、天花粉、当归、火麻仁以养阴润肠通便。

虫类药具有良好减轻和控制发作的效果，对各类证候均可在辨证处方中加用，因此类药物入络搜风，散瘀化痰，非草木药所能代替，药如全蝎、蜈蚣、地龙、僵蚕、蝉衣等。如另取研粉吞服效果尤佳。

四、预防与调护

1. 加强孕妇保健，避免胎气受损

痫病发生多与母亲在孕期内外邪干忤及七情、饮食、劳倦等失调有关，尤其在出生过程中，胎儿头部外伤也能导致。因此，特别要注意母亲孕期卫生，加强孕妇自身保健，避免胎气受损。

2. 加强护理，预防意外

（1）发作时注意观察神志的改变，抽搐的频率，脉搏的快慢与节律，舌之润燥，瞳孔之大小，有无发绀及呕吐，二便是否失禁等情况，并详加记录。对昏仆抽搐的病人，凡有义齿者均应取下，并用裹纱布的压舌板放入病人口中，防止咬伤唇舌，同时加用床档，以免翻坠下床。

（2）休止期患者，不宜驾车、骑车，不宜高空、水上作业，避免脑外伤。

3. 加强休止期治疗，预防再发

应针对患者病后存在不同程度的正虚加以调补，如调脾胃、和气血、健脑髓、顺气涤痰、活血化瘀等，但不可不加辨证地一概投参、茸大补之品或其他温燥补品。

4. 注意调养

饮食宜清淡，多吃素菜，少食肥甘之品，切忌过冷过热、辛温刺激的食物，以减少痰涎及火热的滋生。可选用山药、苡米、赤豆、绿豆、小米煮粥，可收健脾化湿之功效。注意排痰及口腔卫生。保持精神愉快，避免精神刺激，怡养性情，起居有常，劳逸适度。保证充足的睡眠时间，保持大便通畅。

第十一节　胃　痛

胃痛，又称胃脘痛，是指以上腹胃脘部近心窝处疼痛为主症的病证。

一、病因病机

（一）病因

感受外邪、饮食不节、情志不畅和脾胃素虚。

（二）病机

基本病机是胃气阻滞，胃失和降，不通则痛。胃痛的病变部位在胃，但与肝、脾的关系极为密切。病理因素主要有气滞、寒凝、热郁、湿阻、血瘀。病理变化比较复杂，胃痛日久不愈，脾胃受损，可由实证转为虚证。若因寒而痛者，寒邪伤阳，脾阳不足，可成脾胃虚寒证；若因热而痛，邪热伤阴，胃阴不足，则致阴虚胃痛。虚证胃痛又易受邪，如脾胃虚寒者易受寒邪，脾胃气虚又可饮食停滞，出现虚实夹杂证。

二、诊断与病证鉴别

（一）诊断依据

1. 上腹近心窝处胃脘部发生疼痛为其特征，其疼痛有胀痛、刺痛、隐痛、剧痛等不同的性质。
2. 常伴食欲不振、恶心呕吐、嘈杂泛酸、嗳气吞腐等上消化道症状。
3. 发病特点：以中青年居多，多有反复发作病史。发病前多有明显的诱因，如天气变化、恼怒、劳累、暴饮暴食、饥饿、进食生冷干硬辛辣醇酒，或服用有损脾胃的药物等。

（二）病证鉴别

1. 胃痛与真心痛

真心痛是心经病变所引起的心痛证，多见于老年人，为当胸而痛，其多绞痛、闷痛，动辄加重，痛引肩背，常伴心悸气短、汗出肢冷，病情危急。而胃痛多表现为胀痛、刺痛、隐痛，有反复发作史，一般无放射痛，伴有嗳气、泛酸、嘈杂等脾胃证候。

2. 胃痛与胁痛

胁痛是以胁部疼痛为主症，可伴发热恶寒，或目黄肤黄，或胸闷太息，极少伴嘈杂泛酸、嗳气吞腐。肝气犯胃的胃痛有时亦可攻痛连胁，但仍以胃脘部疼痛为主症。

3. 胃痛与腹痛

腹痛是以胃脘部以下、耻骨毛际以上整个部位疼痛为主症，胃痛是以上腹胃脘部近心窝处疼痛为主症，两者仅就疼痛部位来说，是有区别的。但胃处腹中，与肠相连，因而胃痛可以影响及腹，而腹痛亦可牵连于胃，这就要从其疼痛的主要部位和如何起病来加以辨别。

三、辨证论治

（一）辨证要点

应辨虚实寒热，在气在血。实者多痛剧，固定不移，拒按，脉盛；虚者多痛势徐缓，痛处不定，喜按，脉虚。胃痛遇寒则痛甚，得温则痛减，为寒证；胃脘灼痛，喜冷恶热，为热证。一般初病在气，久病在血。气滞者，多见胀痛，痛无定处，或攻窜两胁，或兼见嗳气频作，疼痛与情志因素明显相关。血瘀者，疼痛部位固定不移，痛如针刺，持续疼痛，入夜尤甚，舌质紫暗或有瘀斑。

（二）治疗原则

以理气和胃止痛为主，审证求因，从广义的角度去理解和运用"通"法，如散寒、消食、疏肝、泄热、化瘀、养阴、温阳等，总以开其郁滞，调其升降为目的，这样才能把握住"胃以通为补"的真谛，灵活应用"通"法。

（三）证治分类

1. 寒邪客胃证

主症：胃痛暴作，恶寒喜暖，得温痛减，遇寒加重，口淡不渴，或喜热饮，舌淡苔薄白，脉弦紧。

证机概要：寒凝胃脘，阳气被遏，气机阻滞。

治法：温胃散寒，行气止痛。

代表方：香苏散合良附丸加减。

常用药：香附、紫苏、高良姜、陈皮、甘草。

加减：如兼有纳呆、身重、恶心欲吐、苔白腻等寒湿症状，可用厚朴温中汤以温中燥湿；若兼见胸脘痞闷，胃纳呆滞，嗳气或呕吐者，属寒夹食滞，可加枳实、神曲、鸡内金、制半夏、生姜等以消食导滞，降逆止呕；若寒邪郁久化热，寒热错杂，可用半夏泻心汤辛开苦降，寒热并调。

2. 饮食伤胃证

主症：胃脘疼痛，胀满拒按，嗳腐吞酸，或呕吐不消化食物，其味腐臭，吐后痛减，不思饮食，大便不爽，得矢气及便后稍舒，舌苔厚腻，脉滑。

证机概要：饮食积滞，阻塞胃气。

治法：消食导滞，和胃止痛。

代表方：保和丸加减。

常用药：神曲、山楂、莱菔子、茯苓、半夏、陈皮、连翘。

加减：若脘腹胀甚者，可加枳实、砂仁、槟榔等以行气消滞；若胃脘胀痛而便闭者，可合用小承气汤或改用枳实导滞丸以通腑行气；胃痛急剧而拒按，伴见苔黄燥，便秘者，为食积化热成燥，则合用大承气汤以泄热解燥，通腑荡积。

3. 肝气犯胃证

主症：胃脘胀痛，痛连两胁，遇烦恼则痛作或痛甚，嗳气、矢气则痛舒，胸闷嗳气，喜长叹息，大便不畅，舌苔多薄白，脉弦。

证机概要：肝气郁结，横逆犯胃，胃气阻滞。

治法：疏肝解郁，理气止痛。

代表方：柴胡疏肝散加减。

常用药：柴胡、芍药、川芎、郁金、香附、陈皮、枳壳、佛手、甘草。

加减：如胃痛较甚者，可加川楝子、延胡索以加强理气止痛；痛势急迫，嘈杂吐酸，口干口苦，舌红苔黄，脉弦或数，乃肝胃郁热之证，改用化肝煎或丹栀逍遥散加左金丸以疏肝泄热和胃，此时理气药应选择香橼、佛手、绿萼梅等理气而不伤阴的解郁止痛药。

4. 湿热中阻证

主症：胃脘疼痛，痛势急迫，脘闷灼热，口干口苦，口渴而不欲饮，纳呆恶心，小便色黄，大便不畅，舌红，苔黄腻，脉滑数。

证机概要：湿热蕴结，胃气痞阻。

治法：清化湿热，理气和胃。

代表方：清中汤加减。

常用药：黄连、栀子、制半夏、茯苓、草豆蔻、陈皮、甘草。

加减：湿偏重者加苍术、藿香燥湿醒脾；热偏重者加蒲公英、黄芩清胃泄热；若为痰湿阻胃，症见脘腹胀痛，痞闷不舒，泛泛欲呕，咳吐痰涎，苔白腻或滑，可用二陈汤合平胃散，燥湿健脾，和胃降逆。

5. 瘀血停胃证

主症：胃脘疼痛，如针刺，似刀割，痛有定处，按之痛甚，痛时持久，食后加剧，入夜尤甚，或见吐血黑便，舌质紫暗或有瘀斑，脉涩。

证机概要：瘀停胃络，脉络壅滞。

治法：化瘀通络，理气和胃。

代表方：失笑散合丹参饮加减。

常用药：蒲黄、五灵脂、丹参、檀香、砂仁。

加减：若胃痛甚者，可加延胡索、木香、郁金、枳壳以加强活血行气止痛之功；若四肢不温，舌淡脉弱者，当为气虚无以行血，加党参、黄芪等以益气活血；便黑可加三七、白及化瘀止血。

6. 胃阴亏耗证

主症：胃脘隐隐灼痛，似饥而不欲食，口燥咽干，五心烦热，消瘦乏力，口渴思饮，大便干结，舌红少津，脉细数。

证机概要：胃阴亏耗，胃失濡养。

治法：养阴益胃，和中止痛。

代表方：一贯煎合芍药甘草汤加减。

常用药：沙参、麦冬、生地黄、枸杞子、当归、川楝子、芍药、甘草。

加减：若见胃脘灼痛、嘈杂泛酸者，可加珍珠母、牡蛎、海螵蛸或配用左金丸以制酸；胃脘胀痛较剧，兼有气滞，宜加厚朴花、玫瑰花、佛手等行气止痛；若阴虚胃热可加石斛、知母、黄连养阴清胃。

7. 脾胃虚寒证

主症：胃痛隐隐，绵绵不休，喜温喜按，空腹痛甚，得食则缓，劳累或受凉后发作或加重，泛吐清水，神疲纳呆，四肢倦怠，手足不温，大便溏薄，舌淡苔白，脉虚弱或迟缓。

证机概要：脾虚胃寒，失于温养。

治法：温中健脾，和胃止痛。

代表方：黄芪建中汤加减。

常用药：黄芪、桂枝、生姜、芍药、炙甘草、饴糖、大枣。

加减：泛吐清水较多，宜加干姜、制半夏、陈皮、茯苓以温胃化饮；泛酸，可去饴糖，加黄连、吴茱萸、乌贼骨、煅瓦楞子等以制酸和胃；胃脘冷痛，里寒较甚，呕吐，肢冷，可加理中丸以温中散寒；若兼有形寒肢冷，腰膝酸软，可用附子理中汤温肾暖脾，和胃止痛；无泛吐清水，无手足不温者，可改用香砂六君子汤以健脾益气，和胃止痛。

四、转归预后

胃痛还可以衍生变证，如胃热炽盛，迫血妄行，或瘀血阻滞，血不循经，或脾气虚弱，不能统血，而致便血、呕血。大量出血，可致气随血脱，危及生命。若脾胃运化失职，湿浊内生，郁而化热，火热内结，腑气不通，腹痛剧烈拒按，导致大汗淋漓，四肢厥逆的厥脱危证。或日久成瘀，气机壅塞，胃失和降，胃气上逆，致呕吐反胃。若胃痛日久，痰瘀互结，壅塞胃脘，可形成噎膈。

五、预防与调护

预防上重视精神与饮食的调理。患者要养成有规律的生活与饮食习惯，忌暴饮暴食，饥饱不匀。胃痛持续不已者，应在一定时期内进流质或半流质饮食，少食多餐，以清淡易消化的食物为宜，忌粗糙多纤维饮食，尽量避免进食浓茶、咖啡和辛辣食物，进食宜细嚼慢咽，慎用水杨酸、肾上腺皮质激素等药物。同时保持乐观的情绪，避免过度劳累与紧张也是预防本病复发的关键。

第十二节 呕 吐

呕吐是指胃失和降，气逆于上，迫使胃中之物从口中吐出的一种病证。一般以有物有声谓之呕，有物无声谓之吐，无物有声谓之干呕，临床呕与吐常同时发生，故合称为呕吐。

一、病因病机

（一）病因

外感六淫、内伤饮食、情志不调、病后体虚。

（二）病机

呕吐的发病机理总为胃失和降，气机上逆。病变脏腑主要在胃，还与肝、脾有密切的关系。病理性质有虚实之分。因外邪、饮食、痰饮、肝气等犯胃，胃失和降而致呕吐者属实；脾胃虚寒或胃阴不足而润降失职导致呕吐者属虚。虚实可互为转化与兼夹，若实证呕吐剧烈，津气耗伤，或呕吐不止，损伤脾胃，脾胃虚弱，可由实转虚。亦有脾胃素虚，复因饮食、外感所伤，可呈急性发作，出现虚实夹杂之证。

二、诊断与病证鉴别

（一）诊断依据

1. 临床以呕吐饮食、痰涎、水液等胃内容物为主症。

2. 常伴有恶心、纳呆、泛酸嘈杂、胸脘痞闷等症。

3. 起病或缓或急，多因饮食、情志、寒温不适、闻及不良气味等因素而诱发，或有服用药物、误食毒物史。

（二）病证鉴别

1. 呕吐与反胃

呕吐与反胃，同属胃部的病变，其病机都是胃失和降，气逆于上，而且都有呕吐的临床表现。但反胃系脾胃虚寒，胃中无火，难以腐熟食入之谷物，朝食暮吐，暮食朝吐，吐出物多为未消化之宿食，呕吐量较多，吐后即感舒适。呕吐有感受外邪、饮食不节、情志失调和胃虚失和的不同，往往吐无定时，或轻或重，吐出物为食物或痰涎清水，呕吐量或多或少。

2. 呕吐与噎膈

呕吐与噎膈，皆有呕吐的症状。然呕吐之病，进食顺畅，吐无定时。噎膈之病，进食哽噎不顺或食不得入，或食入即吐，甚则因噎废食。呕吐大多病情较轻，病程较短，预后尚好。而噎膈多因内伤所致，病情深重，病程较长，预后欠佳。

三、辨证论治

（一）辨证要点

首辨虚实，次辨呕吐特点。

若病程短，来势急，吐出物较多，气味难闻者，多偏于邪实，属实者应进一步辨别外感、食滞、痰饮及气火的不同。反之，若病程较长，来势徐缓，吐出物较少，或伴有倦怠乏力等症者，多属于虚证，属虚者则有脾胃气虚、虚寒和胃阴不足之区别。

呕吐病证有寒热虚实之别。详审呕吐物的性状和气味，有助于辨证。若呕吐物酸腐量多，气味难闻者，多属食积内腐；若呕吐出苦水、黄水者，多由胆热犯胃；若呕吐物为酸水、绿水者，多因肝热犯胃；若呕吐物为浊痰涎沫者，多属痰饮中阻；呕吐清水者，多因脾胃虚寒；干呕嘈杂，或伴有口干、似饥而不欲食者，为胃阴不足。

（二）治疗原则

呕吐以和胃降逆止呕为总的治疗原则。但尚需结合标本虚实进行辨治。实者重在祛邪，分别施以解表、消食、化痰、理气之法，以求邪去胃安呕止之效。虚者重在扶正，分别施以益气、温阳、养阴之法，以求正复胃和呕止之功。属虚实兼夹者当以审其标本缓急主次而治之。在辨证的基础上，合理使用和胃降逆药物，尽量选用芳香醒脾之品，以求药食尽入而不拒。

（三）证治分类

1. 外邪犯胃证

主症：突然呕吐，胸脘满闷，发热恶寒，头身疼痛，舌苔白腻，脉濡缓。

证机概要：外邪犯胃，中焦气滞，浊气上逆。

治法：疏邪解表，化浊和中。

代表方：藿香正气散加减。

常用药：藿香、紫苏、白芷、大腹皮、厚朴、半夏、陈皮、白术、茯苓、甘草、桔梗、生姜、大枣。

加减：伴见脘痞嗳腐，饮食停滞者，可去白术，加鸡内金、神曲以消食导滞；如风寒偏重，症见寒热无汗，头痛身楚，加荆芥、防风、羌活祛风寒，解表邪；夏令感受暑湿，呕吐而并见心烦口渴者，本方去香燥甘温之药，加入黄连、佩兰、荷叶之属以清暑解热，或改用黄连香薷饮加减；如感受秽浊之气，恶心呕吐，可先吞服玉枢丹以辟浊止呕。

2. 食滞内停证

主症：呕吐酸腐，脘腹胀满，嗳气厌食，大便或溏或结，舌苔厚腻，脉滑实。

证机概要：食积内停，气机受阻，浊气上逆。

治法：消食化滞，和胃降逆。

代表方：保和丸加减。

常用药：山楂、神曲、莱菔子、陈皮、半夏、茯苓、连翘。

加减：若因肉食而吐者，重用山楂；因米食而吐者，加谷芽；因面食而吐者，重用莱菔子，加麦芽；因酒食而吐者，加蔻仁、葛花，重用神曲；因食鱼、蟹而吐者，加苏叶、生姜；因豆制品而吐者，加生萝卜汁；若食物中毒呕吐者，用烧盐方探吐，防止腐败毒物被吸收；脘腹胀满者，加枳实、厚朴、槟榔等理气消痞；食积化热，大便秘结者，加大黄、枳实通腑消胀；或合用枳实导滞丸推荡积滞，清热利湿；脾虚便溏者，加白术、扁豆，或合用枳实消痞丸消除痞满，健脾和胃；若由胃中积热上冲，食已即吐，口臭而渴，苔黄脉数者，宜用竹茹汤以清胃降逆。

3. 痰饮中阻证

主症：呕吐清水痰涎，脘闷不食，头眩心悸，舌苔白腻，脉滑。

证机概要：痰饮内停，中阳不振，胃气上逆。

治法：温中化饮，和胃降逆。

代表方：小半夏汤合苓桂术甘汤加减。

常用药：半夏、生姜、茯苓、白术、甘草、桂枝。

加减：脘腹胀满，舌苔厚腻者，可去白术，加苍术、厚朴以行气除满；脘闷不食者，加白蔻仁、砂仁化浊开胃；胸膈烦闷，口苦，失眠，恶心呕吐者，可去桂枝，加黄连、陈皮化痰泄热，和胃止呕。

4. 肝气犯胃证

主症：呕吐吞酸，嗳气频繁，胸胁胀痛，舌淡红，苔薄，脉弦。

证机概要：肝气不疏，横逆犯胃，胃失和降。

治法：疏肝理气，和胃降逆。

代表方：四七汤加减。

常用药：苏叶、厚朴、半夏、生姜、茯苓、大枣。

加减：若胸胁胀满疼痛较甚，加川楝子、郁金、香附、柴胡疏肝解郁；如呕吐酸水，心烦口渴，宜清肝和胃，辛开苦降，可酌加左金丸及山栀、黄芩等；呕吐黄色苦水，则为胆液外溢，可加白芍、枳壳、木香、金钱草等疏肝利胆；若兼见胸胁刺痛，或呕吐不止，诸药无效，舌有瘀斑者，可酌加桃仁、红花等活血化瘀。

5. 脾胃气虚证

主症：恶心呕吐，食欲不振，食入难化，脘部痞闷，大便不畅，舌淡胖，苔薄，脉细。

证机概要：脾胃气虚，纳运无力，胃虚气逆。

治法：健脾益气，和胃降逆。

代表方：香砂六君子汤加减。

常用药：党参、茯苓、白术、甘草、半夏、陈皮、木香、砂仁。

加减：若呕吐频作，噫气脘痞，可酌加旋覆花、代赭石以镇逆止呕；若呕吐清水较多，脘冷肢凉者，可加附子、肉桂、吴茱萸以温中降逆止呕。

6. 脾胃阳虚证

主症：饮食稍多即吐，时作时止，面色㿠白，倦怠乏力，喜暖恶寒，四肢不温，大便溏薄，舌质淡，脉濡弱。

证机概要：脾胃虚寒，失于温煦，运化失职。

治法：温中健脾，和胃降逆。

代表方：理中汤加减。

常用药：人参、白术、干姜、甘草。

加减：若呕吐甚者，加砂仁、半夏等理气降逆止呕；若呕吐清水不止，可加吴茱萸、生姜以温中降逆止呃；若久呕不止，呕吐之物完谷不化，汗出肢冷，腰膝酸软，舌质淡胖，脉沉细，可加制附子、肉桂等温补脾肾之阳。

7. 胃阴不足证

主症：呕吐反复发作，或时作干呕，似饥而不欲食，口燥咽干，舌红少津，脉细数。

证机概要：胃阴不足，胃失濡润，和降失司。

治法：滋养胃阴，降逆止呕。

代表方：麦门冬汤加减。

常用药：人参、麦冬、粳米、甘草、半夏、大枣。

加减：若呕吐较剧者，可加竹茹、枇杏叶以和降胃气；若口干，舌红，热甚者，加黄连清热止呕；大便干结者，加瓜蒌仁、火麻仁、白蜜以润肠通便；伴倦怠乏力，纳差舌淡，加太子参、山药益气健脾。

四、预防与调护

起居有常，生活有节，避免风寒暑湿秽浊之邪的入侵。保持心情舒畅，避免精神刺激，对肝气犯胃者，尤当注意。饮食方面也应注意调理，脾胃素虚患者，饮食不宜过多，同时勿食生冷瓜果等，禁服寒凉药物。若胃中有热者，忌食肥甘厚腻、辛辣香燥、醇酒等食品，禁服温燥药物，戒烟。对呕吐不止的病人，应卧床休息，密切观察病情变化。服药时，尽量选择刺激性气味小的，否则随服随吐，更伤胃气。服药方法，应少量频服为佳，以减少胃的负担。根据病人情况，以热饮为宜，并可加入少量生姜或姜汁，以免格拒难下，逆而复出。

第十三节　腹　痛

腹痛是指胃脘以下、耻骨毛际以上部位发生疼痛为主症的病证。

一、病因病机

（一）病因

外感时邪、饮食不节、情志失调及素体阳虚等可导致本病。此外，跌仆损伤，腹部术后，也可致腹痛。

（二）病机

本病的基本病机为脏腑气机阻滞，气血运行不畅，经脉痹阻，不通则痛，或脏腑经脉失养，不荣而痛。发病涉及脏腑与经脉较多，有肝、胆、脾、肾、大小肠、膀胱、胞宫等脏腑，及足三阴、足少阳、手足阳明、冲、任、带等经脉。病理因素主要有寒凝、火郁、食积、气滞、血瘀。病理性质不外寒、热、虚、实四端。概而言之，寒证是寒邪凝滞或积滞于腹中脏腑经脉，气机阻滞而成；热证是由六淫化热入里，湿热交阻，使气机不和，传导失职而发；实证为邪气郁滞，不通则痛；虚证为中脏虚寒，气血不能温养而痛。四者往往相互错杂，或寒热交错，或虚实夹杂，或为虚寒，或为实热，亦可互为因果，互相转化。如寒痛缠绵发作，可以寒郁化热；热痛日久，治疗不当，可以转化为寒，成为寒热交错之证；素体脾虚不运，再因饮食不节，食滞中阻，可成虚中夹实之证；气滞影响血脉流通可导致血瘀，血瘀可影响气机通畅导致气滞。

二、诊断与病证鉴别

（一）诊断依据

1. 凡是以胃脘以下、耻骨毛际以上部位的疼痛为主要表现者，即为腹痛。其疼痛性质各异，若病因外感，突然剧痛，伴发症状明显者，属于急性腹痛；病因内伤，起病缓慢，痛势缠绵者，则为慢性腹痛。临床可据此进一步辨病。

2. 注意与腹痛相关的病因、脏腑经络相关的症状。如涉及肠腑，可伴有腹泻或便秘；寒凝肝脉痛在少腹，常牵引睾丸疼痛；膀胱湿热可见腹痛牵引前阴，小便淋沥，尿道灼痛；蛔虫作痛多伴嘈杂吐涎，时作时止；瘀血腹痛常有外伤或手术史；少阳表里同病腹痛可见痛连腰背，伴恶寒发热，恶心呕吐。

3. 根据性别、年龄、婚况，与饮食、情志、受凉等关系，起病经过，其他伴发症状，以资鉴别何脏何腑受病，明确病理性质。

（二）病证鉴别

1. 腹痛与胃痛

胃处腹中，与肠相连，腹痛常伴有胃痛的症状，胃痛亦时有腹痛的表现，常需鉴别。首先是部位不同，胃脘在心下胃脘处，腹痛在胃脘以下，耻骨毛际以上；其次是伴随症状不同，胃痛常伴有恶心、嗳气等胃病症状，腹痛可伴有便秘、腹泻或尿频、尿急等症状。

2. 腹痛与其他内科疾病中的腹痛症状

许多内科疾病常见腹痛的表现，此时的腹痛只是该病的症状。如痢疾之腹痛，伴有里急后重，下痢赤白脓血；积聚之腹痛，以腹中包块为特征等。而腹痛病证，当以腹部疼痛为主要表现。

3. 腹痛与外科、妇科腹痛

内科腹痛常先发热后腹痛，疼痛一般不剧，痛无定处，压痛不显；外科腹痛多后发热，疼痛剧烈，痛有定处，压痛明显，见腹痛拒按，腹肌紧张等；妇科腹痛多在小腹，与经、带、胎、产有关，如痛经、先兆流产、宫外孕、输卵管破裂等，应及时进行妇科检查，以明确诊断。

三、辨证论治

(一) 辨证要点

首辨腹痛性质,次辨腹痛部位。

实痛一般痛势急剧,痛时拒按。其中腹痛拘急,暴作,痛无间断,遇冷痛剧,为寒痛;腹痛急迫,痛处灼热,腹胀便秘,为热痛;腹痛胀满,时轻时重,痛处不定,为气滞;腹部刺痛,痛无休止,痛处不移,痛处拒按,入夜尤甚,为血瘀;脘腹胀满,疼痛拒按,嗳腐吞酸,呕恶厌食,为伤食。虚痛一般痛势绵绵,喜揉喜按,时缓时急,痛而无形,饥而痛增。

胁腹、少腹疼痛,多为厥阴肝经病证;脐以上大腹疼痛,多为脾胃病证;脐腹疼痛,多为大小肠病证或虫积;脐以下小腹疼痛,多为肾、膀胱、胞宫病证。

(二) 治疗原则

治疗腹痛多以"通"字立法,应根据辨证的虚实寒热,在气在血,确立相应治法。在通法的基础上,结合审证求因,标本兼治。属实证者,重在祛邪疏导,所谓"痛随利减";对虚痛,应温中补虚,益气养血,不可滥施攻下。对于久痛入络,绵绵不愈之腹痛,可采取辛润活血通络之法。

(三) 证治分类

1. 寒邪内阻证

主症:腹痛拘急,遇寒痛甚,得温痛减,口淡不渴,形寒肢冷,小便清长,大便清稀或秘结,舌质淡,苔白腻,脉沉紧。

证机概要:寒邪凝滞,中阳被遏,脉络痹阻。

治法:散寒温里,理气止痛。

方药:良附丸合正气天香散加减。

常用药:高良姜、干姜、紫苏、乌药、香附、陈皮。

加减:若腹中雷鸣彻痛,胸胁逆满,呕吐,为寒气上逆,用附子粳米汤温中降逆;若腹中冷痛,身体疼痛,内外皆寒者,用乌头桂枝汤温里散寒;若少腹拘急冷痛,寒滞肝脉者,用暖肝煎温肝散寒;若腹痛拘急,大便不通,寒实积聚者,用大黄附子汤以泻寒积;若夏日感受寒湿,伴见恶心呕吐,胸闷,纳呆,身重,倦怠,舌苔白腻者,可酌加藿香、苍术、厚朴、蔻仁、半夏,以温中散寒,化湿运脾。此外还可辨证选用附子理中丸、乌梅丸等。

2. 湿热壅滞证

主症:腹痛拒按,烦渴引饮,大便秘结,或溏滞不爽,潮热汗出,小便短黄,舌质红,苔黄燥或黄腻,脉滑数。

证机概要:湿热内结,气机壅滞,腑气不通。

治法:泄热通腑,行气导滞。

方药:大承气汤加减。

常用药:大黄、芒硝、厚朴、枳实。

加减:若燥热不甚,湿热偏重,大便不爽者,可去芒硝,加栀子、黄芩、厚朴、枳实破气导滞,消痞除满;若痛引两胁,可加柴胡、白芍、川楝子、郁金以疏肝止痛;腹痛剧烈,寒热往来,恶心呕吐,大便秘结者,可用大柴胡汤;若小腹右侧疼痛,为肠痈者,可用大黄牡丹汤。

3. 饮食积滞证

主症:脘腹胀满疼痛,拒按,嗳腐吞酸,厌食呕恶,痛而欲泻,泻后痛减,或大便秘结,舌苔厚腻,脉滑实。

证机概要:食滞内停,运化失司,胃肠不和。

治法:消食导滞,理气止痛。

方药:枳实导滞丸加减。

常用药:大黄、枳实、神曲、黄芩、黄连、泽泻、白术、茯苓。

加减:若腹痛胀满者,加厚朴、木香行气止痛;兼大便自利,恶心呕吐者,去大黄,加陈皮、半夏、苍术理气燥湿,降逆止呕;如食滞不重,腹痛较轻者,用保和丸;若兼下利后重者,可用木香槟榔丸消食导滞,清热利湿;如兼有蛔虫以致腹痛时作,可用乌梅丸。

4. 肝郁气滞证

主症:腹痛胀闷,痛无定处,痛引少腹,或兼痛窜两胁,时作时止,得嗳气或矢气则舒,遇忧思恼怒则剧,舌淡红,苔薄白,脉弦。

证机概要：肝气郁结，气机不畅，疏泄失司。

治法：疏肝解郁，理气止痛。

方药：柴胡疏肝散加减。

常用药：柴胡、枳壳、香附、陈皮、芍药、甘草、川芎。

加减：若气滞较重，胸胁胀痛者，加川楝子、郁金；若痛引少腹、睾丸者，加橘核、荔枝核；若腹痛肠鸣，气滞腹泻者，可用痛泻要方；若少腹绞痛，阴囊寒疝者，可用天台乌药散；肝郁日久化热者，加牡丹皮、山栀子清肝泄热。

5. 瘀血内停证

主症：腹痛较剧，痛如针刺，痛处固定，经久不愈，入夜尤甚，舌质紫暗，脉细涩。

证机概要：瘀血内停，气机阻滞，脉络不通。

治法：活血化瘀，和络止痛。

方药：少腹逐瘀汤加减。

常用药：桃仁、红花、牛膝、川芎、赤芍、当归、生地黄、甘草、柴胡、枳壳、桔梗。

加减：若腹部术后作痛，或跌仆损伤作痛，可加泽兰、没药或吞服三七粉、云南白药活血化瘀；若瘀血日久发热，可加丹参、牡丹皮、王不留行凉血化瘀；若兼有寒象，腹痛喜温，可加小茴香、干姜、肉桂温经止痛；胁下积块，疼痛拒按，可用膈下逐瘀汤；若下焦蓄血，大便色黑，可用桃核承气汤活血化瘀通腑。

6. 中虚脏寒证

主症：腹痛绵绵，时作时止，喜温喜按，形寒肢冷，神疲乏力，气短懒言，胃纳不佳，面色无华，大便溏薄，舌质淡，苔薄白，脉沉细。

证机概要：中阳不振，气血不足，失于温养。

治法：温中补虚，缓急止痛。

方药：小建中汤加减。

常用药：桂枝、生姜、饴糖、大枣、芍药、炙甘草。

加减：若疼痛不止加吴茱萸、干姜、川椒、乌药温里止痛；若腹中大寒，呕吐肢冷，可用大建中汤温中散寒；若腹痛下利，脉微肢冷，脾肾阳虚者，可用附子理中汤；若大肠虚寒，冷积便秘者，可用温脾汤；若中气大虚，少气懒言，可用补中益气汤。还可辨证选用当归四逆汤、黄芪建中汤等。

四、转归预后

若急性腹痛，治不及时或治不得当，气血逆乱，可致大汗淋漓、四肢厥冷、脉微欲绝的厥脱之证；若湿热蕴结肠胃，蛔虫内扰，或术后气滞血瘀，可致腑气不通；气滞血瘀日久，可变生积聚。

如因暴饮暴食，脾胃骤为湿热壅滞，腑气不通，以致胃气上逆而呕吐，湿热熏蒸而见黄疸，甚则转为重症胆瘅、胰瘅，病情危急，预后较差。

五、预防与调护

加强精神调摄，平时要保持心情舒畅，避免忧思过度、暴怒惊恐。平素宜饮食有节，进食易消化、富有营养的饮食，忌暴饮暴食及食生冷、不洁之食物。虚寒者宜进热食；热证忌辛辣煎炸、肥甘厚腻之品；食积腹痛者宜暂禁食或少食。医生须密切注意患者的面色，腹痛部位、性质、程度、时间，腹诊情况，二便及其伴随症状，并须观察腹痛与情绪、饮食寒温等因素的关系。如见患者腹痛剧烈、拒按、冷汗淋漓、四肢不温、呕吐不止等症状，须警惕出现厥脱证，须立即处理，以免贻误病情。

第十四节 泄 泻

泄泻是以排便次数增多，粪便稀溏，甚至泻出如水样为主要表现的病证。古有将大便溏薄而势缓者称为泄，大便清稀如水而势急者称为泻，现临床一般统称泄泻。

一、病因病机

（一）病因

感受外邪、饮食所伤、情志不调、禀赋不足、久病体虚。

（二）病机

泄泻的主要病变在脾胃与大小肠。病变主脏在脾，脾失健运是关键，同时与肝、肾密切相关。基本病机为脾虚湿盛，脾失健运，水湿不化，肠道清浊不分，传导失司，脾虚湿盛是病机特点。病理因素主要是湿，病理性质有虚实之分。一般来说，暴泻以湿盛为主，多因湿盛伤脾，或食滞生湿，壅滞中焦，脾为湿困所致，病属实证。久泻多偏于虚证，由脾虚不运而生湿，或他脏及脾，如肝木乘脾，或肾虚火不暖脾，水谷不化所致。而湿邪与脾虚，往往相互影响，互为因果，湿盛可困遏脾运，脾虚又可生湿。虚实之间又可相互转化夹杂。

二、诊断与病证鉴别

（一）诊断依据

1. 以大便粪质稀溏为诊断的主要依据，或完谷不化，或粪如水样，大便次数增多，每日三五次以至十数次以上。
2. 常兼有腹胀、腹痛、肠鸣、纳呆。
3. 起病或急或缓。暴泻者多有暴饮暴食或误食不洁之物的病史。迁延日久，时发时止者，常由外邪、饮食或情志等因素诱发。

（二）病证鉴别

1. 泄泻与痢疾

两者均为大便次数增多、粪质稀薄的病证。泄泻以大便次数增加，粪质稀溏，甚则如水样，或完谷不化为主症，大便不带脓血，也无里急后重，或无腹痛。而痢疾以腹痛、里急后重、便下赤白脓血为特征。

2. 泄泻与霍乱

霍乱是一种上吐下泻并作的病证，发病特点是来势急骤，变化迅速，病情凶险，起病时先突然腹痛，继则吐泻交作，所吐之物均为未消化之食物，气味酸腐热臭，所泻之物多为黄色粪水，或吐下如米泔水，常伴恶寒、发热，部分病人在吐泻之后，津液耗伤，迅速消瘦，或发生转筋，腹中绞痛。若吐泻剧烈，可致面色苍白，目眶凹陷，汗出肢冷等津竭阳衰之危候。而泄泻以大便稀溏、次数增多为特征，一般预后良好。

三、辨证论治

（一）辨证要点

泄泻首辨暴泻与久泻，次辨虚实寒热，再辨兼夹症。

暴泻起病较急，病程较短，泄泻次数频多，或兼见表证，多以湿盛邪实为主，且犹在夏季多发，若暑湿热毒而暴泻无度则为重症。久泻发病缓慢，病程较长，泄泻呈间歇性发作，多以脾虚为主。

急性暴泻，泻下腹痛，痛势急迫，拒按，泻后痛减，多属实证；慢性腹泻，病程较长，反复发作，腹痛不甚，喜温喜按，神疲肢冷，多属虚证。

大便色黄褐而臭，泻下急迫，肛门灼热者多属热证；大便清稀，或完谷不化者，多属虚证。

外感泄泻，多夹表证，当进一步辨其属于寒湿、湿热与暑湿。寒湿泄泻，泻多鹜溏，舌苔白腻，脉象濡缓；湿热泄泻，泻多酱黄色，舌苔黄腻，脉象濡数；暑湿泄泻，多发于夏暑炎热之时，伴胸脘痞闷，舌苔厚腻；食滞泄泻，以腹痛肠鸣，粪便臭如败卵，泻后痛减为特点；肝气乘脾之泄泻，每因情志郁怒而诱发，伴胸胁胀闷，嗳气食少；脾虚泄泻，大便时溏时泻，伴神疲肢倦；肾阳虚衰之泄泻，多发于五更，大便稀溏，完谷不化，伴形寒肢冷。

（二）治疗原则

泄泻的治疗大法为运脾化湿。急性泄泻多以湿盛为主，重在化湿，佐以分利，再根据寒湿和湿热的不同，分别采用温化寒湿与清化湿热之法。夹有表邪者，佐以疏解；夹有暑邪者，佐以清暑；兼有伤食者，佐以消导。久泻以脾虚为主，当重健脾。因肝气乘脾者，宜抑肝扶脾；因肾阳虚衰者，宜温肾健脾。中气下陷者，宜升提；久泻不止者，宜固涩。暴泻不可骤用补涩，以免关门留寇；久泻不可分利太过，以防劫其阴液。若病情处于虚寒热兼夹或互相转化时，当随证而施治。泄泻为病，湿盛脾虚为其关键，尚可应用祛风药物，诸如防风、羌活、升麻、柴胡之属，一则有助于化湿，所谓"风胜则燥"，二则风药可升举下陷之清阳。此外，《医宗必读》中的治泻九法，即淡渗、升提、清凉、疏利、甘缓、酸收、燥脾、温肾、固涩值得在临床治疗中借鉴。

（三）证治分类

1. 寒湿内盛证

主症：泄泻清稀，甚则如水样，脘闷食少，腹痛肠鸣，或兼外感风寒，则恶寒，发热，头痛，肢体酸痛，舌苔白或白腻，脉濡缓。

证机概要：寒湿内盛，脾失健运，清浊不分。

治法：芳香化湿，解表散寒。

代表方：藿香正气散加减。

常用药：藿香、白术、茯苓、甘草、半夏、陈皮、厚朴、大腹皮、紫苏、白芷、桔梗。

加减：若表寒重者，可加荆芥、防风疏风散寒；若外感寒湿，饮食生冷，腹痛，泻下清稀，可用纯阳正气丸温中散寒，理气化湿；若湿邪偏重，腹满肠鸣，小便不利，可改用胃苓汤健脾行气祛湿。

2. 湿热伤中证

主症：泄泻腹痛，泻下急迫，或泻而不爽，粪色黄褐，气味臭秽，肛门灼热，烦热口渴，小便短黄，舌质红，苔黄腻，脉滑数或濡数。

证机概要：湿热壅滞，损伤脾胃，传化失常。

治法：清热利湿，分利止泻。

代表方：葛根芩连汤加减。

常用药：葛根、黄芩、黄连、甘草、车前草、苦参。

加减：若夹食滞者，加神曲、山楂、麦芽消食导滞；若见大便欠爽，腹中痞满作痛甚者，可加木香、大腹皮、枳壳等以宽肠理气；若湿邪偏重，胸腹满闷，口不渴或渴不欲饮，舌苔微黄厚腻者，加藿香、厚朴、茯苓、猪苓、泽泻健脾祛湿，或合平胃散；若在夏暑之间，症见发热头重，烦渴自汗，小便短赤，脉濡数，可用新加香薷饮合六一散表里同治，解暑清热，利湿止泻。

3. 食滞肠胃证

主症：腹痛肠鸣，泻下粪便臭如败卵，泻后痛减，脘腹胀满，嗳腐酸臭，不思饮食，舌苔垢浊或厚腻，脉滑实。

证机概要：宿食内停，阻滞肠胃，传化失司。

治法：消食导滞，和中止泻。

代表方：保和丸加减。

常用药：神曲、山楂、莱菔子、半夏、陈皮、茯苓、连翘、谷芽、麦芽。

加减：若食积较重，脘腹胀满，可因势利导，根据"通因通用"的原则，用枳实导滞丸；食积化热可加黄连清热燥湿止泻；兼脾虚可加白术、扁豆健脾祛湿。

4. 肝气乘脾证

主症：腹痛泄泻，泻后痛减，腹中雷鸣，攻窜作痛，矢气频作，每因抑郁恼怒，或情绪紧张之时而作，素有胸胁胀闷，嗳气食少，舌淡红，脉弦。

证机概要：肝气不疏，横逆犯脾，脾失健运。

治法：抑肝扶脾。

代表方：痛泻要方加减。

常用药：白芍、白术、陈皮、防风。

加减：若胸胁脘腹胀满疼痛，嗳气者，可加柴胡、木香、郁金、香附疏肝理气止痛；若兼神疲乏力，纳呆，脾虚甚者，加党参、茯苓、扁豆、鸡内金等益气健脾开胃；久泻反复发作可加乌梅、焦山楂、甘草酸甘敛肝，收涩止泻。

5. 脾胃虚弱证

主症：大便时溏时泻，迁延反复，食少，食后脘闷不舒，稍进油腻食物，则大便次数增加，面色萎黄，神疲倦怠，舌质淡，苔白，脉细弱。

证机概要：脾虚失运，清浊不分。

治法：健脾益气，化湿止泻。

代表方：参苓白术散加减。

常用药：人参、白术、茯苓、甘草、砂仁、陈皮、桔梗、扁豆、山药、莲子肉、薏苡仁。

加减：若脾阳虚衰，阴寒内盛，可用理中丸以温中散寒；若久泻不止，中气下陷，或兼有脱肛者，可用补中益气汤以益气健脾，升阳止泻；若兼有湿盛者，可用升阳除湿汤加减；若胃热而肠寒交错者，可仿诸泻心汤意，寒热并调。

6. 肾阳虚衰证

主症：黎明前脐腹作痛，肠鸣即泻，完谷不化，腹部喜暖，泻后则安，形寒肢冷，腰膝酸软，舌淡苔白，脉沉细。

证机概要：命门火衰，脾失温煦。

治法：温肾健脾，固涩止泻。

代表方：四神丸加减。

常用药：补骨脂、肉豆蔻、吴茱萸、五味子。

加减：若脐腹冷痛，可加附子理中丸温中健脾；若年老体衰，久泻不止，脱肛，为中气下陷，可加黄芪、党参、白术、升麻益气升阳；若泻下滑脱不禁，或虚坐努责者，可改用真人养脏汤涩肠止泻；若脾虚肾寒不著，反见心烦嘈杂，大便夹有黏冻，表现寒热错杂证候，可改服乌梅丸；若久泻伤阴，阴阳两伤者，症见泄泻或溏或濡，时干时稀，不思饮食，食后腹胀，口干咽燥不欲饮，形体消瘦，面色无华，唇红，手足心热，倦怠乏力，舌质淡红或边尖红，苔少或黄腻或白厚，脉细数或带滑，当以调补脾肾之阴为主，兼顾补气健脾助运，方用张景岳胃关煎加减。

四、转归预后

急性泄泻，及时治疗，多数短期内可痊愈。少数病人，暴泻不止，损气伤津耗液，可成惊、厥、闭、脱等危证，特别是伴有高热、呕吐、热毒甚者犹然。急性泄泻因失治或误治，迁延日久，由实转虚，可转为慢性泄泻。日久脾病及肾，肾阳亏虚，脾失温煦，不能腐熟水谷，可致命门火衰之五更泄泻。

五、预防与调护

起居有常，注意调畅情志，保持乐观心态，慎防风寒湿邪侵袭。饮食有节，宜清淡、富营养、易消化食物为主，可食用一些对消化吸收有帮助的食物，如山楂、山药、莲子、扁豆、芡实等。避免进食生冷不洁及忌食难消化或清肠润滑食物。急性泄泻患者要给予流质或半流质饮食，忌食辛热炙煿、肥甘厚味、荤腥油腻食物；某些对牛奶、面筋等不耐受者宜禁食牛奶或面筋。若泄泻而耗伤胃气，可给予淡盐汤、饭汤、米粥以养胃气。若虚寒腹泻，可予淡姜汤饮用，以振奋脾阳，调和胃气。

第十五节　痢　疾

痢疾以腹痛、里急后重、下痢赤白脓血为主症，是夏秋季常见的肠道传染病。

一、病因病机

（一）病因

外感时邪疫毒、饮食不节。感邪的性质有三：一为疫毒之邪，二为湿热之邪，三为夏暑感寒伤湿。

（二）病机

病机主要是邪客肠腑，气血壅滞，肠道传化失司，脂膜血络受伤，腐败化为脓血而成痢。病位在肠，与脾胃肾密切相关。病理因素以湿热疫毒为主，病理性质分寒热虚实。本病初期多实证。疫毒内侵，毒盛于里，熏灼肠道，耗伤气血，下痢鲜紫脓血，壮热口渴，为疫毒痢；如疫毒上冲于胃，可使胃气逆而不降，成为噤口痢；外感湿热或湿热内生，壅滞腑气，则成下痢赤白，肛门灼热之湿热痢；寒湿阴邪，内困脾土，脾失健运，邪留肠中，气机阻滞，则为下痢白多赤少之寒湿痢。下痢日久，可由实转虚或虚实夹杂，寒热并见，发展成久痢。疫毒热盛伤津或湿热内郁不清，日久则伤阴、伤气，亦有素体阴虚感邪，而形成下痢黏稠，虚坐努责，脐腹灼痛之阴虚痢；脾胃素虚而感寒湿患痢，或湿热痢过服寒凉药物致脾虚中寒，寒湿留滞肠中，日久累及肾阳，关门不固，则成下痢稀薄带有白冻，甚则滑脱不禁，腰酸腹冷之虚寒痢。如痢疾失治，迁延日久，或治疗不当，收涩太早，关门留寇，酿成正虚邪恋，可发展为下痢时发时止，日久难愈的休息痢。

此外，痢疾是由邪滞与气血相搏而发病，故应注意气滞血瘀这一病理因素，尤其是久痢之人其瘀更甚，常与湿滞胶结，病势更趋缠绵难愈，这也是造成病情复杂的重要原因。

二、诊断与病证鉴别

（一）诊断依据

1. 以腹痛、里急后重、泻下赤白脓血便为主症。

2. 急性痢疾起病急骤，病程短，可伴恶寒、发热等；慢性痢疾起病缓慢，反复发作，迁延不愈；疫毒痢病情严重而病势凶险，以儿童为多见，起病急骤，在腹痛、腹泻尚未出现之时，即有高热神疲，四肢厥冷，面色青灰，呼吸浅表，神昏惊厥，而痢下、呕吐并不一定严重。

3. 常见于夏秋季节，多有饮食不节史，或具有传染性。

（二）病证鉴别

痢疾与泄泻，两者均多发于夏秋季节，病变部位在胃肠，病因亦有相同之处，症状都有腹痛、大便次数增多。但痢疾大便次数虽多而量少，排赤白脓血便，腹痛伴里急后重感明显。而泄泻大便溏薄，粪便清稀，或如水样，或完谷不化，而无赤白脓血便，腹痛多伴肠鸣，少有里急后重感。

三、辨证论治

（一）辨证要点

痢疾应首辨久暴，察虚实主次，其次识寒热偏重，再辨伤气、伤血。

一般暴痢，年少，形体壮实，腹痛拒按，里急后重便后减轻者多为实；久痢，年长，形体虚弱，腹痛绵绵，痛而喜按，里急后重便后不减或虚坐努责者为虚。

下血色鲜红，或赤多白少，质稠恶臭，肛门灼热，口渴喜冷饮，小便黄或短赤，舌质红，苔黄腻，脉数而有力者，属热；痢下白多赤少或晦暗清稀，频下污衣，无臭，面白，畏寒喜热，四肢微厥，小便清长，舌质淡，苔白滑，脉沉细弱者，属寒。

下痢白多赤少，为湿邪伤及气分；赤多白少，或以血为主者，为热邪伤及血分。

（二）治疗原则

痢疾的治疗，应根据其病证的寒热虚实，而确定治疗原则。热痢清之，寒痢温之，初痢实则通之，久痢虚则补之，寒热交错者清温并用，虚实夹杂者攻补兼施。痢疾初起之时，以实证、热证多见，宜清热化湿解毒，久痢虚证、寒证，应以补虚温中，调理脾胃，兼以清肠，收涩固脱。如下痢兼有表证者，宜合解表剂，外疏内通；夹食滞可配合消导药消除积滞。刘河间提出的"调气则后重自除，行血则便脓自愈"调气和血之法，可用于痢疾的多个证型，赤多重用血药，白多重用气药。而在掌握扶正祛邪的辨证治疗过程中，始终应顾护胃气。

此外，对于古今医家提出的有关治疗痢疾之禁忌，如忌过早补涩，忌峻下攻伐，忌分利小便等，均可供临床用药之时，结合具体病情，参考借鉴。

（三）证治分类

1. 湿热痢

主症：腹部疼痛，里急后重，痢下赤白脓血，黏稠如胶冻，腥臭，肛门灼热，小便短赤，舌苔黄腻，脉滑数。

证机概要：湿热蕴结，熏灼肠道，气血壅滞，脂络伤损。

治法：清肠化湿，调气和血。

代表方：芍药汤加减。

常用药：芍药、当归、甘草、木香、槟榔、大黄、黄芩、黄连、肉桂、金银花。

加减：若痢下赤多白少，口渴喜冷饮，属热重于湿者，配白头翁、秦皮、黄柏清热解毒；若瘀热较重，痢下鲜红者，加地榆、牡丹皮、苦参凉血行瘀；若痢下白多赤少，舌苔白腻，属湿重于热者，可去当归，加茯苓、苍术、厚朴、陈皮等健脾燥湿；若兼饮食积滞，嗳腐吞酸，腹部胀满者，加莱菔子、神曲、山楂等消食化滞；若食积化热，痢下不爽，腹痛拒按者，可加用枳实导滞丸行气导滞，泄热止痢，乃通因通用之法。

若痢疾初起，兼见表证，恶寒发热、头痛身重者，可依喻嘉言逆流挽舟之法，选用《活人书》败毒散，既解表证，又和中举陷，乘病势尚浅，合力从半表半里之际领邪外出。如表邪未解，里热已盛，症见身热汗出，脉象急促者，则用葛根芩连汤表里双解。若表证已减而痢犹未止者，则可以香连丸调气清热善后。

2. 疫毒痢

主症：起病急骤，痢下鲜紫脓血，腹痛剧烈，后重感特著，壮热口渴，头痛烦躁，恶心呕吐，甚者神昏惊厥，舌质红绛，舌苔黄燥，脉滑数或微欲绝。

证机概要：疫邪热毒，壅盛肠道，燔灼气血。

治法：清热解毒，凉血除积。

代表方：白头翁汤加减。

常用药：白头翁、黄连、黄柏、秦皮、银花、地榆、牡丹皮。

加减：若见热毒秽浊壅塞肠道，腹中满痛拒按，大便滞涩，臭秽难闻者，加大黄、枳实、芒硝通腑泄浊；神昏谵语，甚则痉厥，舌质红，苔黄糙，脉细数，属热毒深入营血，神昏高热者，用犀角地黄汤、紫雪丹以清营凉血开窍；若热极风动，痉厥抽搐者，加羚羊角、钩藤、石决明以息风镇痉。若暴痢致脱，症见面色苍白，汗出肢冷，唇舌紫暗，尿少，脉微欲绝者，应急服独参汤或参附汤，加用参附注射液等以益气固脱。若湿热疫毒上攻于胃，胃失和降而致噤口痢，症见下痢，胸闷，呕逆不食，口气秽臭，苔黄腻，脉滑数，治宜泄热和胃，苦辛通降，方用开噤散加减。

3. 寒湿痢

主症：腹痛拘急，里急后重，痢下赤白黏冻，白多赤少，或为纯白冻，口淡乏味，脘胀腹满，头身困重，舌质或淡，舌苔白腻，脉濡缓。

证机概要：寒湿客肠，气血凝滞，传导失司。

治法：温中燥湿，调气和血。

代表方：不换金正气散加减。

常用药：藿香、苍术、半夏、厚朴、炮姜、桂枝、陈皮、大枣、甘草、木香、枳实。

加减：痢下白中兼赤者，加当归、芍药调营和血；脾虚纳呆者加白术、神曲健脾开胃；寒积内停，腹痛，痢下滞而不爽，加大黄、槟榔，配炮姜、肉桂，温通导滞。暑天感寒湿而痢者，可用藿香正气散加减，以祛暑散寒，化湿止痢。

4. 阴虚痢

主症：痢下赤白，日久不愈，脓血黏稠，或下鲜血，脐下灼痛，虚坐努责，食少，心烦口干，至夜转剧，舌红绛少津，苔少或花剥，脉细数。

证机概要：阴虚湿热，肠络受损。

治法：养阴和营，清肠化湿。

代表方：驻车丸加减。

常用药：黄连、阿胶、当归、炮姜、白芍、甘草。

加减：若虚热灼津而见口渴、尿少、舌干者，可加沙参、石斛以养阴生津；如痢下血多者，可加牡丹皮、旱莲草以凉血止血；若湿热未清，有口苦、肛门灼热者，可加白头翁、秦皮清解湿热。

5. 虚寒痢

主症：痢下赤白清稀，无腥臭，或为白冻，甚则滑脱不禁，肛门坠胀，便后更甚，腹部隐痛，缠绵不已，喜按喜温，形寒畏冷，四肢不温，食少神疲，腰膝酸软，舌淡苔薄白，脉沉细而弱。

证机概要：脾肾阳虚，寒湿内生，阻滞肠腑。
治法：温补脾肾，收涩固脱。
代表方：桃花汤合真人养脏汤。
常用药：人参、白术、干姜、肉桂、粳米、炙甘草、诃子、罂粟壳、肉豆蔻、赤石脂、当归、白芍、木香。
加减：若积滞未尽，应少佐消导积滞之品，如枳壳、山楂、神曲等。若痢久脾虚气陷，导致少气脱肛，可加黄芪、柴胡、升麻、党参以补中益气，升清举陷。

6. 休息痢

主症：下痢时发时止，迁延不愈，常因饮食不当、受凉、劳累而发，发时大便次数增多，夹有赤白黏冻，腹胀食少，倦怠嗜卧，舌质淡苔腻，脉濡软或虚数。
证机概要：病久正伤，邪恋肠腑，传导不利。
治法：温中清肠，调气化滞。
代表方：连理汤加减。
常用药：人参、白术、干姜、茯苓、甘草、黄连、枳实、木香、槟榔。
加减：若脾阳虚极，肠中寒积不化，遇寒即发，症见下痢白冻，倦怠少食，舌淡苔白，脉沉者，用温脾汤加减以温中散寒，消积导滞；若久痢兼见肾阳虚衰，关门不固者，宜加四神丸以温肾暖脾，固肠止痢；如久痢脱肛，神疲乏力，少气懒言，属脾胃虚弱，中气下陷者，可用补中益气汤加减；若下痢时作，大便稀溏，心中烦热，饥不欲食，四肢不温，证属寒热错杂者，可用乌梅丸加减。

四、转归预后

痢疾的转归预后因病人正气的强弱、感邪的深浅及发病的轻重而不同。一般说来，能食者轻，不能食者重。体质好，正气盛，虽感湿热、寒湿之邪而患急性痢疾者，若治疗及时、正确，调护得当，预后一般良好。若疫毒邪盛者，可很快出现热入心营、热盛动风，甚或发展为内闭外脱的危证。慢性痢疾，多由急性痢疾迁延不愈而致，如休息痢、阴虚痢、虚寒痢，一般病情缠绵，难于骤效，但只要辨证准确，治疗恰当，多能缓解或痊愈。

五、预防与调护

对于具有传染性的细菌性及阿米巴痢疾，应采取积极有效的预防措施，以控制痢疾的传播和流行，如搞好水、粪的管理，饮食管理，消灭苍蝇等。在痢疾流行季节，可适当食用生蒜瓣，每次1~3瓣，每日2~3次，或将大蒜瓣放入菜食之中食用；亦可用马齿苋、绿豆适量，煎汤饮用，对防止感染亦有一定作用。痢疾患者，须适当禁食，待病情稳定后，仍以清淡饮食为宜，忌食油腻荤腥之品。

第十六节　便　秘

便秘是指大便排出困难，排便周期延长，或周期不长，但粪质干结，排出艰难，或粪质不硬，虽有便意，但便而不畅的病证。

一、病因病机

（一）病因

饮食不节、情志失调、年老体虚、感受外邪。

（二）病机

本病病位主要在大肠，涉及肺、脾、胃、肝、肾等脏腑，基本病机为大肠传导失常。病理性质可概括为寒、热、虚、实四个方面。燥热内结于肠胃者，属热秘；气机郁滞者，属实秘；气血阴阳亏虚者，为虚秘；阴寒积滞者，为冷秘或寒秘。四者之中，又以虚实为纲，热秘、气秘、冷秘属实，阴阳气血不足的便秘属虚。而寒、热、虚、实之间，常又相互兼夹或相互转化。如热秘久延不愈，津液渐耗，可致阴津亏虚，肠失濡润，病情由实转虚。气机郁滞，久而化火，则气滞与热结并存。气血不足者，如受饮食所伤或情志刺激，则虚实相兼。

二、诊断与病证鉴别

（一）诊断依据

1. 排便间隔时间超过自己的习惯1天以上，或两次排便时间间隔3天以上。
2. 大便粪质干结，排出艰难，或欲大便而艰涩不畅。
3. 常伴腹胀、腹痛、口臭、纳差、神疲乏力、头眩、心悸等症。
4. 本病常有饮食不节、情志内伤、劳倦过度等病史。

（二）病证鉴别

便秘与肠结，两者皆为大便秘结不通。但肠结多为急病，因大肠通降受阻所致，表现为腹部疼痛拒按，大便完全不通，且无矢气和肠鸣音，严重者可吐出粪便。便秘多为慢性久病，因大肠传导失常所致，表现为腹部胀满，大便干结艰行，可有矢气和肠鸣音，或有恶心欲吐，食纳减少。

三、辨证论治

（一）辨证要点

便秘的辨证当分清虚实，实证当辨热秘、气秘和冷秘，虚证当辨气虚、血虚、阴虚和阳虚。此外，便秘需要审查病因，辨别粪质及排便情况。详细询问病人的饮食习惯、生活习惯及其他病史，以推测可能的致秘之因。如平素喜食辛辣厚味、煎炒酒食者多致胃肠积热而成热秘；长期忧郁思虑过度或久坐、久卧少动，或有腹部手术者多致气机郁滞而为气秘实证；年老体衰，病后产后多为气血阴精亏虚之虚秘；平素阳气虚衰或嗜食寒凉生冷者，多为冷秘。

一般而言，大便干燥坚硬，排便时肛门有热感，苔见黄厚、垢腻而燥者，多为燥热内结；大便干结，排出艰难，苔见白润而滑者，为阴寒内结；粪质不甚干结，欲便不出，胁腹作胀者，多为气机郁滞；大便并不干硬，用力努挣，便后乏力，多为肺脾气虚；便质干如栗状或如羊屎，舌红少津，无苔或苔少者，多为血虚津枯。

（二）治疗原则

便秘的治疗应以通下为主，但绝不可单纯用泻下药，应针对不同的病因采取相应的治法。实秘为邪滞肠胃、壅塞不通所致，故以祛邪为主，给予泄热、温散、通导之法，使邪去便通；虚秘为肠失润养、推动无力而致，故以扶正为先，给予益气温阳、滋阴养血之法，使正盛便通。便秘成因多端，但共同的病机是气机不畅，肠道传化失职，糟粕不下，故应重视对气机的调畅，在通便之时，参用理气沉降之品以助行滞。有时虽需降下，亦可佐以少量升提之品，以求欲降先升之妙。但对中气下陷、肛门坠胀者，则在选用气药时应以升提为主。

（三）证治分类

1. 热秘

主症：大便干结，腹胀腹痛，口干口臭，面红心烦，或有身热，小便短赤，舌红，苔黄燥，脉滑数。

证机概要：肠腑燥热，津伤便结。

治法：泄热导滞，润肠通便。

代表方：麻子仁丸加减。

常用药：大黄、枳实、厚朴、麻子仁、杏仁、白蜜、芍药。

加减：若津液已伤，可加生地黄、玄参、麦冬以滋阴生津；若肺热气逆，咳喘便秘者，可加瓜蒌仁、苏子、黄芩清肺降气以通便；若兼郁怒伤肝，易怒目赤者，加服更衣丸以清肝通便；若燥热不甚，或药后大便不爽者，可用青麟丸以通腑缓下，以免再秘；若热势较盛，痞满燥实坚者，可用大承气汤急下存阴。

2. 气秘

主症：大便干结，或不甚干结，欲便不得

出，或便而不爽，肠鸣矢气，腹中胀痛，嗳气频作，纳食减少，胸胁痞满，舌苔薄腻，脉弦。

证机概要：肝脾气滞，腑气不通。

治法：顺气导滞。

代表方：六磨汤加减。

常用药：木香、乌药、沉香、大黄、槟榔、枳实。

加减：若腹部胀痛甚，可加厚朴、柴胡、莱菔子以助理气；若便秘腹痛，舌红苔黄，气郁化火，可加黄芩、栀子、龙胆草清肝泻火；若气逆呕吐者，可加半夏、陈皮、代赭石；若七情郁结，忧郁寡言者，加白芍、柴胡、合欢皮疏肝解郁；若跌仆损伤，腹部术后，便秘不通，属气滞血瘀者，可加红花、赤芍、桃仁等药活血化瘀。

3. 冷秘

主症：大便艰涩，腹痛拘急，胀满拒按，胁下偏痛，手足不温，呃逆呕吐，舌苔白腻，脉弦紧。

证机概要：阴寒内盛，凝滞胃肠。

治法：温里散寒，通便止痛。

代表方：温脾汤加减。

常用药：附子、大黄、党参、干姜、甘草、当归、肉苁蓉、乌药。

加减：若便秘腹痛，可加枳实、厚朴、木香助泻下之力；若腹部冷痛，手足不温，加高良姜、小茴香增散寒之功。老人虚冷便秘，尚可加用半硫丸温肾散寒，通阳开秘。

4. 气虚秘

主症：大便并不干硬，虽有便意，但排便困难，用力努挣则汗出短气，便后乏力，面白神疲，肢倦懒言，舌淡苔白，脉弱。

证机概要：脾肺气虚，传送无力。

治法：益气润肠。

代表方：黄芪汤加减。

常用药：黄芪、麻仁、白蜜、陈皮。

加减：若乏力汗出者，可加白术、党参助补中益气；若排便困难，腹部坠胀者，可合用补中益气汤升提阳气；若气息低微，懒言少动者，可加用生脉散补肺益气；若肢倦腰酸者，可用大补

元煎滋补肾气；若脘腹痞满，舌苔白腻者，可加白扁豆、生薏苡仁健脾祛湿；若脘胀纳少者，可加炒麦芽、砂仁以和胃消导。

5. 血虚秘

主症：大便干结，面色无华，皮肤干燥，头晕目眩，心悸气短，健忘少寐，口唇色淡，舌淡苔少，脉细。

证机概要：血液亏虚，肠道失荣。

治法：养血润燥。

代表方：润肠丸。

常用药：当归、生地黄、火麻仁、桃仁。

加减：若面白，眩晕甚，加玄参、何首乌、枸杞子养血润燥；若手足心热，午后潮热，可加知母、胡黄连等以清热；若阴血已复，便仍干燥，可用五仁丸润滑肠道。

6. 阴虚秘

主症：大便干结，如羊屎状，形体消瘦，头晕耳鸣，两颧红赤，心烦少眠，潮热盗汗，腰膝酸软，舌红少苔，脉细数。

证机概要：阴津不足，肠失濡润。

治法：滋阴通便。

代表方：增液汤加减。

常用药：玄参、麦冬、生地黄、当归、石斛、沙参。

加减：若口干面红，心烦盗汗者，可加芍药、玉竹助养阴之力；便秘干结如羊屎状，加火麻仁、柏子仁、瓜蒌仁增润肠之效；若胃阴不足，口干口渴者，可用益胃汤；若肾阴不足，腰膝酸软者，可用六味地黄丸；若阴亏燥结，热盛伤津者，可用增液承气汤增水行舟。

7. 阳虚秘

主症：大便干或不干，排出困难，小便清长，面色㿠白，四肢不温，腹中冷痛，或腰膝酸冷，舌淡苔白，脉沉迟。

证机概要：阳气虚衰，阴寒凝结。

治法：温阳通便。

代表方：济川煎加减。

常用药：肉苁蓉、牛膝、当归、升麻、泽

泻、枳壳。

加减：若寒凝气滞，腹痛较甚，加肉桂、木香温中行气止痛；胃气不和，恶心呕吐，可加半夏、砂仁和胃降逆。

四、转归预后

单纯性便秘病程不长者，经适当调治，其愈较易，预后较佳。习惯性便秘患者，多病程较长，平素常用刺激性较强的通下之剂，易反复不愈。若热病之后，余热未清，伤津耗液而大便秘结者，调治得当，热去津复，预后较好。噎膈重症，常兼便秘，甚则粪质坚硬如羊屎，预后较差。大便燥结日久不愈，过度用力努挣，可引起肛裂、痔疮、疝气，甚则诱发胸痹、中风等危症。此外，老年性便秘和产后便秘，多属虚证，因气血不复，大便难畅，阳气不通，阴寒不散，便秘难除，因而治疗时难求速效。有年老体弱患者，便秘日久，不仅可因浊阴不降、清阳不升而出现头痛头晕、脘闷嗳气、食欲减退或并呕恶等症，还可因粪块结滞，阻于肠道，引起气机痹阻，甚而产生瘀血，出现腹痛急起、腹胀肠鸣、呕吐不食之肠结急候。

五、预防与调护

注意饮食的调理，合理膳食，以清淡为主，多吃含粗纤维的食物及香蕉、西瓜等水果，勿过食辛辣厚味或饮酒无度。保持生活规律，起居有时，养成定时排便的良好习惯。保持心情舒畅，加强身体锻炼，特别是腹肌的锻炼，有利于胃肠功能的改善。可采用饮食疗法，如黑芝麻、胡桃肉、松子仁等分，研细，稍加白蜜冲服，对阴血不足之便秘，颇有功效。勿临厕久蹲，以防过度努挣而致虚脱及诱发胸痹、晕厥等证。外治法可采用灌肠法，如中药保留灌肠或清洁灌肠等。

第十七节 胁 痛

胁痛是指以一侧或两侧胁肋部疼痛为主要表现的病证。

一、病因病机

（一）病因

情志不遂、跌仆损伤、饮食所伤、外感湿热、劳欲久病。

（二）病机

胁痛的基本病机为肝络失和，其病理变化可归结为"不通则痛"与"不荣则痛"两类。其病变脏腑主要在于肝胆，又与脾胃及肾相关。其病理因素有气滞、血瘀、湿热。胁痛的病理性质有虚实之分，其中，因肝郁气滞、肝失条达，瘀血停着、胁络不通，湿热蕴结、肝失疏泄所导致的胁痛多属实证，因阴血不足、肝络失养所导致的胁痛则为虚证。

一般说来，胁痛初病在气，由肝郁气滞，气机不畅而致胁痛。气滞日久，血行不畅，其病变则由气滞转为血瘀，或气滞血瘀并见。实证日久亦可化热伤阴，肝肾阴虚，而转为虚证或虚实夹杂证。

二、诊断与病证鉴别

（一）诊断要点

1. 以一侧或两侧胁肋部疼痛为主要表现者，可以诊断为胁痛。胁痛的性质可以表现为刺痛、胀痛、灼痛、隐痛、钝痛等不同特点。

2. 部分病人可伴见胸闷、腹胀、嗳气呃逆、急躁易怒、口苦纳呆、厌食恶心等症。

3. 常有饮食不节、情志不遂、感受外湿、跌仆闪挫或劳欲久病等病史。

（二）病证鉴别

1. 胁痛与胃脘痛

胁痛与胃脘痛的病证中皆有肝郁的病机。但胃脘痛病位在胃脘，兼有嗳气频作、吞酸嘈杂等胃失和降的症状。而胁痛病位在胁肋部，伴有目眩、口苦、胸闷、喜太息的症状。

2. 胁痛与悬饮

胁痛主要表现为一侧或两侧胁肋部疼痛。悬饮表现为咳唾引痛胸胁，呼吸或转侧加重，患侧肋间饱满，叩呈浊音，或见发热。

三、辨证论治

（一）辨证要点

胁痛应首辨胁痛在气在血。大抵胀痛多属气郁，且疼痛呈游走不定，时轻时重，症状轻重与情绪变化有关；刺痛多属血瘀，且痛处固定不移，疼痛持续不已，局部拒按，入夜尤甚。

其次辨胁痛属虚属实。实证之中以气滞、血瘀、湿热为主，多病程短，来势急，症见疼痛剧烈而拒按，脉实有力。虚证多为阴血不足，脉络失养，症见其痛隐隐，绵绵不休，且病程长，来势缓，并伴见全身阴血亏耗之症。

（二）治疗原则

胁痛之治疗当根据"通则不痛"的理论，以疏肝和络止痛为基本治则，结合肝胆的生理特点，灵活运用。实证之胁痛，宜用理气、活血、清利湿热之法；虚证之胁痛，宜补中寓通，采用滋阴、养血、柔肝之法。

（三）证治分类

1. 肝郁气滞证

主症：胁肋胀痛，走窜不定，甚则引及胸背肩臂，疼痛每因情志变化而增减，胸闷腹胀，嗳气频作，得嗳气而胀痛稍舒，纳少口苦，舌苔薄白，脉弦。

证机概要：肝失条达，气机郁滞，络脉失和。

治法：疏肝理气。

代表方：柴胡疏肝散加减。

常用药：柴胡、枳壳、香附、川楝子、白芍、甘草、川芎、郁金。

加减：若气郁化火，症见胁肋掣痛，口干口苦，烦躁易怒，溲黄便秘，舌红苔黄者，可去川芎，加山栀、牡丹皮、黄芩、夏枯草；若肝郁化火，耗伤阴津，症见胁肋隐痛不休，眩晕少寐，舌红少津，脉细者，可去川芎，酌配枸杞子、菊花、首乌、牡丹皮、栀子；若兼见胃失和降，恶心呕吐者，可加半夏、陈皮、生姜、旋覆花等；若气滞兼见血瘀者，可酌加赤芍、当归尾、川楝子、延胡索、郁金等。

2. 肝胆湿热证

主症：胁肋胀痛或灼热疼痛，口苦口黏，胸闷纳呆，恶心呕吐，小便黄赤，大便不爽，或兼有身热恶寒，身目发黄，舌红苔黄腻，脉弦滑数。

证机概要：湿热蕴结，肝胆失疏，络脉失和。

治法：清热利湿。

代表方：龙胆泻肝汤加减。

常用药：龙胆草、山栀、黄芩、川楝子、枳壳、延胡索、泽泻、车前子。

加减：若兼见发热、黄疸者，加茵陈、黄柏以清热利湿退黄；若肠胃积热，大便不通，腹胀腹满者，加大黄、芒硝；若湿热煎熬，结成砂石，阻滞胆道，症见胁肋剧痛，连及肩背者，可加金钱草、海金沙、郁金、川楝子，或酌配硝石矾石散；胁肋剧痛，呕吐蛔虫者，先以乌梅丸安蛔，再予驱蛔。

3. 瘀血阻络证

主症：胁肋刺痛，痛有定处，痛处拒按，入夜痛甚，胁肋下或见有癥块，舌质紫暗，脉沉涩。

证机概要：瘀血停滞，肝络痹阻。

治法：祛瘀通络。

代表方：血府逐瘀汤或复元活血汤加减。

常用药：当归、川芎、桃仁、红花、柴胡、枳壳、制香附、川楝子、广郁金、五灵脂、蒲黄、三七粉。

加减：若因跌打损伤而致胁痛，局部可见积瘀肿痛者，可酌加穿山甲、大黄、瓜蒌根破瘀散结，通络止痛；若胁肋刺痛较重，可酌加当归尾、延胡索等活血调气，化瘀止痛；若胁肋下有癥块，而正气未衰者，可酌加三棱、莪术、地鳖虫以增加破瘀散结消坚之力，或配合服用鳖甲煎丸。

4. 肝络失养证

主症：胁肋隐痛，悠悠不休，遇劳加重，口干咽燥，心中烦热，头晕目眩，舌红少苔，脉细弦而数。

证机概要：肝肾阴亏，精血耗伤，肝络失养。

治法：养阴柔肝。

代表方：一贯煎加减。

常用药：生地黄、枸杞、黄精、沙参、麦冬、当归、白芍、炙甘草、川楝子、延胡索。

加减：若阴亏过甚，舌红而干，可酌加石斛、玄参、天冬；若心神不宁，而见心烦不寐者，可酌配酸枣仁、炒栀子、合欢皮；若肝肾阴虚，头目失养，而见头晕目眩者，可加菊花、女贞子、熟地黄等；若阴虚火旺，可酌配黄柏、知母、地骨皮等。

以上诸证所涉疏肝理气药大多辛温香燥，若久用或配伍不当，易于耗伤肝阴，甚至助热化火，故临证使用疏肝理气药时，一要尽量选用轻灵平和之品，如香附、苏梗、佛手片、绿萼梅之类，二要注意配伍柔肝养阴药物，以固护肝阴，以利肝体。

四、转归预后

胁痛可与黄疸、积聚、鼓胀之间相互兼见，相互转化，互为因果。湿热蕴阻肝胆，脉络受阻之胁痛，因湿热交蒸，逼胆汁外溢，则可同时合并黄疸。肝郁气滞所致胁痛，经久不愈，瘀血停滞，胁下积块则可转为积聚。因肝失疏泄，脾失健运，久而影响及肾，导致气血水内停腹中，则可转为鼓胀等。

胁痛的转归预后由于病因的不同、病情的轻重而有所区别。一般胁痛，若治疗得当，病邪祛除，络脉通畅，胁痛多能消失，预后较好。若致病因素由于种种原因不能消除，如气滞致血瘀，湿郁成痰，夹瘀阻络，或砂石留滞，胁痛可能反复发作等，则胁痛缠绵难愈，预后难料。

第十八节　黄　疸

黄疸是以目黄、身黄、小便黄为主症的一种病证，其中目睛黄染尤为本病的重要特征。

一、病因病机

（一）病因

外感湿热疫毒、饮食不节、劳倦、病后续发。

（二）病机

黄疸的基本病机为湿邪壅阻中焦，脾胃失健，肝气郁滞，疏泄不利，致胆汁输泄失常，胆液不循常道，外溢肌肤，下注膀胱，而发为目黄、肤黄、小便黄之病证。黄疸的病位主要在脾、胃、肝、胆。其病理因素有湿邪、热邪、寒邪、疫毒、气滞、瘀血六种，但其中以湿邪为主。湿邪既可从外感受，亦可自内而生。如外感湿热疫毒，为湿从外受；饮食劳倦或病后瘀阻湿滞，属湿自内生。其病理性质以实为主，病久则正虚邪恋。阳黄、急黄、阴黄在一定条件下可以相互转化。如阳黄治疗不当，病情发展，病状急剧加重，热势鸱张，侵犯营血，内蒙心窍，引动肝风，则发为急黄。如阳黄误治失治，迁延日久，脾阳损伤，湿从寒化，则可转为阴黄。如阴黄复感外邪，湿郁化热，又可呈阳黄表现，病情较为复杂。

二、诊断与病证鉴别

（一）诊断依据

1. 目黄、肤黄、小便黄，其中目睛黄染为本病的重要特征。

2. 常伴食欲减退、恶心呕吐、胁痛腹胀等症状。

3. 常有外感湿热疫毒，内伤酒食不节，或有胁痛、癥积等病史。

（二）病证鉴别

黄疸与萎黄

黄疸与萎黄均可出现身黄，但黄疸发病与感受外邪、饮食劳倦或病后有关；其病机为湿滞脾胃，肝胆失疏，胆汁外溢；其主症为身黄、目黄、小便黄。萎黄之病因与饥饱劳倦、食滞虫积或病后失血有关；其病机为脾胃虚弱，气血不足，肌肤失养；其主症为肌肤萎黄不泽，目睛及小便不黄，常伴头昏倦怠、心悸少寐、纳少便溏等症状。

三、辨证论治

（一）辨证要点

黄疸的辨证，应首辨阳黄、阴黄。阳黄黄色鲜明，发病急，病程短，常伴身热、口干苦、舌苔黄腻、脉弦数。阴黄黄色晦暗，病程长，病势缓，常伴纳少、乏力、舌淡、脉沉迟或细缓。

次辨阳黄湿热之轻重、胆腑郁热及疫毒炽盛。热重者，症见黄疸鲜明，发热口渴，苔黄腻，脉弦数；湿重者，黄疸不如热重者鲜明，身热不扬，口黏，苔白腻，脉濡缓。胆腑郁热者，黄色鲜明，上腹、右胁胀闷疼痛，牵引肩背，身热不退或寒热往来。疫毒炽盛者，病情急骤，疸色如金，兼见神昏、发斑、出血等危象。

三辨阴黄之病因。寒湿阻遏者，黄疸晦暗如烟熏，脘腹闷胀，神疲畏寒，舌淡苔腻，脉濡缓或沉迟。脾虚湿滞者，黄疸色黄不泽，肢软乏力，大便溏薄，舌质淡苔薄，脉濡细。

四辨黄疸病势轻重。如黄疸逐渐加深，提示病情加重；黄疸逐渐变浅，表明病情好转。黄疸色泽鲜明，神清气爽，为顺证、病轻；黄疸晦滞，烦躁不安，为逆证、病重。

（二）治疗原则

黄疸的治疗大法，主要为化湿邪，利小便。化湿可以退黄，如属湿热，当清热化湿，必要时还应通利腑气，以使湿热下泄；如属寒湿，应予健脾温化。利小便，主要是通过淡渗利湿，达到退黄的目的。至于急黄热毒炽盛，邪入心营者，又当以清热解毒、凉营开窍为主；阴黄脾虚湿滞者，治以健脾养血，利湿退黄。

（三）证治分类

1. 阳黄

（1）热重于湿证

主症：身目俱黄，黄色鲜明，发热口渴，或见心中懊侬，腹部胀闷，口干而苦，恶心呕吐，小便短少黄赤，大便秘结，舌苔黄腻，脉弦数。

证机概要：湿热熏蒸，困遏脾胃，壅滞肝胆，胆汁泛滥。

治法：清热通腑，利湿退黄。

代表方：茵陈蒿汤加减。

常用药：茵陈蒿、栀子、大黄、黄柏、连翘、垂盆草、蒲公英、茯苓、滑石、车前草。

加减：如胁痛较甚，可加柴胡、郁金、川楝子、延胡索等疏肝理气止痛；如热毒内盛，心烦懊侬，可加黄连、龙胆草，以增强清热解毒作用；如恶心呕吐，可加橘皮、竹茹、半夏等和胃止呕。

（2）湿重于热证

主症：身目俱黄，黄色不及前者鲜明，头重身困，胸脘痞满，食欲减退，恶心呕吐，腹胀或大便溏垢，舌苔厚腻微黄，脉濡数或濡缓。

证机概要：湿遏热伏，困阻中焦，胆汁不循常道。

治法：利湿化浊运脾，佐以清热。

代表方：茵陈五苓散合甘露消毒丹加减。

常用药：藿香、白蔻仁、陈皮、茵陈蒿、车前子、茯苓、薏苡仁、黄芩、连翘。

加减：如湿阻气机，胸腹痞胀，呕恶纳差等症较著，可加入苍术、厚朴，以健脾燥湿，行气和胃。

本证湿重于热，湿为阴邪，黏腻难解，治法当以利湿化浊运脾为主，佐以清热，不可过用苦寒，以免脾阳受损。

（3）胆腑郁热证

主症：身目发黄，黄色鲜明，上腹、右胁胀闷疼痛，牵引肩背，身热不退，或寒热往来，口苦咽干，呕吐呃逆，尿黄赤，大便秘，苔黄舌红，脉弦滑数。

证机概要：湿热砂石郁滞，脾胃不和，肝胆失疏。

治法：疏肝泄热，利胆退黄。

代表方：大柴胡汤加减。

常用药：柴胡、黄芩、半夏、大黄、枳实、郁金、佛手、茵陈、山栀、白芍、甘草。

加减：若砂石阻滞，可加金钱草、海金沙、玄明粉利胆化石；恶心呕逆明显，加厚朴、竹茹、陈皮和胃降逆。

(4) 疫毒炽盛证（急黄）

主症：发病急骤，黄疸迅速加深，其色如金，皮肤瘙痒，高热口渴，胁痛腹满，神昏谵语，烦躁抽搐，或见衄血、便血，或肌肤瘀斑，舌质红绛，苔黄而燥，脉弦滑或数。

证机概要：湿热疫毒炽盛，深入营血，内陷心肝。

治法：清热解毒，凉血开窍。

代表方：《千金》犀角散加味。

常用药：水牛角、黄连、栀子、大黄、板蓝根、生地黄、玄参、牡丹皮、茵陈、土茯苓。

加减：如神昏谵语，加服安宫牛黄丸以凉开透窍；如动风抽搐者，加用钩藤、石决明，另服羚羊角粉或紫雪丹，以息风止痉；如衄血、便血、肌肤瘀斑重者，可加黑地榆、侧柏叶、紫草、茜根炭等凉血止血；如腹大有水，小便短少不利，可加马鞭草、木通、白茅根、车前草，并另吞琥珀、蟋蟀、沉香粉，以通利小便。

2. 阴黄

(1) 寒湿阻遏证

主症：身目俱黄，黄色晦暗，或如烟熏，脘腹痞胀，纳谷减少，大便不实，神疲畏寒，口淡不渴，舌淡苔腻，脉濡缓或沉迟。

证机概要：中阳不振，寒湿滞留，肝胆失于疏泄。

治法：温中化湿，健脾和胃。

代表方：茵陈术附汤加减。

常用药：附子、白术、干姜、茵陈、茯苓、泽泻、猪苓。

加减：若脘腹胀满，胸闷、呕恶显著，可加苍术、厚朴、半夏、陈皮，以健脾燥湿，行气和胃；若胁腹疼痛作胀，肝脾同病者，当酌加柴胡、香附以疏肝理气；若湿浊不清，气滞血结，胁下癥结疼痛，腹部胀满，肤色苍黄或黧黑，可加服硝石矾石散，以化浊祛瘀软坚。

(2) 脾虚湿滞证

主症：面目及肌肤淡黄，其则晦暗不泽，肢软乏力，心悸气短，大便溏薄，舌质淡苔薄，脉濡细。

证机概要：黄疸日久，脾虚血亏，湿滞残留。

治法：健脾养血，利湿退黄。

代表方：黄芪建中汤加减。

常用药：黄芪、桂枝、生姜、白术、当归、白芍、甘草、大枣、茵陈、茯苓。

加减：如气虚乏力明显者，应重用黄芪，并加党参，以增强补气作用；畏寒，肢冷，舌淡者，宜加附子温阳祛寒；心悸不宁，脉细而弱者，加熟地黄、首乌、酸枣仁等补血养心。

3. 黄疸消退后的调治

黄疸消退，有时并不代表病已痊愈。如湿邪不清，肝脾气血未复，可导致病情迁延不愈，或黄疸反复发生，甚至转成癥积、鼓胀。因此，黄疸消退后，仍须根据病情继续调治。

(1) 湿热留恋证

主症：黄疸消退后，脘痞腹胀，胁肋隐痛，饮食减少，口中干苦，小便黄赤，苔腻，脉濡数。

证机概要：湿热留恋，余邪未清。

治法：清热利湿。

代表方：茵陈四苓散加减。

常用药：茵陈、黄芩、黄柏、茯苓、泽泻、车前草、苍术、苏梗、陈皮。

(2) 肝脾不调证

主症：黄疸消退后，脘腹痞闷，肢倦乏力，胁肋隐痛不适，饮食欠香，大便不调，舌苔薄白，脉细弦。

证机概要：肝脾不调，疏运失职。

治法：调和肝脾，理气助运。

代表方：柴胡疏肝散或归芍六君子汤加减。

常用药：当归、白芍、柴胡、枳壳、香附、郁金、党参、白术、茯苓、山药、陈皮、山楂、麦芽。

（3）气滞血瘀证

主症：黄疸消退后，胁下结块，隐痛、刺痛不适，胸胁胀闷，面颈部见有赤丝红纹，舌有紫斑或紫点，脉涩。

证机概要：气滞血瘀，积块留着。

治法：疏肝理气，活血化瘀。

代表方：逍遥散合鳖甲煎丸。

常用药：柴胡、枳壳、香附、当归、赤芍、丹参、桃仁、莪术，并服鳖甲煎丸，以软坚消积。

四、转归预后

一般说来，阳黄病程较短，消退较易；但阳黄湿重于热者，消退较缓，应防其迁延转为阴黄。急黄为阳黄的重症，湿热疫毒炽盛，病情重笃，常可危及生命，若救治得当，亦可转危为安。阴黄病程缠绵，收效较慢。倘若湿浊瘀阻肝胆脉络，黄疸可能数月或经年不退，须耐心调治。总之黄疸以速退为顺，若久病不愈，气血瘀滞，伤及肝脾，则有酿成癥积、鼓胀之可能。

五、预防与调护

1. 预防

黄疸与多种疾病有关，要针对不同病因予以预防。在饮食方面，要讲究卫生，避免不洁食物，注意饮食节制，勿过嗜辛热甘肥食物，应戒酒类饮料。对有传染性的病人，从发病之日起至少隔离30~45天，并注意餐具消毒，防止传染他人。注射用具及手术器械宜严格消毒，避免血液制品的污染，防止血液途径传染。注意起居有常，不妄作劳，顺应四时变化，以免正气损伤，体质虚弱，邪气乘袭。有传染性的黄疸病流行期间，可进行预防服药，可用茵陈蒿30g，生甘草6g，或决明子15g，贯众15g，生甘草10g，或茵陈蒿30g，凤尾草15g，水煎，连服3~7天。

2. 调护

在发病初期，应卧床休息，急黄患者须绝对卧床，恢复期和转为慢性久病患者，可适当参加体育活动，如散步、打太极拳、练静养功之类。保持心情愉快舒畅，肝气条达，有助于病情康复。进食富于营养而易消化的饮食，以补脾益肝；禁食辛辣、油腻、酒热之品，防止助湿生热，碍脾运化。密切观察脉证变化，若出现黄疸加深，或出现斑疹吐衄，神昏痉厥，应考虑热毒耗阴动血，邪犯心肝，属病情恶化之兆；如出现脉象微弱欲绝，或散乱无根，神志恍惚，烦躁不安，为正气欲脱之征象，均须及时救治。

第十九节 鼓　胀

鼓胀是指腹部胀大如鼓的一类病证，临床以腹大胀满，绷急如鼓，皮色苍黄，脉络显露为特征，故名鼓胀。

一、病因病机

（一）病因

酒食不节、情志刺激、虫毒感染、病后续发。

（二）病机

鼓胀的基本病机是肝、脾、肾三脏功能受损，气滞、血瘀、水停腹中。其病位主要在于肝脾，久则及肾。其病理因素为气滞、血瘀、水湿三者。其病理性质为本虚标实。鼓胀初期多以气滞湿阻或湿热壅结为主。后期则多因脏腑功能失调，虚者愈虚，气血水壅滞腹中而不化，实者愈实，呈现瘀热互结、肝肾阴虚、脾肾阳虚之象。

二、诊断与病证鉴别

（一）诊断要点

1. 初起脘腹作胀，食后尤甚，继而腹部胀大如鼓，重者腹壁青筋显露，脐孔突起。

2. 常伴乏力、纳差、尿少及齿衄、鼻衄、皮肤紫斑等出血现象，可见面色萎黄、黄疸、手掌殷红、面颈胸部红丝赤缕、血痣及蟹爪纹。

3. 本病常有酒食不节、情志内伤、虫毒感染或黄疸、胁痛、癥积等病史。

（二）病证鉴别

1. 鼓胀与水肿

鼓胀主要为肝、脾、肾受损，气、血、水互结于腹中，以腹部胀大为主，四肢肿不甚明显。晚期方伴肢体浮肿，每兼见面色青晦，面颈部有血痣赤缕，胁下癥积坚硬，腹皮青筋显露等。水肿主要为肺、脾、肾功能失调，水湿泛溢肌肤。其浮肿多从眼睑开始，继则延及头面及肢体，或下肢先肿，后及全身，每见面色㿠白，腰酸倦怠等，水肿较甚者亦可伴见腹水。

2. 鼓胀与痞满

两者均有腹部胀满的症状，但胃痞胀满见于上腹部，外观无胀形可见，按之柔软；鼓胀胀及全腹，皮色苍黄，脉络显露，按之腹皮绷紧。

三、辨证论治

（一）辨证要点

鼓胀临证首辨虚实，其次辨明气血水三者轻重，再辨寒热偏盛。

鼓胀虚证病程往往较长，鼓胀反复形成，伴见面色枯槁，精神萎靡，少气懒言，肢体消瘦，畏寒，便溏，舌淡，脉或虚或细等虚证表现；实证病程较短，腹膨急起，纳佳，身体尚壮实，可伴见大便艰，舌红或紫暗，苔腻，脉弦滑等实证表现。

虽鼓胀为气、血、水互结，但临证仍有气、血、水三者之孰轻孰重之别。气滞为主者，腹胀叩之如鼓，亦可水气参半，叩之鼓浊兼见；水湿偏重者，腹膨如蛙腹，按之如囊裹水，甚则脐突皮光；血瘀甚者，腹胀坚满，日久不消，两胁刺痛，脉络怒张或面颈胸臂红丝缕缕，赤掌，舌质紫暗，脉细涩。

鼓胀初期，实证有寒湿与湿热之分。寒证者腹胀尿少，面色㿠白或萎黄，畏寒，便溏，舌淡胖，苔白，脉缓。热证者腹胀坚满，目黄如橘，口干渴，大便秘结，舌红，苔黄或黄腻，脉弦滑或数。

（二）治疗原则

标实为主者，当根据气、血、水的偏盛，分别采用行气、活血、祛湿利水或暂用攻逐之法，同时配以疏肝健脾；本虚为主者，当根据阴阳的不同，分别采取温补脾肾或滋养肝肾法，同时配合行气活血利水。由于本病总属本虚标实错杂，故治当攻补兼施，补虚不忘实，泻实不忘虚。

（三）证治分类

1. 气滞湿阻证

主症：腹胀按之不坚，胁下胀满或疼痛，饮食减少，食后胀甚，得嗳气、矢气稍减，小便短少，舌苔薄白腻，脉弦。

证机概要：肝郁气滞，脾运不健，湿浊中阻。

治法：疏肝理气，运脾利湿。

代表方：柴胡疏肝散合胃苓汤加减。

常用药：柴胡、香附、郁金、青皮、川芎、白芍、苍术、厚朴、陈皮、茯苓、猪苓。

加减：胸脘痞闷，腹胀，嗳气为快，气滞偏甚者，可酌加佛手、沉香、木香调畅气机；如尿少，腹胀，苔腻者，加砂仁、大腹皮、泽泻、车前子以加强运脾利湿作用；如兼胁下刺痛，舌紫，脉涩者，可加延胡索、莪术、丹参等活血化瘀药物。

2. 水湿困脾证

主症：腹大胀满，按之如囊裹水，甚则颜面

微浮，下肢浮肿，脘腹痞胀，得热则舒，精神困倦，怯寒懒动，小便少，大便溏，舌苔白腻，脉缓。

证机概要：湿邪困遏，脾阳不振，寒水内停。

治法：温中健脾，行气利水。

代表方：实脾饮加减。

常用药：白术、苍术、附子、干姜、厚朴、木香、草果、陈皮、连皮茯苓、泽泻。

加减：若浮肿较甚，小便短少，可加肉桂、猪苓、车前子温阳化气，利水消肿；如兼胸闷咳喘，可加葶苈子、苏子、半夏等泻肺行水，止咳平喘；如胁腹痛胀，可加郁金、香附、青皮、砂仁等理气和络；如脘闷纳呆，神疲，便溏，下肢浮肿，可加党参、黄芪、山药、泽泻等健脾益气利水。

3. 水热蕴结证

主症：腹大坚满，脘腹胀急，烦热口苦，渴不欲饮，或有面、目、皮肤发黄，小便赤涩，大便秘结或溏垢，舌边尖红，苔黄腻或兼灰黑，脉象弦数。

证机概要：湿热壅盛，蕴结中焦，浊水内停。

治法：清热利湿，攻下逐水。

代表方：中满分消丸合茵陈蒿汤加减。

常用药：茵陈、金钱草、山栀、黄柏、苍术、厚朴、砂仁、大黄、猪苓、泽泻、车前子、滑石。

鼓胀患者病程较短，正气尚未过度消耗，而腹胀殊甚，腹水不退，尿少便秘，脉实有力者，可酌情使用逐水之法，以缓其苦急，主要适用于水热蕴结和水湿困脾证。常用逐水方药如牵牛子粉，每次吞服1.5~3克，每天1~2次。或舟车丸、控涎丹、十枣汤等选用一种。舟车丸每服3~6克，每日1次，清晨空腹温开水送下。控涎丹3~5克，清晨空腹顿服。十枣汤可改为药末，芫花、甘遂、大戟等分，装胶囊，每服1.5~3克，用大枣煎汤调服，每日1次，清晨空腹服。以上攻逐药物，一般以2~3天为一疗程，必要时停3~5天后再用。临床使用注意事项：①中病即止：在使用过程中，药物剂量不可过大，攻逐时间不可过久，遵循"衰其大半而止"的原则，以免损伤脾胃，引起昏迷、出血之变。②严密观察：服药时必须严密观察病情，注意药后反应，加强调护。一旦发现有严重呕吐、腹痛、腹泻者，即应停药，并做相应处理。③明确禁忌证：鼓胀日久，正虚体弱，或发热，黄疸日渐加深，或有消化道溃疡，曾并发消化道出血，或见出血倾向者，均不宜使用。

4. 瘀结水留证

主症：脘腹坚满，青筋显露，胁下癥结痛如针刺，面色晦暗黧黑，或见赤丝血缕，面、颈、胸、臂出现血痣或蟹爪纹，口干不欲饮水，或见大便色黑，舌质紫暗或有紫斑，脉细涩。

证机概要：肝脾瘀结，络脉滞涩，水气停留。

治法：活血化瘀，行气利水。

代表方：调营饮加减。

常用药：当归、赤芍、桃仁、三棱、莪术、鳖甲、大腹皮、马鞭草、益母草、泽兰、泽泻、赤茯苓。

加减：胁下癥积肿大明显，可选加穿山甲、地鳖虫、牡蛎，或配合鳖甲煎丸内服，以化瘀消癥；如病久体虚，气血不足，或攻逐之后，正气受损，宜用八珍汤或人参养荣丸等补养气血；如大便色黑，可加参三七、茜草、侧柏叶等化瘀止血。

5. 阳虚水盛证

主症：腹大胀满，形似蛙腹，朝宽暮急，面色苍黄，或呈㿠白，脘闷纳呆，神倦怯寒，肢冷浮肿，小便短少不利，舌体胖，质紫，苔白滑，脉沉细无力。

证机概要：脾肾阳虚，不能温运，水湿内聚。

治法：温补脾肾，化气利水。

代表方：附子理苓汤或济生肾气丸加减。

常用药：附子、干姜、人参、白术、鹿角片、胡芦巴、茯苓、泽泻、陈葫芦、车前子。

加减：偏于脾阳虚弱，神疲乏力，少气懒言，纳少，便溏者，可加黄芪、山药、苡仁、扁豆益气健脾；偏于肾阳虚衰，面色苍白，怯寒肢冷，腰膝酸冷疼痛者，酌加肉桂、仙茅、仙灵脾等，以温补肾阳。

6. 阴虚水停证

主症：腹大胀满，或见青筋暴露，面色晦滞，唇紫，口干而燥，心烦失眠，时或鼻衄，牙龈出血，小便短少，舌质红绛少津，苔少或光剥，脉弦细数。

证机概要：肝肾阴虚，津液失布，水湿内停。

治法：滋肾柔肝，养阴利水。

代表方：六味地黄丸合一贯煎加减。

常用药：沙参、麦冬、生地黄、山萸肉、枸杞子、楮实子、猪苓、茯苓、泽泻、玉米须。

加减：津伤口干明显，可酌加石斛、玄参、芦根等养阴生津；如青筋显露，唇舌紫暗，小便短少，可加丹参、益母草、泽兰、马鞭草等化瘀利水；如腹胀甚，加枳壳、大腹皮以行气消胀；兼有潮热，烦躁，酌加地骨皮、白薇、栀子以清虚热；齿鼻衄血，加鲜茅根、藕节、仙鹤草之类以凉血止血；如阴虚阳浮，症见耳鸣，面赤，颧红，宜加龟甲、鳖甲、牡蛎等滋阴潜阳。

鼓胀病后期，肝、脾、肾受损，水湿瘀热互结，正虚邪盛，危机四伏。若药食不当，或复感外邪，病情可迅速恶化，导致大量出血、昏迷、虚脱多种危重证候。

7. 鼓胀变证

（1）大出血　骤然大量呕血，血色鲜红，大便下血，暗红或油黑。多属瘀热互结，热迫血溢，治宜清热凉血，活血止血，方用犀角地黄汤加参三七、仙鹤草、地榆炭、血余炭、大黄炭等。若大出血之后，气随血脱，阳气衰微，汗出如油，四肢厥冷，呼吸低弱，脉细微欲绝，治宜扶正固脱，益气摄血，方用大剂独参汤加山萸肉，并可与"血证"节互参。

（2）昏迷　痰热内扰，蒙蔽心窍，症见神识昏迷，烦躁不安，甚则怒目狂叫，四肢抽搐颤动，口臭便秘，溲赤尿少，舌红苔黄，脉弦滑数，治当清热豁痰，开窍息风，方用安宫牛黄丸合龙胆泻肝汤加减，亦可用醒脑静注射液静脉滴注。若痰浊壅盛，蒙蔽心窍，症见静卧嗜睡，语无伦次，神情淡漠，舌苔厚腻，治当化痰泄浊开窍，方用苏合香丸合菖蒲郁金汤。煎剂中酌选石菖蒲、郁金、远志、茯神、天竺黄、陈胆星、竹沥、半夏等豁痰开闭。热甚加黄芩、黄连、龙胆草、山栀；动风抽搐加石决明、钩藤；腑实便闭加大黄、芒硝；津伤，舌质干红，加麦冬、石斛、生地黄。病情继续恶化，昏迷加深，汗出肤冷，气促，撮空，两手抖动，脉细微弱者，为气阴耗竭，正气衰败，急予生脉散、参附龙牡汤以敛阴回阳固脱。

四、转归预后

由于鼓胀病情易于反复，预后一般较差，故属于中医风、痨、臌、膈四大难症之一，因气、血、水互结，邪盛而正衰，治疗较为棘手。若病在早期，正虚不著，经适当调治，腹水可以消失，病情可趋缓解。如延至晚期，邪实正虚，则预后较差，腹水反复发生，病情不易稳定。若饮食不节，或服药不当，或劳倦过度，或正虚感邪，病情可致恶化。如阴虚血热，络脉瘀损，可致鼻衄、齿衄，甚或大量呕血、便血；或肝肾阴虚，邪从热化，蒸液生痰，内蒙心窍，引动肝风，则见神昏谵语、痉厥等严重征象；如脾肾阳虚，湿浊内蒙，蒙蔽心窍，亦可导致神糊昏厥之变，终至邪陷正虚，气阴耗竭，由闭转脱，病情极为险恶。

五、预防与调护

1. 宜进清淡、富有营养而且易于消化之食物。生冷寒凉不洁食物易损伤脾阳，辛辣油腻食物易蕴生湿热，粗硬食物易损络动血，故应禁止食用。食盐有凝涩水湿之弊，一般鼓胀患者宜进低盐饮食；下肢肿甚，小便量少时，则应忌盐。

2. 抑郁忿怒，情志失调，易于损肝碍脾，加重病情。气火伤络，甚则引起呕血、便血等危重症。因此，本病患者宜调节情志，怡情养性，安心休养，避免过劳。

3. 加强护理，注意冷暖，防止正虚邪袭。如感受外邪，应及时治疗。

第二十节　头　痛

头痛是临床常见的自觉症状，可单独出现，亦见于多种疾病的过程中。本节所讨论的头痛，是指因外感六淫、内伤杂病而引起的，以自觉头痛为主要表现的一类病证。若头痛属某一疾病过程中所出现的兼症，不属本节讨论范围。

一、病因病机

（一）病因

感受外邪、情志失调、先天不足或房事不节、饮食劳倦及体虚久病、头部外伤或久病入络。

（二）病机

头痛可分为外感和内伤两大类。其基本病机为不通则痛，不荣则痛，外感者是以风邪为主的外邪上扰清窍，壅滞经络，络脉不通；内伤者或肝阳上扰，或瘀血阻络，或头目失荣而发头痛。头痛的病位在头脑，多与肝、脾、肾三脏密切相关。病理因素涉及痰湿、风火、血瘀。病理性质有虚有实。外感头痛一般病程较短，治疗养护得当则少有转化。内伤头痛大多起病较缓，病程较长，病性较为复杂，一般来说，气血亏虚、肾精不足之头痛属虚证，肝阳、痰浊、瘀血所致之头痛多属实证。虚实在一定条件下可以相互转化。例如痰浊中阻日久，脾胃受损，气血生化不足，营血亏虚，不荣头窍，可转为气血亏虚之头痛。肝阳、肝火日久，阳热伤阴，肾虚阴亏，可转为肾精亏虚的头痛，或阴虚阳亢，虚实夹杂之头痛。各种头痛迁延不愈，病久入络，又可转变为瘀血头痛。

二、诊断与病证鉴别

（一）诊断要点

1. 以头部疼痛为主要临床表现。

2. 头痛部位可发生在前额、两颞、巅顶、枕项或全头部。疼痛性质可为跳痛、刺痛、胀痛、灼痛、重痛、空痛、昏痛、隐痛等。头痛发作形式可为突然发作，或缓慢起病，或反复发作，时痛时止。疼痛的持续时间可长可短，可数分钟、数小时或数天、数周，甚则长期疼痛不已。

3. 外感头痛者多有起居不慎，感受外邪的病史；内伤头痛者常有情绪波动、失眠、饮食、劳倦、房事不节、病后体虚等病史。

（二）病证鉴别

1. 头痛与眩晕

头痛与眩晕可单独出现，也可同时出现，二者对比，头痛之病因有外感与内伤两方面，眩晕则以内伤为主。临床表现，头痛以疼痛为主，实证较多；而眩晕则以昏眩为主，虚证较多。

2. 真头痛与一般头痛

真头痛为头痛的一种特殊重症，其特点为起病急骤，多表现为突发的剧烈头痛，持续不解，阵发加重，手足逆冷至肘膝，甚至呕吐如喷，肢厥抽搐，本病凶险，应与一般头痛区别。

三、头痛的经络归属

头为诸阳之会，手足三阳经均循头面，厥阴经亦上会于巅顶，由于受邪之脏腑经络不同，头痛之部位亦不同。大抵太阳头痛，在头后部，下连于项；阳明头痛，在前额部及眉棱骨等处；少阳头痛，在头之两侧，并连及于耳；厥阴头痛则在巅顶部位，或连目系。

四、辨证论治

（一）辨证要点

首先辨外感头痛与内伤头痛。外感头痛因

外邪致病，属实证，起病较急，一般疼痛较剧，多表现为掣痛、跳痛、灼痛、胀痛、重痛，痛无休止。内伤头痛以虚证或虚实夹杂证为多见，如起病缓慢，疼痛较轻，表现为隐痛、空痛、昏痛，痛势悠悠，遇劳加重，时作时止，多属虚证；如因肝阳、痰浊、瘀血所致者属实，表现为头昏胀痛，或昏蒙重痛，或刺痛钝痛，痛点固定，常伴有肝阳、痰浊、瘀血的相应证候。

其次辨头痛之相关经络脏腑，前文已述。

最后辨其影响因素。气虚者与过劳有关，肝火者因情志波动而加重，阳亢者常因饮酒或暴食而加重，肝肾阴虚者每因失眠而病作或加重。

（二）治疗原则

外感头痛属实证，以风邪为主，故治疗主以祛风，兼以散寒、清热、祛湿。内伤头痛多属虚证或虚实夹杂证，虚者以补养气血、益肾填精为主，实证当平肝、化痰、行瘀，虚实夹杂者，酌情兼顾并治。

（三）证治分类

1. 外感头痛

（1）风寒头痛

主症：头痛连及项背，常有拘急收紧感，或伴恶风畏寒，遇风尤剧，常喜裹头，口不渴，苔薄白，脉浮紧。

证机概要：风寒外袭，上犯巅顶，凝滞经脉。

治法：疏风散寒止痛。

代表方：川芎茶调散加减。

常用药：川芎、白芷、藁本、羌活、细辛、荆芥、防风。

加减：若头痛，恶寒明显者，酌加麻黄、桂枝、制川乌等温经散寒。若寒邪侵于厥阴经脉，症见巅顶头痛，干呕，吐涎沫，四肢厥冷，苔白，脉弦者，方用吴茱萸汤去人参，加藁本、川芎、细辛、法半夏，以温散寒邪，降逆止痛。若寒邪客于少阴经脉，症见头痛，足寒，气逆，背冷，脉沉细，方用麻黄附子细辛汤加白芷、川芎，温经散寒止痛。

（2）风热头痛

主症：头痛而胀，甚则头胀如裂，发热或恶风，面红目赤，口渴喜饮，大便不畅，或便秘，溲赤，舌尖红，苔薄黄，脉浮数。

证机概要：风热外袭，上扰清窍，窍络失和。

治法：疏风清热和络。

代表方：芎芷石膏汤加减。

常用药：菊花、桑叶、薄荷、蔓荆子、川芎、白芷、羌活、生石膏、黄芩。

加减：烦热口渴，舌红少津者，可重用石膏，配知母、天花粉清热生津，山栀清热泻火；大便秘结，腑气不通，口舌生疮者，可用黄连上清丸泄热通腑。

（3）风湿头痛

主症：头痛如裹，肢体困重，胸闷纳呆，大便或溏，苔白腻，脉濡。

证机概要：风湿之邪，上蒙头窍，困遏清阳。

治法：祛风胜湿通窍。

代表方：羌活胜湿汤加减。

常用药：羌活、独活、藁本、白芷、防风、细辛、蔓荆子、川芎。

加减：若胸闷脘痞、腹胀便溏显著者，可加苍术、厚朴、陈皮、藿梗以燥湿宽中，理气消胀；恶心、呕吐者，可加半夏、生姜以降逆止呕；纳呆食少者，加麦芽、神曲健胃助运。

2. 内伤头痛

（1）肝阳头痛

主症：头昏胀痛，两侧为重，心烦易怒，夜寐不宁，口苦面红，或兼胁痛，舌红苔黄，脉弦数。

证机概要：肝失条达，气郁化火，阳亢风动。

治法：平肝潜阳息风。

代表方：天麻钩藤饮加减。

常用药：天麻、钩藤、石决明、山栀、黄芩、牡丹皮、桑寄生、杜仲、牛膝、益母草、白芍、夜交藤、茯神。

加减：若因肝郁化火，肝火炎上，而症见头痛剧烈，目赤口苦，急躁，便秘溲黄者，加夏枯草、龙胆草、大黄。若兼肝肾亏虚，水不涵木，症见头晕目涩，视物不明，遇劳加重，腰膝酸软者，可选加枸杞子、女贞子、山萸肉。

（2）血虚头痛

主症：头痛隐隐，时时昏晕，心悸失眠，面色少华，神疲乏力，遇劳加重，舌质淡，苔薄白，脉细弱。

证机概要：营血不足，不能上荣，窍络失养。

治法：养血滋阴，和络止痛。

代表方：加味四物汤加减。

常用药：当归、生地黄、白芍、首乌、川芎、菊花、蔓荆子、五味子、远志、炒枣仁。

加减：若因血虚气弱者，兼见乏力气短，神疲懒言，汗出恶风等，可选加党参、黄芪、白术；若阴血亏虚，阴不敛阳，肝阳上扰者，可加入天麻、钩藤、石决明、菊花等。

（3）痰浊头痛

主症：头痛昏蒙，胸脘满闷，纳呆呕恶，舌苔白腻，脉滑或弦滑。

证机概要：脾失健运，痰浊中阻，上蒙清窍。

治法：健脾燥湿，化痰降逆。

代表方：半夏白术天麻汤加减。

常用药：半夏、陈皮、甘草、白术、茯苓、天麻、白蒺藜、蔓荆子。

加减：若痰湿久郁化热，口苦便秘，舌红苔黄腻，脉滑数者，可加黄芩、竹茹、枳实、胆星。若胸闷、呕恶明显，加厚朴、枳壳、生姜和中降逆。

（4）肾虚头痛

主症：头痛且空，眩晕耳鸣，腰膝酸软，神疲乏力，滑精带下，舌红少苔，脉细无力。

证机概要：肾精亏虚，髓海不足，脑窍失荣。

治法：养阴补肾，填精生髓。

代表药：大补元煎加减。

常用药：熟地黄、枸杞子、女贞子、杜仲、川断、龟甲、山萸肉、山药、人参、当归、白芍。

加减：若头痛而晕，头面烘热，面颊红赤，时伴汗出，证属肾阴亏虚，虚火上炎者，去人参，加知母、黄柏，以滋阴泻火，或方用知柏地黄丸。若头痛畏寒，面色㿠白，四肢不温，腰膝无力，舌淡，脉细无力，证属肾阳不足者，当温补肾阳，选用右归丸或金匮肾气丸加减。

（5）瘀血头痛

主症：头痛经久不愈，痛处固定不移，痛如锥刺，日轻夜重，或有头部外伤史，舌紫暗，或有瘀斑、瘀点，苔薄白，脉细或细涩。

证机概要：瘀血阻窍，络脉滞涩，不通则痛。

治法：活血化瘀，通窍止痛。

代表方：通窍活血汤加减。

常用药：川芎、赤芍、桃仁、益母草、当归、白芷、细辛、凌霄花。

加减：若头痛较剧，久痛不已，可加全蝎、蜈蚣、土鳖虫等，搜风剔络止痛。

虫类药多有小毒，故应合理掌握用量，不可久用。

五、头痛的"引经药"

治疗头痛，除根据辨证论治原则外，还可根据头痛的部位，参照经络循行路线，选择引经药，可以提高疗效。如，太阳头痛选用羌活、蔓荆子、川芎；阳明头痛选用葛根、白芷、知母；少阳头痛选用柴胡、黄芩、川芎；少阴疼痛选用细辛；太阴疼痛选用苍术；厥阴头痛选用吴茱萸、藁本等。

六、转归预后

外感头痛，积极治疗，一般患者预后良好。内伤头痛病程较长，但辨证准确，恰当地遣方用药，可以延长其发作周期，减轻其发作程度，以至治愈。若病久不愈，反复发作，症状重笃，影响工作及生活，多难于获得根治。若失治误治，妄用散风活血之品，亦可导致咽痛、乏力、妇女月经过多或再行、腹胀便溏等变证。

第二十一节 眩 晕

眩是指眼花或眼前发黑，晕是指头晕甚或感觉自身或外界景物旋转，二者常同时并见，故统称为"眩晕"。轻者闭目即止，重者如坐车船，旋转不定，不能站立，或伴有恶心、呕吐、汗出、面色苍白等症状。

一、病因病机

（一）病因

情志不遂、年高体弱、久病劳倦、饮食不节、跌仆损伤、瘀血内阻。

（二）病机

眩晕的基本病机主要是脑髓空虚，清窍失养，或痰火上逆，扰动清窍。本病的病位在于头脑，其病变脏腑与肝、脾、肾三脏相关。其常见病理因素有风、火、痰、瘀。眩晕的病性以虚者居多，气虚血亏、髓海空虚、肝肾不足所导致的眩晕多属虚证；因痰浊中阻、瘀血阻络、肝阳上亢所导致的眩晕属实证或本虚标实证。

在眩晕的病变过程中，各个证候之间相互兼夹或转化。如脾胃虚弱，气血亏虚而生眩晕，而脾虚又可聚湿生痰，二者相互影响，临床上可以表现为气血亏虚兼有痰湿中阻的证候。如痰湿中阻，郁久化热，形成痰火为患，甚至火盛伤阴，形成阴亏于下，痰火上蒙的复杂局面。再如肾精不足，本属阴虚，若阴损及阳，或精不化气，可以转为肾阳不足或阴阳两虚之证。此外，风阳每夹有痰火，肾虚可以导致肝旺，久病入络形成瘀血，故临床常形成虚实夹杂之证候。

二、诊断与病证鉴别

（一）诊断依据

1. 头晕目眩，视物旋转，轻者闭目即止，重者如坐车船，甚则仆倒。
2. 严重者可伴有头痛、项强、恶心呕吐、眼球震颤、耳鸣耳聋、汗出、面色苍白等表现。
3. 多有情志不遂、年高体虚、饮食不节、跌仆损伤等病史。

（二）病证鉴别

1. 眩晕与中风

中风以猝然昏仆、不省人事、口舌歪斜，半身不遂，失语，或不经昏仆，仅以㖞僻不遂为特征。中风昏仆与眩晕之甚者相似，眩晕之甚者亦可仆倒，晕倒者记忆空白，瞬间即醒，但无半身不遂及不省人事、口舌歪斜诸症。也有部分中风病人，以眩晕、头痛为其先兆表现，故临证当注意中风与眩晕的区别与联系。

2. 眩晕与厥证

厥证以突然昏仆，不省人事，四肢厥冷为特征，发作后可在短时间内苏醒，严重者可一厥不复而死亡。眩晕严重者也有欲仆或晕旋仆倒的表现，但眩晕病人意识并不丧失。

三、辨证论治

（一）辨证要点

眩晕临证首先应辨明相关脏腑，其次辨标本虚实。

首辨脏腑。眩晕病在清窍，但与肝、脾、肾三脏功能失调密切相关。肝阳上亢之眩晕兼见头胀痛、面色潮红、急躁易怒、口苦脉弦等症状。脾胃虚弱，气血不足之眩晕，兼有纳呆、乏力、面色㿠白等症状。脾失健运，痰湿中阻之眩晕，兼见纳呆呕恶、头痛、苔腻诸症。肾精不足之眩晕，多兼有腰酸腿软、耳鸣如蝉等症。

其次辨标本虚实。凡病程较长，反复发作，遇劳即发，伴两目干涩，腰膝酸软，或面色㿠白，神疲乏力，脉细或弱者，多属虚证，由精血不足或气血亏虚所致。凡病程短，或突然发作，眩晕重，视物旋转，伴呕恶痰涎，头痛，面赤，形体壮实者，多属实证。其中，痰湿所致者，头重昏蒙，胸闷呕恶，苔腻脉滑；瘀血所致者，头昏头痛，痛点固定，唇舌紫暗，舌有瘀斑；肝阳风火所致者，眩晕，面赤，烦躁，口苦，肢麻震颤，甚则仆倒，脉弦有力。

（二）治疗原则

眩晕的治疗原则是补虚泻实，调整阴阳。虚者当滋养肝肾，补益气血，填精生髓。实证当平肝潜阳，清肝泻火，化痰行瘀。

（三）证治分类

1. 肝阳上亢证

主症：眩晕，耳鸣，头目胀痛，口苦，失眠多梦，遇烦劳郁怒而加重，甚则仆倒，颜面潮红，急躁易怒，肢麻震颤，舌红苔黄，脉弦或数。

证机概要：肝阳风火，上扰清窍。

治法：平肝潜阳，清火息风。

代表方：天麻钩藤饮加减。

常用药：天麻、石决明、钩藤、牛膝、杜仲、桑寄生、黄芩、山栀、菊花、白芍。

加减：若肝火上炎，口苦目赤，烦躁易怒者，酌加龙胆草、牡丹皮、夏枯草；若肝肾阴虚较甚，目涩耳鸣，腰酸膝软，舌红少苔，脉弦细数者，可酌加枸杞子、首乌、生地黄、麦冬、玄参；若眩晕剧烈，兼见手足麻木或震颤者，加羚羊角、石决明、生龙骨、生牡蛎、全蝎、蜈蚣等镇肝息风，清热止痉。

2. 气血亏虚证

主症：眩晕动则加剧，劳累即发，面色㿠白，神疲乏力，倦怠懒言，唇甲不华，发色不泽，心悸少寐，纳少腹胀，舌淡苔薄白，脉细弱。

证机概要：气血亏虚，清阳不展，脑失所养。

治法：补益气血，调养心脾。

代表方：归脾汤加减。

常用药：党参、白术、黄芪、当归、熟地黄、龙眼肉、大枣、茯苓、炒扁豆、远志、枣仁。

加减：若中气不足，清阳不升，兼见气短乏力，纳少神疲，便溏下坠，脉象无力者，可合用补中益气汤；若自汗时出，易于感冒，当重用黄芪，加防风、浮小麦益气固表敛汗；若兼见心悸怔忡，少寐健忘者，可加柏子仁、合欢皮、夜交藤养心安神。

3. 肾精不足证

主症：眩晕日久不愈，精神萎靡，腰酸膝软，少寐多梦，健忘，两目干涩，视力减退；或遗精滑泄，耳鸣齿摇；或颧红咽干，五心烦热，舌红少苔，脉细数；或面色㿠白，形寒肢冷，舌淡嫩，苔白，脉弱尺甚。

证机概要：肾精不足，髓海空虚，脑失所养。

治法：滋养肝肾，益精填髓。

代表方：左归丸加减。

常用药：熟地黄、山萸肉、山药、龟甲、鹿角胶、紫河车、杜仲、枸杞子、菟丝子、牛膝。

加减：若阴虚火旺，症见五心烦热，潮热颧红，舌红少苔，脉细数者，可选加鳖甲、龟甲、知母、黄柏、牡丹皮、地骨皮等；若肾失封藏固摄，遗精滑泄者，可酌加芡实、莲须、桑螵蛸等；若阴损及阳，肾阳虚明显，表现为四肢不温，形寒怕冷，精神萎靡，舌淡脉沉者，或予右归丸温补肾阳，填精补髓，或酌配巴戟天、仙灵脾、肉桂。

4. 痰浊上蒙证

主症：眩晕，头重昏蒙，或伴视物旋转，胸闷恶心，呕吐痰涎，食少多寐，舌苔白腻，脉濡滑。

证机概要：痰浊中阻，上蒙清窍，清阳不升。

治法：化痰祛湿，健脾和胃。

代表方：半夏白术天麻汤加减。

常用药：半夏、陈皮、白术、薏苡仁、茯苓、天麻。

加减：若眩晕较甚，呕吐频作，视物旋转，可酌加代赭石、竹茹、生姜、旋覆花以镇逆止呕；若兼见耳鸣重听，可酌加郁金、菖蒲、葱白以通阳开窍；若痰郁化火，头痛头胀，心烦口苦，渴不欲饮，舌红苔黄腻，脉弦滑者，宜用黄连温胆汤清化痰热。

5. 瘀血阻窍证

主症：眩晕时作，头痛如刺，兼见健忘，失眠，心悸，精神不振，耳鸣耳聋，面唇紫暗，舌暗有瘀斑，脉涩或细涩。

证机概要：瘀血阻络，气血不畅，脑失所养。

治法：活血化瘀，通窍活络。

代表方：通窍活血汤加减。

常用药：川芎、赤芍、桃仁、红花、白芷、菖蒲、老葱、当归、地龙、全蝎。

加减：若兼见神疲乏力，少气自汗等症，加入黄芪、党参益气行血；若兼畏寒肢冷，感寒加重，可加附子、桂枝温经活血。

四、转归预后

眩晕的预后与病情轻重有关。若病情较轻，治疗护理得当，则预后多属良好；反之，若病久不愈，发作频繁，发作时间长，症状重笃，则难以获得根治。尤其是肝阳上亢者，阳愈亢而阴愈亏，阴亏则更不能涵木潜阳，阳化风动，血随气逆，夹痰夹火，横窜经隧，蒙蔽清窍，即成中风危证，预后不良。少数内伤眩晕患者，也可因肝血、肾精耗竭，耳目失其荣养，而发为耳鸣或失明之病证。

五、预防与调护

预防眩晕之发生，应避免和消除能导致眩晕发生的各种内外致病因素。要适当锻炼，增强体质；保持情绪稳定，防止七情内伤；注意劳逸结合，避免体力和脑力的过度劳累；饮食有节，防止暴饮暴食，过食肥甘醇酒及过咸伤肾之品，尽量戒烟戒酒。

眩晕发病后要及时治疗，注意休息，严重者当卧床休息；注意饮食清淡，保持情绪稳定，避免突然、剧烈的体位改变和头颈部运动，以防眩晕症状的加重，或发生晕倒。有眩晕史的病人，当避免剧烈体力活动，避免高空作业。

第二十二节　中　风

中风是以猝然昏仆、不省人事、半身不遂、口舌歪斜、语言不利为主症的病证。病轻者可无昏仆而仅见口舌歪斜及半身不遂等症状。

一、病因病机

（一）病因

内伤积损、劳欲过度、饮食不节、情志所伤、气虚邪中。

（二）病机

中风的基本病机为阴阳失调，气血逆乱，上犯于脑，虚（阴虚、气虚）、火（肝火、心火）、风（肝风、外风）、痰（风痰、湿痰）、气（气逆）、血（血瘀）为其病机六端。病位在脑，与心、肝、脾、肾密切相关。病理因素主要为风、火、痰、瘀。其病理性质多属本虚标实，上盛下虚。本虚为肝肾阴虚，气血衰少；标实为风火相扇，痰湿壅盛，气血逆乱。轻者风痰横窜经络而为中经络，重者肝阳肝风夹痰夹火上闭清窍而为中脏腑，轻重之间的转化往往发生在疾病的初发阶段，且变化迅速，与预后密切相关。

二、诊断与病证鉴别

（一）诊断依据

1. 具有突然昏仆、不省人事、半身不遂、偏身麻木、口舌歪斜、言语謇涩等特定的临床表现。轻症仅见眩晕，偏身麻木，口舌歪斜，半身不遂等。

2. 多急性起病，好发于40岁以上人群。

3. 发病之前多有头晕、头痛、肢体一侧麻木等先兆症状。

4. 常有眩晕、头痛、心悸等病史，病发多有情志失调、饮食不当或劳累等诱因。

（二）病证鉴别

1. **中风与口僻**

口僻俗称吊线风，主要症状是口舌歪斜，但常伴耳后疼痛，口角流涎，言语不清，而无半身不遂或神志障碍等表现，多因正气不足，风邪入脉络，气血瘀阻所致，不同年龄均可罹患。

2. 中风与厥证

厥证也有突然昏仆、不省人事之表现，一般而言，厥证神昏时间短暂，发作时常伴有四肢逆冷，移时多可自行苏醒，醒后无半身不遂、口舌喎斜、言语不利等表现。

3. 中风与痉证

痉证以四肢抽搐、项背强直甚至角弓反张为主症，发病时也可伴有神昏，需与中风闭证相鉴别。但痉证之神昏多出现在抽搐之后，而中风患者多在起病时即有神昏，而后可以出现抽搐。痉证抽搐时间长，中风抽搐时间短。痉证患者无半身不遂、口舌喎斜等症状。

4. 中风与痿证

痿证可以有肢体瘫痪、活动无力等类似中风之表现；中风后半身不遂日久不能恢复者，亦可见肌肉瘦削，筋脉弛缓，两者应予以区别。但痿证一般起病缓慢，以双下肢瘫痪或四肢瘫痪，或肌肉萎缩，筋惕肉瞤为多见，而中风的肢体瘫痪多起病急骤，且以偏瘫不遂为主。痿证起病时无神昏，中风则常有不同程度的神昏。

5. 中风与痫证

痫证发作时起病急骤，突然昏仆倒地，与中风相似。但痫证为阵发性神志异常的疾病，猝发仆地时常口中作声，如猪羊啼叫，四肢频抽而口吐白沫；中风则仆地无声，一般无四肢抽搐及口吐涎沫的表现。痫证之神昏多为时短暂，移时可自行苏醒，醒后一如常人，但可再发；中风患者昏仆倒地，其神昏症状严重，持续时间长，难以自行苏醒，需及时治疗方可逐渐清醒。中风多伴有半身不遂、口舌喎斜等症，亦与痫证不同。

三、辨证论治

（一）辨证要点

中风临证，首辨中经络或中脏腑，中脏腑者辨闭证与脱证，闭证应辨阳闭阴闭，同时应辨当前所处病期。

首辨中经络、中脏腑。中经络者虽有半身不遂、口舌喎斜、语言不利，但意识清楚；中脏腑则昏不知人，或神志昏糊、迷蒙，伴见肢体不用。

中脏腑需辨闭证与脱证。闭证属实，因邪气内闭清窍所致，症见神志昏迷、牙关紧闭、口噤不开、两手握固、肢体强痉等。脱证属虚，乃为五脏真阳散脱，阴阳即将离决之候，临床可见神志昏愦无知、目合口开、四肢松懈瘫软、手撒肢冷汗多、二便自遗、鼻息低微等。此外，还有阴竭阳亡之分，并可相互关联。闭证常见于骤起，脱证则由闭证恶变转化而成，并可见内闭外脱之候。

闭证当辨阳闭和阴闭。阳闭有瘀热痰火之象，如身热面赤，气粗鼻鼾，痰声如拽锯，便秘溲黄，舌苔黄腻，舌绛干，甚则舌体卷缩，脉弦滑而数。阴闭有寒湿痰浊之征，如面白唇紫，痰涎壅盛，四肢不温，舌苔白腻，脉沉滑等。

根据病程长短，分为三期。急性期为发病后两周以内，中脏腑可至一个月；恢复期指发病两周后或一个月至半年内；后遗症期指发病半年以上。

（二）治疗原则

中经络以平肝息风，化痰祛瘀通络为主。中脏腑闭证，治当息风清火，豁痰开窍，通腑泄热；脱证急宜救阴回阳固脱；对内闭外脱之证，则须醒神开窍与扶正固脱兼用。恢复期及后遗症期，多为虚实兼夹，当扶正祛邪，标本兼顾，平肝息风，化痰祛瘀与滋养肝肾，益气养血并用。

（三）证治分类

1. 急性期

（1）中经络

1）风痰瘀阻证

主症：头晕头痛，手足麻木，突然发生口舌喎斜，口角流涎，舌强语謇，甚则半身不遂，或兼见手足拘挛，舌质紫暗，或有瘀斑，舌苔薄白，脉弦涩或小滑。

证机概要：肝阳化风，风痰上扰，经脉闭阻。

治法：息风化痰，活血通络。

代表方：半夏白术天麻汤合桃仁红花煎加减。

常用药：半夏、茯苓、陈皮、白术、天麻、桃仁、红花、香附、延胡索、豨莶草。

加减：眩晕较甚且痰多者，加胆南星、天竺黄、石菖蒲；大便干结者，可加大黄、黄芩、栀子；头痛甚，耳鸣目眩者，加钩藤、石决明。

2）风阳上扰证

主症：常感头晕头痛，耳鸣目眩，突然发生口舌㖞斜，舌强语謇，或手足重滞，甚则半身不遂，舌质红苔黄，脉弦。

证机概要：肝火偏旺，阳亢化风，横窜络脉。

治法：平肝潜阳，活血通络。

代表方：天麻钩藤饮加减。

常用药：天麻、钩藤、珍珠母、石决明、桑叶、菊花、黄芩、山栀、牛膝。

加减：夹有痰浊，胸闷，恶心，苔腻，加陈胆星、郁金；头痛较重，加羚羊角、夏枯草以清肝息风；腿足重滞，加杜仲、桑寄生补益肝肾。

3）阴虚风动证

主症：平素头晕耳鸣，腰膝酸软，突然发生口舌㖞斜，言语不利，手指瞤动，甚或半身不遂，舌质红，苔腻，脉弦细数。

证机概要：肝肾阴虚，风阳内动，风痰瘀阻经络。

治法：滋阴潜阳，息风通络。

代表方：镇肝熄风汤加减。

常用药：白芍、天冬、玄参、枸杞子、龙骨、牡蛎、龟甲、代赭石、牛膝、当归、天麻、钩藤。

加减：痰热较重，苔黄腻，泛恶，加胆南星、竹沥、川贝母清热化痰；阴虚阳亢，肝火偏旺，心中烦热，加栀子、黄芩清热除烦。

（2）中脏腑

1）闭证

突然昏仆，不省人事，牙关紧闭，口噤不开，两手握固，大小便闭，肢体偏瘫、拘急、抽搐，是闭证的基本特征。由于有痰火和痰浊内闭之不同，故有阳闭、阴闭之分。

①阳闭证

主症：除闭证主要症状外，兼见面红身热，气粗口臭，躁动不安，痰多而黏，舌质红，苔黄腻，脉弦滑有力。

证机概要：肝阳暴张，气血上逆，痰火壅盛，清窍被扰。

治法：清肝息风，豁痰开窍。

代表方：羚羊角汤合用安宫牛黄丸加减。

常用药：羚羊角粉、菊花、夏枯草、蝉衣、柴胡、生石决明、龟甲、生地黄、牡丹皮、白芍、薄荷。

加减：痰盛神昏者，合用至宝丹；热闭神昏兼有抽搐者，可加全蝎、蜈蚣，或合用紫雪丹。临床还可酌情选用清开灵注射液或醒脑静注射液静脉滴注。

中脏腑因痰热内阻，腑气不通，邪热上扰，神机失用，应及时使用通腑泄热之法，有助于邪从下泄。则神识可清，危象可解。

②阴闭证

主症：除闭证主要症状外，兼见面白唇暗，静卧不烦，四肢不温，痰涎壅盛，苔白腻，脉沉滑。

证机概要：痰浊偏盛，上壅清窍，内蒙心神，神机闭塞。

治法：豁痰息风，辛温开窍。

代表方：涤痰汤合用苏合香丸加减。

常用药：半夏、茯苓、橘红、竹茹、郁金、石菖蒲、陈胆星、天麻、钩藤、僵蚕。

加减：兼有动风者，加天麻、钩藤以平息内风；有化热之象者，加黄芩、黄连；见戴阳证者，属病情恶化，宜急进参附汤、白通加猪胆汁汤救治。

闭证适时配合通下之法，但正虚明显、元气欲脱者忌用。

2）脱证（阴竭阳亡）

主症：突然昏仆，不省人事，面色苍白，目

合口张，鼻鼾息微，手撒肢冷，汗多，大小便自遗，肢体软瘫，舌痿，脉细弱或脉微欲绝。

证机概要：正不胜邪，元气衰微，阴阳欲绝。

治法：回阳救阴，益气固脱。

代表方：参附汤合生脉散加味。亦可用参麦注射液或生脉注射液静脉滴注。

常用药：人参、附子、麦冬、五味子、山萸肉。

加减：阴不恋阳，阳浮于外，津液不能内守，汗泄过多者，可加龙骨、牡蛎敛汗回阳；阴精耗伤，舌干，脉微者，加玉竹、黄精以救阴护津。

2. 恢复期和后遗症期

（1）风痰瘀阻证

主症：口舌歪斜，舌强语謇或失语，半身不遂，肢体麻木，苔滑腻，舌暗紫，脉弦滑。

证机概要：风痰阻络，气血运行不利。

治法：搜风化痰，行瘀通络。

代表方：解语丹加减。

常用药：天麻、胆南星、天竺黄、半夏、陈皮、地龙、僵蚕、全蝎、远志、石菖蒲、豨莶草、桑枝、鸡血藤、丹参、红花。

加减：痰热偏盛者，加全瓜蒌、竹茹、川贝母清化痰热；兼有肝阳上亢，头晕头痛，面赤，苔黄舌红，脉弦劲有力，加钩藤、石决明、夏枯草平肝息风潜阳；咽干口燥，加天花粉、天冬养阴润燥。

（2）气虚络瘀证

主症：肢体偏枯不用，肢软无力，面色萎黄，舌质淡紫或有瘀斑，苔薄白，脉细涩或细弱。

证机概要：气虚血瘀，脉阻络痹。

治法：益气养血，化瘀通络。

代表方：补阳还五汤加减。

常用药：黄芪、桃仁、红花、赤芍、归尾、川芎、地龙、牛膝。

加减：血虚甚，加枸杞子、制首乌以补血；肢冷，阳失温煦，加桂枝温经通脉；腰膝酸软，加川续断、桑寄生、杜仲以壮筋骨，强腰膝。

（3）肝肾亏虚证

主症：半身不遂，患肢僵硬，拘挛变形，舌强不语，或偏瘫，肢体肌肉萎缩，舌红脉细，或舌淡红，脉沉细。

证机概要：肝肾亏虚，阴血不足，筋脉失养。

治法：滋养肝肾。

代表方：左归丸合地黄饮子加减。

常用药：干地黄、何首乌、枸杞子、山萸肉、麦冬、石斛、当归、鸡血藤。

加减：若腰酸腿软较甚，加杜仲、桑寄生、牛膝补肾壮腰；肾阳虚，加巴戟天、肉苁蓉补肾益精，附子、肉桂温补肾阳；夹有痰浊，加石菖蒲、远志、茯苓化痰开窍。

四、转归预后

中风病患者的转归取决于其体质的强弱、正气的盛衰、病情的轻重及诊疗的正确及时与否、调养是否得当等。中经络者，渐进加重出现意识不清，可发展为中脏腑。中脏腑者，神志由昏迷逐渐转清，半身不遂趋于恢复，说明其向中经络转化，病势为顺，预后多好。若出现顽固性呃逆、呕血、厥脱者，此为中风变证，多致正气散脱。若邪盛正伤，虽经救治，终因正气已伤，致病程迁延成为中风病后遗症者，常见半身不遂、口舌㖞斜、言语不利、痴呆等，要抓紧时机，积极治疗，同时配合外敷熏洗及针灸按摩，并适当锻炼，以提高疗效。中风病后遗症期，若偏瘫肢体由松懈瘫软变为拘挛发痉，伴躁扰不宁，此由正气虚乏，邪气日盛而致，病情较重。

五、预防与调护

1. 预防

关于中风的预防，应识别中风先兆，及时处理，以预防中风发生。平时在饮食上宜食清淡易消化之物，忌肥甘厚味、动风、辛辣刺激之品，并禁烟酒，要保持心情舒畅，做到起居有常，饮食有节，避免疲劳，以防止卒中和复中。

2. 调护

既病之后，应加强护理。遇中脏腑昏迷时，须密切观察病情变化，注意面色、呼吸、汗出等变化，以防向闭脱转化。加强口腔护理，及时清除痰涎，喂服或鼻饲中药时应少量多次频服。恢复期要加强偏瘫肢体的被动活动，进行各种功能锻炼，并配合针灸、推拿、理疗、按摩等。偏瘫严重者，防止患肢受压而发生变形。语言不利者，宜加强语言训练。长期卧床者，保护局部皮肤，防止发生褥疮。

第二十三节 水 肿

水肿是体内水液潴留，泛滥肌肤，表现以头面、眼睑、四肢、腹背甚至全身浮肿为特征的一类病证。

一、病因病机

（一）病因

风邪袭表、疮毒内犯、外感水湿、饮食不节及禀赋不足、久病劳倦。

（二）病机

水肿发病的基本病理变化为肺失通调，脾失转输，肾失开阖，三焦气化不利，水液泛滥肌肤。其病位在肺、脾、肾，而关键在肾。病理因素为风邪、水湿、疮毒、瘀血。由于致病因素及体质的差异，水肿的病理性质有阴水、阳水之分，并可相互转换或夹杂。阳水属实，多由外感风邪、疮毒、水湿而成，病位在肺、脾。阴水属虚或虚实夹杂，多由饮食劳倦、禀赋不足、久病体虚所致，病位在脾、肾。阳水迁延不愈，反复发作，正气渐衰，脾肾阳虚，或因失治、误治，损伤脾肾，阳水可转为阴水。反之，阴水复感外邪，或饮食不节，使肿势加剧，呈现阳水的证候，而成本虚标实之证。其次，水肿各证之间亦互有联系。阳水的风水相搏之证，若风去湿留，可转化为水湿浸渍证。水湿浸渍证由于体质差异，湿有寒化、热化之不同。湿从寒化，寒湿伤及脾阳，则变为脾阳不振之证，甚者脾虚及肾，又可成为肾阳虚衰之证。湿从热化，可转为湿热壅盛之证。湿热伤阴，则可表现为肝肾阴虚之证。此外，肾阳虚衰，阳损及阴，又可导致阴阳两虚之证。最后，水肿各证，日久不退，水邪壅阻经隧，络脉不利，瘀阻水停，则水肿每多迁延不愈。

二、诊断与病证鉴别

（一）诊断依据

1. 水肿先从眼睑或下肢开始，继及四肢全身。
2. 轻者仅眼睑或足胫浮肿，重者全身皆肿，甚则腹大胀满，气喘不能平卧，更严重者可见尿闭或尿少，恶心呕吐，口有秽味，鼻衄牙宣，头痛、抽搐，神昏谵语等危象。
3. 可有乳蛾、心悸、疮毒、紫癜以及久病体虚病史。

（二）病证鉴别

水肿与鼓胀

二病均可见肢体水肿，腹部膨隆。鼓胀的主症是单腹胀大，面色苍黄，腹壁青筋暴露，四肢多不肿，反见瘦削，后期或可伴见轻度肢体浮肿。而水肿则头面或下肢先肿，继及全身，严重时出现腹水，腹部膨隆，面色㿠白，但无腹壁青筋暴露。鼓胀是由于肝、脾、肾功能失调，导致气滞、血瘀、水湿聚于腹中。水肿乃肺、脾、肾三脏气化失调，而导致水液泛滥肌肤。

三、辨证论治

（一）辨证要点

水肿病证首先须辨阳水、阴水，其次应辨病

变之脏腑。

先辨阴水、阳水。阳水，一般起病较快，病程较短，病因多为风邪、湿毒、水气、湿热。肿多从头面开始，由上而下，继及全身，肿处皮肤绷急光亮，按之凹陷即起，证见表、实、热证，病人一般情况较好，无正气大亏之象。阴水，一般起病较慢，病程较长，病因多为饮食劳倦，先天或后天因素所致的脏腑亏损。肿多由下而上，继及全身，肿处皮肤松弛，按之凹陷不易恢复，甚则按之如泥，证见里、虚、寒证，病人一般情况较差，脏腑功能明显受损。阳水阴水亦可相互转化。

其次辨病变之脏腑，在肺、脾、肾、心、肝之差异。肺水多并见咳逆；脾水多并见脘腹满闷而食少；肾水多并见腰膝酸软，或见肢冷，或见烦热；心水多并见心悸、怔忡；肝水多并见胸胁胀满。最后，对于虚实夹杂，多脏共病者，应仔细辨清本虚标实之主次。

（二）治疗原则

发汗、利尿、泻下逐水为治疗水肿的三条基本原则，具体应用视阴阳虚实不同而异。阳水以祛邪为主，应予发汗、利水或攻逐，同时配合清热解毒、理气化湿等法；阴水当以扶正为主，健脾温肾，同时配以利水、养阴、活血、祛瘀等法。对于虚实夹杂者，则当兼顾，或先攻后补，或攻补兼施。

（三）证治分类

1. 阳水

（1）风水相搏证

主症：眼睑浮肿，继则四肢及全身皆肿，来势迅速，多有恶寒，发热，肢节酸楚，小便不利等症。偏于风热者，伴咽喉红肿疼痛，舌质红，脉浮滑数。偏于风寒者，兼恶寒，咳喘，舌苔薄白，脉浮滑或浮紧。

证机概要：风邪袭表，肺气闭塞，通调失职，风遏水阻。

治法：疏风清热，宣肺行水。

代表方：越婢加术汤加减。

常用药：麻黄、杏仁、防风、浮萍、白术、茯苓、泽泻、车前子、石膏、桑白皮、黄芩。

加减：若风寒偏盛，去石膏，加苏叶、桂枝、防风祛风散寒；若风热偏盛，可加连翘、桔梗、板蓝根、鲜芦根，以清热利咽，解毒散结；若咳喘较甚，可加杏仁、前胡，以降气定喘；如见汗出恶风，卫阳已虚，则用防己黄芪汤加减，以益气行水；若表证渐解，身重而水肿不退者，可按水湿浸渍证论治。

（2）湿毒浸淫证

主症：眼睑浮肿，延及全身，皮肤光亮，尿少色赤，身发疮痍，甚则溃烂，恶风发热，舌质红，苔薄黄，脉浮数或滑数。

证机概要：疮毒内归脾肺，三焦气化不利，水湿内停。

治法：宣肺解毒，利湿消肿。

代表方：麻黄连翘赤小豆汤合五味消毒饮加减。

常用药：麻黄、杏仁、桑白皮、赤小豆、银花、野菊花、蒲公英、紫花地丁、紫背天葵。

加减：脓毒甚者，当重用蒲公英、紫花地丁清热解毒；湿盛糜烂者，加苦参、土茯苓；风盛者，加白鲜皮、地肤子；血热而红肿，加牡丹皮、赤芍；大便不通，加大黄、芒硝；症见尿痛、尿血，乃湿热之邪下注膀胱，伤及血络，可酌加凉血止血之品，如石韦、大蓟、荠菜花等。

（3）水湿浸渍证

主症：起病缓慢，病程较长，全身水肿，下肢明显，按之没指，小便短少，身体困重，胸闷，纳呆，泛恶，苔白腻，脉沉缓。

证机概要：水湿内侵，脾气受困，脾阳不振。

治法：运脾化湿，通阳利水。

代表方：五皮饮合胃苓汤加减。

常用药：桑白皮、陈皮、大腹皮、茯苓皮、生姜皮、苍术、厚朴、草果、桂枝、白术、茯苓、猪苓、泽泻。

加减：外感风邪，肿甚而喘者，可加麻黄、杏仁宣肺平喘；面肿，胸满，不得卧，加苏子、葶苈子降气行水；若湿困中焦，脘腹胀满者，可加川椒目、大腹皮、干姜温脾化湿。

(4) 湿热壅盛证

主症：遍体浮肿，皮肤绷急光亮，胸脘痞闷，烦热口渴，小便短赤，或大便干结，舌红，苔黄腻，脉沉数或濡数。

证机概要：湿热内盛，三焦壅滞，气滞水停。

治法：分利湿热。

代表方：疏凿饮子加减。

常用药：羌活、秦艽、防风、大腹皮、茯苓皮、生姜皮、猪苓、茯苓、泽泻、椒目、赤小豆、黄柏、商陆、槟榔、生大黄。

加减：腹满不减，大便不通者，可合己椒苈黄丸，以助攻泻之力，使水从大便而泄；若肿势严重，兼见喘促不得平卧者，加葶苈子、桑白皮泻肺利水；若湿热久羁，亦可化燥伤阴，症见口燥咽干，可加白茅根、芦根，不宜过用苦温燥湿、攻逐伤阴之品。

攻下逐水法是治疗阳水的一种方法，即《内经》"去菀陈莝"之意，只宜用于病初体实肿甚，正气尚旺，用发汗、利水法无效，症见全身高度浮肿，气喘，心悸，腹水，小便不利，脉沉而有力者。使用该法，宜抓住时机，以逐水为急，使水邪从大小便而去，可用十枣汤治疗，但应中病即止，以免过用伤正。俟水退后，即行调补脾胃，以善其后。病至后期，脾肾两亏而水肿甚者，逐水峻药应慎用。

2. 阴水

(1) 脾阳虚衰证

主症：身肿日久，腰以下为甚，按之凹陷不易恢复，脘腹胀闷，纳减便溏，面色不华，神疲乏力，四肢倦怠，小便短少，舌质淡，苔白腻或白滑，脉沉缓或沉弱。

证机概要：脾阳不振，运化无权，土不制水。

治法：健脾温阳利水。

代表方：实脾饮加减。

常用药：干姜、附子、草果、桂枝、白术、茯苓、泽泻、车前子、木瓜、木香、厚朴、大腹皮。

加减：气虚甚，症见气短声弱者，可加人参、黄芪以健脾益气；若小便短少，可加桂枝、泽泻，以助膀胱气化而行水。

(2) 肾阳衰微证

主症：水肿反复消长不已，面浮身肿，腰以下甚，按之凹陷不起，尿量减少或反多，腰酸冷痛，四肢厥冷，怯寒神疲，面色㿠白，甚者心悸胸闷，喘促难卧，腹大胀满，舌质淡胖，苔白，脉沉细或沉迟无力。

证机概要：脾肾阳虚，水寒内聚。

治法：温肾助阳，化气行水。

代表方：济生肾气丸合真武汤加减。

常用药：附子、肉桂、巴戟肉、仙灵脾、白术、茯苓、泽泻、车前子、牛膝。

加减：小便清长量多，去泽泻、车前子，加菟丝子、补骨脂以温固下元。若症见面部浮肿为主，表情淡漠，动作迟缓，形寒肢冷，治以温补肾阳为主，方用右归丸加减。病至后期，因肾阳久衰，阳损及阴，可导致肾阴亏虚，出现肾阴虚为主的病证，如水肿反复发作，精神疲惫，腰酸遗精，口渴干燥，五心烦热，舌红，脉细弱等，治当滋补肾阴为主，兼利水湿，但养阴不宜过于滋腻，以防伤害阳气，反助水邪，方用左归丸加泽泻、茯苓、冬葵子等。肾虚肝旺，头昏头痛，心慌腿软者，加鳖甲、牡蛎、杜仲、桑寄生、野菊花、夏枯草。如病程缠绵，反复不愈，正气日衰，复感外邪，证见发热恶寒，肿势增剧，小便短少，此为虚实夹杂，本虚标实之证，治当急则治标，先从风水论治，但应顾及正气虚衰一面，不可过用解表药，以越婢汤为主，酌加党参、菟丝子等补气温肾之药，扶正与祛邪并用。

(3) 瘀水互结证

主症：水肿延久不退，肿势轻重不一，四肢或全身浮肿，以下肢为主，皮肤瘀斑，腰部刺痛，或伴血尿，舌紫暗，苔白，脉沉细涩。

证机概要：水停湿阻，气滞血瘀，三焦气化不利。

治法：活血祛瘀，化气行水。

代表方：桃红四物汤合五苓散。

常用药：当归、赤芍、川芎、丹参、益母草、红花、凌霄花、路路通、桃仁、桂枝、附子、茯苓、泽泻、车前子。

加减：全身肿甚，气喘烦闷，小便不利，此为血瘀水盛，肺气上逆，可加葶苈子、川椒目、泽兰以逐瘀泻肺；如见腰膝酸软，神疲乏力，乃为脾肾亏虚之象，可合用济生肾气丸以温补脾肾，利水肿；对气阳虚者，可配黄芪、附子益气温阳以助化瘀行水之功。

对于久病水肿者，虽无明显瘀阻之象，临床上亦常合用益母草、泽兰、桃仁、红花等药，以加强利尿消肿的效果。

四、转归预后

水肿转归，一般而言，阳水易消，阴水难治。阳水患者如属初发年少，体质尚好，脏气未损，治疗及时，则病可向愈。此外，因生活饥馑、饮食不足所致水肿，在饮食条件改善后，水肿也可望治愈。若先天禀赋不足，或他病久病，或得病之后拖延失治，导致正气大亏，肺、脾、肾三脏功能严重受损，后期还可影响到心、肝，则难向愈。若水邪壅盛或阴水日久，脾肾衰微，水气上犯，则可出现水邪凌心犯肺之重证。若病变后期，肾阳衰败，气化不行，浊毒内闭，是由水肿发展为关格。若肺失通调，脾失健运，肾失开阖，致膀胱气化无权，可见小便点滴或闭塞不通，则是水肿转为癃闭。若阳损及阴，造成肝肾阴虚，肝阳上亢，则可兼见眩晕之证。

五、预防与调护

避免风邪外袭，病人应注意保暖；感冒流行季节，外出戴口罩，避免去公共场所；居室宜通风；平时应避免冒雨涉水，或湿衣久穿不脱，以免湿邪外侵。注意调摄饮食。肿势重者应予无盐饮食，轻者予低盐饮食（每日食盐量 3~4g)，若因营养障碍而致水肿者，不必过于忌盐，饮食应富含蛋白质，清淡易消化。劳逸结合，调畅情志。树立战胜疾病的信心。

水肿病人长期服肾上腺糖皮质激素者，皮肤容易生痤疮，应避免搔抓肌肤，以免皮肤感染。对长期卧床者，皮肤外涂滑石粉，经常保持干燥，并定时翻身，以免褥疮发生，加重水肿的病情。每日记录水液的出入量。若每日尿量少于500mL 时，要警惕癃闭的发生。此外，患者应坚持治疗，定期随访。

第二十四节　淋　证

淋证是指以小便频数短涩、淋沥刺痛、小腹拘急或痛引腰腹为主症的病证。

一、病因病机

（一）病因

外感湿热、饮食不节、情志失调、禀赋不足或劳伤久病。

（二）病机

淋证的基本病理变化为湿热蕴结下焦，肾与膀胱气化不利。其病位在膀胱与肾。其病理因素主要为湿热之邪。病理性质在病初多邪实之证，久病则由实转虚，或虚实夹杂。淋证虽有六淋之分，但各种淋证间存在着一定的联系。表现在转归上，首先是虚实之间的转化。如实证的热淋、血淋、气淋可转化为虚证的劳淋，反之虚证的劳淋，亦可能兼夹实证的热淋、血淋、气淋。而当湿热未尽，正气已伤，处于实证向虚证的移行阶段，则表现为虚实夹杂的证候。此外在气淋、血淋、膏淋等淋证本身，这种虚实互相转化的情况也同样存在。而石淋由实转虚时，由于砂石未去，则表现为正虚邪实之证。其次是某些淋证间的相互转换或同时并见。前者如热淋转为血淋，热淋也可诱发石淋。后者如在石淋的基础上，再发生热淋、血淋，或膏淋并发热淋、血淋等。在虚证淋证的各种证型之间，则可表现为彼此参差互见，损及多脏的现象。

二、诊断与病证鉴别

（一）诊断依据

1. 小便频数，淋沥涩痛，小腹拘急，痛引腰腹，为各种淋证的主症，是诊断淋证的主要依据。但还需根据各种淋证的不同临床特征，确定不同的淋证类型。

2. 病久或反复发作后，常伴有低热、腰痛、小腹坠胀、疲劳等。

3. 多见于已婚女性，每因疲劳、情志变化、不洁房事而诱发。

（二）病证鉴别

1. 淋证与癃闭

二者都有小便量少，排尿困难之症状，但淋证尿频而尿痛，且每日排尿总量多为正常，癃闭则无尿痛，每日排尿量少于正常，严重时甚至无尿。但癃闭复感湿热，常可并发淋证，而淋证日久不愈，亦可发展成癃闭。

2. 血淋与尿血

血淋与尿血都有小便出血，尿色红赤，甚至溺出纯血等症状，其鉴别的要点是有无尿痛。尿血多无疼痛之感，虽亦间有轻微的胀痛或热痛，但终不若血淋的小便滴沥而疼痛难忍，故一般以痛者为血淋，不痛者为尿血。

3. 膏淋与尿浊

膏淋与尿浊在小便混浊症状上相似，但后者在排尿时无疼痛滞涩感，可资鉴别。

三、辨证论治

（一）辨证要点

淋证的辨证应首辨六淋的类别，其次辨证候之虚实，最后须辨明各淋证的转化与兼夹。

首先应别六淋之类别。一般来说，热淋，起病多急，或伴发热，小便赤热，尿时灼痛。石淋，小便窘急不能猝出，尿道刺痛，痛引少腹，尿出砂石而痛止。气淋，少腹满闷胀痛，小便艰涩疼痛，或少腹坠胀，尿后余沥不尽。血淋，尿色鲜红或淡红或夹血块而痛。膏淋，小便涩痛，尿液混浊如脂膏或米泔水。劳淋，久患淋证，遇劳倦、房事即加重或诱发，小便涩痛不显著，余沥不尽，腰痛缠绵。

其次，须辨证候之虚实，虚实夹杂者，须分清标本虚实之主次，证情之缓急。辨别淋证虚实的主要依据，一是病程，新病初起或在急性发作阶段多实，久病者病程较长，病势缠绵多虚。二看疼痛程度，病急痛甚者多实，病缓痛轻者多虚。三看尿液，混浊黄赤多为湿热邪气盛，清白、色淡为正虚或邪退。

（二）治疗原则

实则清利，虚则补益，为淋证的基本治则。具体而言，实证以膀胱湿热为主者，治宜清热利湿；以热灼血络为主者，治以凉血止血；以砂石结聚为主者，治以通淋排石；以气滞不利为主者，治以利气疏导。虚证以脾虚为主者，治以健脾益气；以肾虚为主者，治宜补虚益肾。对虚实夹杂者，又当通补兼施，审其主次缓急，兼顾治疗。

（三）证治分类

1. 热淋

主症：小便频数短涩，灼热刺痛，溺色黄赤，少腹拘急胀痛，或有寒热，口苦，呕恶，或有腰痛拒按，或有大便秘结，苔黄腻，脉滑数。

证机概要：湿热蕴结下焦，膀胱气化失司。

治法：清热利湿通淋。

代表方：八正散加减。

常用药：瞿麦、萹蓄、车前子、滑石、萆薢、大黄、黄柏、蒲公英、紫花地丁。

加减：若伴寒热、口苦、呕恶者，可加黄芩、柴胡以和解少阳；若大便秘结、腹胀者，可重用生大黄、枳实以通腑泄热；若阳明热证，加知母、石膏清气分之热；若热毒弥漫三焦，用黄连解毒汤合五味消毒饮以清热泻火解毒；若气滞者，加青皮、乌药；若湿热伤阴者去大黄，加生地黄、知母、白茅根以养阴清热。

淋证往往有畏寒发热，其病机是湿热熏蒸，邪正相搏，或因湿热郁于少阳所致，故不宜用辛温解表药物。因淋证多属膀胱有热，阴液常感不足，而辛散发表之品，用之不当不仅不能退热，反有劫伤营阴之弊。若淋证确由外感诱发，或淋家新感外邪，症见恶寒发热、鼻塞流涕、咳嗽咽痛者，仍可适当配合运用辛凉解表之剂。因淋家膀胱有热，阴液不足，即使感受寒邪，亦容易化热，宜避免辛温之品。此外，热淋属实热之证，不宜用补益之药，以免恋邪。

2. 石淋

主症：尿中夹砂石，排尿涩痛，或排尿时突然中断，尿道窘迫疼痛，少腹拘急，往往突发，一侧腰腹绞痛难忍，甚则牵及外阴，尿中带血，舌红，苔薄黄，脉弦或带数。

证机概要：湿热蕴结下焦，尿液煎熬成石，膀胱气化失司。

治法：清热利湿，排石通淋。

代表方：石韦散加减。

常用药：瞿麦、萹蓄、通草、滑石、金钱草、海金沙、鸡内金、石韦、穿山甲、虎杖、王不留行、牛膝、青皮、乌药、沉香。

加减：腰腹绞痛者，加芍药、甘草以缓急止痛；若尿中带血，可加小蓟草、生地黄、藕节以凉血止血，去山甲、王不留行；小腹胀痛加木香、乌药行气通淋；伴有瘀滞，舌质紫者，加桃仁、红花、炮山甲、皂角刺，加强破气活血、化瘀散结作用。石淋日久，证见神疲乏力，少腹坠胀者，为虚实夹杂，当标本兼顾，补中益气汤加金钱草、海金沙、冬葵子益气通淋；腰膝酸软，腰部隐痛者，加杜仲、续断、补骨脂补肾益气。

伴有湿热见症时，参照热淋治疗。绞痛缓解，多无明显自觉症状，可常用金钱草煎汤代茶。若结石过大，阻塞尿路，肾盂严重积水者，不宜服用中药，宜手术治疗。

3. 血淋

主症：小便热涩刺痛，尿色深红，或夹有血块，疼痛满急加剧，或见心烦，舌尖红，苔黄，脉滑数。

证机概要：湿热下注膀胱，热甚灼络，迫血妄行。

治法：清热通淋，凉血止血。

代表方：小蓟饮子加减。

常用药：小蓟、生地黄、白茅根、旱莲草、木通、生甘草梢、山栀、滑石、当归、蒲黄、土大黄、马鞭草。

加减：有瘀血征象，加三七、牛膝、桃仁以化瘀止血；若出血不止，可加仙鹤草、琥珀粉以收敛止血；若久病肾阴不足，虚火扰动阴血，症见尿色淡红，尿痛涩滞不显著，腰膝酸软，神疲乏力者，宜滋阴清热，补虚止血，用知柏地黄丸加减；若久病脾虚气不摄血，症见神疲乏力，面色少华者，用归脾汤加仙鹤草、泽泻、滑石益气养血通淋。

4. 气淋

主症：郁怒之后，小便涩滞，淋沥不宣，少腹胀满疼痛，苔薄白，脉弦。

证机概要：气机郁结，膀胱气化不利。

治法：理气疏导，通淋利尿。

代表方：沉香散加减。

常用药：沉香、青皮、乌药、香附、石韦、滑石、冬葵子、车前子。

加减：少腹胀满，上及于胁者，加川楝子、小茴香、广郁金以疏肝理气；症见少腹坠胀，尿频涩滞，余沥难尽，不耐劳累，面色㿠白，少气懒言，舌淡，脉细无力，证属中气下陷，可用补中益气汤加减。

5. 膏淋

主症：小便混浊，乳白或如米泔水，上有浮油，置之沉淀，或伴有絮状凝块物，或混有血液、血块，尿道热涩疼痛，尿时阻塞不畅，口干，苔黄腻，舌质红，脉濡数。

证机概要：湿热下注，阻滞络脉，脂汁外溢。

治法：清热利湿，分清泄浊。

代表方：程氏萆薢分清饮加减。

常用药：萆薢、石菖蒲、黄柏、车前子、飞廉、水蜈蚣、向日葵心、莲子心、连翘心、牡丹皮、灯心。

加减：伴有血尿，加小蓟、藕节、白茅根凉血止血；小便黄赤，热痛明显，加甘草梢、竹叶、通草清心导火；病久湿热伤阴，加生地黄、麦冬、知母滋养肾阴。膏淋病久不已，反复发作，淋出如脂，涩痛不甚，形体日见消瘦，头昏无力，腰膝酸软，舌淡，苔腻，脉细无力，此为脾肾两虚，气不固摄，用膏淋汤补脾益肾固涩。

6. 劳淋

主症：小便不甚赤涩，溺痛不甚，但淋沥不已，时作时止，遇劳即发，腰膝酸软，神疲乏力，病程缠绵，舌质淡，脉细弱。

证机概要：湿热留恋，脾肾两虚，膀胱气化无权。

治法：补脾益肾。

代表方：无比山药丸加减。

常用药：党参、黄芪、怀山药、莲子肉、茯苓、薏苡仁、泽泻、扁豆衣、山茱萸、菟丝子、芡实、金樱子、煅牡蛎。

加减：若肾阴虚，舌红苔少，加生熟地黄、龟甲滋养肾阴；阴虚火旺，面红烦热，尿黄赤伴有灼热不适者，可用知柏地黄丸滋阴降火；肾阳虚，加附子、肉桂、鹿角片、巴戟天等温补肾阳。

四、转归预后

淋证的预后往往与其类型及病情轻重有关。初起者，病情尚轻，治疗得当，多易治愈。但热淋、血淋有时可发生热毒入血，出现高热神昏等重笃证候。若病久不愈，或反复发作，不仅可转为劳淋，甚则转变成水肿、癃闭、关格等证，或肾虚肝旺，成为头痛、眩晕。石淋因结石过大，阻塞水道亦可成水肿、癃闭、关格。膏淋日久，精微外泄，可致消瘦乏力，气血大亏，终成虚劳病证。

五、预防与调护

注意外阴清洁，不憋尿，多饮水，每 2~3 小时排尿一次，房事后即行排尿，防止秽浊之邪从下阴上犯膀胱。妇女在月经期、妊娠期、产后更应注意外阴卫生，以免虚体受邪。

养成良好的饮食起居习惯，饮食宜清淡，忌肥腻辛辣酒醇之品。

避免纵欲过劳，保持心情舒畅，以提高机体抗病能力。

第二十五节 郁 证

郁证是由于情志不舒、气机郁滞所致，以心情抑郁，情绪不宁，胸部满闷，胁肋胀痛，或易怒喜哭，或咽中如有异物梗塞等为主要临床表现的一类病证。脏躁、梅核气等病证属于本病范围。

一、病因病机

（一）病因

七情所伤、思虑劳倦、脏气素虚。

（二）病机

郁证的基本病机是肝失疏泄、脾失健运、心失所养、脏腑阴阳气血失调。郁证的发病与肝的关系最为密切，其次涉及心、脾。病理性质有虚实两端，初起以气滞为主，兼血瘀、化火、痰结、食滞等，属实证。后期或因火郁伤阴而导致阴虚火旺、心肾阴虚之证，或因脾伤气血生化不足，心神失养，而导致心脾两虚之证。由实转虚，转为阴亏血虚。六郁中总以气郁为先，而后才有湿、痰、热、血、食诸郁，且六郁相因，互为兼夹。

二、诊断与病证鉴别

（一）诊断依据

1. 以忧郁不畅、情绪不宁、胸胁胀满疼痛为主要临床表现，或有易怒易哭，或有咽中如有炙脔，吞之不下，核之不出等症状。

2. 患者多有忧愁、焦虑、悲哀、恐惧、愤懑等情志内伤的病史。郁证病情的反复常与情志因素密切相关。

3. 各系统检查和实验室检查正常，除外器质性疾病。

（二）病证鉴别

1. 郁证中的梅核气与虚火喉痹

两者皆有咽部异物感。梅核气多见于青中年女性，因情志抑郁而起病，自觉咽中有物梗塞，但无咽痛及吞咽困难，咽中梗塞的感觉与情绪波动有关，在心情愉快、工作繁忙时，症状可减轻或消失，而当心情抑郁或注意力集中于咽部时，则梗塞感觉加重。虚火喉痹则以青中年男性发病较多，多因感冒、长期吸烟饮酒及嗜食辛辣食物而引发，咽部除有异物感外，尚觉咽干、灼热、咽痒，咽部症状与情绪无关，但过度辛劳或感受外邪则易加剧。

2. 郁证中的梅核气与噎膈

两者皆有咽中有物梗塞感觉。梅核气咽中梗塞的感觉与情绪波动有关，当心情抑郁或注意力集中于咽部时，则梗塞感觉加重，但无吞咽困难。噎膈多见于中老年人，男性居多，梗塞的感觉主要在胸骨后的部位，与情绪波动无关，吞咽困难的程度日渐加重，做食管检查可有异常发现。

3. 郁证中的脏躁与癫证

两者均与五志过极、七情内伤有关，临床表现都有心神失常症状。脏躁多发于青中年妇女，在精神因素的刺激下呈间歇性发作，在不发作时可如常人。而癫证则多发于青壮年，男女发病率无显著差别，病程迁延，主要表现为精神错乱，失去自控能力，心神失常的症状极少自行缓解。

三、辨证论治

（一）辨证要点

首先辨明受病脏腑与六郁的关系。一般说来，气郁、血郁、火郁主要关系于肝；食郁、湿郁、痰郁主要关系于脾；而虚证则与心的关系最为密切，其次是肝、脾、肾的亏虚。

其次辨别证候虚实。实证病程较短，表现精神抑郁，胸胁胀痛，咽中梗塞，时欲太息，脉弦或滑；虚证则病已久延，症见精神不振，心神不宁，心慌，虚烦不寐，悲忧善哭，脉细或细数等。

（二）治疗原则

理气开郁、调畅气机、怡情易性是治疗郁病的基本原则。对于实证，首当理气开郁，并应根据是否兼有血瘀、火郁、痰结、湿滞、食积等而分别采用活血、降火、祛痰、化湿、消食等法。虚证则应根据损及的脏腑及气血阴精亏虚的不同情况而补之，或养心安神，或补益心脾，或滋养肝肾。对于虚实夹杂者，则又当视虚实的偏重而虚实兼顾。

郁证一般病程较长，用药不宜峻猛。在实证的治疗中，应注意理气而不耗气，活血而不破血，清热而不败胃，祛痰而不伤正；在虚证的治疗中，应注意补益心脾而不过燥，滋养肝肾而不过腻。

（三）证治分类

1. 肝气郁结证

主症：精神抑郁，情绪不宁，胸部满闷，胁肋胀痛，痛无定处，脘闷嗳气，不思饮食，大便不调，苔薄腻，脉弦。

证机概要：肝郁气滞，脾胃失和。

治法：疏肝解郁，理气畅中。

代表方：柴胡疏肝散加减。

常用药：柴胡、香附、枳壳、陈皮、郁金、青皮、苏梗、合欢皮、川芎、芍药、甘草。

加减：肝气犯胃，胃失和降，而见嗳气频作，脘闷不舒者，可加旋覆花、代赭石、法半夏和胃降逆；肝气乘脾而见腹胀、腹痛、腹泻者，可加苍术、厚朴、茯苓、乌药健脾化湿，理气止痛；兼有血瘀而见胸胁刺痛，舌质有瘀点瘀斑，可加当归、丹参、郁金、红花活血化瘀。

2. 气郁化火证

主症：情绪不宁，急躁易怒，胸胁胀满，口苦而干，或头痛，目赤，耳鸣，或嘈杂吞酸，大便秘结，舌质红，苔黄，脉弦数。

证机概要：肝郁化火，横逆犯胃。

治法：疏肝解郁，清肝泻火。

代表方：丹栀逍遥散加减。

常用药：柴胡、薄荷、郁金、制香附、当归、白芍、白术、茯苓、丹皮、栀子。

加减：热势较甚，口苦，大便秘结者，可加龙胆草、大黄泄热通腑；肝火犯胃而见胁肋疼痛，口苦，嘈杂吞酸，嗳气，呕吐者，可加黄连、吴茱萸（即左金丸）清肝泻火，降逆止呕；肝火上炎而见头痛，目赤，耳鸣者，加菊花、钩藤、刺蒺藜清热平肝；热盛伤阴，而见舌红少苔，脉细数者，可去原方中当归、白术、生姜之温燥，酌加生地黄、麦冬、山药滋阴健脾，或改用滋水清肝饮养阴清火。

3. 痰气郁结证

主症：精神抑郁，胸部闷塞，胁肋胀满，咽中如有物梗塞，吞之不下，咯之不出，苔白腻，脉弦滑。《医宗金鉴·诸气治法》将本证称为"梅核气"。

证机概要：气郁痰凝，阻滞胸咽。

治法：行气开郁，化痰散结。

代表方：半夏厚朴汤加减。

常用药：厚朴、紫苏、半夏、茯苓、生姜。

加减：湿郁气滞而兼胸脘痞闷，嗳气，苔腻者，加香附、佛手片、苍术理气除湿；痰郁化热而见烦躁，舌红苔黄者，加竹茹、瓜蒌、黄芩、黄连清化痰热；病久入络而有瘀血征象，见胸胁刺痛、舌质紫暗或有瘀点瘀斑、脉涩者，加郁金、丹参、降香、姜黄活血化瘀。

4. 心神失养证

主症：精神恍惚，心神不宁，多疑易惊，悲忧善哭，喜怒无常，或时时欠伸，或手舞足蹈，骂詈喊叫等，舌质淡，脉弦。此种证候多见于女性，常因精神刺激而诱发。临床表现多种多样，但同一患者每次发作多为同样几种症状的重复。《金匮要略·妇人杂病脉证并治》将此种证候称为"脏躁"。

证机概要：营阴暗耗，心神失养。

治法：甘润缓急，养心安神。

代表方：甘麦大枣汤加减。

常用药：甘草、小麦、大枣、郁金、合欢花。

加减：血虚生风而见手足蠕动或抽搐者，加当归、生地黄、珍珠母、钩藤养血息风；躁扰失眠者，加酸枣仁、柏子仁、茯神、制首乌等养心安神；表现喘促气逆者，可合五磨饮子开郁散结，理气降逆。

5. 心脾两虚证

主症：情绪不宁，多思善疑，头晕神疲，心悸胆怯，失眠健忘，纳差，面色不华，舌质淡，苔薄白，脉细。

证机概要：脾虚血亏，心失所养。

治法：健脾养心，补益气血。

代表方：归脾汤加减。

常用药：党参、茯苓、白术、甘草、黄芪、当归、龙眼肉、酸枣仁、远志、茯苓、木香、神曲。

加减：心胸郁闷，情志不舒者，加郁金、佛手片理气开郁；头痛，加川芎、白蒺藜活血祛风而止痛。

6. 心肾阴虚证

主症：情绪不宁，心悸健忘，失眠多梦，五心烦热，盗汗，口咽干燥，舌红少津，脉细数。

证机概要：阴精亏虚，阴不涵阳。

治法：滋养心肾。

代表方：天王补心丹合六味地黄丸加减。

常用药：地黄、怀山药、山茱萸、天冬、麦冬、玄参、西洋参、茯苓、五味子、当归、柏子仁、酸枣仁、远志、丹参、牡丹皮。

加减：心肾不交而见心烦失眠，多梦遗精者，可合交泰丸（黄连、肉桂）交通心肾；遗精较频者，可加芡实、莲须、金樱子补肾固涩。

四、预防与调护

1. 正确对待各种事物，避免忧思郁怒，防止情志内伤，是防治郁证的重要措施。

2. 医务人员深入了解病史，详细进行检查，用诚恳、关怀、同情、耐心的态度对待病人，取得患者的充分信任，在郁证的治疗及护理中具有重要作用。

3. 对郁证患者，应做好精神治疗的工作，使病人能正确认识和对待疾病，增强治愈疾病的信心，并解除情志致病的原因，以促进郁证的完全治愈。

第二十六节　血　证

凡血液不循常道，或上溢于口鼻诸窍，或下泄于前后二阴，或渗出于肌肤，所形成的一类出血性疾患，统称为血证。在古代医籍中，亦称为血病或失血。

一、病因病机

（一）病因

感受外邪、情志过极、饮食不节、劳倦过度、久病或热病等。

（二）病机

血证的病机特点可以归结为火热熏灼、迫血妄行，气虚不摄、血溢脉外两类。其病理性质有虚有实。在火热之中，又有实火及虚火之分，外感风热燥火、湿热内蕴、肝郁化火等均属实火，而阴虚火旺之火则属虚火。气虚之中，又有仅见气虚，与气损及阳，阳气亦虚之别。在疾病发展变化的过程中，又常发生实证向虚证的转化。如开始为火盛气逆，迫血妄行，但在反复出血之后，则会导致阴血亏损，虚火内生；或因出血过多，血去气伤，以致气虚阳衰，不能摄血。因此，在有的情况下，阴虚火旺及气虚不摄，既是引起出血的病理因素，又是出血所导致的结果。

二、诊断与病证鉴别

（一）诊断依据

1. 鼻衄

凡血自鼻道外溢而非因外伤、倒经所致者，可诊断为鼻衄。

2. 齿衄

血自齿龈或齿缝外溢，且排除外伤所致者，即可诊断为齿衄。

3. 咳血

血由肺、气道而来，经咳嗽而出，或觉喉痒胸闷，一咯即出，血色鲜红，或夹泡沫，或痰血相兼，痰中带血。多有慢性咳嗽、痰喘、肺痨等病史。

4. 吐血

发病急骤，吐血前多有恶心、胃脘不适、头晕等症。血随呕吐而出，常伴有食物残渣等胃内容物，血色多为咖啡色或紫暗色，也可为鲜红色，大便色黑如漆，或呈暗红色。有胃痛、胁痛、黄疸、癥积等病史。

5. 便血

大便色鲜红、暗红或紫暗，甚至黑如柏油样，次数增多。有胃肠或肝病病史。

6. 尿血

小便中混有血液或夹有血丝，排尿时无疼痛。

7. 紫斑

肌肤出现青紫斑点，小如针尖，大者融合成片，压之不褪色。紫斑好发于四肢，尤以下肢为甚，常反复发作。重者可伴有鼻衄、齿衄、尿血、便血及崩漏。小儿及成人皆可患此病，但以女性为多见。

（二）病证鉴别

1. 鼻衄

（1）**内科鼻衄与外伤鼻衄**　因碰伤、挖鼻等引起血管破裂而致鼻衄者，出血多在损伤的一侧，且经局部止血治疗不再出血，没有全身症状，与内科所论鼻衄有别。

（2）**内科鼻衄与经行衄血**　经行衄血又名倒经、逆经，其发生与月经周期有密切关系，多于经行前期或经期出现，与内科所论鼻衄机理不同。

2. 齿衄

齿衄与舌衄：齿衄为血自齿缝、牙龈溢出；舌衄为血出自舌面，舌面上常有如针眼样出血点，与齿衄不难鉴别。

3. 咳血

（1）**咳血与吐血**　咳血与吐血血液均经口出，但两者截然不同。咳血是血由肺来，经气道随咳嗽而出，血色多为鲜红，常混有痰液，咳血之前多有咳嗽、胸闷、喉痒等症状，大量咳血后，可见痰中带血数天，大便一般不呈黑色。吐血是血自胃而来，经呕吐而出，血色紫暗，常夹有食物残渣，吐血之前多有胃脘不适或胃痛、恶心等症状，吐血之后无痰中带血，但大便多呈黑色。

（2）**咳血与口腔出血**　鼻咽部、齿龈及口腔其他部位出血的患者，常为纯血或随唾液而出，血量少，并有口腔、鼻咽部病变的相应症状可寻，可与咳血相区别。

4. 吐血

吐血与鼻腔、口腔及咽喉出血：吐血经呕吐而出，血色紫暗，夹有食物残渣，常有胃病史。鼻腔、口腔及咽喉出血，血色鲜红，不夹食物残渣，在五官科做有关检查即可明确具体部位。

5. 便血

（1）**便血与痢疾**　痢疾初起有发热、恶寒等症，其便血为脓血相兼，且有腹痛、里急后重、肛门灼热等症。便血无里急后重，无脓血相兼，与痢疾不同。

（2）**便血与痔疮**　痔疮属外科疾病，其大便下血特点为便时或便后出血，常伴有肛门异物感或疼痛，做肛门直肠检查时，可发现内痔或外痔，与内科所论之便血不难鉴别。

（3）**远血与近血**　便血之远近是指出血部位距肛门的远近而言。远血其病位在胃、小肠（上消化道），血与粪便相混，血色如黑漆色或暗紫色。近血来自乙状结肠、直肠、肛门（下消化道），血便分开，或是便外裹血，血色多鲜红或暗红。

（4）**肠风与脏毒**　两者均属便血。肠风血色鲜泽清稀，其下如溅，属风热为患。脏毒血色暗浊黏稠，点滴不畅，因湿热（毒）所致。

6. 尿血

（1）**尿血与血淋**　血淋与尿血均表现为血由尿道而出，两者以小便时痛与不痛为其鉴别要点，不痛者为尿血，痛（滴沥刺痛）者为血淋。

（2）**尿血与石淋**　两者均有血随尿出。但石淋尿中时有砂石夹杂，小便涩滞不畅，时有小便中断，或伴腰腹绞痛等症，若砂石从小便排出则痛止，此与尿血不同。

7. 紫斑

（1）**紫斑与出疹**　紫斑与出疹均有局部肤色的改变，紫斑呈点状者需与出疹的疹点区别。紫斑隐于皮内，压之不褪色，触之不碍手；疹高出于皮肤，压之褪色，摸之碍手。且二者成因、病位均有不同。

（2）**紫斑与温病发斑**　紫斑与温病发斑在皮肤表现的斑块方面，有时虽可类似，但两者病情、病势、预后迥然有别。温病发斑发病急骤，常伴有高热烦躁、头痛如劈、昏狂谵语、四肢抽搐、鼻衄、齿衄、便血、尿血、舌质红绛等，病情险恶多变。杂病发斑（紫斑）一般不如温病发斑急骤，常有反复发作史，也有突然发生者，虽时有热毒亢盛表现，但一般舌不红绛，不具有温病传变急速的特点。

（3）**紫斑与丹毒** 丹毒属外科皮肤病，以皮肤色红如丹得名，轻者压之褪色，重者压之不褪色，但其局部皮肤灼热肿痛，与紫斑有别。

8. 血证主要类证的鉴别

血证以出血为突出表现，随其病因、病位的不同，原有疾病的不同，症状及体征有火热亢盛、阴虚火旺及气虚不摄之分，所以掌握这三种证候的特征，对于血证的辨证论治具有重要意义。

（1）**热盛迫血证** 多发生在血证的初期，大多起病较急，出血的同时，伴有发热，烦躁，口渴欲饮，便秘，尿黄，舌质红，苔黄少津，脉弦数或滑数等症。

（2）**阴虚火旺证** 一般起病较缓，或由热盛迫血证迁延转化而成。表现为反复出血，伴有口干咽燥，颧红，潮热盗汗，头晕耳鸣，腰膝酸软，舌质红，苔少，脉细数等症。

（3）**气虚不摄证** 多见于病程较长，久病不愈的出血患者。表现为起病较缓，反复出血，伴有神情倦怠，心悸，气短懒言，头晕目眩，食欲不振，面色苍白或萎黄，舌质淡，脉弱等症。

三、辨证论治

（一）辨证要点

首先辨病证的不同。如从口中吐出的血液，有吐血与咳血之分；小便出血有尿血与血淋之别；大便下血则有便血、痔疮之异。应根据临床表现、病史等加以鉴别。

其次辨脏腑病变之异。同一血证，可以由不同的脏腑病变而引起。例如同属鼻衄，但病变脏腑有在肺、在胃、在肝的不同；吐血有病在胃及病在肝之别；齿衄有病在胃及在肾之分；尿血则有病在膀胱、肾或脾的不同。

再次辨证候之虚实。一般初病多实，久病多虚；由火热迫血所致者属实，由阴虚火旺，气虚不摄，甚至阳气虚衰所致者属虚。

（二）治疗原则

对血证的治疗可归纳为治火、治气、治血三个原则。实火当清热泻火，虚火当滋阴降火；实证当清气降气，虚证当补气益气；另适当地选用凉血止血、收敛止血或祛瘀止血的方药。应针对各种血证的病因病机及损伤脏腑的不同，结合证候虚实及病情轻重而辨证论治。

（三）证治分类

以下分别叙述鼻衄、齿衄、咳血、吐血、便血、尿血、紫斑七种血证的辨证论治。

1. 鼻衄

鼻腔出血，称为鼻衄，它是血证中最常见的一种。鼻衄多由火热迫血妄行所致，其中以肺热、胃热、肝火为常见，但也可因阴虚火旺所致。另有少数病人，可由正气亏虚，血失统摄引起。

（1）**热邪犯肺证**

主症：鼻燥衄血，口干咽燥，或兼有身热，恶风，头痛，咳嗽，痰少，舌质红，苔薄，脉数。

证机概要：燥热伤肺，血热妄行，上溢清窍。

治法：清泄肺热，凉血止血。

代表方：桑菊饮加减。

常用药：桑叶、菊花、薄荷、连翘、桔梗、杏仁、甘草、芦根、牡丹皮、茅根、旱莲草、侧柏叶。

加减：肺热盛而无表证者，去薄荷、桔梗，加黄芩、栀子清泄肺热；阴伤较甚，口、鼻、咽干燥显著者，加玄参、麦冬、生地黄养阴润肺。

（2）**胃热炽盛证**

主症：鼻衄，或兼齿衄，血色鲜红，口渴欲饮，鼻干，口干臭秽，烦躁，便秘，舌红，苔黄，脉数。

证机概要：胃火上炎，迫血妄行。

治法：清胃泻火，凉血止血。

代表方：玉女煎加减。

常用药：石膏、知母、地黄、麦冬、牛膝、大蓟、小蓟、白茅根、藕节。

加减：热势甚者，加山栀、牡丹皮、黄芩清

热泻火；大便秘结，加生大黄通腑泻热；阴伤较甚，口渴，舌红苔少，脉细数者，加天花粉、石斛、玉竹养胃生津。

（3）肝火上炎证

主症：鼻衄，头痛，目眩，耳鸣，烦躁易怒，两目红赤，口苦，舌红，脉弦数。

证机概要：火热上炎，迫血妄行，上溢清窍。

治法：清肝泻火，凉血止血。

代表方：龙胆泻肝汤加减。

常用药：龙胆草、栀子、黄芩、木通、泽泻、车前子、生地黄、白茅根、蒲黄、大蓟、小蓟、藕节。

加减：若阴液亏耗，口鼻干燥，舌红少津，脉细数者，可去车前子、泽泻、当归，酌加玄参、麦冬、女贞子、旱莲草滋阴凉血止血；阴虚内热，手足心热，加玄参、龟甲、地骨皮、知母滋阴清热。

（4）气血亏虚证

主症：鼻衄，或兼齿衄、肌衄，神疲乏力，面色㿠白，头晕，耳鸣，心悸，夜寐不宁，舌质淡，脉细无力。

证机概要：气虚不摄，血溢清窍，血去气伤，气血两亏。

治法：补气摄血。

代表方：归脾汤加减。

常用药：党参、茯苓、白术、甘草、当归、黄芪、酸枣仁、远志、龙眼肉、木香、阿胶、仙鹤草、茜草。

对以上各种证候的鼻衄，除内服汤药治疗外，鼻衄当时，应结合局部用药治疗，以期及时止血。局部止血法：①局部用云南白药止血；②用棉花蘸青黛粉塞入鼻腔止血；③用湿棉条蘸塞鼻散（百草霜15g，龙骨15g，枯矾6g，共研极细末）塞鼻等。

2. 齿衄

齿龈出血称为齿衄，又称为牙衄、牙宣。以阳明经脉入于齿龈，齿为骨之余，故齿衄主要与胃肠及肾的病变有关。

（1）胃火炽盛证

主症：齿衄，血色鲜红，齿龈红肿疼痛，头痛，口臭，舌红，苔黄，脉洪数。

证机概要：胃火内炽，循经上犯，灼伤血络。

治法：清胃泻火，凉血止血。

代表方：加味清胃散合泻心汤加减。

常用药：生地黄、牡丹皮、水牛角、大黄、黄连、黄芩、连翘、当归、甘草、白茅根、大蓟、小蓟、藕节。

加减：烦热，口渴者，加石膏、知母清热除烦。

（2）阴虚火旺证

主症：齿衄，血色淡红，起病较缓，常因受热及烦劳而诱发，齿摇不坚，舌质红，苔少，脉细数。

证机概要：肾阴不足，虚火上炎，络损血溢。

治法：滋阴降火，凉血止血。

代表方：六味地黄丸合茜根散加减。

常用药：熟地黄、山药、山茱萸、茯苓、牡丹皮、泽泻、茜草根、黄芩、侧柏叶、阿胶。

加减：可酌加白茅根、仙鹤草、藕节以加强凉血止血的作用。虚火较甚而见低热、手足心热者，加地骨皮、白薇、知母清退虚热。

3. 咳血

血由肺及气管外溢，经口而咳出，表现为痰中带血，或痰血相兼，或纯血鲜红，间夹泡沫，均称为咳血，亦称为嗽血或咯血。

（1）燥热伤肺证

主症：喉痒咳嗽，痰中带血，口干鼻燥，或有身热，舌质红，少津，苔薄黄，脉数。

证机概要：燥热伤肺，肺失清肃，肺络受损。

治法：清热润肺，宁络止血。

代表方：桑杏汤加减。

常用药：桑叶、栀子、淡豆豉、沙参、梨皮、贝母、杏仁、白茅根、茜草、藕节、侧柏叶。

加减：兼见发热，头痛，咳嗽，咽痛等症，为风热犯肺，加银花、连翘、牛蒡子以辛凉解表，清热利咽；津伤较甚，而见干咳无痰，或痰黏不易咳出，苔少，舌红乏津者，可加麦冬、玄参、天冬、天花粉等养阴润燥；热势较甚，咳血较多者，加连翘、黄芩、白茅根、芦根，冲服三七粉。

（2）肝火犯肺证

主症：咳嗽阵作，痰中带血或纯血鲜红，胸胁胀痛，烦躁易怒，口苦，舌质红，苔薄黄，脉弦数。

证机概要：木火刑金，肺失清肃，肺络受损。

治法：清肝泻火，凉血止血。

代表方：泻白散合黛蛤散加减。

常用药：青黛、黄芩、桑白皮、地骨皮、海蛤壳、甘草、旱莲草、白茅根、大小蓟。

加减：肝火较甚，头晕目赤，心烦易怒者，加丹皮、栀子清肝泻火。若咳血量较多，纯血鲜红，可用犀角地黄汤加三七粉冲服，以清热泻火，凉血止血。

（3）阴虚肺热证

主症：咳嗽痰少，痰中带血，或反复咳血，血色鲜红，口干咽燥，颧红，潮热盗汗，舌质红，脉细数。

证机概要：虚火灼肺，肺失清肃，肺络受损。

治法：滋阴润肺，宁络止血。

代表方：百合固金汤加减。

常用药：百合、麦冬、玄参、生地黄、熟地黄、当归、白芍、贝母、甘草、白及、藕节、白茅根、茜草。

加减：本证可合用十灰散凉血止血。反复及咳血量多者，加阿胶、三七养血止血；潮热、颧红者，加青蒿、鳖甲、地骨皮、白薇等清退虚热；盗汗加糯稻根、浮小麦、五味子、牡蛎等收敛固涩。

4. 吐血

血由胃来，经呕吐而出，血色红或紫暗，常夹有食物残渣，称为吐血，亦称为呕血。

（1）胃热壅盛证

主症：脘腹胀闷，嘈杂不适，甚则作痛，吐血色红或紫暗，常夹有食物残渣，口臭，便秘，大便色黑，舌质红，苔黄腻，脉滑数。

证机概要：胃热内郁，热伤胃络。

治法：清胃泻火，化瘀止血。

代表方：泻心汤合十灰散加减。

常用药：黄芩、黄连、大黄、牡丹皮、栀子、大蓟、小蓟、侧柏叶、茜草根、白茅根。

加减：胃气上逆而见恶心呕吐者，可加代赭石、竹茹、旋覆花和胃降逆；热伤胃阴而表现口渴、舌红而干、脉象细数者，加麦冬、石斛、天花粉养胃生津。

（2）肝火犯胃证

主症：吐血色红或紫暗，口苦胁痛，心烦易怒，寐少梦多，舌质红绛，脉弦数。

证机概要：肝火横逆，胃络损伤。

治法：泻肝清胃，凉血止血。

代表方：龙胆泻肝汤加减。

常用药：龙胆草、柴胡、黄芩、栀子、泽泻、木通、车前子、生地黄、当归、白茅根、藕节、旱莲草、茜草。

加减：胁痛甚者，加郁金、制香附理气活络定痛；血热妄行，吐血量多，加水牛角、赤芍清热凉血止血。

（3）气虚血溢证

主症：吐血缠绵不止，时轻时重，血色暗淡，神疲乏力，心悸气短，面色苍白，舌质淡，脉细弱。

证机概要：中气亏虚，统血无权，血液外溢。

治法：健脾益气摄血。

代表方：归脾汤加减。

常用药：党参、茯苓、白术、甘草、当归、黄芪、木香、阿胶、仙鹤草、炮姜炭、白及、乌贼骨。

加减：若气损及阳，脾胃虚寒，症见肤冷、畏寒、便溏者，治宜温经摄血，可改用柏叶汤。方中以侧柏叶凉血止血，艾叶、炮姜炭温经止血，童便化瘀止血，共奏温经止血之效。

应高度重视吐血预后的严重性。上述三种证候的吐血，若出血过多，导致气随血脱，表现面色苍白、四肢厥冷、汗出、脉微等症者，当用独参汤等益气固脱，并结合西医方法积极救治。

在急性上消化道出血（可表现为吐血及便血）的治疗中，大黄、白及、云南白药、三七、地榆等药常被选用，尤其是大黄具有多方面的止血作用，因此治疗急性上消化道出血，大黄常作为首选药物。可用粉剂，每次3~5g，每日4次，温水调服；或将大黄粉调成糊剂，冷冻，以不凝为度，用量及次数同上。

5. 便血

便血系胃肠脉络受损，出现血液随大便而下，或大便呈柏油样为主要临床表现的病证。

（1）肠道湿热证

主症：便血色红黏稠，大便不畅或稀溏，或有腹痛，口苦，舌质红，苔黄腻，脉濡数。

证机概要：湿热蕴结，脉络受损，血溢肠道。

治法：清化湿热，凉血止血。

代表方：地榆散合槐角丸加减。

常用药：地榆、茜草、槐角、栀子、黄芩、黄连、茯苓、防风、枳壳、当归。

加减：若便血日久，湿热未尽而营阴已亏，应清热除湿与补益阴血双管齐下，虚实兼顾，扶正祛邪，可酌情选用清脏汤或脏连丸。

（2）气虚不摄证

主症：便血色红或紫暗，食少，体倦，面色萎黄，心悸，少寐，舌质淡，脉细。

证机概要：中气亏虚，气不摄血，血溢胃肠。

治法：益气摄血。

代表方：归脾汤加减。

常用药：党参、茯苓、白术、甘草、当归、黄芪、酸枣仁、远志、龙眼肉、木香、阿胶、槐花、地榆、仙鹤草。

加减：中气下陷，神疲气短，肛坠，加柴胡、升麻、黄芪益气升陷。

（3）脾胃虚寒证

主症：便血紫暗，甚则黑色，腹部隐痛，喜热饮，面色不华，神倦懒言，便溏，舌质淡，脉细。

证机概要：中焦虚寒，统血无力，血溢胃肠。

治法：健脾温中，养血止血。

代表方：黄土汤加减。

常用药：灶心土、炮姜、白术、附子、甘草、地黄、阿胶、黄芩、白及、乌贼骨、三七、花蕊石。

加减：阳虚较甚，畏寒肢冷者，去黄芩、地黄之苦寒滋润，加鹿角霜、炮姜、艾叶等温阳止血。

轻症便血应注意休息，重症者则应卧床。可根据病情进食流质、半流质或无渣饮食。应注意观察便血的颜色、性状及次数。若出现头昏、心慌、烦躁不安、面色苍白、脉细数等症状，常为大出血的征兆，应积极救治。

6. 尿血

小便中混有血液，甚或伴有血块的病证，称为尿血。随出血量多少的不同，而使小便呈淡红色、鲜红色，或茶褐色。

（1）下焦湿热证

主症：小便黄赤灼热，尿血鲜红，心烦口渴，面赤口疮，夜寐不安，舌质红，脉数。

证机概要：热伤阴络，血渗膀胱。

治法：清热利湿，凉血止血。

代表方：小蓟饮子加减。

常用药：小蓟、生地黄、藕节、蒲黄、栀子、木通、竹叶、滑石、甘草、当归。

加减：热盛而心烦口渴者，加黄芩、天花粉清热生津；尿血较甚者，加槐花、白茅根凉血止血；尿中夹有血块者，加桃仁、红花、牛膝活血化瘀；大便秘结，酌加大黄通腑泻热。

（2）肾虚火旺证

主症：小便短赤带血，头晕耳鸣，神疲，颧红潮热，腰膝酸软，舌质红，脉细数。

证机概要：虚火内炽，灼伤脉络。

治法：滋阴降火，凉血止血。

代表方：知柏地黄丸加减。

常用药：地黄、淮山药、山茱萸、茯苓、泽泻、牡丹皮、知母、黄柏、旱莲草、大蓟、小蓟、藕节、蒲黄。

加减：颧红潮热者，加地骨皮、白薇清退

虚热。

(3) 脾不统血证

主症：久病尿血，甚或兼见齿衄、肌衄，食少，体倦乏力，气短声低，面色不华，舌质淡，脉细弱。

证机概要：中气亏虚，统血无力，血渗膀胱。

治法：补中健脾，益气摄血。

代表方：归脾汤加减。

常用药：党参、茯苓、白术、甘草、当归、黄芪、酸枣仁、远志、龙眼肉、木香、熟地黄、阿胶、仙鹤草、槐花。

加减：气虚下陷而且少腹坠胀者，可加升麻、柴胡，配合原方中的党参、黄芪、白术，以起到益气升阳的作用。

(4) 肾气不固证

主症：久病尿血，血色淡红，头晕耳鸣，精神困惫，腰脊酸痛，舌质淡，脉沉弱。

证机概要：肾虚不固，血失藏摄。

治法：补益肾气，固摄止血。

代表方：无比山药丸加减。

常用药：熟地黄、山药、山茱萸、怀牛膝、肉苁蓉、菟丝子、杜仲、巴戟天、茯苓、泽泻、五味子、赤石脂、仙鹤草、蒲黄、槐花、紫珠草。

加减：尿血较重者，可再加牡蛎、金樱子、补骨脂等固涩止血；腰脊酸痛，畏寒神怯者，加鹿角片、狗脊温补督脉。

7. 紫斑

血液溢出于肌肤之间，皮肤表现青紫斑点或斑块的病证，称为紫斑，亦有称为肌衄者。

(1) 血热妄行证

主症：皮肤出现青紫斑点或斑块，或伴有鼻衄、齿衄、便血、尿血，或有发热，口渴，便秘，舌质红，苔黄，脉弦数。

证机概要：热壅经络，迫血妄行，血溢肌腠。

治法：清热解毒，凉血止血。

代表方：十灰散加减。

常用药：大蓟、小蓟、侧柏叶、茜草根、白茅根、棕榈皮、牡丹皮、栀子、大黄。

加减：热毒炽盛，发热，出血广泛者，加生石膏、龙胆草、紫草，冲服紫雪丹；热壅胃肠，气血郁滞，症见腹痛、便血者，加白芍、甘草、地榆、槐花，缓急止痛，凉血止血；邪热阻滞经络，兼见关节肿痛者，酌加秦艽、木瓜、桑枝等舒筋通络。

(2) 阴虚火旺证

主症：皮肤出现青紫斑点或斑块，时发时止，常伴鼻衄、齿衄或月经过多，颧红，心烦，口渴，手足心热，或有潮热，盗汗，舌质红，苔少，脉细数。

证机概要：虚火内炽，灼伤脉络，血溢肌腠。

治法：滋阴降火，宁络止血。

代表方：茜根散加减。

常用药：茜草根、黄芩、侧柏叶、生地黄、阿胶、甘草。

加减：阴虚较甚者，可加玄参、龟甲、女贞子、旱莲草养阴清热止血；潮热可加地骨皮、白薇、秦艽清退虚热。

若表现肾阴亏虚而火热不甚，症见腰膝酸软，头晕乏力，手足心热，舌红少苔，脉细数者，可改用六味地黄丸滋阴补肾，酌加茜草根、大蓟、槐花、紫草等凉血止血，化瘀消斑。

(3) 气不摄血证

主症：反复发生肌衄，久病不愈，神疲乏力，头晕目眩，面色苍白或萎黄，食欲不振，舌质淡，脉细弱。

证机概要：中气亏虚，统摄无力，血溢肌腠。

治法：补气摄血。

代表方：归脾汤加减。

常用药：党参、茯苓、白术、甘草、当归、黄芪、酸枣仁、远志、龙眼肉、木香、仙鹤草、棕榈炭、地榆、蒲黄、茜草根、紫草。

加减：若兼肾气不足而见腰膝酸软者，可加山茱萸、菟丝子、续断补益肾气。

上述各种证候的紫斑，兼有齿衄且较甚者，可合用漱口药：生石膏30g，黄柏15g，五倍子15g，儿茶6g，浓煎漱口，每次5~10分钟。

四、转归预后

血证的预后，主要与下述三个因素有关：一是引起血证的原因。一般来说，外感易治，内伤难愈，新病易治，久病难疗。二是与出血量的多少密切有关。出血量少者病轻，出血量多者病重，甚至形成气随血脱的危急重证。三是与兼见症状有关。出血而伴有发热、咳喘、脉数等症者，一般病情较重。

五、预防与调护

1. 注意饮食有节，起居有常，劳逸适度。宜进食清淡、易于消化、富有营养的食物，如新鲜蔬菜、水果、瘦肉、蛋类等，忌食辛辣香燥、油腻炙煿之品，戒除烟酒。

2. 避免情志过极。对血证患者要注意精神调摄，消除其紧张、恐惧、忧虑等不良情绪。

3. 注意休息。重者应卧床休息，严密观察病情的发展和变化，若出现头昏、心慌、汗出、面色苍白、四肢湿冷、脉芤或细数等，应及时救治，以防产生厥脱之证。

4. 吐血量大或频频吐血者，应暂予禁食，并应积极治疗引起血证的原发疾病。

第二十七节　消　渴

消渴是以多饮、多食、多尿、乏力、消瘦为主要临床表现的一种疾病。

一、病因病机

（一）病因

禀赋不足、饮食失节、情志失调、劳逸失度等。

（二）病机

消渴病机主要在于阴津亏损，燥热偏胜。其病变的脏腑主要在肺、胃、肾，尤以肾为关键。本病的病理因素主要是虚火、浊瘀。病理性质为本虚标实，而以阴虚为本，燥热为标，两者互为因果。

消渴病虽有在肺、胃、肾的不同，但常常互相影响。如肺燥津伤，津液失于敷布，则脾胃不得濡养，肾精不得滋助；脾胃燥热偏盛，上可灼伤肺津，下可耗伤肾阴；肾阴不足则阴虚火旺，亦可上灼肺胃，终致肺燥胃热肾虚，故"三多"之症常可相互并见。

消渴病日久，则易发生以下两种病变：一是阴损及阳，阴阳俱虚，其中以肾阳虚及脾阳虚较为多见。严重者可因阴液极度耗损，虚阳浮越，而见烦躁、头痛、呕恶、呼吸深快等症，甚则出现昏迷、肢厥、脉细欲绝等阴竭阳亡危象。二是病久入络，血脉瘀滞。血瘀是消渴病的重要病机之一，且消渴病多种并发症的发生也与血瘀密切有关。

二、诊断与病证鉴别

（一）诊断依据

1. 口渴多饮、多食易饥、尿频量多、形体消瘦等具有特征性的临床症状，是诊断消渴病的主要依据。

2. 有的患者"三多"症状不著，但若于中年之后发病，且嗜食膏粱厚味、醇酒炙煿，以及病久并发眩晕、肺痨、胸痹心痛、中风、雀目、疮痈等病证者，应考虑消渴的可能性。

3. 可有消渴病的家族史。

（二）病证鉴别

1. 消渴与口渴症

两者都可出现口干多饮症状。口渴症是指口渴饮水的一个临床症状，可出现于多种疾病过程中，尤以外感热病为多见，但这类口渴各随其所患病证的不同而出现相应的临床症状，不伴多食、多尿、瘦削等消渴的特点。

2. 消渴与瘿病

两者都可见多食易饥，消瘦症状。瘿病中气郁化火、阴虚火旺的类型，以情绪激动，多食易饥，形体日渐消瘦，心悸，眼突，颈部一侧或两侧肿大为特征。其中的多食易饥、消瘦，类似消渴病的中消，但眼球突出，颈前瘿肿有形则与消渴有别，且无消渴病的多饮、多尿等症。

三、辨证论治

（一）辨证要点

首先辨病位。多饮症状较为突出者为上消，以肺燥津伤为主；多食症状较为突出者为中消，以胃热炽盛为主；多尿症状较突出者为下消，以肾虚为主。

其次辨标本。本病以阴虚为主，燥热为标，两者互为因果。常因病程长短及病情轻重的不同，而阴虚和燥热之表现各有侧重。一般初病多以燥热为主，病程较长者则阴虚与燥热互见，日久则以阴虚为主，进而由于阴损及阳，导致阴阳俱虚。

其三辨本症与并发症。多饮、多食、多尿和乏力、消瘦为消渴病本症的基本临床表现，而易发生诸多并发症为本病的另一特点。本症与并发症的关系，一般以本症为主，并发症为次。多数患者，先见本症，随病情的发展而出现并发症。但亦有少数患者与此相反，如少数中老年患者，"三多"及消瘦的本症不明显，常因痈疽、眼疾、心脑病证等为线索，最后确诊为本病。

（二）治疗原则

本病的基本病机是阴虚为本，燥热为标，故清热润燥、养阴生津为本病的治疗大法。

由于本病常发生血脉瘀滞及阴损及阳的病变，以及易并发痈疽、眼疾、劳嗽等症，故还应针对具体病情，及时合理地选用活血化瘀、清热解毒、健脾益气、滋补肾阴、温补肾阳等治法。

（三）证治分类

1. 上消

肺热津伤证

主症：口渴多饮，口舌干燥，尿频量多，烦热多汗，舌边尖红，苔薄黄，脉洪数。

证机概要：肺脏燥热，津液失布。

治法：清热润肺，生津止渴。

代表方：消渴方加减。

常用药：天花粉、葛根、麦冬、生地黄、藕汁、黄连、黄芩、知母。

加减：若烦渴不止，小便频数，而脉数乏力者，为肺热津亏，气阴两伤，可选用玉泉丸或二冬汤。玉泉丸中，以人参、黄芪、茯苓益气，天花粉、葛根、麦冬、乌梅、甘草等清热生津止渴。二冬汤中，重用人参益气生津，天冬、麦冬、天花粉、黄芩、知母清热生津止渴。二方同中有异，前者益气作用较强，而后者清热作用较强，可根据临床需要选用。

2. 中消

（1）胃热炽盛证

主症：多食易饥，口渴，尿多，形体消瘦，大便干燥，苔黄，脉滑实有力。

证机概要：胃火内炽，胃热消谷，耗伤津液。

治法：清胃泻火，养阴增液。

代表方：玉女煎加减。

常用药：生石膏、知母、黄连、栀子、玄参、生地黄、麦冬、川牛膝。

加减：大便秘结不行，可用增液承气汤润燥通腑，"增水行舟"，待大便通后，再转上方治疗。本证亦可选用白虎加人参汤。方中以生石膏、知母清肺胃，除烦热，人参益气扶正，甘草、粳米益胃护津，共奏益气养胃、清热生津之效。

（2）气阴亏虚证

主症：口渴引饮，能食与便溏并见，或饮食减少，精神不振，四肢乏力，体瘦，舌质淡红，苔白而干，脉弱。

证机概要：气阴不足，脾失健运。

治法：益气健脾，生津止渴。

代表方：七味白术散加减。

常用药：黄芪、党参、白术、茯苓、怀山药、甘草、木香、藿香、葛根、天冬、麦冬。

加减：肺有燥热加地骨皮、知母、黄芩清肺；口渴明显加天花粉、生地黄养阴生津；气短汗多加五味子、山茱萸肉敛气生津；食少腹胀加砂仁、鸡内金健脾助运。

3. 下消

（1）肾阴亏虚证

主症：尿频量多，混浊如脂膏，或尿甜，腰膝酸软，乏力，头晕耳鸣，口干唇燥，皮肤干燥，瘙痒，舌红苔少，脉细数。

证机概要：肾阴亏虚，肾失固摄。

治法：滋阴固肾。

代表方：六味地黄丸加减。

常用药：熟地黄、山茱萸肉、枸杞子、五味子、怀山药、茯苓、泽泻、牡丹皮。

加减：阴虚火旺而烦躁，五心烦热，盗汗，失眠者，可加知母、黄柏滋阴泻火；尿量多而混浊者，加益智仁、桑螵蛸等益肾缩尿；气阴两虚而伴困倦，气短乏力，舌质淡红者，可加党参、黄芪、黄精益气。若烦渴，头痛，唇红舌干，呼吸深快，阴伤阳浮者，用生脉散加天冬、鳖甲、龟甲等育阴潜阳；如见神昏、肢厥、脉微细等阴竭阳亡危象者，可合参附龙牡汤益气敛阴，回阳救脱。

（2）阴阳两虚证

主症：小便频数，混浊如膏，甚至饮一溲一，面容憔悴，耳轮干枯，腰膝酸软，四肢欠温，畏寒肢冷，阳痿或月经不调，舌苔淡白而干，脉沉细无力。

证机概要：阴损及阳，肾阳衰微，肾失固摄。

治法：滋阴温阳，补肾固涩。

代表方：金匮肾气丸加减。

常用药：熟地黄、山茱萸肉、枸杞子、五味子、怀山药、茯苓、附子、肉桂。

加减：尿量多而混浊者，加益智仁、桑螵蛸、覆盆子、金樱子等益肾收摄；身体困倦，气短乏力者，可加党参、黄芪、黄精补益正气；阳痿加巴戟天、淫羊藿、肉苁蓉；阳虚畏寒者，可酌加鹿茸粉0.5g冲服，以启动元阳，助全身阳气之生化。

消渴多伴有瘀血的病变，故对于上述各种证型，尤其是对于舌质紫暗，或有瘀点瘀斑，脉涩或结或代，及兼见其他瘀血证候者，均可酌加活血化瘀的方药，如丹参、川芎、郁金、红花、泽兰、鬼箭羽、山楂等。

消渴容易发生多种并发症，应在治疗本病的同时，积极治疗并发症。白内障、雀盲、耳聋主要病机为肝肾精血不足，不能上承耳目所致，宜滋补肝肾，益精补血，可用杞菊地黄丸或明目地黄丸。对于并发疮毒痈疽者，则治宜清热解毒，消散痈肿，用五味消毒饮。在痈疽的恢复阶段，则治疗上要重视托毒生肌。并发肺痨、水肿、中风者，则可参考有关章节辨证论治。

四、转归预后

消渴病常病及多个脏腑，病变影响广泛，未及时医治以及病情严重的患者，常可并发多种病证。如肺失滋养，日久可并发肺痨；肾阴亏损，肝失濡养，肝肾精血不能上承于耳目，则可并发白内障、雀目、耳聋；燥热内结，营阴被灼，脉络瘀阻，蕴毒成脓，则发为疮疖痈疽；阴虚燥热，炼液成痰，以及血脉瘀滞，痰瘀阻络，脑脉闭阻或血溢脉外，发为中风偏瘫；阴损及阳，脾肾衰败，水湿潴留，泛滥肌肤，则发为水肿。

五、预防与调护

1. 本病除药物治疗外，注意生活调摄具有十分重要的意义，尤其是节制饮食，具有基础治疗的重要作用。在保证机体合理需要的情况下，应限制粮食、油脂的摄入，忌食糖类，饮食宜以适量米、麦、杂粮，配以蔬菜、豆类、瘦肉、鸡蛋等，定时定量进餐。

2. 戒烟酒、浓茶及咖啡等。

3. 保持情志平和，生活起居宜有规律。

4. 运动量根据年龄及基础疾病而定。

第二十八节 内伤发热

内伤发热是指以内伤为病因，以脏腑功能失调，气血阴阳失衡为基本病机，以发热为主要临床表现的病证。一般起病较缓，病程较长，热势轻重不一，但以低热为多，或自觉发热而体温并不升高。

一、病因病机

（一）病因

久病体虚、饮食劳倦、情志失调及外伤出血。

（二）病机

内伤发热的基本病机是脏腑功能失调，气血阴阳失衡。病理性质大体可归纳为虚实两类。由气郁化火、瘀血阻滞及痰湿停聚所致者属实，中气不足、血虚失养、阴精亏虚及阳气虚衰导致的发热属虚。前者又可进一步引起脏腑功能失调，阴阳气血亏损，成为虚实夹杂之证。本病病机比较复杂，可由一种也可由多种病因同时引起发热，久病往往由实转虚，由轻转重，其中以瘀血病久，损及气、血、阴、阳，分别兼见气虚、血虚、阴虚或阳虚，而成为虚实兼夹之证的情况较为多见。其他如气郁发热日久伤阴，则转化为气郁阴虚之发热；气虚发热日久，病损及阳，阳气虚衰，则发展为阳虚发热。

二、诊断与病证鉴别

（一）诊断依据

1. 内伤发热起病缓慢，病程较长，多为低热，或自觉发热，而体温并不升高，表现为高热者较少。不恶寒，或虽有怯冷，但得衣被则温。常兼见头晕、神疲、自汗、盗汗、脉弱等症。

2. 一般有气血阴阳亏虚或气郁、血瘀、湿阻的病史，或有反复发热史。

3. 无感受外邪所致的头身疼痛、鼻塞、流涕、脉浮等症。

4. 实验室检查有助于本病的诊断。

（二）病证鉴别

内伤发热与外感发热：内伤发热的诊断要点已如上述，而外感发热表现的特点是：因感受外邪而起，起病较急，病程较短，发热初期大多伴有恶寒，其恶寒得衣被而不减。发热的热度大多较高，发热的类型随病种的不同而有所差异。初起常兼有头身疼痛、鼻塞、流涕、咳嗽、脉浮等表证。外感发热由感受外邪，正邪相争所致，属实证者居多。

三、辨证论治

（一）辨证要点

首先应辨明证候虚实，其次辨病情轻重，再次辨清病位。

辨明证候虚实。由气郁、血瘀、痰湿所致的内伤发热属实；由气虚、血虚、阴虚、阳虚所致的内伤发热属虚。若邪实伤正及因虚致实，表现虚实夹杂证候者，应分析其主次。

辨病情轻重。病程长久，热势亢盛，持续发热或反复发作，经治不愈，胃气衰败，正气虚甚，兼夹症多，均为病情较重的表现，反之则病情较轻。若内脏无实质性病变，仅属一般体虚所致者，病情亦轻。

辨清病位。发热每因劳累而起，伴乏力、自汗、食少、便溏或食后腹胀加重，病位在脾胃；发热常因郁怒而起，伴胸胁胀满、叹气得舒、口苦便干，病位在肝；发热因房事、劳倦太过而起，伴腰膝酸软、两腿无力、夜尿频多、耳鸣，病位在肾。

（二）治疗原则

属实者，治宜解郁、活血、除湿为主，适当配伍清热。属虚者，则应益气、养血、滋阴、温阳，除阴虚发热可适当配伍清退虚热的药物外，其余均应以补为主。对虚实夹杂者，则宜兼顾之。

（三）证治分类

1. 阴虚发热证

主症：午后潮热，或夜间发热，不欲近衣，手足心热，烦躁，少寐多梦，盗汗，口干咽燥，舌质红，或有裂纹，苔少甚至无苔，脉细数。

证机概要：阴虚阳盛，虚火内炽。

治法：滋阴清热。

代表方：清骨散或知柏地黄丸加减。

常用药：银柴胡、知母、胡黄连、地骨皮、青蒿、秦艽、鳖甲。

加减：盗汗较甚者，可去青蒿，加牡蛎、浮小麦、糯稻根固表敛汗；阴虚较甚者，加玄参、生地黄、制首乌滋养阴精；兼有气虚而见头晕气短、体倦乏力者，加太子参、麦冬、五味子益气养阴。

2. 血虚发热证

主症：发热，热势多为低热，头晕眼花，身倦乏力，心悸不宁，面白少华，唇甲色淡，舌质淡，脉细弱。

证机概要：血虚失养，阴不配阳。

治法：益气养血。

代表方：归脾汤加减。

常用药：黄芪、党参、茯苓、白术、甘草、当归、龙眼肉、酸枣仁、远志、木香。

加减：血虚较甚者，加熟地黄、枸杞子、制首乌补益精血；发热较甚者，可加银柴胡、白薇清退虚热；由慢性失血所致的血虚，若仍有少许出血者，可酌加三七粉、仙鹤草、茜草、棕榈炭等止血。

3. 气虚发热证

主症：发热，热势或低或高，常在劳累后发作或加剧，倦怠乏力，气短懒言，自汗，易于感冒，食少便溏，舌质淡，苔白薄，脉细弱。

证机概要：中气不足，阴火内生。

治法：益气健脾，甘温除热。

代表方：补中益气汤加减。

常用药：黄芪、党参、白术、甘草、当归、陈皮、升麻、柴胡。

加减：自汗较多者，加牡蛎、浮小麦、糯稻根固表敛汗；时冷时热，汗出恶风者，加桂枝、芍药调和营卫；脾虚夹湿，而见胸闷脘痞，舌苔白腻者，加苍术、茯苓、厚朴健脾燥湿。

甘温除热法源于《内经》，创于东垣，为中医治疗气虚发热的有效方法。西医学所称的功能性发热多见于女性，体质偏弱，常兼有多汗、怕冷、心悸、失眠等气血不足的症状，中医理论认为气血相关，阴阳互根，血虚者多兼气虚，阳虚为气虚之极，阳虚者必见气虚。故对于相当部分的功能性发热，在甘温除热法的基础上，针对病情加减化裁，常能收到较好的效果。

4. 阳虚发热证

主症：发热而欲近衣，形寒怯冷，四肢不温，少气懒言，头晕嗜卧，腰膝酸软，纳少便溏，面色㿠白，舌质淡胖，或有齿痕，苔白润，脉沉细无力。

证机概要：肾阳亏虚，火不归原。

治法：温补阳气，引火归原。

代表方：金匮肾气丸加减。

常用药：附子、桂枝、山茱萸、地黄、山药、茯苓、牡丹皮、泽泻。

加减：短气甚者，加人参补益元气；阳虚较甚者加仙茅、仙灵脾温肾助阳；便溏腹泻者，加白术、炮干姜温运中焦。

5. 气郁发热证

主症：发热多为低热或潮热，热势常随情绪波动而起伏，精神抑郁，胁肋胀满，烦躁易怒，口干而苦，纳食减少，舌红，苔黄，脉弦数。

证机概要：气郁日久，化火生热。

治法：疏肝理气，解郁泄热。

代表方：丹栀逍遥散加减。

常用药：牡丹皮、栀子、柴胡、薄荷、当归、白芍、白术、茯苓、甘草。

加减：气郁较甚，可加郁金、香附、青皮理

气解郁；热象较甚，舌红口干，便秘者，可去白术，加龙胆草、黄芩清肝泻火；妇女若兼月经不调，可加泽兰、益母草活血调经。

6. 痰湿郁热证

主症：低热，午后热甚，心内烦热，胸闷脘痞，不思饮食，渴不欲饮，呕恶，大便稀薄或黏滞不爽，舌苔白腻或黄腻，脉濡数。

证机概要：痰湿内蕴，壅遏化热。

治法：燥湿化痰，清热和中。

代表方：黄连温胆汤合中和汤或三仁汤加减。

常用药：半夏、厚朴、枳实、陈皮、茯苓、通草、竹叶、黄连。

加减：呕恶者，加竹茹、藿香、白蔻仁和胃泄浊；胸闷、苔腻者，加郁金、佩兰芳化湿邪；湿热阻滞少阳枢机，症见寒热如疟，寒轻热重，口苦呕逆者，加青蒿、黄芩清解少阳。

7. 血瘀发热证

主症：午后或夜晚发热，或自觉身体某些部位发热，口燥咽干，但不多饮，肢体或躯干有固定痛处或肿块，面色萎黄或晦暗，舌质青紫或有瘀点、瘀斑，脉弦或涩。

证机概要：血行瘀滞，瘀热内生。

治法：活血化瘀。

代表方：血府逐瘀汤加减。

常用药：当归、川芎、赤芍、地黄、桃仁、红花、牛膝、柴胡、枳壳、桔梗。

加减：发热较甚者，可加秦艽、白薇、牡丹皮清热凉血；肢体肿痛者，可加丹参、郁金、延胡索活血散肿定痛。

四、转归预后

内伤发热的预后，与起病的原因、患者的身体状况有密切关系。大部分内伤发热，经过适当的治疗及护理，均可治愈。少数患者病情缠绵，病程较长，需经一定时间的治疗方能获得明显疗效。而兼夹多种病证，病情复杂，以及体质极度亏虚的患者，则其疗效及预后均较差。

第二十九节 痹 证

痹证是由于风、寒、湿、热等邪气闭阻经络，影响气血运行，导致肢体筋骨、关节、肌肉等处发生疼痛、重着、酸楚、麻木，或关节屈伸不利、僵硬、肿大、变形等症状的一种疾病。轻者病在四肢关节肌肉，重者可内舍于脏。

一、病因病机

（一）病因

正气不足，卫外不固；风寒湿热，外邪入侵。

（二）病机

痹证病机根本为邪气痹阻经脉，即风、寒、湿、热、痰、瘀等邪气滞留于肢体筋脉、关节、肌肉，经脉气血痹阻不通，不通则痛。病理因素为风、寒、湿、热。病初以邪实为主，邪在经脉，累及筋骨、肌肉、关节。痹病日久，耗伤气血，损及肝肾，病理性质虚实相兼；部分患者肝肾气血大伤，而筋骨肌肉疼痛酸楚症状较轻，呈现以正虚为主的虚痹。此外，风、寒、湿、热之邪也可由经络内舍脏腑，出现相应的脏腑病变。因此，痹证日久，容易出现下述三种病理变化：一是风寒湿痹或热痹日久不愈，气血运行不畅日甚，瘀血痰浊阻痹经络，出现皮肤瘀斑、关节周围结节、关节肿大畸形、屈伸不利等症；二是病久使正气耗伤，呈现不同程度的气血亏损或肝肾不足证候；三是痹证日久不愈，病邪由经络而累及脏腑，出现脏腑痹的证候。其中以心痹较为多见。

二、诊断与病证鉴别

(一) 诊断依据

1. 临床表现为肢体关节、肌肉疼痛，屈伸不利，或疼痛游走不定，甚则关节剧痛、肿大、强硬、变形。
2. 发病及病情的轻重常与劳累以及季节、气候的寒冷、潮湿等天气变化有关，某些痹证的发生和加重可与饮食不当有关。
3. 本病可发生于任何年龄，但不同年龄的发病与疾病的类型有一定的关系。

(二) 病证鉴别

痹证与痿证：痹证是由风、寒、湿、热之邪流注经络，痹阻不通而致。鉴别要点首先在于痛与不痛，痹证以关节疼痛为主，而痿证则为肢体力弱，无疼痛症状；其次要观察肢体的活动障碍，痿证是无力运动，痹证是因痛而影响活动；最后，部分痿证病初即有肌肉萎缩，而痹证则是由于疼痛甚或关节强直不能活动，日久废而不用导致肌肉萎缩。

三、辨证论治

(一) 辨证要点

痹证首辨邪气的偏盛，其次辨别虚实，最后辨体质。

痹痛游走不定者为行痹，属风邪盛；痛势较甚，痛有定处，遇寒加重者为痛痹，属寒邪盛；关节酸痛、重着、漫肿者为着痹，属湿邪盛；关节肿胀，肌肤焮红，灼热疼痛为热痹，属热邪盛。关节疼痛日久，肿胀局限，或见皮下结节者为痰；关节肿胀，僵硬，疼痛不移，肌肤紫暗或瘀斑等为瘀。

痹证新发，风、寒、湿、热之邪明显者为实；痹证日久，耗伤气血，损及脏腑，肝肾不足为虚；病程缠绵，日久不愈，常为痰瘀互结、肝肾亏虚之虚实夹杂证。

素体阳盛或阴虚有热者，感受外邪易从热化，多属热痹；素体阳虚者，感受外邪易从寒化，多属寒痹。

(二) 治疗原则

1. 治疗应以祛邪通络为基本原则，根据邪气的偏盛，分别予以祛风、散寒、除湿、清热、化痰、行瘀，兼顾"宣痹通络"。久痹正虚者，应重视扶正，补肝肾、益气血是常用之法。

2. 治风宜重视养血活血，即所谓"治风先治血，血行风自灭"；治寒宜结合温阳补火，即所谓"阳气并则阴凝散"；治湿宜结合健脾益气，即所谓"脾旺能胜湿，气足无顽麻"。

3. 辨病位用药：痹在上肢可选用片姜黄、羌活、桂枝以通经达络，祛风胜湿；下肢疼痛者可选用独活、川牛膝、木瓜以引药下行；痹证累及颈椎，出现颈部僵硬不适、疼痛，左右前后活动受限者，可选用葛根、伸筋草、桂枝、羌活以舒筋通络，祛风止痛；痹证腰部疼痛、僵硬，弯腰活动受限者，可选用桑寄生、杜仲、巴戟天、淫羊藿、䗪虫以补肾强腰，化瘀止痛；痹证两膝关节肿胀，或有积液者，可用土茯苓、车前子、薏苡仁、猫爪草以清热利湿，消肿止痛；痹证四肢小关节疼痛、肿胀、灼热者，可选用土贝母、猫眼草、蜂房、威灵仙以解毒散结，消肿止痛。

4. 痹证久病入络，抽掣疼痛，肢体拘挛者，多用虫类搜风止痛药物。

(三) 证治分类

1. 风寒湿痹

(1) 行痹

主症：肢体关节、肌肉疼痛酸楚，屈伸不利，可涉及肢体多个关节，疼痛呈游走性，初起可见有恶风、发热等表证，舌苔薄白，脉浮或浮缓。

证机概要：风邪兼夹寒湿，留滞经脉，闭阻气血。

治法：祛风通络，散寒除湿。

代表方：防风汤加减。

常用药：防风、麻黄、桂枝、葛根、当归、茯苓、生姜、大枣、甘草。

加减：腰背酸痛为主者，多与肾气虚有关，加杜仲、桑寄生、淫羊藿、巴戟天、续断等补肾壮骨；若见关节肿大，苔薄黄，邪有化热之象者，宜寒热并用，投桂枝芍药知母汤加减。

（2）痛痹

主症：肢体关节疼痛，痛势较剧，部位固定，遇寒则痛甚，得热则痛缓，关节屈伸不利，局部皮肤或有寒冷感，舌质淡，舌苔薄白，脉弦紧。

证机概要：寒邪兼夹风湿，留滞经脉，闭阻气血。

治法：散寒通络，祛风除湿。

代表方：乌头汤加减。

常用药：制川乌、麻黄、芍药、甘草、蜂蜜、黄芪。

加减：关节发凉，疼痛剧烈，遇冷更甚，加附子、细辛、桂枝、干姜、全当归，温经散寒，通脉止痛。寒湿甚者，制川乌可改用生川乌或生草乌。

（3）着痹

主症：肢体关节、肌肉酸楚、重着、疼痛，肿胀散漫，关节活动不利，肌肤麻木不仁，舌质淡，舌苔白腻，脉濡缓。

证机概要：湿邪兼夹风寒，留滞经脉，闭阻气血。

治法：除湿通络，祛风散寒。

代表方：薏苡仁汤加减。

常用药：薏苡仁、苍术、甘草、羌活、独活、防风、麻黄、桂枝、制川乌、当归、川芎。

加减：关节肿胀甚者，加萆薢、五加皮以利水通络；若肌肤麻木不仁，加海桐皮、豨莶草以祛风通络；小便不利，浮肿，加茯苓、泽泻、车前子以利水祛湿；痰湿盛者，加半夏、南星。

久痹风、寒、湿偏盛不明显者，可选用蠲痹汤作为治疗风寒湿痹基本方剂。该方具有益气和营、祛风胜湿、通络止痛之功，临床可根据感邪偏盛情况，随症加减。

2. 风湿热痹

主症：游走性关节疼痛，可涉及一个或多个关节，活动不便，局部灼热红肿，痛不可触，得冷则舒，可有皮下结节或红斑，常伴有发热、恶风、汗出、口渴、烦躁不安等全身症状，舌质红，舌苔黄或黄腻，脉滑数或浮数。

证机概要：风湿热邪壅滞经脉，气血闭阻不通。

治法：清热通络，祛风除湿。

代表方：白虎加桂枝汤或宣痹汤加减。前方以清热宣痹为主，用于风湿热痹，热象明显者；后方重在清热利湿，宣痹通络，用于风湿热痹关节疼痛明显者。

常用药：石膏、知母、黄柏、连翘、桂枝、防己、杏仁、薏苡仁、滑石、赤小豆、蚕沙。

加减：皮肤有红斑者，加牡丹皮、赤芍、生地黄、紫草以清热凉血，活血化瘀；发热，恶风，咽痛者，加荆芥、薄荷、牛蒡子、桔梗，以疏风清热，解毒利咽；热盛伤阴，兼见口渴、心烦者，加元参、麦冬、生地黄，以清热滋阴生津；如热毒炽盛，化火伤津，深入骨节，而见关节红肿，触之灼热，疼痛剧烈如刀割，筋脉拘急抽挛，入夜尤甚，壮热烦渴，舌红少津，脉弦数，宜清热解毒，凉血止痛，可选用五味消毒饮合犀黄丸。热痹亦可由风寒湿邪内侵，郁久化热而成，若邪初化热仍兼有风寒湿邪，可用麻黄连翘赤小豆汤加味。

3. 痰瘀痹阻证

主症：痹证日久，肌肉关节刺痛，固定不移，或关节肌肤紫暗、肿胀，按之较硬，肢体顽麻或重着，或关节僵硬变形，屈伸不利，有硬结、瘀斑，面色暗黧，眼睑浮肿，或胸闷痰多，舌质紫暗或有瘀斑，舌苔白腻，脉弦涩。

证机概要：痰瘀互结，留滞肌肤，闭阻经脉。

治法：化痰行瘀，蠲痹通络。

代表方：双合汤加减。

常用药：桃仁、红花、当归、川芎、白芍、茯苓、半夏、陈皮、白芥子、竹沥、姜汁。

加减：痰浊滞留，皮下有结节者，加胆南星、天竺黄；瘀血明显，关节疼痛、肿大、强直、畸形，活动不利，舌质紫暗，脉涩，可加莪术、三七、地鳖虫；痰瘀交结，疼痛不已者，加穿山甲、白花蛇、全蝎、蜈蚣、地龙搜剔络道；有痰瘀化热之象者，加黄柏、牡丹皮。

4. 肝肾亏虚证

主症：痹证日久不愈，关节屈伸不利，肌肉瘦削，腰膝酸软，或畏寒肢冷，阳痿，遗精，或骨蒸劳热，心烦口干，舌质淡红，舌苔薄白或少津，脉沉细弱或细数。

证机概要：肝肾不足，筋脉失于濡养、温煦。

治法：培补肝肾，舒筋止痛。

代表方：独活寄生汤加减。

常用药：独活、桑寄生、防风、秦艽、肉桂、细辛、牛膝、杜仲、人参、茯苓、甘草、当归、川芎、生地黄、白芍。

加减：肾气虚，腰膝酸软，乏力较著，加鹿角霜、续断、狗脊；肾阳虚，畏寒肢冷，关节疼痛拘急，加附子、干姜、巴戟天，或合用阳和汤加减；肝肾阴亏，腰膝疼痛，低热心烦，或午后潮热，加龟甲、熟地黄、女贞子，或合用河车大造丸加减。痹久内舍于心，心悸、短气，动则尤甚，面色少华，舌质淡，脉虚数或结代，可用炙甘草汤加减。

四、转归预后

痹证的预后与患者体质、感受邪气轻重以及疾病调摄有着密切的关系。痹证日久，耗伤气血，可逐渐演变为虚劳；内损于心，心脉闭阻，胸闷心悸，喘急难于平卧而为心悸、喘证；内损于肺，肺失肃降，气不化水，则咳嗽频作，胸痛，少痰，气急，可转为咳嗽喘证、悬饮等证。

五、预防与调护

本病发生多与气候和生活环境有关，平素应注意防风、防寒、防潮，避免居暑湿之地。特别是居住寒冷地区或气候骤变季节，应注意保暖，免受风寒湿邪侵袭。劳作运动汗出肌疏之时，切勿当风贪凉，乘热浴冷。内衣汗湿应及时更换，垫褥、被子应勤洗勤晒。居住和作业地方保持清洁和干燥。平时应注意生活调摄，加强体育锻炼，增强体质，有助于提高机体对病邪的抵御能力。

痹证初发，应积极治疗，防止病邪传变。病邪入脏，病情较重者应卧床休息。行走不便者，应防止跌仆，以免发生骨折。长期卧床者，既要保持病人肢体的功能位，有利于关节功能恢复，还要经常变换体位，防止褥疮发生。久病患者，往往情绪低落，容易产生焦虑心理和消化机能低下，因此，患者保持乐观心境和摄入富于营养、易于消化的饮食，有利于疾病的康复。

第三十节 痿 证

痿证是指肢体筋脉弛缓，软弱无力，不能随意运动，或伴有肌肉萎缩的一种病证。临床以下肢痿弱较为常见，亦称"痿躄"。"痿"指肢体痿弱不用；"躄"指下肢软弱无力，不能步履。

一、病因病机

（一）病因

感受温毒、湿热浸淫、饮食毒物所伤、久病房劳、跌仆瘀阻。

（二）病机

痿证的病变部位在筋脉、肌肉，与肝、肾、肺、脾胃关系最为密切。各种外感内伤致病因素，引起五脏受损，精津不足，气血亏耗，进而肌肉筋脉失养，发为痿证。病理因素主要为湿和热。病理性质虚多实少。本病以热证、虚证为多，虚实夹杂者亦不少见。外感温邪、湿热所致者，病初阴津耗伤不甚，邪热偏重，故属实证；但久延肺胃津伤，肝肾阴血耗损，则由实转虚，或虚实夹杂。内伤致病，脾胃虚弱，肝肾亏损，病久不已，气血阴精亏耗，则以虚证为主，但可夹湿、夹热、夹痰、夹瘀，表现本虚标实之候。故临床常呈现因实致虚、因虚致实和虚实错杂的复杂病机。

二、诊断与病证鉴别

（一）诊断依据

1. 肢体筋脉弛缓不收，下肢或上肢，一侧或双侧，软弱无力，甚则瘫痪，部分病人伴有肌肉萎缩。

2. 由于肌肉痿软无力，可有睑废、视歧、声嘶低喑、抬头无力等症状，甚则影响呼吸、吞咽。

3. 部分病人发病前有感冒、腹泻病史，有的病人有神经毒性药物接触史或家族遗传史。

（二）病证鉴别

1. 痿证与偏枯

偏枯亦称半身不遂，是中风症状，病见一侧上下肢偏废不用，常伴有语言謇涩、口眼歪斜，久则患肢肌肉枯瘦，其瘫痪是由于中风而致，二者临床不难鉴别。

2. 痿证与痹证

痹证后期，由于肢体关节疼痛，不能运动，肢体长期废用，亦有类似痿证之瘦削枯萎者。但痿证肢体关节一般不痛，痹证则均有疼痛，其病因病机、治法也不相同，应予鉴别。

三、辨证论治

（一）辨证要点

痿证的辨证，重在辨明脏腑病位，其次审标本虚实。

首先辨脏腑病位。痿证初起，症见发热、咳嗽、咽痛，或在热病之后出现肢体软弱不用者，病位多在肺；凡见四肢痿软，食少便溏，面浮，下肢微肿，纳呆腹胀，病位多在脾胃；凡以下肢痿软无力明显，甚则不能站立，腰脊酸软，头晕耳鸣，遗精阳痿，月经不调，咽干目眩，病位多在肝肾。

其次辨标本虚实。因感受温热毒邪或湿热浸淫者，多急性发病，病程发展较快，属实证。热邪最易耗津伤正，故疾病早期就常见虚实错杂。内伤积损，久病不愈，主要为肝肾阴虚和脾胃虚弱，多属虚证，但又常兼夹郁热、湿热、痰浊、瘀血，而虚中有实。跌打损伤，瘀阻脉络或痿证日久，气虚血瘀，也属常见。

（二）治疗原则

痿证的治疗，虚证宜扶正补虚为主，肝肾亏虚者，宜滋养肝肾，脾胃虚弱者，宜益气健脾。实证宜祛邪和络，肺热伤津者，宜清热润燥，湿热浸淫者，宜清热利湿，瘀阻脉络者，宜活血行瘀。虚实兼夹者，又当兼顾之。《内经》提出"治痿者独取阳明"，重视补益脾胃，或清胃火、祛湿热以调理脾胃。

（三）证治分类

1. 肺热津伤证

主症：发病急，病起发热，或热后突然出现肢体软弱无力，可较快发生肌肉瘦削，皮肤干燥，心烦口渴，咳呛少痰，咽干不利，小便黄赤或热痛，大便干燥，舌质红，苔黄，脉细数。

证机概要：肺燥伤津，五脏失润，筋脉失养。

治法：清热润燥，养阴生津。

代表方：清燥救肺汤加减。

常用药：北沙参、西洋参、麦冬、生甘草、阿胶、胡麻仁、生石膏、桑叶、苦杏仁、炙枇杷。

加减：身热未退，高热，口渴有汗，可重用生石膏，加银花、连翘、知母以清气分之热，解毒祛邪；咳嗽痰多，加瓜蒌、桑白皮、川贝母宣肺清热化痰。身热已退，兼见食欲减退，口干咽干较甚，此胃阴亦伤，宜用益胃汤加石斛、薏苡仁、山药、麦芽。

2. 湿热浸淫证

主症：起病较缓，逐渐出现肢体困重，痿软无力，尤以下肢或两足痿弱为甚，兼见微肿，手足麻木,扪及微热,喜凉恶热,或有发热,胸脘痞闷,小便赤涩热痛,舌质红,舌苔黄腻,脉濡数或滑数。

证机概要:湿热浸渍,壅遏经脉,营卫受阻。

治法:清热利湿,通利经脉。

代表方:加味二妙散加减。

常用药:苍术、黄柏、萆薢、防己、薏苡仁、蚕沙、木瓜、牛膝、龟甲。

加减:湿邪偏盛,胸脘痞闷,肢重且肿,加厚朴、茯苓、枳壳、陈皮以理气化湿;夏令季节,加藿香、佩兰芳香化浊,健脾祛湿;热邪偏盛,身热肢重,小便赤涩热痛,加忍冬藤、连翘、公英、赤小豆清热解毒利湿;湿热伤阴,兼见两足焮热,心烦口干,舌质红或中剥,脉细数,可去苍术,重用龟甲,加元参、山药、生地黄;若病史较久,兼有瘀血阻滞者,肌肉顽痹不仁,关节活动不利或有痛感,舌质紫暗,脉涩,加丹参、鸡血藤、赤芍、当归、桃仁。

3. 脾胃虚弱证

主症:起病缓慢,肢体软弱无力逐渐加重,神疲肢倦,肌肉萎缩,少气懒言,纳呆便溏,面色㿠白或萎黄无华,面浮,舌淡苔薄白,脉细弱。

证机概要:脾虚不健,生化乏源,气血亏虚,筋脉失养。

治法:补中益气,健脾升清。

代表方:参苓白术散合补中益气汤加减。

常用药:人参、白术、山药、扁豆、莲肉、甘草、大枣、黄芪、当归、薏苡仁、茯苓、砂仁、陈皮、升麻、柴胡、神曲。

加减:脾胃虚者,易兼夹食积不运,当健脾助运,导其食滞,酌佐谷麦芽、山楂、神曲;气血虚甚者,重用黄芪、党参、当归,加阿胶;气血不足兼有血瘀,唇舌紫暗,脉兼涩象者,加丹参、川芎、川牛膝,肥人痰多或脾虚湿盛,可用六君子汤加减。

4. 肝肾亏损证

主症:起病缓慢,渐见肢体痿软无力,尤以下肢明显,腰膝酸软,不能久立,甚至步履全废,腿胫大肉渐脱,或伴有眩晕耳鸣,舌咽干燥,遗精或遗尿,或妇女月经不调,舌红少苔,脉细数。

证机概要:肝肾亏虚,阴精不足,筋脉失养。

治法:补益肝肾,滋阴清热。

代表方:虎潜丸加减。

常用药:虎骨(用狗骨代)、牛膝、熟地黄、龟甲、知母、黄柏、锁阳、当归、白芍药、陈皮、干姜。

加减:若证见面色无华或萎黄,头昏心悸,加黄芪、党参、首乌、龙眼肉、当归以补气养血;热甚者,可去锁阳、干姜,或服用六味地黄丸加牛骨髓、鹿角胶、枸杞子滋阴补肾,以去虚火;病久阴损及阳,阴阳两虚,兼有神疲,怯寒怕冷,阳痿早泄,尿频而清,妇女月经不调,脉沉细无力,不可过用寒凉以伐生气,去黄柏、知母,加仙灵脾、鹿角霜、紫河车、附子、肉桂,或服用鹿角胶丸、加味四斤丸。阳虚畏寒,脉沉弱,以右归丸加减。

5. 脉络瘀阻证

主症:久病体虚,四肢痿弱,肌肉瘦削,手足麻木不仁,四肢青筋显露,可伴有肌肉活动时隐痛不适,舌痿不能伸缩,舌质暗淡或有瘀点、瘀斑,脉细涩。

证机概要:气虚血瘀,阻滞经络,筋脉失养。

治法:益气养营,活血行瘀。

代表方:圣愈汤合补阳还五汤加减。

常用药:人参、黄芪、当归、川芎、熟地黄、白芍、川牛膝、地龙、桃仁、红花、鸡血藤。

加减:手足麻木,舌苔厚腻者,加橘络、木瓜;下肢痿软无力,加杜仲、锁阳、桑寄生;若见肌肤甲错,形体消瘦,手足痿弱,为瘀血久留,可用圣愈汤送服大黄䗪虫丸,补虚活血,以丸图缓。

本病常有湿热、痰湿为患,用苦寒、燥湿、辛温等药物时要注意祛邪勿伤正,时时注意护阴,补虚扶正时亦当防止恋邪助邪。

四、转归预后

痿证的预后与病因、病程有关。外邪致痿，务必及时救治。多数早期急性病例，病情较轻浅，治疗效果较好，功能较易恢复；内伤致病或慢性病例，病势缠绵，病情迁延，渐至百节缓纵不收，脏气损伤加重，大多沉疴难治。年老体衰发病者，预后较差。久痿虚极，脾胃精气虚败，可见舌体瘫软、呼吸和吞咽困难等凶险之候，病情危笃。

五、调护

1. 痿证的发生常与居住湿地、感受温热湿邪有关，因此，避居湿地，防御外邪侵袭，有助于痿证的预防和康复。

2. 病情危重，卧床不起，吞咽呛咳，呼吸困难者，要常翻身拍背，鼓励病人排痰，以防止痰湿壅肺和发生褥疮。对瘫痪者，应注意患肢保暖，保持肢体功能体位，防止肢体挛缩和关节僵硬，有利于日后功能恢复。由于肌肤麻木，知觉障碍，在日常生活与护理中，应避免冻伤或烫伤。

3. 痿证病人常因肌肉无力，影响肢体功能活动，坐卧少动，气血运行不畅，加重肌肉萎缩等症状。因此，应提倡病人进行适当锻炼，对生活自理者，可打太极拳，做五禽戏。病情较重者，可经常用手轻轻拍打患肢，以促进肢体气血运行，有利于康复。

4. 注意精神饮食调养。清心寡欲，避免过劳，生活规律，饮食宜清淡富有营养，忌油腻辛辣，对促进痿证康复亦具重要意义。

第三十一节 腰 痛

腰痛又称腰脊痛，是以腰脊或脊旁部位疼痛为主要表现的病证。

一、病因病机

（一）病因

外邪侵袭、体虚年衰、跌仆闪挫。

（二）病机

腰为肾之府，赖肾之精气以濡养，故腰痛病位在肾，与足太阳膀胱经、任、督、冲、带等诸经脉有关。基本病机为筋脉痹阻，腰府失养。分外感与内伤，外感为风寒湿热之邪痹阻经脉，气血运行不畅；内伤腰痛多因肾精气亏虚，腰府失养，偏于阴虚者则腰府失于濡养，偏于阳虚者则腰府不得温煦。经脉以通为常，跌仆闪挫，影响气血运行，以致气滞血瘀，壅滞经络，凝涩血脉，不通则痛。病理性质虚实不同，但以肾虚为多，或见本虚标实。凡因寒湿、湿热、瘀血等痹阻腰部，经脉不利，气血运行不畅者属实；因肾精气亏虚，腰府经脉失养者属虚。但腰痛以肾虚为主。外感腰痛经久不愈，可转为内伤腰痛，由实转虚；内伤腰痛复感外邪则内外合邪，虚实夹杂，病情加重而变复杂。

二、诊断与病证鉴别

（一）诊断依据

1. 急性腰痛，病程较短，轻微活动即可引起一侧或两侧腰部疼痛加重，脊柱两旁常有明显的按压痛。

2. 慢性腰痛，病程较长，缠绵难愈，腰部多隐痛或酸痛。常因体位不当、劳累过度、天气变化等因素而加重。

3. 本病常有居处潮湿阴冷、涉水冒雨、跌仆挫闪或劳损等相关病史。

（二）病证鉴别

1. 腰痛与背痛、尻痛、胯痛

腰痛是指腰背及其两侧部位的疼痛，背痛为

背膂以上部位疼痛，尻痛是尻骶部位的疼痛，胯痛是指尻尾以下及两侧胯部的疼痛，疼痛的部位不同，应予区别。

2. 腰痛与肾痹

腰痛是以腰部疼痛为主；肾痹是指腰背强直弯曲，不能屈伸，行动困难而言，多由骨痹日久发展而成。

三、辨证论治

（一）辨证要点

腰痛辨证应辨外感、内伤与跌仆闪挫之外伤。外感者，多起病较急，腰痛明显，常伴有感受风、湿、寒、热等外邪症状。寒湿者，腰部冷痛重着，转侧不利，静卧病痛不减；湿热者，腰部热痛重着，暑湿天加重，活动后或可减轻；内伤者，多起病隐袭，腰部酸痛，病程缠绵，常伴有脏腑虚损症状，多见于肾虚；肾精亏虚者，腰痛缠绵，酸软无力；肾阳不足者，腰膝冷痛，喜温喜按，遇劳更甚，卧则减轻；肾阴亏损者，腰部隐痛，五心烦热；跌仆闪挫者，起病急，疼痛部位固定，瘀血症状明显，常有外伤史。

（二）治疗原则

腰痛治疗当分标本虚实。感受外邪属实，治宜祛邪通络，根据寒湿、湿热的不同，分别予以温散或清利；外伤腰痛属实，治宜活血祛瘀，通络止痛为主；内伤致病多属虚，治宜补肾固本为主，兼顾肝脾；虚实兼见者，宜辨主次轻重，标本兼顾。

（三）证治分类

1. 寒湿腰痛

主症：腰部冷痛重着，转侧不利，逐渐加重，静卧病痛不减，寒冷和阴雨天则加重，舌质淡，苔白腻，脉沉而迟缓。

证机概要：寒湿闭阻，滞碍气血，经脉不利。

治法：散寒行湿，温经通络。

代表方：甘姜苓术汤加减。

常用药：干姜、桂枝、甘草、牛膝、茯苓、白术、杜仲、桑寄生、续断。

加减：寒邪偏盛，腰部冷痛，拘急不舒，可加熟附片、细辛；若湿邪偏胜，腰痛重着，苔厚腻，可加苍术、薏苡仁；年高体弱或久病不愈，肝肾虚损，气血亏虚，而兼见腰膝酸软无力、脉沉弱等症，宜独活寄生汤加附子。

2. 湿热腰痛

主症：腰部疼痛，重着而热，暑湿阴雨天气症状加重，活动后或可减轻，身体困重，小便短赤，苔黄腻，脉濡数或弦数。

证机概要：湿热壅遏，经气不畅，筋脉失舒。

治法：清热利湿，舒筋止痛。

代表方：四妙丸加减。

常用药：苍术、黄柏、薏苡仁、木瓜、络石藤、川牛膝。

加减：小便短赤不利，舌质红，脉弦数，加栀子、萆薢、泽泻、木通以助清利湿热；湿热蕴久，耗伤阴津，腰痛，伴咽干，手足心热，治当清利湿热为主，佐以滋补肾阴，酌加生地黄、女贞子、旱莲草。选用药物要注意滋阴而不恋湿。

3. 瘀血腰痛

主症：腰痛如刺，痛有定处，痛处拒按，日轻夜重，轻者俯仰不便，重则不能转侧，舌质暗紫，或有瘀斑，脉涩。部分病人有跌仆闪挫病史。

证机概要：瘀血阻滞，经脉痹阻，不通则痛。

治法：活血化瘀，通络止痛。

代表方：身痛逐瘀汤加减。

常用药：当归、川芎、桃仁、红花、䗪虫、香附、没药、五灵脂、地龙、牛膝。

加减：兼有风湿者，肢体困重，阴雨天加重，加独活、秦艽、金毛狗脊；腰痛日久肾虚者，兼见腰膝酸软无力，眩晕，耳鸣，小便频数，加桑寄生、杜仲、续断、熟地黄；腰痛引胁，胸胁胀痛不适，加柴胡、郁金；有跌仆、扭伤、挫闪病史，加乳香、青皮行气活血止痛；瘀血明显，腰痛入夜更甚，加全蝎、蜈蚣、白花蛇等虫类药以通络止痛。

4. 肾虚腰痛

（1）肾阴虚

主症：腰部隐隐作痛，酸软无力，缠绵不

愈，心烦少寐，口燥咽干，面色潮红，手足心热，舌红少苔，脉弦细数。

证机概要：肾阴不足，不能濡养腰脊。

治法：滋补肾阴，濡养筋脉。

代表方：左归丸加减。

常用药：熟地黄、枸杞子、山茱萸、山药、龟甲胶、菟丝子、鹿角胶、牛膝。

加减：肾阴不足，常有相火偏亢，可酌情选用知柏地黄丸或大补阴丸加减化裁；虚劳腰痛，日久不愈，阴阳俱虚，阴虚内热者，可选用杜仲丸。

（2）肾阳虚

主症：腰部隐隐作痛，酸软无力，缠绵不愈，局部发凉，喜温喜按，遇劳更甚，卧则减轻，常反复发作，少腹拘急，面色㿠白，肢冷畏寒，舌质淡，脉沉细无力。

证机概要：肾阳不足，不能温煦筋脉。

治法：补肾壮阳，温煦经脉。

代表方：右归丸加减。

常用药：肉桂、附子、鹿角胶、杜仲、菟丝子、熟地黄、山药、山茱萸、枸杞子。

加减：肾虚及脾，脾气亏虚，证见腰痛乏力，食少便溏，甚或脏器下垂，应补肾为主，佐以健脾益气，升举清阳，加黄芪、党参、升麻、柴胡、白术。

如无明显阴阳偏盛者，可服用青娥丸，补肾治腰痛；房劳过度而致肾虚腰痛者，可用血肉有情之品调理，如河车大造丸、补髓丹等。

活血化瘀药可用于腰痛的不同证型，但疾病不同的阶段，所选取的药物和用量应有别。初发急性期，常选用小剂量的当归、川芎，养血和血，温通血脉；病情相对缓解期，可加重活血化瘀药物的剂量与作用；腰痛日久，屡次复发者，可活血化瘀配合搜风通络的药物，如桃仁、红花、三七、莪术、虻虫、水蛭、蜂房、全蝎、蜈蚣等。

第三十二节　痈

痈是指发生于体表皮肉之间的急性化脓性疾病。相当于西医学的皮肤浅表脓肿、急性化脓性淋巴结炎等。其特点是局部光软无头，红肿疼痛（少数初起皮色不变），结块范围多在 6～9cm，发病迅速，易肿、易脓、易溃、易敛，或伴有恶寒、发热、口渴等全身症状，一般不会损伤筋骨，也不易造成内陷。

一、病因病机

外感六淫邪毒，或皮肤受外来伤害感染毒邪，或过食膏粱厚味，聚湿生浊，邪毒湿浊留阻肌肤，郁结不散，营卫不和，气血凝滞，经络壅遏，化火成毒，而成痈肿。

二、诊断要点

1. 临床表现

可发生于体表的任何部位。

初起在患处皮肉之间突然肿胀，光软无头，迅速结块，表皮焮红，少数病例初起皮色不变，到酿脓时才转为红色，灼热疼痛。轻者无全身症状；重者可伴恶寒发热，头痛，泛恶，口渴，舌苔黄腻，脉弦滑或洪数等全身症状。

成脓约在病起后 7 天，即使体质较差者亦不超过 2 周。局部肿势逐渐高突，疼痛加剧，痛如鸡啄。若按之中软有波动感者，为脓已成熟，多伴有发热持续不退等全身症状。

溃后脓出多稠厚、色黄白；若为外伤血肿化脓，则可夹杂赤紫色血块。若疮口过小或袋脓，可致脓流不畅，影响愈合；若气血虚者，则脓水稀薄，疮面新肉难生，不易收口。

2. 实验室检查及辅助检查

血常规示白细胞总数及中性白细胞比例可增高。

三、鉴别诊断

1. 脂瘤染毒

患处平时已有结块，与表皮粘连，但基底部推之可动，其中心皮肤常可见粗大黑色毛孔，挤之有粉刺样物溢出，且有臭味。染毒后红肿较局限，10天左右化脓，脓出夹有粉渣样物，愈合较为缓慢，全身症状较轻。

2. 有头疽

多发于项背部肌肉丰厚处。初起有一粟米样疮头，而后肿势逐渐扩大，形成多个脓头，红肿范围往往超过9~12cm，溃后如蜂窝状，全身症状明显，病程较长。

3. 发

在皮肤疏松部位突然红肿蔓延成片，灼热疼痛，红肿以中心明显，四周较淡，边界不清，范围较痛大，3~5日皮肤湿烂，随即腐溃、色黑，或中软而不溃，并伴有明显的全身症状。

四、辨证论治

1. 内治

（1）火毒凝结证

证候：局部突然肿胀，光软无头，迅速结块，皮肤焮红，灼热疼痛。日后逐渐扩大，变成高肿发硬。重者可有恶寒发热，头痛，泛恶，口渴。舌苔黄腻，脉弦滑或洪数。

治法：清热解毒，行瘀活血。

方药：仙方活命饮加减。发于上部，加牛蒡子、野菊花；发于中部，加龙胆草、黄芩、山栀子；发于下部，加苍术、黄柏、牛膝。

（2）热胜肉腐证

证候：红热明显，肿势高突，疼痛剧烈，痛如鸡啄，溃后脓出则肿痛消退，舌红，苔黄，脉数。

治法：和营清热，透脓托毒。

方药：仙方活命饮合五味消毒饮加减。

（3）气血两虚证

证候：脓水稀薄，疮面新肉不生，色淡红而不鲜或暗红，愈合缓慢。伴面色无华，神疲乏力，纳少。舌质淡胖，苔少，脉沉细无力。

治法：益气养血，托毒生肌。

方药：托里消毒散加减。

2. 外治

初起：用金黄膏或金黄散，以冷开水调成糊状外敷。热盛者，可用玉露膏或玉露散外敷，或太乙膏外敷，掺药均可用红灵丹或阳毒内消散。

成脓：宜切开排脓，以得脓为度。

溃后：先用药线蘸八二丹插入疮口，3~5日后改用九一丹，外盖金黄膏或玉露膏。待肿势消退十之八九时，改用红油膏盖贴。脓腐已尽，见出透明浅色黏液者，改用生肌散、太乙膏或生肌白玉膏或生肌玉红膏盖贴。

有袋脓者，可先用垫棉法加压包扎，如无效可扩创引流。

五、预防与调护

1. 经常保持局部皮肤清洁。
2. 平素少食辛辣炙煿助火之物及肥甘厚腻之品，患病时忌食烟酒及辛辣、鱼腥发物。
3. 有全身症状者宜静卧休息，并减少患部活动。

第三十三节 乳　癖

乳癖是乳腺组织的既非炎症也非肿瘤的良性增生性疾病，相当于西医的乳腺增生病。其特点是单侧或双侧乳房疼痛并出现肿块，乳痛和肿块与月经周期及情志变化密切相关。乳房肿块大小不等，形态不一，边界不清，质地不硬，活动度好。本病好发于25~45岁的中青年妇女，其发病率占乳房疾病的75%，是临床上最常见的乳房疾病。研究显示，本病有一定的癌变危险，尤其对伴有乳癌家族史的患者，更应引起重视。

一、病因病机

1. 由于情志不遂，忧郁不解，久郁伤肝，或受到精神刺激，急躁恼怒，可导致肝气郁结，气机阻滞，蕴结于乳房胃络，乳络经脉阻塞不通，不通则痛，而引起乳房疼痛；肝气郁久化热，热灼津液为痰，气滞痰凝血瘀即可形成乳房肿块。

2. 因冲任失调，使气血瘀滞，或阳虚痰湿内结，经脉阻塞，而致乳房结块、疼痛、月经不调。

二、诊断要点

1. 临床表现

好发病年龄在25~45岁。城市妇女的发病率高于农村妇女。社会经济地位高或受教育程度高、月经初潮年龄早、低经产状况、初次怀孕年龄大、未授乳和绝经迟的妇女为本病的高发人群。

乳房疼痛以胀痛为主，也有刺痛或牵拉痛。疼痛常在月经前加剧，经后疼痛减轻，或疼痛随情绪波动而变化，痛甚者不可触碰，行走或活动时也有乳痛。乳痛主要以乳房肿块处为甚，常涉及胸胁部或肩背部。有些患者还可伴有乳头疼痛和作痒，乳痛重者影响工作或生活。

乳房肿块可发生于单侧或双侧，大多位于乳房的外上象限，也可见于其他象限。肿块的质地中等或质硬不坚，表面光滑或呈颗粒状，活动度好，大多伴有压痛。肿块的大小不一，一般直径在1~2cm，大者可超过3cm。肿块的形态常可分为以下数种类型。

（1）片块型 肿块呈厚薄不等的片块状，圆盘状或长圆形，数目不一，质地中等或有韧性，边界清，活动度良好。

（2）结节型 肿块呈扁平或串珠状结节，形态不规则，边界欠清，质地中等或偏硬，活动度好。亦可见肿块呈米粒或砂粒样结节。

（3）混合型 有结节、条索、片块、砂粒样等多种形态肿块混合存在者。

（4）弥漫型 肿块分布超过乳房三个象限以上者。

乳房肿块可于经前期增大变硬，经后稍见缩小变软。个别患者还可伴有乳头溢液，溢液呈白色或黄绿色，或呈浆液状。

乳房疼痛和乳房肿块可同时出现，也可先后出现，或以乳痛为主，或以乳房肿块为主。患者还常伴有月经失调、心烦易怒等症状。

2. 辅助检查

乳房钼靶X线摄片、超声波检查及红外线热图像有助于诊断与鉴别诊断。对于肿块较硬或较大者，可考虑做组织病理学检查。

三、鉴别诊断

1. 乳岩

常无意中发现肿块，多无疼痛，逐渐长大，肿块质地坚硬如石，表面高低不平，边缘不整齐，常与皮肤粘连，活动度差，患侧淋巴结可肿大，后期溃破呈菜花样。

2. 乳核

多见于20~25岁女性，乳房肿块形如丸卵，质地坚实，表面光滑，边界清楚，活动度好，病程进展缓慢。

四、辨证论治

（一）论治方法

止痛与消块是治疗本病之要点。根据患者的年龄、病程，结合全身和局部症状进行辨证论治。对于长期服药而肿块不消反而增大，且质地较硬，边缘不清，疑有恶变者，应手术切除。

（二）分证治疗

1. 内治

（1）肝郁痰凝证

证候：多见于青壮年妇女。乳房肿块随喜怒消长，伴有胸闷胁胀，善郁易怒，失眠多梦，心烦口苦。苔薄黄，脉弦滑。

治法：疏肝解郁，化痰散结。

方药：逍遥蒌贝散加减。常用药物如柴胡、郁金、当归、白芍、茯苓、白术、瓜蒌、半夏、制南星。

乳房胀痛明显加延胡索、川楝子、八月札；伴心烦易怒者加山栀、牡丹皮、黄芩。

（2）冲任失调证

证候：多见于中年妇女。乳房肿块月经前加重，经后缓减，伴有腰酸乏力，神疲倦怠，月经失调，量少色淡，或闭经。舌淡，苔白，脉沉细。

治法：调摄冲任。

方药：二仙汤合四物汤加减。常用药物如仙灵脾、当归、白芍、巴戟肉、肉苁蓉、制香附、郁金、天冬、贝母、知母。

肿块质地较硬者加生牡蛎、山慈菇、地鳖虫；乳房肿块呈囊性感者加白芥子、昆布、瓜蒌。

2. 外治

中药局部外敷于乳房肿块外，多为辅助疗法，如用阳和解凝膏掺黑退消或桂麝散盖贴，或以生白附子或鲜蟾蜍皮外敷，或用大黄粉以醋调敷。对外用药过敏者忌用。

五、预防与调护

1. 应保持心情舒畅，情绪稳定。
2. 应适当控制脂肪类食物的摄入。
3. 及时治疗月经失调等妇科疾患和其他内分泌疾病。
4. 对发病高危人群要重视定期检查。

第三十四节　湿　疮

湿疮是一种过敏性炎症性皮肤病，相当于西医的湿疹。其特点是：具有对称分布，多形损害，剧烈瘙痒，倾向湿润，反复发作，易成慢性等。根据病程，可分为急性、亚急性、慢性三类。急性以丘疱疹为主，有渗出倾向；慢性以苔藓样变为主，易反复发作。本病男女老幼皆可发病，但以先天禀赋不耐者为多，无明显季节性，但冬季常复发。根据皮损形态不同，名称各异。如浸淫全身，滋水较多者，称为浸淫疮；以丘疹为主者，称为血风疮或粟疮。根据发病部位的不同，其名称也不同。如发于耳部者，称为旋耳疮；发于手部者，称为痾疮；发于阴囊部者，称为肾囊风；发于脐部者，称为脐疮；发于肘膝弯曲部者，称为四弯风；发于乳头者，称为乳头风。

一、病因病机

由于禀赋不耐，饮食失节，或过食辛辣刺激荤腥动风之物，脾胃受损，失其健运，湿热内生，又兼外受风邪，内外两邪相搏，风湿热邪浸淫肌肤所致。急性者以湿热为主；亚急性者多与脾虚湿恋有关；慢性者则多病久耗伤阴血，血虚风燥，乃致肌肤甲错。发于小腿者则常由经脉弛缓，青筋暴露，气血运行不畅，湿热蕴阻，肤失濡养所致。《医宗金鉴·血风疮》指出："此证由肝脾二经湿热，外受风邪，袭于皮肤，郁于肺经，致遍身生疮。形如粟米，瘙痒无度，抓破时津脂水浸淫成片，令人烦躁、口渴、瘙痒，日轻夜甚。"指出本病的发生与心、肺、肝、脾四经的病变有密切的关系。

二、诊断要点

1. 急性湿疮

相当于西医急性湿疹。

本病起病较快，皮损常为对称性、原发性和多形性（常有红斑、潮红、丘疹、丘疱疹、水疱、脓疱、流滋、结痂并存）。可发于身体的任何部位，亦可泛发全身，但常以头面、耳后、手足、阴囊、外阴、肛门等，多成对称分布。病变常为片状或弥漫性，无明显边界。皮损为多数密集的粟粒大小的丘疹、丘疱疹，基底潮红，由于搔抓、丘疹、丘疱疹或水疱顶端抓破后流滋、糜烂及结痂，皮损中心较重，外周有散在丘疹、红斑、丘疱疹，故边界不清。如不转化为慢性，1~2个月脱去痂皮而愈。自觉瘙痒剧烈，搔抓、肥皂热水烫洗、饮酒、食辛辣发物均可使皮损加重，瘙痒加剧，重者影响睡眠。搔抓染毒多致糜烂、渗液、化脓，并可发疖、瘰核等。

2. 亚急性湿疮

相当于西医亚急性湿疹。

常由急性湿疮未能及时治疗，或处理失当，致病程迁延所致，亦可初发即呈亚急性湿疮。皮损较急性湿疮轻，以丘疹、结痂、鳞屑为主，仅有少量水疱及轻度糜烂。自觉剧烈瘙痒，夜间尤甚。

3. 慢性湿疮

相当于西医慢性湿疹。

常由急性和亚急性湿疮处理不当，长期不愈，或反复发作而成。部分病人一开始即表现为慢性湿疮的症状。

皮损多局限于某一部位，如小腿、手足、肘窝、腘窝、外阴、肛门等处。表现为皮肤肥厚粗糙，触之较硬，色暗红或紫褐色，皮纹显著或呈苔藓样变。皮损表面常附有鳞屑伴抓痕、血痂、色素沉着，部分皮损可出现新的丘疹或水疱，抓破后有少量流滋。发生于手足及关节部位者，常易出现皲裂，自觉疼痛影响活动。患者自觉瘙痒，呈阵发性，夜间或精神紧张、饮酒、食辛辣发物时瘙痒加剧。病程较长，反复发作，时轻时重。

湿疮由于病因和性质有所不同，好发某些特部位，临床表现可有一定的特异性。常见特定部位的湿疮有以下几种：

（1）**耳部湿疮** 又称旋耳疮。多发生在耳后皱襞处，也可见耳轮上部及外耳道，皮损表现为红斑、流滋、结痂及皲裂，有时带脂溢性，常两侧对称。

（2）**头部湿疮** 多由染发、生发、洗发剂等刺激引起。呈弥漫性，甚至累及整个头皮，可有脓性流滋，覆以或多或少的黄痂，痂多时可将头发黏结成团，或化脓染毒，发生臭味，甚至可使头发脱落。

（3）**面部湿疮** 常见于额部、眉部、耳前等处。皮损为淡色或微红的红斑，其上有或多或少的鳞屑，常对称，自觉瘙痒。由于面部要经常洗擦，或应用化妆品刺激，病情易反复发作。

（4）**乳房湿疮** 主要见于女性。损害局限于乳头，表现为潮湿、糜烂、流滋，上覆以鳞屑，或结黄色痂皮，反复发作，可出现皲裂、疼痛，自觉瘙痒，一般不化脓。

（5）**脐部湿疮** 皮损为位于脐窝的鲜红或暗红色斑片，或有糜烂、流滋、结痂，皮损边界清楚，不累及外周正常皮肤，常有臭味，自觉瘙痒，病程较长。

（6）**手部湿疮** 由于手是暴露部位，接触致病因素机会较多，故手部湿疮极为常见。好发于手背及指端掌面，可蔓延至手背和手腕部，皮损形态多样，边界不清，表现为潮红、糜烂、流滋、结痂。至慢性时，皮肤肥厚粗糙。因手指经常活动而皲裂，病程较长，顽固难愈。

（7）**阴囊湿疮** 为湿疮中常见的一种。局限于阴囊皮肤，有时可延至肛周甚至阴茎部。有潮湿型和干燥型两种：前者表现为整个阴囊肿胀、潮红、轻度糜烂、流滋、结痂，日久皮肤肥厚，皮色发亮，色素加深；后者潮红、肿胀不如前者，皮肤浸润变厚，呈灰色，上覆鳞屑，且有裂隙，经常搔抓则有不规则色素消失，瘙痒剧烈，夜间更甚，常影响睡眠和工作。

（8）**小腿湿疮** 好发于小腿下1/3内侧，常伴有青筋暴露，皮损呈局限性暗红色，弥漫密集丘疹、丘疱疹，糜烂、流滋，日久皮肤变厚，色素沉着。常伴发小腿溃疡。部分患者，皮损中心色素减退，可形成继发性白癜风。

(9) 钱币状湿疮 是湿疮的一种特殊类型，因其皮损似钱币状而得名。常见于冬季，与皮肤干燥同时发生。皮损好发于手足背、四肢伸侧、肩、臀、乳房等处。皮损为红色小丘疹或丘疱疹，密集而成钱币状，滋水较多。慢性者，皮肤肥厚，表面有结痂及鳞屑，皮损的周围散发丘疹、水疱，常呈"卫星状"。自觉瘙痒剧烈，反复发作，不易治愈。

三、鉴别诊断

1. 接触性皮炎

主要与急性湿疮鉴别。接触性皮炎常有明确的接触史，皮损常限于接触部位，皮疹较单一，有水肿、水疱，境界清楚，去除病因后较快痊愈，不再接触即不复发。

2. 牛皮癣

与慢性湿疮相鉴别。本病好发于颈侧、肘、尾骶部，常不对称，有典型的苔藓样变，皮损倾向干燥，无多形性损害。

四、辨证论治

（一）论治方法

本病以清热利湿止痒为主要治法。急性者，以清热利湿为主，慢性以养血润肤为主。外治宜用温和的药物，以免加重病情。

（二）分证治疗

1. 内治

（1）湿热蕴肤证

证候：发病快，病程短，皮损有潮红、丘疱疹，灼热瘙痒无休，抓破渗液流脂水；伴心烦口渴，身热不扬，大便干，小便短赤；舌红，苔薄白或黄，脉滑或数。

治法：清热利湿止痒。

方药：龙胆泻肝汤合萆薢渗湿汤加减。常用药物如龙胆草、栀子、黄芩、黄柏、薏苡仁、萆薢、车前草、牡丹皮、茯苓皮、苍术、苦参、生甘草。

水疱多，破后流滋多者，加土茯苓、鱼腥草；瘙痒重者，加紫荆皮、地肤子、白鲜皮；热盛者，加黄连解毒汤。

（2）脾虚湿蕴证

证候：发病较缓，皮损潮红，丘疹，或丘疱疹少，瘙痒，抓后糜烂渗出，可见鳞屑；伴纳少，腹胀便溏，易疲乏；舌淡胖，苔白腻，脉濡缓。

治法：健脾利湿止痒。

方药：除湿胃苓汤加减。常用药物如苍术、白术、猪苓、茯苓、山药、生薏苡仁、车前草、泽泻、徐长卿、防风、厚朴、茵陈、陈皮等。

胃纳不香者，加藿香、佩兰；剧痒，滋水多者，加滑石、苦参；胸闷不舒者，加柴胡、枳壳。

（3）血虚风燥证

证候：病程久，反复发作，皮损色暗或色素沉着，或皮损粗糙肥厚，剧痒难忍，遇热或肥皂水烫洗后瘙痒加重；伴有口干不欲饮，纳差，腹胀；舌淡，苔白，脉弦细。

治法：养血润肤，祛风止痒。

方药：当归饮子或四物消风饮加丹参、鸡血藤、乌梢蛇。常用药物如当归、白芍、川芎、生地黄、白蒺藜、防风、荆芥穗、何首乌、白鲜皮、黄芪、蝉蜕等。

瘙痒不能入眠者，加珍珠母（先煎）、夜交藤、酸枣仁；皮损粗糙、肥厚严重者，加丹参、鸡血藤、干地龙；口渴咽干者，加玄参、麦冬、石斛。

2. 外治

（1）急性湿疮 初起仅有潮红、丘疹，或少数水疱而无渗液时，外治宜清热安抚，避免刺激，可选用清热止痒的中药苦参、黄柏、地肤子、荆芥等煎汤湿敷，或10%黄柏溶液、炉甘石洗剂外搽。若水疱糜烂、渗出明显时，外治宜收敛、消炎，促进表皮恢复，可选用黄柏、生地榆、马齿苋、野菊花等煎汤，或10%黄柏溶液、三黄洗剂等湿敷，或2%~3%硼酸水冷敷，再用青黛散麻油调搽。急性湿疮后期滋水减少时，外治宜保护皮损，避免刺激，促进角质新生，清除残余炎症，可选黄连软膏、青黛膏外搽。

（2）亚急性湿疮　外治原则为消炎、止痒、干燥、收敛，选用青黛膏、3%黑豆馏油、5%黑豆馏油软膏外搽。

（3）慢性湿疮　外治原则以止痒，抑制表皮细胞增生，促进真皮炎症浸润吸收为主，可选用各种软膏剂、乳剂，根据瘙痒及皮肤肥厚程度加入不同浓度的止痒剂、角质促成和溶解剂，一般可外搽5%硫黄软膏、5%~10%复方松馏油软膏、10%~20%黑豆馏油软膏。

五、预防与调护

1. 急性湿疮，忌用热水烫洗，忌用肥皂等刺激物洗患处。

2. 湿疮患者，应避免搔抓，以防感染。

3. 湿疮患者应忌食辛辣及鱼虾、鸡、鹅、牛、羊肉等发物，亦应忌食香菜、韭菜、芹菜、姜、葱、蒜等辛香之品。

4. 急性湿疮或慢性湿疮急性发作期间，应暂缓预防注射各种疫苗。

第三十五节　痔

痔是直肠末端黏膜下和肛管皮下的静脉丛发生扩大曲张所形成的柔软静脉团，是临床常见病、多发病，故民间有"十人九痔"之说。本病好发于20岁以上的成年人，儿童很少发生。根据发病部位的不同，分为内痔、外痔和混合痔。

1. 内痔

内痔是指肛门齿状线以上，直肠末端黏膜下的痔内静脉丛扩大曲张和充血所形成的柔软静脉团。是肛门直肠病中最常见的疾病。好发于截石位的3、7、11点处，又称为母痔区，其余部位发生的内痔，均称为子痔。其特点是便血，痔核脱出，肛门不适感。

2. 外痔

外痔是指发生于齿状线以下，是由痔外静脉丛扩大曲张或痔外静脉丛破裂或反复发炎纤维增生而成的疾病。其表面被皮肤覆盖，不易出血。其特点是自觉肛门坠胀、疼痛，有异物感。由于临床症状和病理特点及其过程的不同，可分为静脉曲张性外痔、血栓性外痔和结缔组织外痔等。

（1）结缔组织外痔　是指急慢性炎症的反复刺激，使肛门缘皱襞的皮肤发生结缔组织增生、肥大，痔内无曲张的静脉丛。包括哨兵痔、赘皮外痔。肛门异物感为其主要症状。

（2）静脉曲张性外痔　是齿状线以下的痔外静脉丛发生扩大曲张，在肛缘形成的柔软团块。以肛门坠胀不适为主要症状。

（3）血栓性外痔　是指痔外静脉破裂出血，血积皮下而形成的血凝块。其特点是肛门部突然剧烈疼痛，并有暗紫色血块。好发于膀胱截石位的3、9点处。

3. 混合痔

混合痔是指同一方位的，内外痔静脉丛曲张，相互沟通吻合，使内痔部分和外痔部分形成一整体者。多发于截石位3、7、11点处，以11点处最为多见。兼有内痔、外痔的双重症状。

一、病因病机

内痔的发生，主要是由于先天性静脉壁薄弱，兼因饮食不节、过食辛辣醇酒厚味，燥热内生，下迫大肠，以及久坐久蹲、负重远行、便秘努责、妇女生育过多、腹腔癥瘕，致血行不畅，血液瘀积，热与血相搏，则气血纵横，筋脉交错，结滞不散而成。

结缔组织外痔是由于肛门裂伤、内痔反复脱垂或产育努力，导致邪毒外侵，湿热下注，使局部气血运行不畅，筋脉阻滞，瘀结不散，日久结为皮赘。

静脉曲张性外痔多因Ⅱ、Ⅲ期内痔反复脱出，或经产、负重努力，腹压增加致筋脉横解，瘀结不散而成。

血栓性外痔是由于排便努挣或用负重致肛缘痔外静脉破裂，离经之血瘀积皮下而成。

二、诊断要点

（一）内痔

1. 临床症状

（1）便血　是内痔最常见的早期症状。初起多为无痛性便血，血色鲜红，不与粪便相混。可表现为手纸带血、滴血、喷射状出血，便后出血停止。出血呈间歇性。饮酒、疲劳、过食辛辣食物、便秘等诱因，常使症状加重。出血严重者可出现继发性贫血。

（2）脱出　随着痔核增大，排便时可脱出肛门外。若不及时回纳，可致内痔嵌顿。

（3）肛周潮湿、瘙痒　痔核反复脱出，肛门括约肌松弛，常有分泌物溢于肛门外，故感肛门潮湿；分泌物长期刺激肛周皮肤，易发湿疹、瘙痒不适。

（4）疼痛　脱出的内痔发生嵌顿，引起水肿、血栓形成、糜烂坏死，可有剧烈疼痛。

（5）便秘　患者常因出血而人为地控制排便，造成习惯性便秘，干燥粪便又极易擦伤痔核表面黏膜而出血，形成恶性循环。

2. 专科检查

指诊检查可触及柔软、表面光滑、无压痛的黏膜隆起，肛门镜下可见齿线上黏膜有半球状隆起，色暗紫或深红，表面可有糜烂或出血点。

3. 分期

Ⅰ期：痔核较小，不脱出，以便血为主。

Ⅱ期：痔核较大，大便时可脱出肛外，便后自行回纳，便血或多或少。

Ⅲ期：痔核更大，大便时痔核脱出肛外，甚者行走、咳嗽、喷嚏、站立时痔核脱出，不能自行回纳，需用手推或平卧、热敷后才能回纳，便血不多或不出血。

Ⅳ期：痔核脱出，未能及时回纳，嵌顿于外，因充血、水肿和血栓形成，以致肿痛、糜烂和坏死，即嵌顿性内痔。

（二）外痔

1. 静脉曲张性外痔

发生在肛管或肛缘皮下，局部有椭圆形或长形肿物，触之柔软。便时或下蹲等致腹压增加时，肿物增大，并呈暗紫色，按之较硬，便后或按摩后肿物缩小变软。一般不疼痛，仅觉肛门部坠胀不适。若便后肿物不缩小，可致周围组织水肿而引起疼痛。有静脉曲张外痔的患者，多伴有内痔。

2. 血栓性外痔

肛门部突然剧烈疼痛，肛缘皮下有一触痛性肿物，排便、坐下、行走甚至咳嗽等动作均可使疼痛加剧。检查时在肛缘皮肤表面有一暗紫色圆形硬结节，界限清楚，触按痛剧。有时经3～5天血块自行吸收，疼痛缓解而自愈。

3. 结缔组织外痔

肛门边缘处赘生皮瓣，逐渐增大，质地柔软，一般无疼痛，不出血，仅觉肛门有异物感，常因染毒而肿胀，自觉疼痛，肿胀消失后，赘皮依然存在。若发生于截石位6、12点处的外痔，常由肛裂引起，又称哨兵痔或裂痔；若发于3、7、11点处的外痔，多伴有内痔；赘皮呈环形或形如花冠状的，多见于经产妇。

（三）混合痔

内痔与外痔相连，无明显分界，括约肌间沟消失。用力排便或负重等致腹压增加，可一并扩大隆起。内痔部分较大者，常可脱出肛门外。

三、鉴别诊断

1. 直肠息肉

多见儿童，脱出息肉一般为单个。头圆而有长蒂，表面光滑，质较痔核稍硬，活动度大，容易出血，但多无射血、滴血现象。

2. 肛乳头肥大

呈锥形或鼓槌状，灰白色，表面为上皮，一

般无便血，常有疼痛或肛门坠胀，过度肥大者，便后可脱出肛门外。

3. 脱肛

直肠黏膜或直肠环状脱出，有螺旋状皱褶，表面光滑，无静脉曲张，一般不出血，脱出后有黏液分泌。

4. 直肠癌

多见于中、老年人，粪便中混有脓血、黏液、腐臭的分泌物，便意频数，里急后重，晚期大便变细。指检常可触及菜花状肿物，或凹凸不平溃疡，质地坚硬，不能推动，触之易出血。

5. 下消化道出血

溃疡性结肠炎、克罗恩病、直肠血管瘤、憩室病、家族性息肉病等，常有不同程度的便血，需做乙状结肠镜、纤维结肠镜检查或X线钡剂灌肠造影才能鉴别。

6. 肛裂

便鲜血，量较少，肛门疼痛剧烈，呈周期性，多伴有便秘，局部检查可见6点或12点处肛管有梭形裂口。

四、辨证论治

（一）论治方法

内治法多适用于Ⅰ、Ⅱ期内痔，或内痔嵌顿继发感染，或年老体弱，或兼有其他严重慢性疾病，不宜手术治疗者。对于症状明显，保守治疗无效者，应采取手术治疗。

（二）分证治疗

1. 内治

（1）风热肠燥证

证候：大便带血，滴血或喷射状出血，血色鲜红，大便秘结，或有肛门瘙痒，舌质红，苔薄黄，脉数。

治法：清热凉血祛风。

方药：凉血地黄汤加减。常用药物如生地黄、黄连、白芍、地榆、槐角、当归、升麻、天花粉、黄芩、荆芥、枳壳等。

大便秘结者，加当归、麻仁、大黄。

（2）湿热下注证

证候：便血色鲜，量较多，肛内肿物外脱，可自行回纳，肛门灼热，重坠不适，苔黄腻，脉弦数。

治法：清热利湿止血

方药：脏连丸加减。常用药物如猪大肠、黄连。

出血多者，加地榆炭、仙鹤草；灼热较甚者，加白头翁、秦艽等。

（3）气滞血瘀证

证候：肛内肿物脱出，甚或嵌顿，肛管紧缩，坠胀疼痛，甚则内有血栓形成，肛缘水肿，触痛明显，舌质红，苔白，脉弦细涩。

治法：清热利湿，行气活血。

方药：止痛如神汤加减。常用药物如当归、黄柏、桃仁、槟榔、皂角、苍术、秦艽、防风、泽泻、大黄等。

肿物紫暗明显者，加红花、牡丹皮；肿物淡红光亮者，加龙胆草、木通等。

（4）脾虚气陷证

证候：肛门松弛，内痔脱出不能自行回纳，需用手法还纳，便血色鲜或淡，伴头晕气短，面色少华，神疲自汗，纳少便溏等，舌淡，苔薄白，脉细弱。

治法：补中益气，升阳举陷。

方药：补中益气汤加减。常用药物如人参、黄芪、升麻、柴胡、白术、当归、陈皮、炙甘草等。

血虚者合四物汤；大便干者，加肉苁蓉、火麻仁。

2. 外治

适用于各期内痔及内痔嵌顿肿痛等。

（1）熏洗法　以药物加水煮沸，先熏后洗，或用毛巾蘸药液做湿热敷，具有活血止痛、收敛消肿等作用，常用五倍子汤、苦参汤等。

（2）外敷法　将药物敷于患处，具有消肿止痛、收敛止血、祛腐生肌等作用。应根据不同症状选用油膏、散剂，如消痔膏、五倍子散。

（3）塞药法　将药物制成栓剂，塞入肛内，具有消肿、止痛、止血等作用，如痔疮栓。

（4）**枯痔法** 即以药物如枯痔散、灰皂散敷于Ⅱ、Ⅲ期能脱出肛外的内痔痔核的表面，具有强度腐蚀作用，能使痔核干枯坏死，达到痔核脱落痊愈的目的。此法目前已少采用。

五、预防与调护

1. 养成每天定时排便的良好习惯，防止便秘，蹲厕时间不宜过长，以免肛门部淤血。

2. 注意饮食调和，多喝开水，多食蔬菜，少食辛辣食物。

3. 避免久坐久立，进行适当的活动或定时做肛门括约肌运动。

4. 发生内痔应及时治疗，防止进一步发展。

第三十六节　肠　痈

肠痈是指发生于肠道的痈肿，属内痈范畴。肠痈病名最早见于《素问·厥论》："少阳厥逆……发肠痈"。《金匮要略》总结了肠痈辨证论治的基本规律，推出了大黄牡丹皮汤等有效方剂，至今仍在应用。本病的特点是转移性右下腹疼痛，伴恶心、呕吐、发热，右下腹局限性压痛或拒按。西医学的急性阑尾炎、回肠末端憩室炎、克罗恩病等均属肠痈范畴，其中以急性阑尾炎最为常见。肠痈可发生于任何年龄，以青壮年为多，男性多于女性。占外科住院病人的10%～15%，居外科急腹症的首位。

一、病因病机

1. 饮食不节

暴饮暴食，嗜食生冷油腻，损伤脾胃，导致肠道功能失调，糟粕积滞，湿热内生，积结肠道而成痈。

2. 饱食后急剧奔走或跌仆损伤

饱食后急剧奔走或跌仆损伤，致气血瘀滞，肠道运化失司，败血浊气壅遏而成痈。

3. 寒温不节

寒温不节，外邪侵入肠中，经络受阻，郁久化热成痈。

4. 情志所伤

郁怒伤肝，肝失疏泄，忧思伤脾，气机不畅，肠内痞塞，食积痰凝，瘀结化热而成痈。

上述因素，均可损伤肠胃，导致肠道传化失司，糟粕停滞，气滞血瘀，瘀久化热，热胜肉腐而成痈肿。

二、诊断要点

1. 临床表现

（1）**初期** 腹痛多起于脐周或上腹部，数小时后，腹痛转移并固定在右下腹部，疼痛呈持续性、进行性加重。70%～80%的病人有转移性右下腹痛的特点，但也有一部分病例发病开始即出现右下腹痛。右下腹压痛是本病常见的重要体征，压痛点通常在麦氏点（右髂前上棘与脐连线上的中、外三分之一交界处），可随阑尾位置变异而改变，但压痛点始终在一个固定的位置上。两侧足三里、上巨虚穴附近（阑尾穴）可有压痛点。一般可伴有轻度发热、恶心、纳减、舌苔白腻、脉弦滑或弦紧等。

（2）**酿脓期** 若病情发展，渐至化脓，则腹痛加剧，右下腹明显压痛、反跳痛，局限性腹皮挛急，或右下腹可触及包块，壮热不退，恶心呕吐，纳呆，口渴，便秘或腹泻，舌红苔黄腻，脉弦数或滑数。

（3）**溃脓期** 腹痛扩展至全腹，腹皮挛急，全腹压痛、反跳痛，恶心呕吐，大便秘结或似痢不爽，壮热自汗，口干唇燥，舌质红或绛，苔黄糙，脉洪数或细数等。

（4）变症 ①慢性肠痈：本病初期腹痛较轻，身无寒热或微热，病情发展缓慢，苔白腻，脉迟紧，或有反复发作病史，为寒湿夹瘀血凝结所致。②腹部包块：本病发病4~5天后，身热不退，腹痛不减，右下腹出现压痛性包块（阑尾周围脓肿），或在腹部其他部位出现压痛性包块（肠间隙、膈下或盆腔脓肿），为湿热瘀结，热毒结聚而成。③湿热黄疸：本病发病过程中，可出现寒战高热，肝大和压痛，黄疸（门静脉炎），延误治疗可发展为肝痈。④内外瘘形成：腹腔脓肿形成后若治疗不当，部分病例脓肿可向小肠或大肠内穿溃，亦可向膀胱、阴道或腹壁穿破，形成各种内瘘或外瘘，脓液从瘘管排出。

2. 实验室和其他辅助检查

血常规检查：初期，多数患者白细胞计数及中性粒细胞比例增高；在酿脓期和溃脓期，白细胞计数常升至 $18 \times 10^9 /L$ 以上。盲肠后位阑尾炎可刺激右侧输尿管，尿中可出现少量红细胞和白细胞。诊断性腹腔穿刺检查和B型超声检查对诊断有一定帮助。脓液细菌培养及药敏试验有助于确定致病菌种类，可有针对性地选择抗生素。

三、鉴别诊断

1. 胃、十二指肠溃疡穿孔

穿孔后溢液可沿升结肠旁沟流至右下腹部，很似急性阑尾炎的转移性腹痛。病人既往多有溃疡病史，突发上腹剧痛，迅速蔓延至全腹，除右下腹压痛外，上腹仍具疼痛和压痛，腹肌板状强直，肠鸣音消失，可出现休克。多有肝浊音界消失，X线透视或摄片多有腹腔游离气体。如诊断有困难，可行诊断性腹腔穿刺检查。

2. 右侧输尿管结石

腹痛多在右下腹，为突发性绞痛，并向外生殖器部放射，腹痛剧烈但体征不明显。肾区叩痛，尿液检查有较多红细胞。B型超声检查表现为特殊结石声影和肾积水等。X线摄片约90%在输尿管走行部位可显示结石影。

3. 妇产科疾病

（1）宫外孕破裂 常有急性失血症状和下腹疼痛症状，有停经史，妇科检查阴道内有血液，阴道后穹隆穿刺有血等。

（2）卵巢滤泡或黄体破裂 临床表现与宫外孕破裂相似。

（3）卵巢囊肿扭转 腹痛突然而剧烈，盆腔检查可发现右侧囊性肿物。

（4）急性输卵管炎 腹部检查时压痛部位较阑尾炎部位低，且左右两侧均有压痛，白带增多或有脓性分泌物，分泌物涂片检查可见革兰阴性双球菌。

此外，有时还需与急性胃肠炎、右侧肺炎和胸膜炎、急性胆囊炎、急性肠系膜淋巴结炎等疾病进行鉴别。

四、辨证论治

（一）论治方法

六腑以通为用，通腑泻热是治疗肠痈的关键，及早应用清热解毒、活血化瘀法可以缩短疗程。初期（急性单纯性阑尾炎）、酿脓期轻证（轻型急性化脓性阑尾炎）及右下腹出现包块者（阑尾周围脓肿），采用中药治疗效果较好。反复发作或病情严重者，应及时采取手术和中西医结合治疗。

（二）分证治疗

1. 内治

（1）瘀滞证

证候：转移性右下腹痛，呈持续性、进行性加剧，右下腹局限性压痛或拒按，伴恶心纳差，可有轻度发热，苔白腻，脉弦滑或弦紧。

治法：行气活血，通腑泻热。

方药：大黄牡丹汤合红藤煎剂加减。常用药物如大黄、芒硝、桃仁、牡丹皮、冬瓜仁、红藤、延胡索、乳香、没药等。

气滞重者，加青皮、枳实、厚朴；瘀血重者，加丹参、赤芍；恶心加姜半夏、竹茹。

(2) 湿热证

证候：腹痛加剧，右下腹或全腹压痛、反跳痛，腹皮挛急，右下腹可触及包块，壮热，纳呆，恶心呕吐，便秘或腹泻；舌红，苔黄腻，脉弦数或滑数。

治法：通腑泻热，解毒利湿透脓。

方药：复方大柴胡汤加减。常用药物如柴胡、黄芩、枳壳、川楝子、大黄、延胡索、白芍、蒲公英、木香、丹参、甘草。

湿重者，加藿香、佩兰、薏苡仁；热甚者，加黄芩、黄连、蒲公英、生石膏；右下腹有包块者，加炮山甲、皂刺。

(3) 热毒证

证候：腹痛剧烈，全腹压痛、反跳痛，腹皮挛急，高热不退，或恶寒发热，时时汗出，烦渴，恶心呕吐，腹胀，便秘或似痢不爽；舌红绛而干，苔黄厚干燥或黄糙，脉洪数或细数。

治法：通腑排脓，养阴清热。

方药：大黄牡丹汤合透脓散加减。常用药物如大黄、牡丹皮、桃仁、冬瓜仁、芒硝、当归、皂角刺、穿山甲、川芎、黄芪、生甘草等。

腹胀，加厚朴、青皮；腹痛剧烈，加延胡索、广木香；口干舌燥，加生地黄、玄参、石斛、天花粉。

2. 外治

无论脓已成或未成，均可选用金黄散、玉露散或双柏散，用水或蜜调成糊状，外敷右下腹；或用消炎散加黄酒或加醋调敷。阑尾周围脓肿形成后，可先行脓肿穿刺抽脓，注入抗生素（2~3天抽脓1次），用金黄膏或玉露膏外敷。

采用通里攻下、清热解毒等中药，如大黄牡丹汤、复方大柴胡汤等煎剂150~200mL，直肠内缓慢滴入（滴入管插入肛门内15cm以上，药液30分钟左右滴完），使药液直达下段肠腔，加速吸收，以达到通腑泻热排毒的目的。

五、预防与调护

1. 避免饮食不节和食后剧烈运动，养成规律性排便习惯。驱除肠道内寄生虫，预防肠道感染。

2. 初期、酿脓期肠痈（急性单纯性、轻度化脓性阑尾炎和阑尾周围脓肿），可根据食欲情况给予清淡软食或半流食，并发腹膜炎者应根据病情给予流质饮食或禁食。

3. 除初期肠痈（急性单纯性阑尾炎）外，一般应卧床休息，对并发腹膜炎及阑尾周围脓肿的病人，采取有效的半卧位，防止过早下床活动，以免病情反复。

4. 本病复发率很高，为了防止复发，一般主张在临床症状和体征消失后，继续坚持服用中药7~14天，可明显降低复发率。

第三十七节 崩 漏

崩漏是指经血非时暴下不止或淋漓不尽，前者称崩中，后者称漏下，由于崩与漏二者常相互转化，故概称崩漏。

一般突然出血，来势急，出血量多的叫崩；淋漓下血，来势缓，出血量少的叫漏。崩漏是月经周期、经期、经量严重紊乱的月经病。

西医学的功能失调性子宫出血可参照本病治疗和处理。

一、病因病机

（一）病因

崩漏的病因较为复杂，常见有血热、肾虚、脾虚、血瘀四个方面。

1. 血热

素体阳盛，或情志不遂，肝郁化火，或感受热邪，或过食辛辣助阳之品，火热内盛，热伤冲任，迫血妄行，非时而下，遂致崩漏。

2. 肾虚

先天肾气不足，绝经期肾气渐衰，或早婚多产，房事不节，损伤肾气；若耗伤精血，则肾阴虚损，阴虚内热，迫血妄行，以致经血非时而下；或命门火衰，肾阳虚损，封藏失职，冲任不固，不能制约经血，而致崩漏。

3. 脾虚

忧思过度，劳倦伤脾，脾气亏虚，统摄无权，冲任失固，不能约制经血而成崩漏。

4. 血瘀

七情内伤，气滞血瘀，或感受寒热之邪，寒凝或热灼致瘀，瘀阻冲任，血不循经，非时而下，发为崩漏。

（二）病机

崩漏的主要病机是冲任损伤，不能制约经血。崩漏为经乱之甚，其发病常相互兼加。

二、诊断要点

1. 病史

（1）既往多有月经先期、经期延长、月经过多等病史。

（2）年龄、孕产史、目前采取的避孕措施、使用性激素类药物等情况。

（3）肝病、血液病、高血压以及甲状腺、肾上腺、脑垂体病史。

2. 症状

月经不按周期而妄行，出血量多如崩，或量少淋漓漏下不止。或停经数月骤然暴下，继而淋漓不断，或淋漓量少数月又突然暴下如注。

3. 检查

（1）妇科检查　出血来自宫腔。无器质性病变及妊娠迹象。

（2）辅助检查

1）B超检查：排除妊娠、生殖器官肿瘤或赘生物等。

2）血液检查：可见血红蛋白偏低，无血液病。

3）卵巢功能测定：基础体温呈单相型。

4）诊断性刮宫：病理检查，排除子宫内膜恶性病变。

三、鉴别诊断

崩漏为月经的周期、经期及经量发生严重紊乱的疾病。表现为周期、经期紊乱，或暴下不止，或淋漓不断。

1. 月经先期

月经周期提前，经期和经量无明显异常表现。

2. 经期延长

仅为经期的延长，月经周期和经量无明显异常表现。

3. 月经过多

月经量明显增多，能自行停止，周期和经期无异常。

4. 月经先后无定期

月经周期异常，或提前或推后，经期和经量无明显异常。

四、辨证论治

（一）辨证要点

崩漏辨证首先要根据出血的期、量、色、质辨明血证的属性，以分清寒、热、虚、实。一般经血非时崩下，量多势急，继而淋漓不止，色淡，质稀，多属虚；经血非时暴下，血色鲜红或深红，质地稠黏，多属实热；淋漓漏下，血色紫红，质稠，多属虚热；经来无期，时来时止，时多时少，或久漏不止，色暗夹血块，多属瘀滞。出血急骤多属气虚或血热，淋漓不断多属虚热或血瘀。

一般而言，崩漏虚证多而实证少，热证多而寒证少。

（二）论治方法

崩漏的治疗原则应根据其病情缓急和出血时间长短的不同，本着"急则治其标，缓则治其本"的原则，灵活掌握"塞流、澄源、复旧"三法。

1. 塞流

即是止血。暴崩之际，急当止血防脱，首选补气摄血法，如用生脉散。若见四肢厥逆、脉微欲绝之证，则用参附汤回阳救逆，固脱止血，艾灸百会、大敦、隐白穴。

2. 澄源

即正本清源，根据不同证型辨证论治。切忌不问缘由，概投寒凉或温补之剂，专事止涩，致犯"虚虚实实"之戒。

3. 复旧

即固本善后，调理恢复。但复旧并非全在补血，而应及时调补肝肾、补益心脾以资血之源，安血之室，调经固本。视其病势，于善后方中寓治本之剂。调经治本，其本在肾，故总宜填补肾精，补益肾气，固冲调经，使本固血充，则周期可望恢复正常。

总之，临证治疗崩漏一定要分清病情轻重缓急、病程长短和出血量多少，遵循"塞流、澄源、复旧"三法分阶段、分步骤进行。但三法又不可截然分开，往往塞流需结合澄源，澄源应结合复旧。出血量多势急阶段以治标为主，应塞流止血为先；量少势缓时以治本为要，应塞流结合澄源；血止以后还应继续澄源固本，善后复旧，以恢复冲任气血蓄溢之周期和胞宫定期藏泻之规律，达到彻底治愈之目的。

（三）分证治疗

1. 出血期治疗

出血期治疗以塞流为主，结合澄源。

（1）血热证

1）虚热证

证候：经血非时而下，量少淋漓，血色鲜红而质稠，心烦潮热，小便黄少，或大便干燥，舌质红，苔少，脉细数。

治法：养阴清热，固冲止血。

方药：上下相资汤。

如暴崩下血者，加仙鹤草、乌贼骨；淋漓不断者，加茜草、三七；心烦少寐者，加炒枣仁、柏子仁；烘热汗出，眩晕耳鸣者，加龟甲、龙骨。

2）实热证

证候：经血非时暴下，或淋漓不净又时而增多，血色深红或鲜红，质稠，或有血块，唇红目赤，烦热口渴，或大便干结，小便黄，舌红，苔黄，脉滑数。

治法：清热凉血，止血调经。

方药：清热固经汤加减。

因外感热邪或过服辛燥助阳之品酿成实热崩漏，症见暴崩、发热、口渴、苔黄、脉洪大有力者，加贯众炭、蒲公英、马齿苋；实热耗气伤阴，出现气阴两虚证者，合生脉散加沙参；如实热已除，血减少而未止者，当根据证候变化塞流佐以澄源，随证遣方中酌加仙鹤草、茜草、益母草。

（2）肾虚证

1）肾阴虚证

证候：经乱无期，出血淋漓不净或量多，色鲜红，质稠，头晕耳鸣，腰膝酸软，或心烦，舌质偏红，苔少，脉细数。

治法：滋肾益阴，止血调经。

方药：左归丸去牛膝，合二至丸。

如咽干、眩晕者，加玄参、牡蛎、夏枯草；心烦、眠差者，加五味子、柏子仁、夜交藤。

2）肾阳虚证

证候：经来无期，出血量多或淋漓不尽，色淡质清，畏寒肢冷，面色晦暗，腰腿酸软，小便清长，舌质淡，苔薄白，脉沉细。

治法：温肾固冲，止血调经。

方药：右归丸加黄芪、党参、三七。

因肉桂宣通血脉而辛温行血，出血期宜去之。

3）肾气虚证

证候：青春期少女或围绝经期妇女，出血量多势急如崩，或淋漓日久，色淡红或暗红，质清稀，面色晦暗，眼眶暗，小腹空坠，腰膝酸软，舌淡暗，苔白润，脉沉细。

治法：补肾益气，固冲止血。

方药：加减苁蓉菟丝子丸加党参、黄芪、阿胶。

（3）脾虚证

证候：经血非时而至，崩中暴下继而淋漓，血色淡而质薄，气短神疲，面色㿠白，或面浮肢肿，手足不温，舌质淡，苔薄白，脉弱或沉细。

治法：补气升阳，止血调经。

方药：固本止崩汤。

久崩不止，症见头昏、乏力、心悸、失眠者，酌加制首乌、桑寄生、五味子；崩中量多者，加山茱萸、仙鹤草、血余炭敛阴止血。

（4）血瘀证

证候：经血非时而下，时下时止，或淋漓不净，色紫黑有块，或有小腹疼痛，舌质紫暗，苔薄白，脉涩或细弦。

治法：活血化瘀，止血调经。

方药：桃红四物汤加三七粉、茜草炭、炒蒲黄。

少腹冷痛，经色暗黑夹块，为寒凝血瘀，加艾叶炭、炮姜炭；血多者，去当归、红花，加乌贼骨、仙鹤草、血余炭；口干苦，血色红而量多，苔薄黄者，为瘀久化热，加地榆、贯仲炭、夏枯草。

2. 血止后治疗

血止后治疗以复旧为主，结合澄源。

（1）辨证求因、治本调经 一般说来，可在血止后根据患者不同年龄运用中药调整月经周期、促进卵泡发育成熟并排卵，多以调补肝肾佐以理气和血之法，方用大补元煎合寿胎丸、二至丸加减；通过B超监测卵泡发育接近成熟时，佐以活血通络之品，如茺蔚子、红花、路路通、鸡血藤、丹参等，同时酌加巴戟天、肉苁蓉、补骨脂等温补肾阳。如基础体温上升，说明已排卵，此时当温肾暖宫、调肝养血，以维持黄体功能，方用加减苁蓉菟丝子丸化裁。

（2）中药周期疗法 经后期着重补肾调肝养血，促进卵泡发育成熟；经间期着重助阳活血，促进阴阳转化，诱发排卵；经前期着重补肾助阳养肝，维持黄体功能；经行之际，着重活血调经，根据经量多少随证用药。一般连续治疗3~6个周期，可望逐渐建立正常月经周期，并恢复排卵。

五、预防与调护

1. 预防

（1）重视经期卫生，尽量避免或减少宫腔手术。

（2）早期治疗月经过多、经期延长、月经先期等月经病，以防发展成崩漏。

2. 调护

（1）注重个人卫生，预防感染。

（2）调理饮食，增加营养。

（3）劳逸结合，调畅情志。

第三十八节 痛 经

妇女正值经期或行经前后，出现周期性小腹疼痛，或痛引腰骶，甚至剧痛昏厥者，称为痛经，亦称"经行腹痛"。

痛经可分为原发性痛经和继发性痛经。原发性痛经又称功能性痛经，是指生殖器官无器质性病变者，以青少年女性多见；继发性痛经是指由于盆腔器质性疾病引起的痛经，常见于育龄期妇女。

一、病因病机

（一）病因

痛经发病有情志所伤、起居不慎或六淫为害等不同病因，并与素体及经期、经期前后特殊的生理环境有关。

1. 气滞血瘀

素多抑郁，经期或经期前后复伤于情志，肝

气更为怫郁，郁则气滞，气滞则血亦瘀滞，血海气机不利，经血运行不畅，发为痛经。

2. 寒凝血瘀

多因经期冒雨、涉水、游泳，或经水临行贪食生冷，内伤于寒，或过于贪凉，或生活环境潮湿，风冷寒湿客于冲任、胞中，以致经血凝滞不畅；或素禀阳虚，阴寒内盛，冲任虚寒，致使经水运行迟滞，使血滞不行，留聚而痛。

3. 湿热瘀阻

素有湿热内蕴，流注冲任，阻滞气血；或于经期、产后而感湿热之邪，稽留于冲任，或蕴结于胞中，湿热与经血相搏结，故发为痛经。

4. 气血虚弱

脾胃素弱，化源不足，或大病久病，气血俱虚，冲任气血虚少，或行经以后，血海空虚，冲任、胞脉失于濡养，兼之气虚血滞，无力流通，因而发生痛经。

5. 肾气亏虚

多因禀赋素弱，肝肾本虚，或因多产房劳，损及肝肾，精亏血少，冲任不足，胞脉失养，行经之后，精血更虚，冲任、胞宫失于濡养，而致痛经。

（二）病机

痛经病位在冲任、胞宫，变化在气血，表现为痛症。病机关键为经期前后冲任二脉气血的生理变化急骤。或精血素亏，经期冲任、胞宫失于濡养致"不荣则痛"；或邪气内伏，经期冲任、胞宫气血运行不畅致"不通则痛"。

其所以随月经周期发作，是与经期冲任气血变化有关。非行经期间，冲任气血平和，致病因素尚未能引起冲任、胞宫气血瘀滞或不足，故不发生疼痛。而在经期或经期前后，由于血海满盈而泄溢，气血变化急骤，致病因素乘时而作，便可发生痛经。临床上常见有气滞血瘀、寒凝胞中、湿热下注、气血虚弱、肝肾虚损等证候。也有因子宫发育不良或畸形，或子宫位置异常等而发生痛经的。

二、诊断要点

1. 病史

伴随月经周期规律性发作的小腹疼痛病史，或有经量异常、不孕、放置宫内节育器、盆腔炎等病史。

2. 症状

腹痛多发生在经前1~2天，可呈阵发性剧痛，严重者可放射到腰骶部、肛门、阴道、股内侧，甚至可见面色苍白、出冷汗、手足发凉等晕厥之象。但无论疼痛程度如何，一般不伴腹肌紧张或反跳痛。也有少数于经血将净或经净后1~2天始觉腹痛或腰腹痛者。

3. 妇科检查

功能性痛经者，妇科检查多无明显病变，部分患者可有子宫体过度屈曲，宫颈口狭窄。子宫内膜异位症者多有痛性结节，子宫粘连、活动受限，或伴有卵巢囊肿；子宫腺肌病者子宫多呈均匀性增大，经期检查时子宫压痛明显；慢性盆腔炎者有盆腔炎症的征象。

4. 其他检查

盆腔B超检查对子宫内膜异位症、子宫腺肌病、慢性盆腔炎的诊断有帮助，必要时行腹腔镜检查。

三、鉴别诊断

1. 异位妊娠破裂

异位妊娠破裂多有停经史和早孕反应，妊娠试验阳性；妇科检查时，宫颈有抬举痛，腹腔内出血较多时，子宫有漂浮感；盆腔B超检查常可见子宫腔以外有孕囊或包块存在；后穹隆穿刺或腹腔穿刺阳性；内出血严重时，患者可出现休克表现，血红蛋白下降。痛经虽可出现剧烈的小腹痛，但无上述妊娠征象。

2. 胎动不安

胎动不安也有停经史或早孕反应，妊娠试验阳性；在少量阴道流血和轻微小腹疼痛的同时，可伴有腰酸和小腹下坠感；妇科检查时，子宫体增大如停经月份，宫体变软，盆腔B超可见宫腔内有孕囊和胚芽，或见胎心搏动。痛经无停经史和妊娠反应，妇科检查及盆腔B超检查也无妊娠现象。

四、辨证论治

（一）辨证要点

痛经辨证首先当识别疼痛的性质。根据疼痛发生的时间、性质、部位以及疼痛的程度，结合月经期、量、色、质及兼症、舌脉，并根据素体情况等辨其寒热虚实。一般痛在经前、经期多属实；痛在经后多属虚。疼痛剧烈拒按多属实；隐隐作痛，喜揉喜按多属虚。得热痛减多为寒，得热痛增多为热；痛甚于胀，血块排出则疼痛减轻，或刺痛者，多为血瘀；胀甚于痛者多为气滞。绞痛、冷痛者属寒；灼痛者属热。痛在两侧少腹病多在肝，痛连腰骶病多在肾。

（二）论治方法

痛经的治疗原则，以调理冲任气血为主。又须根据不同的证候，或行气，或活血，或散寒，或清热，或补虚，或泻实。治法分两步：月经期调血止痛以治标，平时辨证求因而治本。同时，又宜结合素体情况，或调肝，或益肾，或扶脾，使之气顺血和，冲任流通，经血畅行则痛可愈。至于子宫发育不良、畸形或位置过度屈曲等所致的痛经，又当根据不同情况选择治疗方法。

（三）分证治疗

1. 气滞血瘀证

证候：每于经前一二日或月经期小腹胀痛，拒按，或伴胸胁、乳房作胀，或经量小，或经行不畅，经色紫暗有块，血块排除后痛减，经净疼痛消失，舌紫暗或有瘀点，脉弦或弦涩。

治法：理气化瘀止痛。

方药：膈下逐瘀汤加减。

若兼口苦苔黄，月经持续时间延长，经色紫暗，经质稠黏，加栀子、夏枯草、益母草；若兼前后二阴坠胀，加附子、柴胡；若肝郁伐脾，症见胸闷、食少者，加炒白术、茯苓、陈皮；若痛甚而见恶心呕吐，上方加吴茱萸、黄连、生姜。

2. 寒凝血瘀证

证候：经期或经后小腹冷痛，喜按，得热则舒，经量少，经色暗淡，腰腿疲软，小便清长，苔白润，脉沉。

治法：温经暖宫，化瘀止痛。

方药：少腹逐瘀汤加减。

若手足不温，面色青白，舌质淡嫩，宜去麦冬、阿胶；痛甚而厥，症见手足不温或冷汗淋漓，加附子。

3. 湿热瘀阻证

证候：经前小腹疼痛拒按，有灼热感，或伴腰骶胀痛，或平时少腹时痛，经来疼痛加剧，低热起伏，经色暗红，质稠有块，带下黄稠，小便短黄，舌红苔黄而腻，脉弦数或濡数。

治法：清热除湿，化瘀止痛。

方药：清热调血汤加红藤、败酱草、薏苡仁。

4. 气血虚弱证

证候：经后一二日或经期小腹隐隐作痛，或小腹及阴部空坠，喜揉按，月经量少色淡质薄，或神疲乏力，或面色不华，或纳少便溏，舌质淡，脉细弱。

治法：益气补血止痛。

方药：圣愈汤去熟地黄，加白芍、香附、延胡索。

血虚肝郁，症见胁痛乳胀，小腹胀痛，上方加川楝子、柴胡、小茴香、台乌药；血虚甚，症见头晕、心悸、眠差者，加鸡血藤、大枣、酸枣仁；兼肾虚，症见腰腿酸软者，加菟丝子、续断、桑寄生。

5. 肾气亏虚证

证候：经行后一二日内小腹绵绵作痛，腰部酸胀，经色暗淡，量少，质稀薄，或有潮热，或耳鸣，苔薄白或薄黄，脉细弱。

治法：补肾益气止痛。

方药：益肾调经汤加减。

痛及腰骶，加续断、杜仲；兼少腹两侧或两胁胀痛，加川楝子、延胡索。

6. 阳虚内寒证

证候：经期或经后小腹冷痛，喜按，得热则

舒，经量少，经色暗淡，腰腿酸软，小便清长。舌淡胖，苔白润，脉沉。

治法：温经扶阳，暖宫止痛。

方药：温经汤（《金匮要略》）加减。

五、预防与调护

1. 预防

（1）注重经期、产后卫生。

（2）经期不宜游泳、涉水。

2. 调护

（1）经期保暖，避免受寒。

（2）经期忌食寒凉生冷，或刺激性食物。

（3）经期保持精神愉快，使气机畅达，经血流畅。

（4）经期不可过用寒凉或滋腻的药物。

第三十九节　绝经前后诸证

妇女在绝经期前后，出现一些与绝经有关的症状，如眩晕耳鸣、烘热汗出、心悸失眠、烦躁易怒、潮热，或面目、下肢浮肿、纳呆、便溏，或月经紊乱、情志不宁等，称为绝经前后诸证，亦称经断前后诸证。这些症状往往轻重不一，参差出现，持续时间或长或短，短者一年半载，长者迁延数年，甚者可影响生活和工作。

一、病因病机

（一）病因

本病以肾虚为主，因偏于阴虚或偏于阳虚或阴阳两虚而出现不同证候，并可累及心、肝、脾。

1. 肾阴虚证

天癸渐竭，肾阴不足。素体阴虚，或数脱于血，多产房劳者，可出现肾阴亏虚，阳失潜藏之证。若肾水不能上济心火，可致心肾不交；又肾阴不足以涵养肝木，或情志不畅，郁结化热，灼烧真阴，可致肝肾阴虚，肝阳上亢。

2. 肾阳虚证

绝经之期肾气渐衰，若素体阳虚，或过用寒凉及过度贪凉取冷，导致肾阳虚惫。若命门火衰而不能温煦脾阳，或劳倦过度，耗损脾阳，也可出现脾肾阳虚之候。

3. 肾阴阳俱虚证

肾藏元阴而寓元阳，阴损及阳，或阳损及阴，真阴真阳不足，不能濡养、温煦脏腑，或激发、推动机体的正常生理活动，而致诸症丛生。

（二）病机

本病以肾虚为本。肾的阴阳平衡失调，影响到心、肝、脾脏，从而发生一系列的病理变化，出现诸多证候。因妇女一生经、孕、产、乳，数伤于血，易处于"阴常不足，阳常有余"的状态，而且经断前后，肾气虚衰，天癸先竭，所以临床以肾阴虚居多。由于体质或阴阳转化等因素，亦可变化为肾阳虚，或阴阳两虚，并由于诸种因素，常可兼夹气郁、瘀血、痰湿等复杂病机。

二、诊断要点

1. 病史

45～55岁的妇女，出现月经紊乱或停闭；或40岁前卵巢功能早退；或有手术切除双侧卵巢及其他因素损伤双侧卵巢功能病史。

2. 症状

月经紊乱或停闭，随之出现烘热汗出、烦躁易怒、潮热面红、眩晕耳鸣、心悸失眠、腰背酸楚、面浮肢肿、皮肤蚁行样感、情志不宁等症状。

3. 检查

（1）妇科检查　子宫大小尚正常或偏小。

（2）辅助检查

血清激素检查：FSH、LH 增高，E_2 水平降低，典型者呈现二高（高 FSH、LH）一低（低 E_2）的内分泌改变。绝经后 E_2 水平周期性变化消失。

阴道脱落细胞涂片检查：雌激素水平不同程度地低落。

三、鉴别诊断

1. 眩晕、心悸、水肿

本病症状表现可与某些内科病如眩晕、心悸、水肿等相类似，要注意鉴别。

2. 癥瘕

可能出现月经过多或经断复来，或有下腹疼痛，浮肿，或带下五色，气味臭秽，或身体骤然明显消瘦等症状。

四、辨证论治

（一）辨证要点

本病以肾虚为本，临床上常分为肾阴虚、肾阳虚、肾阴阳俱虚辨治。

（二）论治方法

绝经前后诸证以肾虚为本，治疗上应注重滋肾益阴，佐以扶阳，调养冲任，充养天癸，平调肾中阴阳。清热不宜过于苦寒，祛寒不宜过于温燥，更不可妄用攻伐，以免犯虚虚之戒。并注意有无心肝郁火、脾虚、痰湿、瘀血之兼夹证而综合施治。

（三）分证治疗

1. 肾阴虚证

证候：头晕耳鸣，头部面颊阵发性烘热、汗出，五心烦热，腰膝酸痛，或月经先期或先后不定，经色鲜红，量或多或少，或皮肤干燥瘙痒，口干，大便干结，尿少色黄，舌红少苔，脉细数。

治法：滋养肾阴，佐以潜阳。

方药：左归饮加制首乌、龟甲。

若肝肾阴虚，肝阳上亢，而兼烦躁易怒、胁痛口苦、失眠多梦者，宜滋肾柔肝，育阴潜阳，方用二至丸加龟甲、郁金。若因肾水不能上济心火，以致心肾不交，而见心悸怔忡、失眠多梦、健忘甚或情志失常者，宜滋肾宁心安神，可兼服补心丹。

2. 肾阳虚证

证候：面色晦暗，精神萎靡，形寒肢冷，腰膝酸冷，纳呆腹胀，大便溏薄，或经行量多，或崩中暴下，色淡或暗，有块，面浮肢肿，夜尿多或尿频失禁，或带下清稀，舌淡或胖嫩，边有齿印，苔薄白，脉沉细无力。

治法：温肾扶阳佐以温中健脾。

方药：右归丸合理中丸。

3. 肾阴阳俱虚证

证候：时而畏寒恶风，时而潮热汗出，腰酸乏力，头晕耳鸣，五心烦热，舌淡苔薄，脉沉细。

治法：补肾扶阳，滋肾养血。

方药：二仙汤加生龟甲、女贞子、补骨脂。

五、预防与调护

1. 预防

（1）定期行体格检查、妇科检查、防癌检查、内分泌学检查。

（2）若行手术，应尽量保留或不损伤无病变的卵巢组织。

（3）维持适度的性生活，调畅情志，防止心理早衰。

2. 调护

（1）适当锻炼，增强体质，调节阴阳气血。

（2）劳逸结合，生活规律，睡眠充足，避免过度疲劳和紧张。

（3）饮食应适当限制高脂、高糖类物质的摄入，注意进食新鲜水果蔬菜，及补充钙钾等矿物质。

第四十节 带下病

带下病是指带下量明显增多或减少，色、质、气味发生异常，或伴全身、局部症状者。

带下病包括带下过多、带下过少两种。

Ⅰ 带下过多

带下过多是指带下量明显增多，色、质、气味异常，或伴有全身或局部症状者。古代有"白沃""赤沃""赤白沃""白沥""赤白沥""下白物"等名称。

西医学的阴道炎、子宫颈炎、盆腔炎、妇科肿瘤等疾病引起的带下增多可参考本病治疗。

一、病因病机

（一）病因

主要病因是湿邪。湿邪有内外之别，外湿指外感之湿邪，内湿一般指脾虚失运所生之湿。

1. 脾虚

饮食不节，劳倦过度，思虑过多，情怀抑郁，肝气乘脾，损伤脾气，运化失常，水湿内停，聚而成湿，流注下焦，伤及任、带而为带下。

2. 肾虚

素体肾气不足，下元亏损，或房产多劳，伤及肾气，封藏失职，阴液滑脱而下。肾阴偏虚，相火偏旺，阴虚失守，任、带不固，火旺迫之，带下赤白。

3. 湿浊

经行产后，胞脉空虚，如因摄生不洁，或因久居阴湿之地，或因手术损伤，以致湿邪乘虚而入，蕴而化热，伤及任、带，发为带下。亦有肝经湿热下注，导致带下赤白者。

（二）病机

带下病系湿邪为患，而脾肾功能失常又是发病的内在条件，病位主要在前阴、胞宫。任脉损伤，带脉失约是带下病的核心机理。

二、诊断要点

1. 病史

有经期、产后余血未净之际，忽视卫生，不禁房事，或妇科手术感染邪毒病史。

2. 症状

带下量多；色白或淡黄，或赤白相兼，或黄绿如脓，或混浊如米泔；质或清稀如水，或稠黏如脓，或如豆渣凝乳，或如泡沫状；气味无臭，或有臭气，或臭秽难闻；可伴有外阴、阴道灼热瘙痒，坠胀或疼痛等。

3. 检查

（1）妇科检查 可见各类阴道炎、宫颈炎、盆腔炎的炎症体征，也可发现肿瘤。

（2）实验室检查 急性或亚急性盆腔炎，检查白细胞计数增多。阴道炎患者阴道清洁度检查三度。阴道分泌物镜检可查到滴虫、真菌及其他特异性或非特异性病原体。

（3）B超检查 对排除盆腔炎症及盆腔肿瘤有意义。

三、鉴别诊断

1. 白浊

白浊是指尿道流出混浊如脓之物的一种疾患，而带下出自阴道。

2. 漏下

经血非时而下，量少淋漓不断者为漏下，易与赤带相混。赤带者月经正常，时而从阴道流出一种赤色黏液，似血非血，绵绵不断。

四、辨证论治

（一）辨证要点

带下辨证，首先在于辨别量、色、质、气味。一般来说，色深（黄、赤、青绿）、质黏稠、有臭秽者，多属实、属热；色淡（淡白、淡黄）、质稀或有腥气者，多属虚、属寒。临证时，结合全身症状，联系病史、产史等全面分析，正确辨证。

（二）论治方法

治疗以祛湿止带为基本原则。湿热者宜清、宜利；脾肾两虚者以调补脾肾为主。治脾宜升、宜燥，治肾宜补、宜涩。有些尚需配合外治，才能提高疗效。

（三）分证治疗

1. 脾虚证

证候：带下色白或淡黄，质黏稠，无臭气，绵绵不断，面色㿠白或萎黄，四肢不温，精神疲惫，纳少便溏，两足浮肿，舌淡苔白或腻，脉缓弱。

治法：健脾益气，升阳除湿。

方药：完带汤加减。

若湿蕴化热者，症见带下黏稠色黄，方用易黄汤。

2. 肾虚证

证候：白带清冷，量多，质稀薄，终日淋漓不断，腰痛如折，小腹有冷感，小便频数清长，夜间尤甚，大便溏薄，舌质淡，苔薄白，脉沉迟。

治法：温肾培元，固涩止带。

方药：内补丸加减。

便溏者，去肉苁蓉，加补骨脂、肉豆蔻。

3. 阴虚夹湿证

证候：带下赤白，质稍黏无臭，阴部灼热，头目昏眩，或面部烘热，五心烦热，失眠多梦，便艰尿黄，舌红少苔，脉细略数。

治法：益肾滋阴，清热止带。

方药：知柏地黄汤加芡实、金樱子。

4. 湿热下注证

证候：带下量多，色黄或黄白，质黏稠，有臭气，胸闷口腻，纳食较差，或小腹作痛，或带下色白质黏如豆腐渣状，阴痒，小便黄少，舌苔黄腻或厚，脉濡略数。

治法：清利湿热。

方药：止带方加减。

若肝经湿热下注，症见带多色黄，或黄绿，质黏或呈泡沫状，有臭气，阴部痒痛，头部昏痛，烦躁易怒，方用龙胆泻肝汤加减。

5. 热毒蕴结证

证候：带下量多，或赤白相兼，或五色杂下，质黏腻，或如脓样，有臭气，或腐臭难闻，小腹作痛，烦热口干，头昏晕，午后尤甚，大便干结或臭秽，小便黄少，舌红，苔黄干，脉数。

治法：清热解毒。

方药：五味消毒饮加白花蛇舌草、椿根白皮、白术。

若脾胃虚弱，正气不足者，可加黄芪。

五、预防与调护

1. 预防

（1）保持外阴清洁干爽，勤换内裤；注意产后、经期卫生，禁止盆浴。

（2）经期勿冒雨涉水和久居阴湿之地，以免感受湿邪。

（3）做好计划生育工作，避免早婚多产，避免多次人工流产。

（4）定期进行妇科检查，发现病变及时治疗。

（5）进行妇科检查或手术操作时，应严格执行无菌操作，防止交叉感染。

2. 调护

（1）饮食清淡，不宜过食肥甘或辛辣之品，以免滋生湿热。

（2）对具有交叉感染的带下病，在治疗期间需禁止性生活，性伴侣应同时接受治疗。

（3）患病及经期禁止在公共游泳池游泳。

Ⅱ 带下过少

带下过少是指带下量明显减少，导致阴中干涩痒痛，甚至阴部萎缩。

西医学的卵巢功能下降、手术切除卵巢后、盆腔放疗后、严重卵巢炎及席汉综合征、长期服用某些药物抑制卵巢功能等导致雌激素水平低落而引起的阴道分泌物减少可参照本病辨证治疗。

一、病因病机

（一）病因

带下过少，其发生原因有二：一是肾阴不足，阴精津液亏少，不能润泽阴户；二是瘀血内阻冲任，阴精津液不能运达阴户，均可导致带下过少。

1. 肝肾亏损

素体肾阴不足，或中年房事过度，或年老体弱，肾精亏损，或大病久病，精血耗伤，以致冲任精血不足，任脉之阴精津液亏少，不能润泽阴窍，而至带下过少。

2. 血枯瘀阻

素体抑郁，情志不遂，以致气滞血瘀，或经期产后，摄生不慎，感受寒热之邪，寒热与血搏结，瘀血内停，瘀阻冲任，阴精津液不能运达阴股，不能润泽阴窍，而至带下过少。

（二）病机

主要病机是阴液不足，不能润泽阴户。

二、诊断要点

1. 病史

有卵巢早衰、手术切除卵巢、盆腔放疗、盆腔炎症、反复流产史，有产后大出血或长期服用某些药物抑制卵巢功能等病史。

2. 症状

带下过少甚至全无，阴道干涩、痒痛，甚至阴部萎缩。或伴性欲低下，性交疼痛，烘热汗出，月经错后、稀发，经量偏少，闭经，不孕等。

3. 检查

（1）妇科检查　阴道黏膜皱折明显减少或消失，或阴道壁菲薄充血，分泌物极少，宫颈、宫体或有萎缩。

（2）实验室检查　性激素测定可见雌二醇（E_2）明显降低，促卵泡生成素、促黄体生成素升高。

（3）B超检查　可见双侧卵巢缺如或卵巢变小，或子宫内膜菲薄。

三、鉴别诊断

1. 产后虚劳

由于产后大出血、休克造成垂体前叶急性坏死，正常分泌功能受损而引起。临床表现为产后体质虚弱，面色苍白，无乳汁分泌，闭经，阴部萎缩，性欲减退，并有畏寒、头昏、贫血、毛发脱落等症状；FSH、LH明显降低，甲状腺功能降低，尿17-羟、17-酮皮质类固醇低于正常。

2. 脏躁

妇女精神忧郁，烦躁不宁，无故悲泣，哭笑无常，喜怒无定，呵欠频作，不能自控者，常伴有绝经期症状。实验室检查可有E_2下降，FSH、LH的升高，可因卵巢功能下降而出现带下过少，少数出现阴道干涩不适等症状。

四、辨证论治

（一）辨证要点

本病不外虚实二端，虚则肾阴亏损，常兼有头晕耳鸣，腰酸腿软，手足心热，烘热汗出，心烦少寐；实者血瘀津亏，常有小腹或少腹疼痛拒按，心烦易怒，胸肋乳房胀痛，或兼有寒热之象。

（二）论治方法

带下过少一病，虽有肝肾阴虚、血枯瘀阻之不同，其根本原因是阴血不足，治疗重在滋补肝肾之阴精，佐以养血、化瘀等。用药不可肆意攻伐及过用辛燥苦寒之品，以免耗津伤阴，犯虚虚之戒。

（三）分证治疗

1. 肝肾亏损证

证候：带下过少，甚至全无，阴部干涩灼痛，或伴阴痒，阴部萎缩，性交疼痛，头晕耳鸣，腰膝酸软，烘热汗出，烦热胸闷，夜寐不安，小便黄，大便干结，舌红少苔，脉细数或沉弦细。

治法：滋补肝肾，养精益血。

方药：左归丸加知母、肉苁蓉、紫河车、麦冬。

如阴虚阳亢，头痛甚者，加天麻、钩藤、石决明；心火偏盛者，加黄连、炒枣仁、青龙齿；

皮肤瘙痒者，加蝉蜕、防风、白蒺藜；大便干结者，加生地黄、玄参、何首乌。

2. **血枯瘀阻证**

证候：带下过少甚至全无，阴中干涩，阴痒，或面色无华，头晕眼花，神疲乏力，或经行腹痛，经色紫暗，有血块，肌肤甲错，或下腹有包块，舌质暗，边有齿痕、瘀斑，脉细涩。

治法：补血益精，活血化瘀。

方药：小营煎加丹参、桃仁、牛膝。

大便干结者，加胡麻仁、首乌；小腹疼痛明显者，加五灵脂、延胡索；下腹有包块者，加鸡血藤、三棱、莪术。

五、预防与调护

1. **预防**

（1）及时治疗产后大出血，防治脑垂体缺血坏死。

（2）早诊断早治疗可能导致卵巢功能降低的原发病。

2. **调护**

（1）调畅情志，保持良好心态。

（2）饮食有节。

第四十一节　胎漏、胎动不安

妊娠期阴道少量出血，时下时止，而无腰酸腹痛者，称为胎漏，亦称为"胞漏"或"漏胎"。

若妊娠期间出现腰酸腹痛或下腹坠胀，或伴有少量阴道出血者，称为胎动不安。

胎漏与胎动不安常是堕胎、小产的先兆，西医学的先兆流产可参照本病辨证治疗。

一、病因病机

（一）病因

本病有母体和胎元两方面原因，常见有血热、肾虚、气血虚弱、血瘀四个方面。

1. **胎元方面**

夫妇之精气不足，两精虽能结合，但胎元不固，以致发生胎漏、胎动不安。若因胎元有缺陷，胎多不能成实而易殒堕。

2. **母体方面**

（1）肾虚　禀赋素弱，先天不足，肾气虚弱，或孕后不慎房事，损伤肾气，肾虚冲任不固，胎失所系，以致胎元不固，而成胎漏、胎动不安。

（2）气血虚弱　平素体弱血虚，或孕后脾胃受损，化源不足，或因故损伤气血，气虚不摄，血虚失养，胎气不固，以致胎漏、胎动不安。

（3）血热　素体阳虚，或七情郁结化热，或外感邪热，或阴虚生热，热扰冲任，损伤胎气，以致胎漏、胎动不安。

（4）跌仆伤胎　跌仆闪挫或劳力过度，损伤冲任，气血失和，以致伤动胎气。

（5）癥瘕伤胎　孕妇素有癥瘕之疾，瘀阻胞脉，孕后冲任气血失调，血不归经，胎失摄养，而致胎动不安。

（二）病机

本病主要机理是冲任气血失调，胎元不固。妊娠是胚胎寄生于母体子宫内生长发育和成熟的过程，母体和胎儿必须相互适应，否则会发生流产。胎元包括胎气、胎儿、胎盘三个方面。胎气、胎儿、胎盘任何一个方面出现问题，均可发生胎漏、胎动不安。临床影响冲任损伤、胎元不固的常见病机有肾虚、气血虚弱、血热、跌仆伤胎和癥瘕伤胎。

二、诊断要点

1. **病史**

（1）有停经史，并可有早孕反应。

（2）常有孕后不节房事史，人工流产、自然流产史或宿有癥瘕史。

2. 症状

妊娠期间出现少量阴道出血，而无明显的腰酸、腹痛，脉滑，可诊断为胎漏；若妊娠出现腰酸、腹痛、下坠，或伴有少量阴道出血，脉滑，可诊断为胎动不安。

3. 检查

（1）妇科检查　子宫颈口未开，胎膜未破，子宫大小与停经月份相符合。

（2）辅助检查

1）尿妊娠试验：尿妊娠试验阳性。

2）B超检查：宫内妊娠、胎儿存活。

三、鉴别诊断

1. 胎漏是妊娠期阴道少量出血，时下时止，而无腰酸腹痛。

（1）激经　激经的出血是有规律的，孕后在相当于月经期时，有少量阴道流血，至孕3个月后自行停止，无损于胎儿的生长发育。

（2）胎死不下　胎死不下可伴阴道流血，孕中期不见小腹增大，胎动消失。妇科检查子宫小于妊娠月份，B超检查无胎心、胎动，或胎头不规则变形。

2. 胎动不安是妊娠期间仅有腰酸腹痛或下腹坠胀，或伴有少量阴道出血。

（1）妊娠腹痛　妊娠期发生小腹疼痛，并无腰酸，也无阴道流血。

（2）胎殒难留　阴道流血增多，腹痛加重，妇科检查子宫颈口已扩张，有时胚胎组织堵塞于子宫颈口，子宫与停经月份相符或略小。B超检查孕囊变形，或子宫壁与胎膜之间的暗区不断增大，胎囊进入宫颈管内，或无胎心搏动。

（3）异位妊娠　可有少量不规则阴道流血、下腹隐痛等症，其破裂时即伴有剧烈的下腹部撕裂样疼痛，多限于一侧，或伴有晕厥或休克。妇科检查、后穹隆穿刺术及B超检查有助于诊断。

（4）鬼胎　鬼胎常有不规则阴道流血，有时可大量出血，偶尔在血中发现水泡状物。子宫多大于正常妊娠子宫。B超检查可协助诊断。

四、辨证论治

（一）辨证要点

辨证时要根据阴道流血的量、色、质辨其虚实。色淡红，质稀薄者，属气虚；色深红或鲜红，质稠者，属血热。

（二）论治方法

本病的治法以安胎为主，并根据不同的情况采用固肾、调气养血、清热等法，经过治疗，出血迅速控制，腹痛消失，多能继续妊娠。若出血量多，腰酸、腹痛加重，无胎心搏动，胎殒难留者，急当去胎益母，按堕胎、小产处理。

（三）分证治疗

1. 肾虚证

证候：妊娠期，阴道少量下血，色淡暗，腰酸腹坠痛，或伴头晕耳鸣，小便频数，夜尿多甚至失禁，或曾屡次堕胎，舌淡苔白，脉沉滑尺弱。

治法：固肾安胎，佐以益气。

方药：寿胎丸加减。

若小便失禁者，再加益智仁、覆盆子。

2. 气血虚弱证

证候：妊娠期，阴道少量流血，色淡红，质稀薄，或腰腹胀痛或坠胀，伴神疲肢倦，面色㿠白，心悸气短，舌质淡，苔薄白，脉细滑。

治法：补气养血，固肾安胎。

方药：胎元饮去当归，加黄芪、阿胶。

3. 血热证

证候：妊娠期，阴道下血，色鲜红，或腰腹坠胀作痛，伴心烦不安，手心烦热，口干咽燥，或有潮热，小便短黄，大便秘结，舌质红，苔黄而干，脉滑数。

治法：滋阴清热，养血安胎。

方药：保阴煎加苎麻根。

下血较多者，加阿胶、旱莲草；腰酸者，加菟丝子、桑寄生。

4. 跌仆伤胎证

证候：妊娠外伤，腰酸，腹胀坠，或阴道下血，舌正常，脉滑无力。

治法：补气和血，安胎。

方药：圣愈汤加菟丝子、桑寄生、续断。

若下血较多者，去当归、川芎，加艾叶炭、阿胶。

5. 癥瘕伤胎证

证候：孕后阴道不时少量下血，色红或暗红，胸腹胀满，少腹拘急，甚则腰酸下坠，皮肤粗糙，口干不欲饮，舌暗红或边尖有瘀斑，苔白，脉沉弦或沉涩。

治法：祛瘀消癥，固冲安胎。

方药：桂枝茯苓丸加续断、杜仲。

久崩不止，症见头昏、乏力、心悸、失眠者，酌加制首乌、桑寄生、五味子；脘腹胀闷者，加黑荆芥、煨木香、炒枳壳；崩中量多者，加山茱萸、仙鹤草、血余炭。

五、预防与调护

1. 预防

（1）提倡婚前、孕前检查。

（2）孕后初期忌交合，以静养胎，调畅情怀，生活有节。

2. 调护

（1）发病后应及早安胎。

（2）注重围产期保健。

（3）合理饮食，增加营养。

（4）孕早期，尽量卧床休息，调畅情志。

第四十二节　不孕症

女子结婚后夫妇同居一年以上，配偶生殖功能正常，未避孕而未受孕者，称原发性不孕，古称"全不产"；或曾生育或流产，未避孕而又一年以上不再受孕者，称继发性不孕，古称"断绪"。

一、病因病机

（一）病因

不孕症的病因较为复杂，常见有肾虚、肝郁、痰湿、血瘀四个方面。

1. 肾虚

先天肾气不充，阳虚不能温煦胞宫，胞宫虚冷，以致不能摄精成孕；或精血不足，冲任脉虚，胞脉失养，不能成孕；或阴虚火旺，血海蕴热，亦不能成孕。

2. 肝气郁结

情志不畅，肝气郁结，疏泄失常，气血不和，冲任不能相资，不能成孕。

3. 瘀滞胞宫

经期、产后余血未净，若感受寒邪，胞脉阻滞，两精不能结合，以致不孕。

4. 痰湿内阻

体质肥胖，或恣食膏粱厚味，脾虚不运，痰湿内生，气机不畅，胞脉受阻，不能摄精成孕。

（二）病机

肾主生殖，不孕与肾的关系密切，并与天癸、冲任、胞宫的功能失调，或脏腑气血不和，影响胞脉胞络功能有关。

二、诊断要点

1. 病史

有月经初潮来迟及月经过少、月经后期、闭经、卵巢早衰、带下病、宫颈炎、盆腔炎、子宫肌瘤、多囊卵巢综合征、子宫内膜异位症、产后出血等妇产科疾病史；反复人流、刮宫等宫腔手术史；结核病、甲状腺疾病等内科病史；使用避孕药史及减肥史等。

2. 症状

女子结婚后夫妇有正常性生活一年以上，未采取避孕措施而不孕。可伴有体格及发育不良、畸形、形体消瘦或肥胖，多毛，溢乳，绝经前后诸证，或结核病症状等。

3. 检查

（1）妇科检查　可有内外生殖器先天发育不良，阴道分泌物及宫颈黏液异常，宫颈炎，子宫体小、畸形，双附件包块、粘连，同时可伴有第二性征发育不良。

（2）实验室检查　性激素系列（FSH、LH、PRL、E_2、P）测定值可有异常降低或升高，对于评价卵巢功能及有无排卵具有重要指导意义。

（3）其他检查

1）B超检查：可见子宫内膜过薄以及卵泡发育欠佳，子宫、卵巢体积小于正常或畸形、炎症、包块等。

2）基础体温测定：呈单相型，或无典型双相表现。

3）宫颈黏液检查：排卵期宫颈黏液镜下未见羊齿植物叶状结晶。

4）输卵管通畅试验：输卵管通液、子宫输卵管造影可见单侧或双侧输卵管堵塞或不畅。

5）宫腔镜、腹腔镜检查：可发现宫腔粘连、黏膜下肌瘤、内膜息肉等影响受孕的病理因素。

三、鉴别诊断

与暗产鉴别。暗产是指早早孕期，胚胎初结而自然流产者。此时孕妇尚未有明显的妊娠反应，一般不易觉察而误认为不孕。通过基础体温监测、早孕试验及病理学检查可明确。

四、辨证论治

（一）辨证要点

不孕症的辨证，重在审脏腑、冲任、胞宫之病位，辨气血、寒热、虚实之变化，还要察痰湿与瘀血之病理因素。初潮推迟，月经一贯后期量少，常有腰酸腿软者，多属肾虚；胸闷烦躁，郁郁不乐者，多属肝郁；形体肥胖，多属痰湿；少腹作痛，经量偏少者，多属血瘀。

（二）论治方法

不孕症的原因复杂，治疗大多较困难，疗程较长，但亦有经短期一般治疗即受孕者，临证需因人施治。治疗当辨证与辨病相结合。治疗重点是温养肾气，调理气血，使经调病除，则胎孕可成。此外，还须情志舒畅，房事有节，择氤氲之时而合阴阳，以利于成孕。

（三）分证治疗

1. 肾虚证

（1）肾气虚证

证候：婚久不孕，月经不调或停闭，经量或多或少，色暗；头晕耳鸣，腰膝酸软，精神疲倦，小便清长；舌淡，苔薄，脉沉细。

治法：补肾益气，温养冲任。

方药：毓麟珠。

（2）肾阳虚证

证候：婚后不孕，月经后期，量少色淡，或月经稀发、闭经，面色晦暗，腰膝酸软，性欲淡漠，小便清长，大便不实，舌淡苔白，脉沉细或沉弱。

治法：温肾补气养血，调补冲任。

方药：温胞饮或右归丸。

若腰痛似折，小腹冷甚，脉沉迟，可加巴戟天、补骨脂、仙茅、仙灵脾。

（3）肾阴虚证

证候：婚后不孕，月经先期，量少色红，无血块，或月经尚正常，但形体消瘦，腰膝酸软，头晕眼花，心悸失眠，口干，五心烦热，午后低热，舌质偏红，苔少，脉细弱。

治法：滋阴养血，调冲益精。

方药：养精种玉汤加女贞子、旱莲草。

若见形体消瘦，五心烦热，午后潮热，可加牡丹皮、地骨皮、黄柏、龟甲。

2. 肝气郁结证

证候：多年不孕，经期先后不定，经来腹痛，行而不畅，量少色暗，有小血块，经前乳房胀痛，精神抑郁，烦躁易怒，舌质正常或暗红，苔薄白，脉弦。

治法：疏肝解郁，理血调经。

方药：开郁种玉汤加减。

胸胁胀满甚者，去白术，加青皮、玫瑰花；梦多而睡眠不安者，加炒枣仁、夜交藤；乳胀有块，酌加王不留行、橘叶、橘核、路路通；乳房胀满，有灼热感或有触痛者，加川楝子、蒲公英。若气滞而夹瘀血，可见小腹胀痛，经期或劳累后加重，痛时拒按，方用少腹逐瘀汤加丹参、香附、桂枝。

3. 瘀滞胞宫证

证候：婚后久不孕，月经后期量少，色紫暗，有血块，或痛经，平时少腹作痛，痛时拒按，舌质紫暗或边有紫点，脉细弦。

治法：逐瘀荡胞，调经助孕。

方药：少腹逐瘀汤加减。

4. 痰湿内阻证

证候：婚后久不受孕，形体肥胖，经行延后，甚或闭经，带下量多，质黏稠，面色㿠白，头晕心悸，胸闷泛恶，苔白腻，脉滑。

治法：燥湿化痰，理气调经。

方药：苍附导痰丸加减。

如经量多，可去川芎，酌加黄芪、续断；若心悸，加远志。

五、预防与调护

1. 预防

（1）遵循求嗣之道。适龄婚孕，交合有时。

（2）调治劳伤痼疾，尤以调经和治疗带下病最为紧要。

2. 调护

（1）舒畅情志。

（2）劳逸有节。

（3）勿过于节食，保持营养均衡。

第四十三节　肺炎喘嗽

肺炎喘嗽是小儿时期常见的一种肺系疾病，临床以发热、咳嗽、气促、鼻扇、痰鸣为主要临床特征，重者可见张口抬肩，呼吸困难，面色苍白，口唇青紫等症。

本病一年四季都可发生，但多见于冬春季节。任何年龄均可发病，以婴幼儿多发，年龄越小，发病率越高。本病若治疗及时得当，一般预后良好；婴幼儿体质虚弱者，常反复发作，迁延难愈；病情严重者可出现变证，甚至危及生命。

一、病因病机

本病的发病原因，外因为感受风邪，或由其他疾病传变而来；内因为小儿肺脏娇嫩，卫外不固。外感风邪由口鼻或皮毛而入，侵犯肺卫，致肺失清肃，闭郁不宣，化热炼津，炼液成痰，阻于气道，肃降无权，从而出现咳嗽、气促、痰壅、鼻扇、发热等肺气郁闭的证候，发为肺炎喘嗽。

肺炎喘嗽病变部位主要在肺，常累及脾，重者可内窜心肝。病机关键为肺气郁闭，痰热是其病理产物。

二、诊断要点

1. 起病急，有发热、咳嗽、气喘、鼻扇、痰鸣等症。

2. 肺部听诊可闻及中、细湿啰音。

3. 新生儿患肺炎时，常以不乳、精神萎靡、口吐白沫等症状为主，而无上述典型表现。

4. X线胸片可见小片状、斑片状阴影，或见不均匀的大片状阴影。

5. 血常规检查：细菌性肺炎，白细胞总数可升高，中性粒细胞增多，C反应蛋白增高。病毒性肺炎，白细胞总数正常或偏低。

6. 细菌培养、病毒学检查、肺炎支原体检测等，可获得相应的病原学诊断。

三、鉴别诊断

儿童哮喘：呈反复发作的咳嗽喘息，胸闷气

短，喉间痰鸣，发作时双肺可闻及以呼气相为主的哮鸣音，呼气延长，支气管舒张剂有显著疗效。

四、辨证论治

（一）辨证要点

本病辨证，重在辨表里、寒热、虚实及痰重热重。

1. 初期病邪在表，需辨风寒风热

凡恶寒发热，无汗，咳嗽气急，痰多清稀，舌质不红，苔白，为风寒闭肺；若发热恶风，咳嗽气急，痰多黏稠或色黄，舌质红，苔薄白或黄，为风热闭肺。

2. 极期病邪入里，需辨痰重热重

痰重者咳嗽剧烈，气促鼻扇，喉间痰鸣，舌红苔白腻，脉滑。热重者高热不退，面赤唇红，便秘尿赤，舌红苔黄糙，脉洪大。

3. 后期辨气虚阴伤

病程较长者以虚证居多。低热盗汗，干咳无痰，舌红少津，苔花剥或苔少，为阴虚肺热；若面白少华，动则汗出，咳嗽无力，舌质淡，苔薄白，为肺脾气虚。

（二）论治方法

本病以宣肺开闭、化痰平喘为基本治法。若痰多壅盛者，宜降气涤痰；喘憋严重者，治以平喘利气；气滞血瘀者，佐以活血化瘀；壮热炽盛，大便秘结者，佐以通腑泄热。病久肺脾气虚者，宜健脾补肺以扶正为主；阴虚肺燥，宜养阴润肺，化痰止咳。

（三）分证治疗

1. 风寒闭肺证

证候：恶寒发热，无汗，鼻塞流清涕，咳嗽气促，痰稀色白，舌淡红，苔薄白，脉浮紧，指纹浮红。

治法：辛温宣肺，化痰止咳。

方药：华盖散加味。常用麻黄、苦杏仁、甘草、荆芥、防风、前胡、苏叶、桔梗等。

2. 风热闭肺证

证候：发热恶风，鼻塞流浊涕，咳嗽气促，痰稠色黄，咽红，舌质红，苔薄黄，脉浮数，指纹浮紫。

治法：辛凉宣肺，化痰止咳。

方药：麻杏石甘汤加减。常用麻黄、苦杏仁、生石膏、甘草、金银花、连翘、薄荷、桔梗、牛蒡子、芦根等。

3. 痰热闭肺证

证候：壮热烦躁，咳嗽喘憋，气促鼻扇，喉间痰鸣，痰稠色黄，口唇紫绀，咽红肿，舌质红，苔黄，脉滑数，指纹紫滞、显于气关。

治法：清热涤痰，宣肺降逆。

方药：麻杏石甘汤合葶苈大枣泻肺汤加减。常用麻黄、苦杏仁、生石膏、甘草、葶苈子、桑白皮、紫苏子、前胡、黄芩、百部、海浮石等。

4. 毒热闭肺证

证候：壮热不退，咳嗽剧烈，气急喘憋，鼻翼扇动，鼻孔干燥，面赤唇红，烦躁口渴，或嗜睡，便秘，小便黄少，舌红少津，苔黄燥，脉滑数，指纹紫滞。

治法：清热解毒，泻肺开闭。

方药：黄连解毒汤合麻杏石甘汤加减。常用麻黄、苦杏仁、生石膏、甘草、黄芩、黄连、栀子、虎杖、浙贝母等。

5. 阴虚肺热证

证候：病程较长，低热盗汗，干咳少痰，面色潮红，手足心热，口干便秘，舌质红，苔少或花剥，脉细数，指纹淡紫。

治法：养阴清肺，润肺止咳。

方药：沙参麦冬汤加减。常用沙参、麦冬、玉竹、天花粉、桑白皮、款冬花、芦根等。

6. 肺脾气虚证

证候：久咳，咳痰无力，痰多，面白少华，神疲乏力，动则汗出，易感冒，纳呆便溏，舌质淡红，苔薄白，脉细无力，指纹淡红。

治法：补肺益气，健脾化痰。

方药：人参五味子汤加减。常用党参、白术、茯苓、五味子、麦冬、半夏、橘红、紫菀、甘草等。

(四)其他疗法

1. 拔罐疗法

取双侧肩胛下部,拔火罐。每次5~10分钟,每日1次,5日为一疗程。适用于3岁以上儿童肺炎湿啰音久不消退者。

2. 药物外治

主要采取贴敷疗法,用于肺炎后期迁延不愈或痰多,两肺湿啰音经久不消者。

(1)白芥子末、面粉各30g,加水调和,用纱布包后,贴敷背部,每日1次,每次约15分钟,出现皮肤发红为止,连敷3日。

(2)大黄、芒硝、大蒜各15~20g,调成膏状,用纱布包后,贴敷背部,如皮肤未出现刺激反应,可连用3~5日。

五、预防与调护

1. 适当增加户外活动,加强锻炼,增强体质。
2. 保持室内清洁,空气流通,湿度适中,避免空气干燥,以利于痰液咳出。
3. 根据气温变化,随时增减衣服,避免着凉感冒。
4. 饮食宜清淡富有营养,多喂开水。
5. 保持呼吸道通畅,经常拍背翻身,以助于排痰。

第四十四节　小儿泄泻

泄泻是以大便次数增多,粪质稀薄或如水样为特征的一种小儿常见的脾胃系病。本病一年四季均可发生,以夏秋季节发病率为高。发病年龄以婴幼儿为主,其中6个月~2岁的小儿发病率最高。本病轻者预后良好;重者伤津耗液,可导致气阴两伤,甚至阴竭阳脱的危证;若久泻迁延不愈,可导致疳证,或慢惊风。

一、病因病机

(一)病因

小儿泄泻发生的常见原因有感受外邪、伤于饮食、脾胃虚弱。

1. 感受外邪

小儿脏腑柔嫩,肌肤薄弱,冷暖不知自调,易为外邪侵袭,外感风、寒、热、暑诸邪常与湿邪相合,客于脾胃,困阻中焦,下注大肠,传化失职,而成泄泻。

2. 伤于饮食

小儿脾常不足,运化力弱,饮食不知自节,若调护失宜,乳哺不当,饮食失节或过食生冷瓜果或难以消化之食物,皆能损伤脾胃,脾伤则运化失职,清浊不分,并走大肠,发生泄泻。

3. 脾胃虚弱

小儿素体脾虚,或久病迁延不愈,或用药攻伐太过,皆使脾胃虚弱,胃弱则腐熟无能,脾虚则运化失职,不能分清别浊,水湿水谷合污而下,形成脾虚泄泻。

4. 脾肾阳虚

久病久泻,脾虚及肾,而致脾肾阳虚,命门火衰,脾失温煦,阴寒内盛,水谷不化,清浊不分,并走大肠,而致澄澈清冷、洞泄而下的脾肾阳虚泻。

5. 情志失调

肝郁乘脾,脾虚不能分清泌浊而致水谷不分,形成泄泻。

(二)病机

小儿泄泻的病位在脾胃,基本病机为脾虚湿盛。小儿脾胃薄弱,易于受损,若为外邪或饮食所伤,则运化功能失职,水谷不分,精微不布,清浊不分,水反为湿,谷反为滞,合污而下,而致泄泻。重症患儿,泻下过度,易于伤阴耗气,出现气阴两伤,甚则阴损及阳,导致阴竭阳脱的危重变证;若久泻不止，脾气虚弱，土虚木亢，肝旺而生内风，而致慢惊风；脾虚失运，生化乏源，气血亏虚，不能荣养脏腑肌肤，久则形成疳证。

二、诊断要点

1. 有乳食不节、饮食不洁及感受时邪的病史。
2. 大便次数增多，粪质稀薄。
3. 重症泄泻，可见小便短少，高热烦渴，神萎倦怠，皮肤干瘪，囟门凹陷，目眶下陷，啼哭无泪，口唇樱红，呼吸深长，腹胀等症。
4. 大便镜检可有脂肪球或少量白细胞、红细胞。
5. 大便病原学检查可有轮状病毒阳性，或致病性大肠杆菌等细菌培养阳性。

三、鉴别诊断

主要与痢疾（细菌性痢疾）相鉴别。痢疾大便为黏液脓血便，腹痛，里急后重。大便常规检查有脓细胞、红细胞和吞噬细胞；大便培养有痢疾杆菌生长。

四、辨证论治

（一）辨证要点

本病以八纲辨证为纲，主要是辨常证与变证。

1. 常证重在辨寒、热、虚、实

按起病急缓、病程短长分为暴泻、久泻，暴泻多属实，久泻多属虚或虚中夹实。风寒泻大便清稀多泡沫，臭气轻，腹痛重，伴外感风寒证候；湿热泻大便水样，泻下急迫，或见便下黏液，舌苔黄腻；伤食泻有饮食不节史，腹胀纳呆，大便稀薄酸臭，夹有未消化食物残渣，腹痛欲泻，泻后痛减；脾虚泻大便稀溏，色淡不臭，多于食后作泻，面色萎黄，神疲纳呆；脾肾阳虚泻为久泻不愈，大便清稀，完谷不化，形寒肢冷。

2. 变证重在辨阴、阳

泻下不止，精神不振，皮肤干燥，小便短少，前囟、眼眶凹陷，为气阴两伤证，属重症；精神萎靡，尿少或无，四肢厥冷，脉细欲绝，为阴竭阳脱证，属危证。

（二）论治方法

泄泻治疗，以运脾化湿为基本治法。实证以祛邪为主，针对不同病因，分别给予祛风解表、清热利湿、消食导滞等法。虚证以扶正为主，根据脏腑虚损的不同，给予健脾益气、温补脾肾、固涩止泻等治疗。本病除口服药外，可采用外治疗法。

（三）分证治疗

1. 风寒泻证

证候：大便清稀，夹有泡沫，臭气不甚，肠鸣腹痛，或伴恶寒发热，鼻流清涕，舌质淡，苔薄白，脉浮紧，指纹淡红。

治法：疏风散寒，化湿和中。

方药：藿香正气散加减。常用藿香、苏叶、白芷、半夏、茯苓、陈皮、苍术、厚朴、大腹皮、生姜、甘草。

2. 湿热泻证

证候：大便水样，泻下急迫，量多次频，气味秽臭，或见少许黏液，肛周红赤，发热，烦躁口渴，恶心呕吐，小便短黄，舌质红，苔黄腻，脉滑数，指纹紫。

治法：清肠解热，化湿止泻。

方药：葛根黄芩黄连汤加味。常用葛根、黄芩、黄连、马齿苋、白头翁、车前子等。

3. 伤食泻证

证候：大便稀溏，夹有乳凝块或未消化食物残渣，大便酸臭或如败卵，脘腹胀满，腹痛欲泻，泻后痛减，嗳气酸馊，或有呕吐，不思乳食，夜卧不安，舌苔厚腻，脉滑数，指纹滞。

治法：消食化滞，和胃止泻。

方药：保和丸加减。常用山楂、神曲、莱菔子、半夏、茯苓、陈皮、连翘、鸡内金、藿香等。

4. 脾虚泻证

证候：大便稀溏，色淡不臭，多于食后作泻，时轻时重，面色萎黄，食欲不振，神疲倦怠，舌淡苔白，脉细弱，指纹淡。

治法：健脾益气，助运止泻。

方药：参苓白术散加减。常用党参、白术、茯苓、山药、莲子肉、扁豆、薏苡仁、砂仁、桔

梗、甘草等。

5. 脾肾阳虚泻证

证候：久泻不愈，大便清稀，澄澈清冷，完谷不化，或伴脱肛，形寒肢冷，面白无华，精神萎靡，舌淡苔白，脉细弱，指纹色淡。

治法：温补脾肾，固涩止泻。

方药：附子理中汤合四神丸加减。常用党参、白术、干姜、附子、吴茱萸、补骨脂、肉豆蔻、甘草等。

五、其他疗法

（一）敷贴疗法

丁香3g，吴茱萸6g，干姜10g，共研细末。每次2~3g，用酒调成糊状，敷贴神阙穴，每日1次。用于风寒泻、脾虚泻、脾肾阳虚泻。

（二）推拿疗法

1. 推三关，摩腹，揉龟尾，推上七节骨。用于风寒泻。

2. 清补脾土，清大肠，退六腑，揉小天心。用于湿热泻。

3. 推板门，清大肠，补脾土，摩腹，推上七节骨。用于伤食泻。

4. 推三关，补脾土，补大肠，摩腹，推上七节骨，捏脊。用于脾虚泻、脾肾阳虚泻。

六、预防与调护

1. 注意饮食卫生，食品应新鲜、清洁，不吃变质食品，不要暴饮暴食。饭前、便后要洗手，餐具要卫生。

2. 提倡母乳喂养，避免在夏季及小儿有病时断奶，适时适量添加辅食，合理喂养，乳食勿过饱。

3. 注意气候变化，及时增减衣被，避免着凉或中暑。

4. 对吐泻严重及伤食泄泻患儿暂时禁食，随着病情好转，逐渐恢复进食少量易消化食物。初愈后忌食油腻、生冷及不易消化的食物。

5. 注意观察大便次数与性状改变，注意尿量、皮肤弹性、精神状态等情况的变化，及早发现泄泻变证。

第四十五节　积　滞

积滞是由于乳食喂养不当，食停中脘，积而不化，气滞不行所形成的一种胃肠病证。临床以不思乳食，脘腹胀满，嗳气酸腐，甚至吐泻酸臭乳食或便秘，舌苔厚腻为特征。

本病一年四季均可发生，尤以夏秋季节发病率较高。各年龄阶段均可发病，常以婴幼儿多见，特别是禀赋不足，脾胃虚弱，以及人工喂养的婴幼儿更易罹患。本病既可单独出现，又可兼夹于感冒、泄泻、疳证等其他疾病中，与西医学消化功能紊乱、功能性消化不良等类似。一般预后良好，但若经久不愈，迁延失治，则影响小儿营养和生长发育，而转化成疳证，所以有"积为疳之母，无积不成疳"之说，因此临床应积极防治。

一、病因病机

本病的发生与乳食不节，内积不化，损伤脾胃，或脾胃虚弱，运化腐熟不足有关。

1. 乳食内积

小儿脾常不足，乳食不知自节，若喂养不当，则易为乳食所伤。伤于乳者，多因哺乳不节，过急过量，冷热不调；伤于食者，多因偏食嗜食，暴饮暴食，或过食肥甘、生冷，或添加辅食过多过快等，均可影响脾胃的腐熟运化功能，脾胃运化失常，导致乳食不消，停聚中脘，而成本病。

2. 脾虚夹积

若小儿禀赋不足，脾胃素虚；或病后失调，

脾胃虚弱，稍有乳食增加，或喂养失宜，即致食而不化，而成积滞。

总之，积滞是由于乳食内积，或脾虚夹积而成。其病位在脾胃，病机为乳食停聚中脘，积而不化，气滞不行。

二、诊断要点

1. 有伤乳、伤食史。
2. 以不思乳食，食而不化，脘腹胀满，嗳气酸腐，大便不调为特征。
3. 可伴有烦躁不安，夜间哭闹或呕吐等症。
4. 大便常规可见不消化食物残渣、脂肪滴。

三、鉴别诊断

1. 厌食

厌食是以长期食欲不振为主要特征，除不思乳食外，精神尚好，无脘腹胀满、嗳气酸腐等症。

2. 疳证

疳证是以形体消瘦为主要特征，同时伴有明显的脾胃症状和精神症状。

四、辨证论治

（一）辨证要点

本病为乳食停积之症，病性属实，但若素体虚弱，也可呈虚实夹杂证。临床可根据病史、伴随症状及病程长短辨其虚实。

一般积滞初起多为实证，积久则虚实夹杂。由脾胃虚弱引起者，初起即见虚中夹实证候。其中脘腹胀痛，拒按，按之疼痛，吐物酸腐，大便秘结或臭秽，便后胀痛减轻，舌红苔厚，脉有力或指纹紫滞者为实证；若稍食即饱，腹胀喜按，面黄神疲，大便溏薄或夹有不消化的食物残渣，舌淡苔厚，脉无力或指纹淡滞，则为虚中夹实证。前者起病相对较急，病程短，后者则起病缓慢，病程相对较长。

（二）论治方法

本病以消食导滞为基本治则。实证以消为主，虚实夹杂者，宜消补兼施。除内治法外，还可配合推拿、针灸等疗法。

（三）分证治疗

1. 乳食内积

证候：不思乳食，嗳腐酸馊，或呕吐食物、乳片，脘腹胀满，疼痛拒按，烦躁哭闹，夜寐不安，大便酸臭，舌质红，苔厚，脉弦滑，指纹紫滞。

治法：消食化积，导滞和中。

方药：乳食积滞，消乳丸；食积者，保和丸加减。常用山楂、六神曲、莱菔子、半夏、陈皮、茯苓、连翘、甘草。

2. 脾虚夹积

证候：不思乳食，稍食即饱，腹满喜按或喜伏卧，大便酸臭或夹有不消化食物残渣，面黄神疲，形体偏瘦，舌质淡，苔白，脉细弱，指纹滞。

治法：健脾助运，消食化积。

方药：健脾丸加减。常用人参、白术、陈皮、六神曲、麦芽、山楂、枳实。

（四）其他疗法

1. 外治疗法

（1）芒硝 3g，胡椒 0.5g，研粉拌匀，置于脐中，外敷纱布，胶布固定。每日 1 次，3 次为 1 疗程。用于乳食内积证。

（2）六神曲、麦芽、山楂各 30g，槟榔、大黄各 10g，芒硝 20g，共研细末。以麻油调药，敷于中脘、神阙，先热敷 5 分钟，后继续保持 24 小时。隔日 1 次，3 次为 1 疗程，用于乳食内积，腹胀腹痛明显者。

2. 推拿疗法

（1）乳食内积　清胃经，揉板门，运内八卦，推四横纹，揉按中脘、足三里，推下七节骨，分腹阴阳各 50 次，每天 1~2 遍。若积滞化热，加清天河水，清大肠，揉曲池。

（2）脾虚夹积　补脾经，运内八卦，清补大肠，揉按中脘、足三里各 50 次，每天 1~2 遍。

以上各证均可配合捏脊疗法。

3. 针灸疗法

（1）体针　取足三里、中脘、梁门。乳食内积，加内庭、天枢；积滞化热，加曲池、大椎；脾虚夹积，加四缝、脾俞、胃俞、气海。每次取

3~5穴，中等刺激，不留针，实证用泻法，虚证用补法为主，辅以实法。

（2）耳穴　取胃、大肠、神门、交感、脾俞。用王不留行籽贴压，左右交替，每日按压3~4次。用于积滞各证。

五、预防与调护

1. 合理喂养，乳食宜定时定量，富含营养，易于消化，忌暴饮暴食及过食肥甘、生冷之物。

2. 根据生长发育需求，逐渐添加辅食。

3. 积滞患儿应暂时控制乳食，积滞消除后，方可逐渐恢复正常饮食。

4. 注意病情变化，给予适当处理。

第四十六节　鹅口疮

鹅口疮是以口腔、舌上散在或满布白色屑状物为特征的一种口腔疾病。因其白屑状如鹅口、色白如雪片，故又称"鹅口""雪口"。西医也称鹅口疮，由感染白色念珠菌所致，属口腔念珠菌病。临床上多见于新生儿、早产儿，以及体质虚弱、营养不良、久病久泻、长期使用广谱抗生素或免疫抑制剂的小儿。

本病症状一般较轻，经积极治疗，预后良好；若邪盛正虚，白屑堆积，可蔓延至鼻腔、咽喉、气道、胃肠，影响吮乳、呼吸、消化，甚至危及生命。

一、病因病机

本病主要由胎热内蕴，或体质虚弱，或调护不当，口腔不洁，感受秽毒之邪所致。

1. 心脾积热

孕妇平素喜食辛热炙煿之品，热留脾胃，儿在胎中禀受其母热毒，蕴积心脾；或出生时孕母产道秽毒侵入儿口；或喂养不当，嗜食肥甘厚味，脾胃蕴热；或护理不当，口腔不洁，则秽毒之邪乘虚而入，内外合邪，热毒蕴积心脾。舌为心之苗，口为脾之窍，火热循经上攻，熏灼口舌，发为鹅口疮。

2. 虚火上炎

先天禀赋不足，素体阴虚；或热病之后灼伤阴津；或久泻伤阴，以致肾阴亏虚，阴虚阳亢，水不制火，虚火上浮，熏蒸口舌而散布白屑。

总之，本病病位主要在心脾，临床上有虚实之分：实证多由心脾积热循经熏灼口舌而起；虚证则因虚火上炎所致。

二、诊断要点

1. 多见于新生儿、久病体弱儿，或有长期使用抗生素、激素及免疫抑制剂史。

2. 舌上、颊内、牙龈或上唇、上腭散布白屑，可融合成片。重者可向咽喉等处蔓延，影响吮乳或呼吸。

3. 取白屑少许涂片镜检，可见白色念珠菌芽孢及菌丝。

三、鉴别诊断

1. 口疮

口舌黏膜上出现黄白色溃疡，周围红赤，不能拭去，拭去后出血，局部灼热疼痛。

2. 白喉

白喉是由白喉杆菌引起的急性传染病。咽、扁桃体甚则鼻腔、喉部可见灰白色的假膜，坚韧，不易擦去，若强力剥离则易出血。多伴有发热、咽痛、进行性喉梗阻、呼吸困难、疲乏等全身症状，病情严重。

3. 残留奶块

其外观与鹅口疮相似，但以棉棒蘸温开水轻轻擦拭，即可除去，其下黏膜正常，易于鉴别。

四、辨证论治

（一）辨证要点

本病辨证以八纲辨证为主，重在辨明虚实。此外，还应注意辨别病情的轻重。

1. 辨虚实

实证多见于体壮儿，起病急，病程短，口腔白屑较多甚或堆积成块，周围黏膜红赤，可伴发热、面赤、心烦口渴、尿赤、便秘等症，舌苔较为厚腻；虚证多见于早产、久病体弱儿，或大病之后，起病缓，病程长，常迁延反复，口腔白屑稀散，周围黏膜色淡，常伴消瘦、神疲虚烦、面白颧红或低热等症状。

2. 辨轻重

轻证白屑较少，全身症状轻微或无，饮食睡眠尚可；重证白屑堆积，甚或蔓延到鼻腔、咽喉、气道、胃肠，可伴高热、烦躁、吐泻、气促及吮乳困难等，极重者可危及生命。

（二）论治方法

本病的治疗，实证宜清泄心脾积热，虚证宜滋肾养阴降火。病灶在口腔局部，除内服药物外，常配合外治疗法。

（三）分证治疗

1. 心脾积热

证候：口腔舌面满布白屑，周围焮红较甚，面赤、唇红、烦躁不宁、吮乳多啼，口干或渴，或伴发热，大便干结，小便黄赤，舌质红，苔黄厚，脉滑数，指纹紫滞。

治法：清心泻脾。

方药：清热泻脾散加减。常用黄连、栀子、黄芩、生石膏、生地黄、茯苓、灯心草、甘草等。

2. 虚火上炎

证候：口腔舌上白屑稀散，周围焮红不甚，形体怯弱，颧红盗汗，手足心热，可伴低热，虚烦不安，舌质嫩红，苔少，脉细数，指纹淡紫。

治法：滋阴降火。

方药：知柏地黄丸加减。常用熟地黄、山茱萸、山药、茯苓、泽泻、牡丹皮、知母、黄柏、肉桂等。

（四）其他疗法

1. 外治疗法

（1）冰硼散、青黛散、珠黄散、西瓜霜喷剂，任选1种，每次适量，涂敷患处。用于心脾积热证。

（2）吴茱萸10g，研为细末，以陈醋适量调成糊状，敷于两足涌泉穴。用于虚火上炎证。

2. 西医治疗

2%碳酸氢钠溶液于哺乳前后清洗口腔，制霉菌素甘油涂患处，每日3~4次。

五、预防与调护

1. 加强孕期卫生保健，孕母营养丰富全面，避免过食辛热炙煿之品，及时治疗阴道霉菌病。

2. 注意小儿口腔清洁，喂奶器具及时煮沸消毒。

3. 避免过烫、过硬食物及不必要的口腔擦拭，防止口腔黏膜损伤。

4. 提倡母乳喂养，及时添加辅食；积极治疗原发病，避免长期使用广谱抗生素或肾上腺皮质激素。

第四十七节　水　痘

水痘是由感受水痘时邪引起的急性出疹性时行疾病。临床以发热，皮肤黏膜分批出现斑丘疹、疱疹、结痂，各型皮疹同时存在为主要特征。本病一年四季均可发生，冬春季节多见，传染性很强，易在集体儿童机构中流行。任何年龄小儿皆可发病，6~9岁儿童多见。本病一般预后良好，愈后皮肤不留瘢痕。感染水痘后可获得持久免疫力，但以后可以发生带状疱疹。水痘疱疹结痂后病毒消失，故其传染期自发疹前24小时至结痂约10天。

一、病因病机

本病为感受水痘时邪所致。水痘时邪从口鼻而入，蕴郁肺脾。外邪袭肺，肺失宣发，则见发热、流涕、咳嗽；病邪深入，郁于脾胃，与湿相搏，外透肌肤，则致水痘布露。若邪毒炽盛，毒热内传气营，气分热盛，则见壮热烦躁、口渴；毒传营分，毒热夹湿外透肌表，则见水痘密集，疹色暗紫，疱浆混浊。

水痘病在肺脾两经。若邪毒炽盛，毒热化火，内陷心肝，可出现壮热不退、神昏、抽搐等邪毒内陷心肝之变证；若邪毒内犯，闭阻于肺，肺失宣肃，出现高热、咳嗽、气喘、鼻扇、口唇青紫等症，为邪毒闭肺之变证。

二、诊断要点

1. 多在冬春季节发病，患儿有水痘接触史。
2. 出疹前期，可有发热、流涕、咳嗽等肺卫表证。发热1~2天透发皮疹，于头、面、发际及全身其他部位出现红色斑丘疹，以躯干部较多，四肢部位较少，皮疹初为红色斑丘疹，很快变为疱疹，大小不等，内含水液，周围红晕，皮薄易破，有痒感，继而干燥结痂，然后痂盖脱落，不留瘢痕。
3. 皮疹分批出现，此起彼落，在同一时期，丘疹、疱疹、干痂往往同时并见。皮疹呈向心性分布，主要位于躯干，其次为头面部，四肢远端较少。口腔、咽颊部、眼结膜、外阴黏膜亦可见皮疹，且疱疹易破，形成溃疡。
4. 血常规检查白细胞总数正常或偏高，淋巴细胞相对增多。新鲜疱疹基底物检查，若见多核巨细胞和核内包涵体，可协助诊断。

三、鉴别诊断

1. 脓疱疮

好发于炎热夏季，一般无发热等全身症状，皮疹多见于头面部及肢体暴露部位，病初为疱疹，很快成为脓疱，疱液混浊，经搔抓脓液流溢蔓延而传播。

2. 手足口病

由感受手足口病时邪所致，多发生于夏秋季节，以5岁以下小儿多见，口腔黏膜出现散在疱疹，手、足和臀部出现斑丘疹、疱疹，呈离心性分布。

四、辨证论治

（一）辨证要点

本病辨证，重在辨卫分、气分、营分。根据全身及局部症状，凡痘疹小而稀疏，色红润，疱浆清亮，或伴有微热、流涕、咳嗽等症，为病在卫分；若水痘邪毒较重，痘疹大而密集，色赤紫，疱浆混浊，伴有高热、烦躁等症，为病在气分、营分。病重者易出现邪陷心肝、邪毒闭肺之变证。

（二）论治方法

本病以清热解毒利湿为基本原则。轻证属邪伤肺卫，治以疏风清热，利湿解毒；重症为邪炽气营，治以清气凉营，解毒渗湿。若出现邪陷心肝、邪毒闭肺的变证，当治以清热解毒、镇惊开窍、开肺化痰等法。

（三）分证治疗

1. 邪伤肺卫

证候：发热轻微，或无热，鼻塞流涕，咳嗽，起病后1~2天出皮疹，疹色红润，疱浆清亮，根盘红晕，皮疹瘙痒，分布稀疏，此起彼伏，以躯干为多，舌苔薄白，脉浮数或指纹淡紫。

治法：疏风清热，利湿解毒。

方药：银翘散加减。常用金银花、连翘、竹叶、薄荷、荆芥、牛蒡子、桔梗、芦根、车前子等。

2. 邪炽气营

证候：壮热不退，烦躁不安，口渴欲饮，面红目赤，皮疹分布较密，疹色紫暗，疱浆混浊，大便干结，小便短黄，舌红或绛，苔黄糙而干，脉数有力。

治法：清气凉营，解毒化湿。

方药：清胃解毒汤加减。常用升麻、黄连、黄芩、生石膏、牡丹皮、生地黄、紫草、赤芍、栀子、车前草等。

五、预防与调护

1. 预防

（1）水痘流行期间，易感儿童尽量避免去公共场所，也应避免接触带状疱疹患者。

（2）隔离水痘病儿至疱疹结痂为止。学校、托幼机构中已接触水痘的易感儿，应检疫3周。

（3）已被水痘病儿污染的被服及用具，应采用暴晒、煮沸、紫外线灯照射等措施进行消毒。

（4）应用肾上腺皮质激素、免疫抑制剂治疗的患儿，及免疫功能受损、恶性肿瘤患儿，在接触水痘72小时内可肌肉注射水痘-带状疱疹免疫球蛋白，以预防感染本病。

2. 调护

（1）保持室内空气流通、新鲜，注意避风寒，防止复感外邪。

（2）饮食宜清淡、易消化，多饮温开水。

（3）保持皮肤清洁，勤换内衣，剪短手指甲，或戴连指手套，避免抓破疱疹，防止继发感染。

（4）正在使用肾上腺皮质激素治疗期间的患儿，若发生水痘，应立即减量或停用。

第四十八节 手足口病

手足口病是由感受手足口病时邪引起的发疹性传染病，临床以手足肌肤、口咽部发生疱疹为特征。本病一年四季均可发生，但以夏秋季节多见。任何年龄均可发病，常见于5岁以下小儿。本病传染性强，易引起流行。一般预后较好，少数重症患儿可合并心肌炎、脑炎、脑膜炎等，甚或危及生命。

一、病因病机

本病的病因为感受手足口病时邪，其病位主要在肺脾二经。其病机变化主要是：

1. 邪犯肺脾

时邪疫毒由口鼻而入，初犯肺脾，肺气失宣，卫阳被遏，脾失健运，胃失和降，则见发热、咳嗽、流涕、口痛、纳差、恶心、呕吐、泄泻等症。邪毒蕴郁，气化失司，水湿内停，与毒相搏，外透肌表，则手、足、口咽部散发稀疏疱疹。

2. 湿热蒸盛

感邪较重，毒热内盛，则身热持续，疱疹稠密，根盘红晕显著，并波及四肢、臀部。甚或邪毒内陷而出现神昏、抽搐等。

此外有因邪毒犯心，气阴耗损，出现胸闷乏力，气短心悸，甚或心阳欲脱，危及生命。

二、诊断要点

1. 发病前1~2周有手足口病接触史。

2. 多数患儿突然起病，于发病前1~2天或发病的同时出现发热，多在38℃左右，可伴头痛、咳嗽、流涕、口痛、纳差、恶心、呕吐、泄泻等症状。一般体温越高，病程越长，则病情越重。

3. 主要表现为口腔及手足部发生疱疹。口腔疱疹多发生在硬腭、颊部、齿龈、唇内及舌部，破溃后形成小的溃疡，疼痛较剧，年幼儿常表现烦躁、哭闹、流涎、拒食等。在口腔疱疹出现后

1~2天可见皮肤斑丘疹，呈离心性分布，以手足部多见，并很快变为疱疹，疱疹呈圆形或椭圆形扁平凸起，如米粒至豌豆大，质地较硬，多不破溃，内有浑浊液体，周围绕以红晕。疱疹长轴与指、趾皮纹走向一致。少数患儿臂、腿、臀等部位也可出现，但躯干及颜面部极少。疱疹一般7~10天消退，疹退后无瘢痕及色素沉着。

4. 血常规检查：血白细胞计数正常，淋巴细胞和单核细胞比值相对增高。

三、鉴别诊断

1. 水痘

疱疹较手足口病稍大，呈向心性分布，躯干、头面多，四肢少，疱壁薄，易破溃结痂，疱疹多呈椭圆形，其长轴与躯体的纵轴垂直，且在同一时期、同一皮损区斑丘疹、疱疹、结痂并见。

2. 疱疹性咽峡炎

多见于5岁以下小儿，起病较急，常突发高热、流涕、口腔疼痛甚或拒食，体检可见软腭、悬雍垂、舌腭弓、扁桃体、咽后壁等口腔后部出现灰白色小疱疹，1~2天内疱疹破溃形成溃疡，颌下淋巴结可肿大，但很少累及颊黏膜、舌、龈以及口腔以外部位皮肤，可资鉴别。

四、辨证论治

（一）辨证要点

本病以脏腑辨证为纲，根据病程、发疹情况及临床其他症状区分轻证、重证。轻证者病程短，皮疹少，全身症状轻。重证者，病程长，皮疹多，全身症状重。

（二）论治方法

本病治疗，以清热祛湿解毒为基本原则。轻证治以宣肺解表，清热化湿；重证治以清气凉营，解毒祛湿。出现邪毒内陷或邪犯心肺者，又当配伍清心开窍、息风镇惊、泻肺逐水等法。

（三）分证论治

1. 邪犯肺脾

证候：发热轻微，或无发热，或流涕咳嗽、纳差恶心、呕吐泄泻，1~2天后或同时出现口腔内疱疹，破溃后形成小的溃疡，疼痛流涎，不欲进食。随病情进展，手掌、足跖部出现米粒至豌豆大斑丘疹，并迅速转为疱疹，分布稀疏，疹色红润，根盘红晕不著，疱液清亮，舌质红，苔薄黄腻，脉浮数。

治法：宣肺解表，清热化湿。

方药：甘露消毒丹加减。常用滑石、黄芩、茵陈、金银花、连翘、藿香、薄荷、白蔻仁、石菖蒲、板蓝根、射干、浙贝母。

2. 湿热蒸盛

证候：身热持续，烦躁口渴，小便黄赤，大便秘结，手、足、口部及四肢、臀部疱疹，痛痒剧烈，甚或拒食，疱疹色泽紫暗，分布稠密，或成簇出现，根盘红晕显著，疱液浑浊，舌质红绛，苔黄厚腻或黄燥，脉滑数。

治法：清热凉营，解毒祛湿。

方药：清瘟败毒饮。常用黄连、黄芩、栀子、连翘、生石膏、知母、生地黄、赤芍、牡丹皮、大青叶、板蓝根、紫草、石菖蒲、茵陈、车前草。

五、预防与护理

（一）预防

1. 加强流行病学监测，本病流行期间，勿带孩子去公共场所，发现疑似病人，应及时进行隔离，对密切接触者应隔离观察7~10天。

2. 注意搞好个人卫生，养成饭前便后洗手的习惯。对被污染的日常用品、食具等应及时消毒处理，衣物置阳光下曝晒。

3. 注意饮食起居，房间空气流通，合理供给营养，保持充足睡眠，防止过度疲劳。

（二）调护

1. 患病期间，宜给予清淡无刺激的流质或软食，多饮开水，进食前后可用生理盐水或温开水漱口，以减轻食物对口腔的刺激。

2. 注意保持皮肤清洁，对皮肤疱疹切勿挠抓，以防溃破感染。对已有破溃感染者，可用金黄散或青黛散麻油调后撒布患处，以收敛燥湿，助其痊愈。

第四十九节　麻　疹

麻疹是由麻疹时邪引起的一种急性出疹性传染病，临床以发热恶寒，咳嗽咽痛，鼻塞流涕，泪水汪汪，羞明畏光，口腔两颊近臼齿处可见麻疹黏膜斑，周身皮肤依序布发红色斑丘疹，皮疹消退时皮肤有糠状脱屑和棕色色素沉着斑为特征。一年四季均可发病，以冬春季多见，6个月至5岁发病率较高，容易并发肺炎。

一、病因病机

麻疹发病的原因，为感受麻疹时邪。其主要病变在肺脾。麻疹时邪由口鼻而入，侵犯肺脾，早期邪郁肺卫，宣发失司，临床出现发热、咳嗽、喷嚏、流涕等肺卫表证，类似伤风感冒，此为初热期。脾主肌肉和四末，麻毒入于气分，正气与毒邪抗争，驱邪外泄，皮疹依序透发于全身，达于四末，并出现高热、神烦、口渴，此为见形期。疹透之后，邪随疹泄，麻疹逐渐收没，此时热去津亏，肺胃阴伤，进入收没期。此为麻疹发病的一般规律，属顺证。

若因正虚、毒重、失治、护理不当等原因，均可致麻毒郁闭，出疹不顺，形成逆证。如麻毒内归，或他邪乘机袭肺，灼津炼液为痰，痰热壅盛，肺气郁闭，则形成邪毒闭肺证；或因麻毒壅盛，上攻咽喉，出现邪毒攻喉证。若热毒炽盛，内陷厥阴，则蒙蔽心包，引动肝风，可出现神昏、抽搐，形成邪陷心肝证。

二、诊断要点

1. 易感儿在流行季节，近期有麻疹接触史。
2. 初期发热，流涕，咳嗽，两目畏光多泪，口腔两颊黏膜近臼齿处可见麻疹黏膜斑。
3. 典型皮疹自耳后发际及颈部开始，自上而下，蔓延全身，最后达于手足心。皮疹为玫瑰色斑丘疹，可散在分布，或不同程度融合。疹退后有糠麸样脱屑和棕褐色色素沉着。
4. 实验室检查：血常规检查白细胞总数正常或降低；鼻、咽、眼分泌物涂片可见多核巨细胞。应用荧光标记的特异抗体检测患儿鼻咽分泌物或尿沉渣涂片的麻疹病毒抗原，有助于早期诊断；非典型麻疹可在发病后1个月做血清学检查，血清抗体超过发病前4倍或抗体>1∶100时可确诊。

三、鉴别诊断

1. 感冒

一般无明显目赤胞肿、畏光羞明、眼泪汪汪等眼部症状，无麻疹黏膜斑。

2. 风痧

发热1天左右，皮肤出现淡红色斑丘疹，可伴耳后枕部淋巴结肿大。皮疹初见于头面部，迅速向下蔓延，1天内布满躯干和四肢。出疹2~3天后，发热渐退，皮疹逐渐隐没，皮疹消退后，可有皮肤脱屑，但无色素沉着。无畏光、泪水汪汪和麻疹黏膜斑。

3. 奶麻

多见于2岁以下婴幼儿，突然高热，持续3~5天，身热始退或热退稍后即出现玫瑰红色皮疹，以躯干、腰部、臀部为主，面部及肘、膝关节等处较少。全身症状轻微，皮疹出现1~2天后即消退，疹退后无脱屑及色素沉着斑。

4. 丹痧

多见于3~15岁儿童，起病急骤，发热数小时到1天内皮肤猩红，伴细小红色丘疹，自颈、胸、腋下、腹股沟处开始，2~3天遍布全身。在出疹时可伴见口周苍白圈、皮肤线状疹、草莓舌等典型症状。

四、辨证论治

（一）辨证要点

治疗麻疹首先要判断证候的顺逆。

1. 顺证

身热不甚，常有微汗，神气清爽，咳嗽而不气促。3~4天后开始出疹，先见于耳后发际，渐次延及头面、颈部，尔后急速蔓延至胸背腹部、四肢，最后鼻准部及手心、足心均见疹点，疹点色泽红润分布均匀，无其他合并证候。疹点均在3天内透发完毕，后依次隐没回退，热退咳减，精神转佳，胃纳渐增，渐趋康复。

2. 逆证

见形期疹出不畅或疹出即没，或疹色紫暗；高热持续不降，或初热期至见形期体温当升不升，或身热骤降，肢厥身凉者。并见咳剧喘促，痰声辘辘；或声音嘶哑，咳如犬吠；或神昏谵语，惊厥抽风；或面色灰青，四肢厥冷，脉微欲绝等，均属逆证证候。

（二）治疗方法

在治疗上，以透为顺，以清为要，故以"麻不厌透""麻喜清凉"为指导原则。透疹宜取清凉。还要按其不同阶段辨证论治。初热期以透表为主，见形期以清解为主，收没期以养阴为主。同时注意透发防耗伤津液，清解勿过于寒凉，养阴忌滋腻留邪。若是已成逆证，治在祛邪安正。

（三）分证治疗

1. 顺证

（1）邪犯肺卫证（初热期）

证候：发热咳嗽，微恶风寒，喷嚏流涕，咽喉肿痛，两目红赤，泪水汪汪，畏光羞明，神烦哭闹，纳减口干，小便短少，大便不调。发热第2~3天，口腔两颊黏膜红赤，贴近白齿处可见麻疹黏膜斑，周围红晕。舌质偏红，苔薄白或薄黄，脉象浮数。

治法：辛凉透表，清宣肺卫。

方药：宣毒发表汤加减。常用升麻、葛根、荆芥、防风、薄荷、连翘、前胡、牛蒡子、桔梗、甘草。

（2）邪入肺胃证（出疹期）

证候：壮热持续，起伏如潮，肤有微汗，烦躁不安，目赤眵多，咳嗽阵作，皮疹布发，疹点由细小稀少而逐渐稠密，疹色先红后暗，皮疹凸起，触之碍手，压之退色，大便干结，小便短少，舌质红赤，苔黄腻，脉数有力。

治法：清凉解毒，透疹达邪。

方药：清解透表汤加减。常用金银花、连翘、桑叶、菊花、葛根、蝉蜕、牛蒡子、板蓝根、紫草。

（3）阴津耗伤证（收没期）

证候：麻疹出齐，发热渐退，咳嗽减轻，胃纳增加，皮疹依起发顺序渐回，皮肤可见糠麸样脱屑，并有色素沉着，舌红少津，苔薄净，脉细无力或细数。

治法：养阴益气，清解余邪。

方药：沙参麦冬汤加减。常用沙参、麦冬、玉竹、天花粉、白扁豆、甘草、桑叶、桑白皮。

2. 逆证

（1）邪毒闭肺证

证候：高热烦躁，咳嗽气促，鼻翼扇动，喉间痰鸣，疹点紫暗或隐没，甚则面色青灰，口唇紫绀，舌质红，苔黄腻，脉数。

治法：宣肺开闭，清热解毒。

方药：麻杏石甘汤加减。常用麻黄、杏仁、石膏、黄芩、葶苈子、海浮石、虎杖、前胡、百部、甘草。

（2）邪毒攻喉证

证候：咽喉肿痛，声音嘶哑，咳声重浊，声如犬吠，喉间痰鸣，甚则吸气困难，胸高胁陷，面唇紫绀，烦躁不安，舌质红，苔黄腻，脉滑数。

治法：清热解毒，利咽消肿。

方药：清咽下痰汤加减。常用玄参、桔梗、牛蒡子、甘草、浙贝母、瓜蒌、射干、荆芥、马兜铃。

(3) 邪陷心肝证

证候：高热不退，烦躁谵妄，皮肤疹点密集成片，色泽紫暗，甚则神昏、抽搐，舌质红绛起刺，苔黄糙，脉数。

治法：平肝息风，清营解毒。

方药：羚角钩藤汤加减。常用羚羊角粉、钩藤、桑叶、菊花、茯神、竹茹、浙贝母、鲜生地、白芍、甘草。

五、预防与调护

（一）预防

1. 按计划接种麻疹减毒活疫苗。接触麻疹5天内，注射麻疹免疫球蛋白或胎盘球蛋白预防麻疹发病或减轻症状。

2. 麻疹流行期间，勿带小儿去公共场所和流行区域，减少感染机会。

3. 麻疹患儿，隔离至出疹后5天，合并肺炎者延长隔离至出疹后10天。对密切接触的易感儿宜隔离观察14天。

（二）调护

1. 卧室空气流通，温度、湿度适宜，避免直接吹风受寒和过强阳光刺激。

2. 注意补足水分，饮食应清淡、易消化，出疹期忌油腻辛辣之品，收没期根据食欲逐渐增加营养丰富的食物。

3. 保持眼睛、鼻腔、口腔、皮肤的清洁卫生。

第五十节 丹 痧

丹痧是因感受痧毒疫疠之邪所引起的急性时行疾病。临床以发热，咽喉肿痛或伴腐烂，全身布发猩红色皮疹，疹后脱屑脱皮为特征。本病一年四季都可发生，但以冬春两季为多。任何年龄都可发病，2~8岁儿童发病率较高。因本病发生时多伴有咽喉肿痛、腐烂、化脓，全身皮疹细小如沙，其色丹赤猩红，故又称"烂喉痧""烂喉丹痧"，西医学则称为"猩红热"。本病若早期诊断，治疗及时，一般预后良好，但也有少数病例可并发心悸、水肿、痹证等疾病。

一、病因病机

丹痧的发病原因，为痧毒疫疠之邪，乘时令不正之气，寒暖失调之时，机体脆弱之机，从口鼻侵入人体，蕴于肺胃二经。

病之初起，痧毒首先犯肺，邪郁肌表，正邪相争，而见恶寒发热等肺卫表证。继而邪毒入里，蕴于肺胃。肺胃邪热蒸腾，上熏咽喉，而见咽喉糜烂、红肿疼痛，甚则热毒灼伤肌膜，导致咽喉溃烂白腐。邪毒循经外窜肌表，则肌肤透发痧疹，色红如丹。若邪毒重者，可进一步化火入里，传入气营，或内迫营血，此时痧疹密布，融合成片，其色泽紫暗或有瘀点，同时可见壮热烦渴、嗜睡萎靡等症。舌为心之苗，邪毒内灼，心火上炎，加之热耗阴津，可见舌光无苔、舌生红刺，状如草莓，称为"草莓舌"。若邪毒炽盛，内陷厥阴，闭于心包，则神昏谵语；热极动风，则壮热惊风。病至后期，邪毒虽去，阴津耗损，多表现肺胃阴伤证候。

二、诊断要点

1. 有与猩红热病人接触史。

2. 起病急，突然高热，咽部红肿疼痛，并可化脓。

3. 在起病12~36小时内，开始出现皮疹，先于颈、胸、背及腋下、肘弯等处，迅速蔓延全身，其色鲜红细小，并见环口苍白和草莓舌。

4. 皮疹出齐后1~2天，身热、皮疹渐退，伴脱屑或脱皮。

5. 实验室检查：周围血象白细胞总数及中性

粒细胞增高，咽拭子细菌培养可分离出A族乙型溶血性链球菌。

三、鉴别诊断

1. 金黄色葡萄球菌感染

金黄色葡萄球菌可产生红疹毒素，引起猩红热样皮疹。其皮疹比猩红热皮疹消退快，而且退疹后无脱皮现象，皮疹消退后全身症状不减轻。咽拭子、血培养可见金黄色葡萄球菌。

2. 皮肤黏膜淋巴结综合征（川崎病）

川崎病也可有草莓舌、猩红热样皮疹或多形性红斑皮疹，两者不同点是川崎病婴儿多见持续高热1~3周。表现为眼结膜充血，唇红皲裂。手足出现硬性水肿，掌、跖及指趾端潮红，持续10天左右始退，于甲床皮肤交界处出现特征性指、趾端薄片状或膜状脱皮。有时可引起冠状动脉病变。青霉素治疗无效。

四、辨证论治

（一）辨证要点

丹痧属于温病，以卫气营血为主要辨证方法。其病期与证候有一定的联系，前驱期属邪侵肺卫证，以发热恶寒、咽喉肿痛、痧疹隐现为主症；出疹期属毒炽气营证，以壮热口渴、咽喉糜烂有白腐、皮疹猩红如丹或紫暗如斑、舌光红为主症；恢复期属疹后阴伤证，以口渴唇燥、皮肤脱屑、舌红少津为主症。

（二）论治方法

丹痧治疗以清热解毒、清利咽喉为基本原则，结合邪气所在辨证论治。疹前期病邪在表，治以解表清热，利咽透痧；出疹期毒在气营，治以清气凉营，泻火解毒；恢复期疹后阴伤，治以养阴清热，生津润喉。

（三）分证治疗

1. 邪侵肺卫证

证候：发热骤起，头痛畏寒，肌肤无汗，咽喉红肿疼痛，常影响吞咽，皮肤潮红，痧疹隐隐，舌质红，苔薄白或薄黄，脉浮数有力。

治法：辛凉宣透，清热利咽。

方药：解肌透痧汤加减。常用射干、牛蒡子、桔梗、甘草、荆芥、蝉蜕、葛根、浮萍、大青叶、连翘、金银花、僵蚕。

2. 毒炽气营证

证候：壮热不解，烦躁口渴，咽喉肿痛；伴有糜烂白腐，皮疹密布，色红如丹，甚则色紫如瘀点。疹由颈、胸开始，继而弥漫全身，压之退色，见疹后的1~2天舌苔黄糙、舌质起红刺，3~4天后舌苔剥脱、舌面光红起刺，状如草莓，脉数有力。

治法：清气凉营，泻火解毒。

方药：凉营清气汤加减。常用水牛角、赤芍、生石膏、牡丹皮、黄连、黄芩、栀子、连翘、板蓝根、生地黄、玄参、石斛、芦根。

3. 疹后阴伤证

证候：丹痧布齐后1~2天，身热渐退，咽部糜烂疼痛减轻，或见低热，唇干口燥，或伴有干咳，食欲不振，舌红少津，苔剥脱，脉细数。约2周后可见皮肤脱屑、脱皮。

治法：养阴生津，清热润喉。

方药：沙参麦冬汤加减。常用麦冬、沙参、玉竹、桑叶、石斛、天花粉、瓜蒌、白扁豆、甘草。

五、预防与调护

（一）预防

1. 控制传染源

发现猩红热病人应及时隔离，隔离至临床症状消失，咽拭子培养链球菌阴性时解除隔离。对密切接触的易感儿应隔离7~12天。

2. 切断传播途径

对病人的分泌物和污染物及时消毒处理，接触病人应戴口罩。流行期间，勿去公共场所。

3. 保护易感儿童

对密切接触病人的易感儿童，可服用板蓝根等清热解毒中药。

（二）调护

1. 急性期卧床休息，注意居室空气流通，防止继发感染。

2. 供给充足的营养和水分，饮食宜以清淡易消化流质或半流质为主。

3. 注意皮肤与口腔的清洁卫生，可用淡盐水或一枝黄花煎汤含漱。皮肤瘙痒者不可抓挠，脱皮时不可撕扯。

第五十一节　紫　癜

紫癜是小儿常见的出血性疾病之一，以血液溢于皮肤、黏膜之下，出现瘀点瘀斑、压之不退色为其临床特征，常伴鼻衄、齿衄，甚则呕血、便血、尿血。本病包括西医学的过敏性紫癜和免疫性血小板减少症。过敏性紫癜好发年龄为3~14岁，尤以学龄儿童多见，男性多于女性，春秋两季发病较多。免疫性血小板减少症发病年龄多在2~5岁，男女发病比例无差异，其死亡率约1%，主要致死原因为颅内出血。

一、病因病机

小儿素体正气亏虚是发病之内因，外感风热时邪及其他异气是发病之外因。

风热之邪与气血相搏，热伤血络，迫血妄行，溢于脉外，渗于皮下，发为紫癜。邪重者，还可伤其阴络，出现便血、尿血等。若血热损伤肠络，血溢络外，碍滞气机，可致剧烈腹痛；夹湿留注关节，则可见局部肿痛，屈伸不利。若小儿先天禀赋不足，或疾病迁延日久，耗气伤阴，均可致气虚阴伤，病情由实转虚，或虚实夹杂。气虚则统摄无权，气不摄血，血液不循常道而溢于脉外；阴虚火旺，血随火动，渗于脉外，可致紫癜反复发作。本病病位在心、肝、脾、肾。

二、诊断要点

1. 过敏性紫癜

发病前可有上呼吸道感染或服食某些致敏食物、药物等诱因。紫癜多见于下肢伸侧及臀部、关节周围。为高出皮肤的鲜红色至深红色丘疹、红斑或荨麻疹，大小不一，多呈对称性，分批出现，压之不退色。可伴有腹痛、呕吐、血便等消化道症状，游走性大关节肿痛及血尿、蛋白尿等。血小板计数，出血、凝血时间，血块收缩时间均正常。应注意定期检查尿常规，可有镜下血尿、蛋白尿。

2. 免疫性血小板减少症

皮肤、黏膜见瘀点、瘀斑。瘀点多为针尖样大小，一般不高出皮面，多不对称，可遍及全身，但以四肢及头面部多见。可伴有鼻衄、齿衄、尿血、便血等，严重者可并发颅内出血。血小板计数显著减少，急性型一般低于20×10^9/L，慢性型一般在$(30~80)\times10^9$/L。出血时间延长，血块收缩不良，束臂试验阳性。

三、鉴别诊断

急腹症：紫癜患者出现严重腹痛者，应警惕合并急腹症的可能。同时儿童期出现急性腹痛者，应注意排除过敏性紫癜的可能，注意仔细寻找皮肤紫癜，了解腹部情况，必要时考虑胃肠镜检查。

四、辨证论治

(一) 辨证要点

首先根据起病、病程、紫癜颜色等辨虚实。起病急，病程短，紫癜颜色鲜明者多属实；起病缓，病情反复，病程缠绵，紫癜颜色较淡者多属虚。其次要注意判断病情轻重。以出血量的多少及是否伴有肾脏损害或颅内出血等作为判断轻重的依据。辨病与辨证相结合，过敏性紫癜早期多为风热伤络，血热妄行，常兼见湿热痹阻或热伤胃络，后期多见阴虚火旺或气不摄血；免疫性血小板减少症急性型多为血热妄行，慢性型多为气不摄血或阴虚火旺。

（二）论治方法

本病的治疗实证以清热凉血为主，根据临床辨证配以疏风、解毒、除湿等治法；虚证以滋阴清热、益气摄血为主。紫癜为离经之血，皆属于瘀血，故活血化瘀贯穿全程。

（三）分证治疗

1. 风热伤络证

证候：起病较急，全身皮肤紫癜散发，尤以下肢及臀部居多，呈对称分布，色泽鲜红，大小不一，或伴痒感，可有发热、腹痛、关节肿痛、尿血等，舌质红，苔薄黄，脉浮数。

治法：疏风散邪，清热凉血。

方药：连翘败毒散加减。常用金银花、连翘、薄荷、防风、牛蒡子、栀子、黄芩、桔梗、当归、芦根、赤芍、红花等。

2. 血热妄行证

证候：起病较急，皮肤出现瘀点瘀斑，色泽鲜红，或伴鼻衄、齿衄、便血、尿血，血色鲜红或紫红，同时见心烦、口渴、便秘，或伴腹痛，或有发热，舌红，脉数有力。

治法：清热解毒，凉血止血。

方药：犀角地黄汤加减。常用犀角（用水牛角代）、生地黄、牡丹皮、赤芍、紫草、玄参、黄芩、炙甘草等。

3. 气不摄血证

证候：起病缓慢，病程迁延，紫癜反复出现，瘀斑、瘀点颜色淡紫，常有鼻衄、齿衄、面色苍黄，神疲乏力，食欲不振，头晕心慌，舌淡苔薄，脉细无力。

治法：健脾养心，益气摄血。

方药：归脾汤加减。常用党参、白术、茯苓、甘草、黄芪、当归、远志、酸枣仁、龙眼肉、木香、生姜、大枣等。

4. 阴虚火旺证

证候：紫癜时发时止，鼻衄齿衄，血色鲜红，低热盗汗，心烦少寐，大便干燥，小便黄赤，舌光红，苔少，脉细数。

治法：滋阴降火，凉血止血。

方药：大补阴丸加减。常用熟地黄、龟甲、黄柏、知母、牡丹皮、墨旱莲、女贞子、牛膝等。

五、预防与调护

（一）预防

1. 积极参加体育活动，增强体质，提高抗病能力。

2. 过敏性紫癜要尽可能找出引发的各种原因。积极防治上呼吸道感染，控制扁桃体炎、龋齿、鼻窦炎，驱除体内各种寄生虫，不吃容易引起过敏的饮食及药物。

3. 对免疫性血小板减少症，要注意预防呼吸道感染、麻疹、水痘、风疹及肝炎等疾病，否则易于诱发或加重病情。

（二）调护

1. 急性期或出血量多时，要卧床休息，限制患儿活动，消除其恐惧紧张心理。

2. 避免外伤跌仆碰撞，以免引起出血。

3. 血小板计数低于 $20×10^9/L$ 时，要密切观察病情变化，防治各种创伤与颅内出血。

4. 饮食宜清淡，富于营养，易于消化。呕血、便血者应进半流质饮食，忌硬食及粗纤维食物。忌辛辣刺激食物。免疫性血小板减少症患儿平素可多吃带衣花生仁、红枣等食物。

第五十二节　肩周炎

肩关节周围炎是一种以肩痛、肩关节活动障碍为主要特征的筋伤，简称"肩周炎"。

"肩周炎"病名较多,因睡眠时肩部受凉引起的称"漏肩风"或"露肩风";因肩部活动明显受限,形同冻结而称"冻结肩";因该病多发于50岁左右患者又称"五十肩";还有称"肩凝风""肩凝症";因病理表现主要是肩关节囊及其周围韧带、肌腱的慢性非特异性炎症,关节囊与周围组织发生粘连,又称"粘连性关节囊炎"。

女性发病率高于男性,多为慢性发病。

一、病因病机

(一) 病因

1. 内因

气血虚弱、血不荣筋是其发病的内因;多见于50岁左右的中老年患者。

2. 外因

外伤劳损及外感风寒湿邪是引起本病的外因;肩部因伤(骨折、脱位)长期制动,可继发本病。

(二) 病机

1. 年过五旬,肝肾渐衰、气血虚亏,筋肉失于濡养,局部组织退变;外伤劳损、风寒湿邪侵袭或因伤长期制动,易致肩部筋脉不通,气血凝滞,肌肉痉挛。

2. 因50岁左右为人类更年期阶段,此阶段性激素水平急剧下降,神经、内分泌及免疫功能失调,致使肩袖及肱二头肌长头肌腱磨损部位出现自身免疫反应,并逐渐导致弥漫性关节囊炎。肩关节囊的挛缩、增厚,滑膜的充血、增厚,关节腔容量的减小,关节外肌腱、韧带的粘连,限制了肩关节各方向的运动,致使肩关节活动发生障碍。

3. 本病证的病程一般为数月,但也可长达2年。根据不同病理过程和病情状况,可分为急性疼痛期、粘连僵硬期和缓解恢复期。

(1) **急性疼痛期** 主要临床表现为逐渐加重的肩部疼痛,肩关节活动受限。是由于疼痛引起的肌肉痉挛,韧带、关节囊挛缩所致,但肩关节本身尚能有相当范围的活动度。此病期约为1个月,亦可延续2~3个月。若积极治疗,可直接进入缓解恢复期。

(2) **粘连僵硬期** 肩部疼痛逐渐减轻,但肩关节因肩周软组织广泛粘连,活动范围严重受限,主动和被动的肩内、外旋和外展活动度全面下降,出现"肩胛联动症""耸肩"现象及肩部肌肉挛缩。此病期为3~6个月。

(3) **缓解恢复期** 肩部疼痛基本消失,在治疗及日常生活劳动中肩关节的挛缩、粘连逐渐消除而恢复正常功能。首先是肩外旋活动逐渐恢复,继之肩外展、内旋等活动功能得到恢复。

二、诊断要点

(一) 主要症状

1. 多数患者呈慢性发病,隐袭进行,少数有外伤史,多见于中老年人。

2. 病证初发时轻微,以后逐渐加重,疼痛一般以肩关节的前、外侧部为重,多为酸痛、钝痛或呈刀割样痛,夜间尤甚,影响睡眠。

3. 疼痛可牵涉同侧的颈背部、肘部或手部,可因肩臂活动而疼痛加剧。

(二) 主要体征

1. 肩部无明显肿胀,肩周肌肉痉挛,病程长者可见肩臂肌肉萎缩,尤以三角肌为明显。

2. 压痛部位多在肩峰下滑囊、结节间沟、喙突、大结节等处,亦可常见广泛性压痛而无局限性压痛点。

3. 肩关节各方向活动受限,但以外展、外旋、后伸障碍为著,重者出现典型的"扛肩"现象,肩外展试验阳性。

(三) 影像学检查

X线检查:多无阳性发现,但对鉴别诊断有意义,有时可见骨质疏松、冈上肌腱钙化或大结节处有密度增高的阴影。

三、鉴别诊断

1. 神经根型颈椎病

可引起肩部疼痛,疼痛与颈神经根的分布相

一致，肩关节活动功能正常，椎间孔挤压试验和臂丛神经牵拉试验阳性。

2. 冈上肌腱炎

疼痛点以肱骨大结节处为主，在肩关节外展60°~120°时产生疼痛，这种"疼痛弧"现象是冈上肌腱炎的特征。

3. 风湿性关节炎

有游走性疼痛，可波及多个关节，肩关节活动多不受限，活动期血沉、抗"O"升高。

四、辨证论治

（一）辨证要点

1. 本病多能自愈，但易复发，预后良好。

2. 治疗方法很多，根据其病情程度、病程病期以及患者的健康状况来进行选择。以手法治疗为主，配合药物、针灸、理疗及练功等治疗，练功疗法在本病的治疗和恢复过程中有特别重要的意义。

3. 急性疼痛期应减少肩关节活动，减轻持重；粘连僵硬期和缓解恢复期，以积极进行肩关节功能锻炼为主。

（二）论治方法

1. 手法治疗

（1）患者端坐位、侧卧位或仰卧位，术者主要是先运用㨰法、揉法、拿捏法作用于肩前、肩后和肩外侧，用右手的拇、食、中三指对握三角肌束，做垂直于肌纤维走行方向的拨法，再拨动痛点附近的冈上肌、胸肌以充分放松肌肉。

（2）然后术者左手扶住肩部，右手握患手，做牵拉、抖动和旋转活动。

（3）最后帮助患肢做外展、内收、前屈、后伸等动作，解除肌腱粘连，帮助功能活动恢复。

（4）手法治疗时，会引起不同程度的疼痛，要注意用力适度，切忌简单粗暴，以患者能忍受为度。隔日治疗1次，10次为1个疗程。

2. 药物治疗

（1）内服药

治宜补气血、益肝肾、温经络、祛风湿为主。

1）风寒湿阻证：治宜祛风散寒，通经宣痹，方选三痹汤、蠲痹汤加减。

2）气血瘀滞证：治宜活血化瘀，行气止痛，舒筋通络，方选身痛逐瘀汤加减。

3）气血亏虚证：治宜益气养血，舒筋通络，方选黄芪桂枝五物汤加鸡血藤、当归。

（2）外用药

急性期疼痛、触痛敏感，肩关节活动障碍者，可选用海桐皮汤热敷熏洗或寒痛乐热熨，外贴伤湿止痛膏等。

3. 针灸治疗

取肩髃、肩髎、臂臑、巨骨、曲池等穴，并可"以痛为腧"取穴，常用泻法，或结合灸法。每日1次。

4. 物理治疗

可采用超短波、微波、低频电疗、磁疗、蜡疗、光疗等，以减轻疼痛、促进恢复。对老年患者，不可长期电疗，以防软组织弹性更加减低，反而有碍恢复。

5. 封闭治疗

对疼痛明显并有固定压痛点者，可作痛点封闭治疗。

6. 练功活动

练功疗法是治疗过程中不可缺少的重要步骤，应鼓励患者做上肢外展、上举、内旋、外旋、前屈、后伸、环转等运动，做"内外运旋""叉手托上""手拉滑车""手指爬墙""体后拉手"等动作。

五、预防与调护

1. 注意肩部保暖，勿受风寒湿邪侵袭，坚持合理的运动，以增强肩关节周围肌肉和肌腱的强度。

2. 肩周炎自然病程长、疗效慢、痛苦大，功能恢复不全，且治愈后有可能复发。要鼓励患者树立信心，配合治疗，加强自主练功活动，以增进疗效，缩短病程，加速痊愈。

3. 急性期应减少肩关节活动，减轻持重，必要时采取一些固定和镇痛的措施。

4. 慢性期以积极进行肩关节功能锻炼为主。锻炼要酌情而行，循序渐进，持之以恒，久之可见效果。若操之过急，有损无益。

第五十三节 颈椎病

颈椎病是指颈椎骨质增生、颈项韧带钙化、颈椎间盘萎缩退化等改变，刺激或压迫颈部神经、脊髓、血管而产生一系列症状和体征的综合征。

中医学中虽然没有颈椎病的提法，但其相关认识散见于"痹证""痿证""项强""眩晕"等病证。

一、病因病机

（一）病因

1. 内因

（1）肝肾不足、颈脊筋骨痿软是其发病的内因。

（2）多见于40岁以上的中老年患者。

2. 外因

（1）颈部外伤、劳损及外感风寒湿邪等是引起本病的外因。

（2）由于颈项部日常活动频繁，活动度较大，易受外伤，因而中年以后颈部常易发生劳损，如从事长期低头伏案工作的会计、誊写、缝纫、刺绣等职业者，或长期使用电脑者；或颈部受过外伤者。

（二）病机

由于年龄增长，肝肾不足，筋骨懈惰，引起椎间盘萎缩变性，弹力减小，向四周膨出，椎间隙变窄，继而出现椎体前后缘与钩椎关节的增生，小关节关系改变，椎体半脱位，椎间孔变窄，黄韧带肥厚、变性及项韧带钙化等一系列改变。椎体增生的骨赘，可引起周围膨出的椎间盘、后纵韧带、关节囊的充血、肿胀、纤维化、钙化等，共同形成混合性突出物。当此类劳损性改变影响到颈部的神经根、脊髓或主要血管时，即可发生一系列相关的颈椎病类型表现。

（三）分型

颈椎病的基本类型有颈型、神经根型、脊髓型、椎动脉型和交感神经型，若同时合并两种或两种以上类型者为混合型。

1. 颈型

亦称局部型，是最早期的颈椎病，以颈项肩背部疼痛为主要特征。不合并明显的神经根、脊髓、血管症状。

2. 神经根型

（1）亦称痹痛型，是各型中发病率最高、临床最为多见的一种，其主要表现为与脊神经根分布区相一致的感觉、运动障碍及反射变化。

（2）神经根症状的产生，是由于颈部韧带肥厚钙化、颈椎间盘退化、骨质增生等病变，导致椎间孔变窄、脊神经根受到压迫或刺激，即逐渐出现各种症状。

（3）第5~6颈椎及第6~7颈椎之间关节活动度较大，因而发病率较其余颈椎关节为高。

3. 脊髓型

（1）亦称瘫痪型，此型比较多见，且症状严重，以慢性进行性四肢瘫痪为其特征。

（2）病程多呈慢性进展，遇诱因后加重，由于损害的主要是脊髓，一旦延误诊治，常发展成为不可逆性改变。

（3）突出的椎间盘、骨赘、后纵韧带钙化及黄韧带肥厚，可造成椎管的继发性狭窄，若合并椎节不稳，更增加了对脊髓的刺激或压迫。

4. 椎动脉型

（1）亦称眩晕型，椎动脉第二段通过颈椎横突孔，在椎体旁走行，当钩椎关节增生时，可对椎动脉造成挤压和刺激，引起脑供血不足，产生头晕、头痛等症状。

（2）当颈椎退变、椎节不稳时，横突孔之间的相对位移加大，穿行其间的椎动脉受刺激机会较多，椎动脉本身可以发生扭曲，引起脑的不同程度供血障碍。

5. 交感神经型

（1）颈椎间盘退变本身及其继发性改变，刺激交感神经而引起相关的症候群。

（2）交感神经症状，有交感神经兴奋症状和交感神经抑制症状。

二、诊断要点

（一）颈型

1. 症状

颈部肌肉痉挛，肌张力增高，颈项强直，活动受限。

2. 体征

颈项部有广泛压痛，压痛点多在斜方肌、冈上肌、菱形肌、大小圆肌等部位。可触及棘上韧带肿胀、压痛及棘突移位。颈椎间孔挤压试验和臂丛神经牵拉试验多为阴性。

3. 影像学检查

颈椎X线检查见颈椎生理曲度变直、反弓或成角，有轻度的骨质增生。

（二）神经根型

1. 症状

（1）大多患者逐渐感到颈部单侧局限性痛，颈根部呈电击样向肩、上臂、前臂乃至手指放射，且有麻木感，或以疼痛为主，或以麻木为主。

（2）疼痛呈酸痛、灼痛或电击样痛，颈部后伸、咳嗽甚至增加腹压时疼痛可加重。

（3）上肢沉重，酸软无力，持物易坠落。

（4）部分患者可有头晕、耳鸣、耳痛、握力减弱及肌肉萎缩，此类患者的颈部常无疼痛感觉。

2. 体征

（1）颈部活动受限、僵硬，颈椎横突尖前侧有放射性压痛，患侧肩胛骨内上部也常有压痛点，部分患者可摸到条索状硬结。

（2）受压神经根皮肤节段分布区感觉减退，腱反射异常，肌力减弱。颈5~6椎间病变时，刺激颈6神经根引起患侧拇指或拇、食指感觉减退；颈6~7椎间病变时，则刺激颈7神经根而引起示、中指感觉减退。

（3）臂丛神经牵拉试验阳性，颈椎间孔挤压试验阳性。

3. 影像学检查

X线检查：颈椎正侧位、斜位或侧位过伸、过屈位片，可显示椎体增生，钩椎关节增生，椎间隙变窄，颈椎生理曲度减小、消失或反角，轻度滑脱，项韧带钙化和椎间孔变小等改变。

（三）脊髓型

1. 症状

（1）缓慢进行性双下肢麻木、发冷、疼痛，走路欠灵活、无力，打软腿，易绊倒，不能跨越障碍物。

（2）休息时症状缓解，紧张、劳累时加重，时缓时剧逐步加重。

（3）晚期下肢或四肢瘫痪，二便失禁或尿潴留。

2. 体征

（1）颈部活动受限不明显，上肢活动欠灵活。

（2）双侧脊髓传导束的感觉与运动障碍，即受压脊髓节段以下感觉障碍、肌张力增高、腱反射亢进、锥体束征阳性。

3. 影像学检查

（1）X线检查　显示颈椎生理曲度改变，病变椎间隙狭窄，椎体后缘唇样骨赘，椎间孔变小。

（2）CT检查　可见颈椎间盘变性，颈椎增生，椎管前后径缩小，脊髓受压等改变。

（3）MRI检查　可显示受压节段脊髓有信号改变，脊髓受压呈波浪样压迹。

（四）椎动脉型

1. 症状

（1）主要症见单侧颈枕部或枕顶部发作性头痛，视力减弱，耳鸣，听力下降，眩晕。

(2) 可见眩晕猝倒发作。
2. 体征
(1) 常因头部活动到某一位置时诱发或加重眩晕。
(2) 头颈旋转时引起眩晕发作，是本病的最大特点。
3. 影像学检查
(1) 椎动脉血流检测及椎动脉造影　可协助诊断，辨别椎动脉是否正常，有无压迫、迂曲、变细或阻滞。
(2) X线检查　可显示椎节不稳及钩椎关节侧方增生。

（五）交感神经型
1. 症状
(1) 主要症见头痛或偏头痛，有时伴有恶心、呕吐，颈肩部酸困疼痛，上肢发凉发绀，视物模糊，眼窝胀痛，眼睑无力，瞳孔扩大或缩小，常有耳鸣、听力减退或消失。
(2) 可有心前区持续性压迫痛或钻痛，心律不齐，心跳过速。
2. 体征
(1) 头颈部转动时，症状可明显加重。
(2) 压迫不稳定椎体的棘突，可诱发或加重交感神经症状。

三、鉴别诊断
1. 颈型颈椎病
应与落枕、颈肩背部肌筋膜炎等疾病鉴别。
2. 神经根型颈椎病
应与尺神经炎、胸廓出口综合征、腕管综合征等疾病鉴别。
3. 脊髓型颈椎病
应与脊髓肿瘤、脊髓空洞症等疾病鉴别。
4. 椎动脉型颈椎病
应除外眼源性、耳源性眩晕及脑部肿瘤等疾病。
5. 单纯交感神经型颈椎病
诊断较为困难，应注意与冠状动脉供血不足、神经官能症等疾病鉴别。

四、辨证论治
（一）辨证要点
颈椎病的治疗方法很多，根据其类型、病情轻重、病程长短以及患者的健康状况来进行选择。理筋整复手法是治疗颈椎病的主要方法，能使部分患者较快缓解症状，可配合药物、牵引、练功等治疗。颈椎病的手术治疗，仅适用于极少数经过严格的、正规的非手术治疗无效，且有明显的颈脊髓受压或有严重的神经根受压的临床表现者。

（二）论治方法
1. 治疗手法
先在颈项部用点压、拿捏、弹拨、滚法等舒筋活血、和络止痛的手法，放松紧张痉挛的肌肉。

然后用颈项旋扳法，患者取稍低坐位，术者站于患者的侧后，以同侧肘弯托住患者下颌，另一手托其后枕部，嘱患者颈部放松，术者将患者头部向头顶方向牵引，然后向本侧旋转，当接近限度时，再以适当的力量使其继续旋转5°~10°，可闻及轻微的关节弹响声，之后再行另一侧的旋扳。

此手法必须在颈部肌肉充分放松、始终保持头部的上提力量下进行旋扳，不可用暴力，旋扳手法若使用不当有一定危险，故宜慎用。

脊髓型颈椎病禁用，以免发生危险。

最后用放松手法，缓解治疗手法引起的疼痛不适感。

2. 药物治疗
治宜补肝肾、祛风寒、活络止痛，可内服补肾壮筋汤、补肾壮筋丸，或颈痛灵、颈复康、根痛平冲剂等中成药。麻木明显者，可内服全蝎粉，早晚各1.5g，开水调服。眩晕明显者，可服愈风宁心片，亦可静脉滴注丹参注射液。急性发作，颈臂痛较重者，治宜活血舒筋，可内服舒筋汤。

3. 牵引治疗
通常用枕颌带牵引法，枕颌牵引可以缓解肌

肉痉挛、扩大椎间隙、流畅气血、减轻压迫刺激症状。患者可取坐位或仰卧位牵引，牵引姿势以头部略向前倾为宜。牵引重量可逐渐增大到6～8kg，隔日或每日1次，每次30分钟。

4. 练功活动

做颈项前屈后伸、左右侧屈、左右旋转及前伸后缩等活动锻炼。还可以做体操、打太极拳、练健美操等运动锻炼。

五、预防与调护

1. 合理用枕，选择合适高度与硬度的枕头，保持良好的睡眠体位。

2. 长期伏案工作者，应注意经常做颈项部的功能活动，以避免颈项部长时间处于某一低头姿势而发生慢性劳损。

3. 急性发作期应注意休息，以静为主，以动为辅，也可用颈围或颈托固定1～2周。慢性期以活动锻炼为主。

4. 颈椎病病程较长，非手术治疗症状易反复，因此要注意心理调护，以科学的态度向患者做宣传和解释，帮助患者树立信心，配合治疗，早日康复。

第五十四节　腰椎间盘突出症

腰椎间盘突出症又称腰椎间盘纤维环破裂髓核突出症，是因腰椎间盘发生退行性变，在外力的作用下，使纤维环破裂、髓核突出，刺激或压迫神经根，而引起的以腰痛及下肢坐骨神经放射痛等症状为特征的腰腿痛疾患。

本病好发于20～40岁青壮年，男性多于女性。多数患者因腰扭伤或劳累而发病，少数可无明显外伤史，是临床最常见的腰腿痛疾患之一。

一、病因病机

（一）病因

1. 内因

（1）随着年龄的增长，以及在日常生活工作中，椎间盘不断遭受脊柱纵轴的挤压、牵拉和扭转等外力作用，使椎间盘不断发生退行性变，髓核含水量逐渐减少，失去弹性，继之使椎间隙变窄，周围韧带松弛或产生裂隙，形成腰椎间盘突出，这是其发病的重要内在因素。

（2）下腰部是全身应力的中点，负重及活动度大，损伤概率高，是腰椎间盘突出的好发部位，其中以腰4、5椎间盘发病率最高，腰5、骶1椎间盘次之。

2. 外因

（1）多有不同程度的腰部急性外伤史或慢性损伤史，腰椎间盘突然或连续受到不平衡外力作用时，如弯腰提取重物时，姿势不当或准备欠充分的情况下搬动或抬举重物，或长时间弯腰后猛然伸腰，使椎间盘后部压力增加，甚至由于腰部的轻微扭动，如弯腰洗脸时、打喷嚏或咳嗽后，发生纤维环破裂，髓核向后侧或后外侧突出。

（2）少数患者无明显外伤史，只有受凉史而发病，多为纤维环过于薄弱，肝肾功能失调，风寒湿邪乘虚而入，腰部着凉后，引起腰肌痉挛，促使已有退行性变的椎间盘突出。

（二）病机

1. 引起腰腿痛的机理

（1）纤维环破裂时，突出的髓核压迫和挤压硬脊膜及神经根，是造成腰腿痛的根本原因。若未压迫神经根时，只有后纵韧带受刺激，则以腰痛为主；若突破后纵韧带而压迫神经根时，则以腿痛为主。

（2）坐骨神经由腰4、5和骶1、2、3五条神经根的前支组成，故腰4、5和腰5骶1的椎间盘突出，引起下肢坐骨神经痛。初起神经根受到激惹，出现该神经支配区的放射痛、感觉过敏、腱反射亢进等现象；日久突出的椎间盘与神经根、硬膜发生粘连，长期压迫神经根，导致部分神经功能障碍，出现支配区放射痛、感觉减退、腱反射减弱甚至消失等现象。

2. 椎间盘突出的类型

（1）侧突型　多数髓核向后侧方突出，单侧突出者出现同侧的下肢症状。

（2）两侧突型　髓核自后纵韧带两侧突出，则出现双下肢症状，多为一先一后，一轻一重，似有交替现象。

（3）中央型　髓核向后中部突出，巨大突出压迫马尾神经，出现马鞍区麻痹及双下肢症状。

二、诊断要点

（一）主要症状

腰痛和下肢坐骨神经放射痛，少数病例的起始症状是腿痛，而腰痛不甚明显。

腰腿疼痛可在咳嗽、打喷嚏、用力排便等腹腔内压升高时加剧，步行、弯腰、伸膝起坐等牵拉神经根的动作也使疼痛加剧，腰前屈活动受限，屈髋屈膝、卧床休息可使疼痛减轻。重者卧床不起，翻身极感困难。病程较长者，其下肢放射痛部位感觉麻木、冷感、无力。中央型突出压迫马尾神经，其症状为会阴部麻木、刺痛，二便功能障碍，阳痿或双下肢不全瘫痪。

（二）主要体征

1. 腰部畸形

腰肌紧张、痉挛，腰椎生理前凸减少或消失，甚至出现后凸畸形。有不同程度的脊柱侧弯，突出物压迫神经根内下方时（腋下型），脊柱向患侧弯曲，突出物压迫神经根外上方（肩上型），则脊柱向健侧弯曲。

2. 腰部压痛和叩痛

突出的椎间隙棘突旁有压痛和叩击痛，并沿患侧的大腿后侧向下放射至小腿外侧、足跟部或足背外侧。沿坐骨神经走行有压痛。

3. 腰部活动受限

急性发作时腰部活动可完全受限。绝大多数患者腰部伸屈和左右侧弯功能活动呈不对称性受限。

4. 皮肤感觉障碍

（1）受累神经根所支配区域的皮肤感觉异常，早期多为皮肤过敏，渐而出现麻木、刺痛及感觉减退。

（2）腰4、5椎间盘突出，压迫腰5神经根，引起小腿前外侧、足背前内侧和足底皮肤感觉异常。

（3）腰5、骶1椎间盘突出，压迫骶1神经根，引起小腿后外侧、足背外侧皮肤感觉异常。

（4）中央型突出，表现为马鞍区麻木，膀胱、肛门括约肌功能障碍。

5. 肌力减退或肌萎缩

（1）受压神经根所支配的肌肉可出现肌力减退、肌萎缩。

（2）腰5神经根受压，引起伸拇肌肌力减退。

（3）骶1神经根受压，引起踝跖屈和立位单腿翘足跟力减弱。

6. 腱反射减弱或消失

骶1神经根受压，引起跟腱反射减弱或消失。

7. 特殊检查阳性

直腿抬高试验阳性，加强试验阳性，屈颈试验阳性，仰卧挺腹试验阳性，颈静脉压迫试验阳性。

（三）影像学检查

1. X线检查

（1）正位片可显示腰椎侧凸，椎间隙变窄或左右不等，患侧间隙较宽；侧位片显示腰椎前凸消失，甚至反张后凸，椎间隙前后等宽或前窄后宽。椎体可见休默结节等改变，或有椎体缘唇样增生等退行性改变。

（2）X线平片的显示，必须与临床的体征定位相符合才有意义，主要排除骨病引起的腰骶神经痛，如结核、肿瘤等。

2. 脊髓造影检查

（1）髓核造影，能显示椎间盘突出的具体情况。

（2）蛛网膜下腔造影，可观察蛛网膜下腔充盈情况，能较准确地反映硬脊膜受压程度和受压部位，以及椎间盘突出的部位和程度。

（3）硬膜外造影，可显示硬脊膜外腔轮廓和神经根的走向，反映神经根受压的状况。

3. CT、MRI 检查

可清晰地显示出椎管形态、髓核突出的解剖位置和硬膜囊、神经根受压的情况，可明确诊断。必要时可加以造影。

三、鉴别诊断

1. **腰椎椎管狭窄症**

腰腿痛并有典型的间歇性跛行，卧床休息后症状可明显减轻或消失，腰部后伸受限，并引起小腿疼痛，其症状和体征往往不相一致。X线片显示，椎体、小关节突增生肥大，椎间隙狭窄，椎板增厚，椎管前后径变小。

2. **腰椎结核**

腰部疼痛，有时晚上痛醒，活动时加重，伴有乏力、消瘦、低热、盗汗等结核症状，腰肌痉挛，脊柱活动受限，可有后凸畸形和寒性脓肿。X线片显示，椎间隙变窄，椎体边缘模糊不清，有骨质破坏，有寒性脓肿时可见腰肌阴影增宽。

3. **腰椎骨关节炎**

腰部钝痛，劳累或阴雨天时加重，晨起时腰部僵硬，脊柱伸屈受限，稍活动后疼痛减轻，活动过多或劳累后疼痛加重。X线片显示，椎间隙变窄，椎体边缘唇状增生。

4. **强直性脊柱炎**

腰背部疼痛，不因休息而减轻，脊柱僵硬不灵活，脊柱各方向活动均受限，直至强直，可出现驼背畸形。X线片显示，早期骶髂关节和小关节突间隙模糊，后期脊柱可呈竹节状改变。

5. **脊柱转移肿瘤**

疼痛剧烈，夜间尤甚，有时可出现放射性疼痛，可见消瘦、贫血，血沉加快。X线片显示，椎体破坏变扁，椎间隙尚完整。

四、辨证论治

（一）辨证要点

1. 对于急性期、症状重的患者，应绝对卧硬床休息3周。卧床休息可以减缓体重对病变椎间盘的压力，有利于由于髓核突出所引起的非特异性炎症反应的吸收和消散，从而减轻或消除对神经根的刺激或压迫。

2. 以手法治疗为主，配合牵引、药物、卧床及练功等方法，根据突出的类型、病情轻重、病程长短以及患者的健康状况来进行选择治疗，绝大多数患者经治疗后症状可缓解或完全消失。

3. 对病程时间长、反复发作、症状严重者，中央型突出压迫马尾神经者，合并椎管狭窄、神经根管狭窄者，经非手术治疗无效可改为手术治疗。

（二）论治方法

1. **治疗手法**

（1）先用按摩、推压、滚法等手法

1）按摩法：患者俯卧，术者用两手拇指或掌部自上而下按摩脊柱两侧膀胱经，至患肢承扶处改用揉捏法，下抵殷门、委中、承山。

2）推压法：术者两手交叉，右手在上，左手在下，手掌向下用力推压脊柱，从胸椎推至骶椎。

3）滚法：从背、腰至臀腿部，着重于腰部，以缓解、调理腰臀部的肌肉痉挛。

（2）然后用脊柱推扳法 可调理关节间隙，松解神经根粘连，或使突出的椎间盘回纳。推扳手法要有步骤、有节奏地缓缓进行，绝对避免使用暴力，中央型突出不适宜用推扳法。

1）俯卧推髋扳肩：术者一手固定对侧髋部，另一手自对侧肩外上方缓缓扳起，使腰部后伸旋转到最大限度时，再适当推扳1～3次。另侧相同。

2）俯卧推腰扳腿：术者一手按住对侧患椎以上腰部，另一手自膝上方外侧将腿缓缓扳起，直到最大限度时，再适当推扳1~3次。另侧相同。

3）侧卧推髋扳肩：在上的下肢屈曲，贴床的下肢伸直，术者一手扶患者肩部，另一手同时推髋部向前，两手同时向相反方向用力斜扳，使腰部扭转，可闻及或感觉到"咔嗒"响声。换体位做另一侧。

4）侧卧推腰扳腿：术者一手按住患处，另一手自外侧握住膝部（或握踝上，使之屈膝），进行推腰扳腿，做腰髋过伸动作1~3次。换体位做另一侧。

（3）最后用牵抖法、滚摇法

1）牵抖法：患者俯卧，两手抓住床头，术者双手握住患者两踝，用力牵抖并上下抖动下肢，带动腰部，再行按摩下腰部。

2）滚摇法：患者仰卧，双髋膝屈曲，术者一手扶两踝，另一手扶双膝，将腰部旋转滚动1~2分钟。

以上手法可隔日1次，一个月为一个疗程。

2. 药物治疗

急性期或初期，治宜活血舒筋，方选舒筋活血汤加减。慢性期或病程久者，体质多虚，治宜补养肝肾、宣痹活络，方选补肾壮筋汤等。兼有风寒湿者，宜温经通络，方选大活络丹等。

3. 牵引治疗

主要采用骨盆牵引法，适用于初次发作或反复发作的急性期患者。

患者仰卧床上，在腰髋部缚好骨盆牵引带后，每侧各用10~15kg重量作牵引，并抬高床尾增加对抗牵引的力量。每日牵引1次，每次30分钟，10次为一个疗程。

4. 练功活动

腰腿痛症状减轻后，应积极进行腰背肌的功能锻炼，可采用飞燕点水、五点支撑练功，经常后伸、旋转腰部，做直腿抬高或压腿等动作，以增强腰腿部肌力，有利于腰椎的平衡稳定。

五、预防与调护

1. 急性期应严格卧硬板床3周，手法治疗后亦应卧床休息，使损伤组织修复。

2. 疼痛减轻后，应注意加强腰背肌锻炼，以巩固疗效。

3. 久坐、久站时可用腰围保护腰部，避免腰部过度屈曲或劳累或受风寒。

4. 弯腰搬物姿势要正确，避免腰部扭伤。

5. 改善居住环境，做到饮食起居有节。

6. 注重心理调护，充分调动患者的治疗积极性。

第十章 西医常见病

第一节 急性上呼吸道感染

一、概述

急性上呼吸道感染简称为上感,是指鼻腔、咽及喉部的急性炎症。急性上呼吸道感染可发生于任何年龄,机体免疫功能低下者易感,冬春季节发病多见。多数患者病情较轻,病程短,可自愈而预后良好。少数病情较重的患者可出现严重的并发症。本病具有一定的传染性,是临床最常见的普通传染病之一,主要通过携带病毒的飞沫经空气传播,也可经被污染的手及用具经接触传播。

急性上呼吸道感染约80%由病毒引起,常见的致病病毒包括鼻病毒、冠状病毒、腺病毒、流感及副流感病毒、呼吸道合胞病毒、埃可病毒、柯萨奇病毒等;少数患者由细菌致病,常见的细菌有流感嗜血杆菌、肺炎链球菌、葡萄球菌等。多数患者发病前有受凉、劳累、酗酒等,导致呼吸道局部及全身防御能力降低,病原体迅速大量繁殖而发病。

二、临床诊断

(一)诊断要点

1. 主要诊断依据来自于临床表现,结合血液一般检查结果即可做出诊断。

2. 有咳嗽症状的患者应进行胸部X线检查排除下呼吸道感染。

3. 一般不需进行病因学诊断,需要时可通过病毒分离、病毒血清学检查或细菌培养,确定病原体。

(二)主要鉴别诊断

主要与疾病初期有类似感冒症状的疾病相鉴别,包括流行性感冒、急性气管-支气管炎、麻疹等急性传染病、过敏性鼻炎等。

1. 流行性感冒

①病原体为流感病毒,可呈散发或小规模流行;②早期出现发热、咽痛等症状与上感相似,但鼻咽部症状较轻而全身症状重,多有高热、全身肌肉酸痛等;③免疫荧光学检查或快速血清PCR检查,最有助于鉴别诊断。

2. 急性气管-支气管炎

①咳嗽、咳痰症状突出,而鼻咽部多症状较轻;②肺部听诊多有呼吸音异常,伴有外周血WBC升高;③胸部X线的相应改变最有助于鉴别诊断。

(三)临床类型

急性上呼吸道感染根据病因及临床表现不同,分为不同的临床类型。

1. 普通感冒

普通感冒多由病毒感染引起,发病较急。主要表现为鼻部症状及咽干、咽痒、咳嗽等,可伴有咽痛、流泪、头痛、声音嘶哑等,较重的患者可有发热。体征以鼻腔黏膜充血水肿、咽部充血多见。病程多在一周左右。

2. 急性病毒性咽喉炎

病原体以鼻病毒、腺病毒、副流感病毒、呼吸道合胞病毒常见,也可见肠病毒等。主要表现为咽喉部症状，少见咳嗽。急性喉炎多见于流感病毒、副流感病毒及腺病毒感染，表现为咽痒、声音嘶哑甚至讲话困难，部分患者有发热、咽痛、咳嗽，体征以咽部充血水肿、局部浅表淋巴结肿大触痛为主。

3. 急性疱疹性咽峡炎

病原体以柯萨奇病毒 A 多见。主要表现有咽痛、发热，体征为咽部充血，局部黏膜表面有疱疹或浅表溃疡形成，周围有红晕。好发于夏季，儿童多见，一般病程为一周左右。

4. 急性咽结膜炎

病原体以腺病毒、柯萨奇病毒为主。主要表现有发热、咽痛，伴有畏光、流泪等，体征以眼结膜及咽部充血为主。好发于夏季，尤其游泳后，儿童多见，一般病程不超过一周。

5. 急性咽扁桃体炎

病原体以溶血性链球菌最常见，其他有流感嗜血杆菌、肺炎链球菌、葡萄球菌等。起病急，主要表现有咽痛、畏寒、发热，体温可高达39℃以上，呈稽留热，主要体征为咽部充血，扁桃体肿大、充血，发病数小时后扁桃体表面可见脓性分泌物，多伴有颌下淋巴结肿大、触痛。

（四）辅助检查的临床应用

1. 血液一般检查

急性上呼吸道感染属于感染性疾病，血液一般检查是必查项目，可以为感染提供诊断依据。主要改变：外周血 WBC 计数正常或偏低，淋巴细胞计数升高，提示为病毒感染；WBC 计数升高伴中性粒细胞增多甚至出现核左移现象，提示为细菌感染。

2. 病原学检查

可以协助明确病因诊断，但一般不需做病原学检查。如疑诊为病毒感染，可进行免疫荧光法、血清学检查、病毒分离鉴定等确定类型；细菌感染可进行咽拭子细菌培养。出现阳性结果可确诊并可指导抗生素的选用。

3. 胸部 X 线检查

仅有咽喉部症状的患者不需要进行 X 线检查，有咳嗽症状的患者，进行胸部 X 线检查可以明确有无支气管及肺部感染，有助于鉴别诊断。

三、防治措施

治疗以加强一般治疗结合对症治疗为主，注意防止合并细菌感染。急性期应注意与周围其他人适当隔离以防扩散。

1. 一般治疗

注意休息，多饮水，进食易消化的清淡饮食，保持室内空气流通。发热明显的患者应卧床休息，吸烟的患者应戒烟。

2. 对症治疗

鼻咽部症状严重的患者可应用伪麻黄碱，中等度以上发热的患者应给予解热镇痛药，大量出汗者注意补充水、电解质。

3. 应用抗生素

（1）机体免疫功能正常者，如无发热，发病已超过2天，一般不需要使用抗病毒药；有免疫功能缺陷者，应常规使用抗病毒药，常用利巴韦林、奥司他韦等，对流感病毒、副流感病毒、呼吸道合胞病毒等均有较强的抑制作用，可缩短病程。

（2）普通感冒无需使用抗菌药，伴有外周血 WBC 升高等细菌感染证据者，可考虑使用青霉素类、头孢菌素类或大环内酯类抗生素，一般口服给药即可。

4. 其他治疗

通过辨证联合应用具有清热解毒、辛温解表或辛凉解表，有抗病毒作用的中药或中成药治疗，有助于缓解症状、缩短病程。

5. 预防措施

该病冬春季节多见，对于体质不良、有慢性疾病的患者，冬春季节注意防寒保暖、适当锻炼增加抗寒能力，尽量减少到人流密集的环境中。

第二节 慢性支气管炎

一、概述

慢性支气管炎是气管、支气管黏膜及其周围组织的慢性非特异性炎症。其病因尚不完全清楚，可能是多种因素长期相互作用的结果，致病因素包括有害气体和有害颗粒如烟草、烟雾、粉尘、刺激性气体等，感染因素如病毒、支原体、细菌等，感染因素是慢性支气管炎发生发展的重要原因之一。另外其发病与免疫因素、年龄和气候等均有关。

慢性支气管炎的病理改变主要累及支气管黏膜，病情继续发展支气管壁向其周围组织扩散，最终发展成为阻塞性肺疾病。

二、临床诊断

（一）诊断依据

依据咳嗽、咳痰，或伴有喘息，每年发病持续超过3个月，连续2年或2年以上，咳、痰、喘具有慢性支气管炎的临床特点，并排除其他慢性气道疾病，即可诊断。

慢性支气管炎的主要临床特点是缓慢起病，病程长，反复急性发作而病情加重。咳嗽一般晨间为主，睡眠时有阵咳或排痰。痰一般呈白色黏痰或浆液泡沫痰，偶可带血。部分患者急性加重时有喘息，称为喘息性支气管炎。

（二）主要鉴别诊断

1. 咳嗽变异型哮喘

以刺激性咳嗽为特征，灰尘、油烟、冷空气等容易诱发咳嗽，常有过敏疾病史。发病后经抗生素治疗无效，支气管激发试验或支气管扩张试验阳性有助于鉴别。

2. 肺结核

属于慢性传染病，常有发热、乏力、盗汗及消瘦等症状，痰液查抗酸杆菌及胸部X线检查有助于鉴别。

3. 原发性支气管肺癌

多有长期吸烟史，以顽固性刺激性咳嗽为特征，或过去有咳嗽史，近期咳嗽性质发生改变，痰中带血。痰脱落细胞学、胸部CT、支气管镜及组织活检等检查，可明确诊断。

4. 间质性肺炎

病程漫长，早期仅有咳嗽、咳痰，偶有气短感与慢性支气管炎相似。但病情呈进行性加重，血气分析以动脉血氧分压降低为主，二氧化碳分压升高不明显，肺功能显示弥散功能障碍，有助于鉴别诊断。

5. 支气管扩张症

典型者表现为反复大量咳脓痰，或反复咯血。胸部X线检查见肺野纹理粗乱或呈卷发状，高分辨率CT有助于鉴别诊断。

（三）临床分期

1. 急性发作期

1周内出现脓性或黏液脓性痰，痰量明显增加；或伴有发热等炎症表现或咳、痰、喘等症状任何一项明显加剧。

2. 慢性迁延期

有不同程度的咳、痰、喘症状迁延1个月以上。

3. 临床缓解期

经治疗或临床缓解，症状基本消失或偶有轻微咳嗽，少量痰液，保持2个月以上者。

（四）辅助检查的临床应用

1. X线检查

X线胸片或CT检查有助于发现与诊断支气管及肺部的形态学异常，并可明确是否有肺部的急性炎症。可观察到慢性支气管炎因支气管壁增厚、细支气管或肺泡间质炎症细胞浸润或纤维化而出现的肺纹理增粗、紊乱，可呈网状或条索状、斑点状阴影，以双下肺野明显。X线的异常改变在急性加重期更明显。

2. 肺功能检查

早期因功能代偿可无异常，发生广泛小气道阻塞时，出现最大呼气流速明显降低，第一秒用力呼气容积（FEV_1）明显降低。

3. 血液一般检查

主要用于协助诊断急性加重期是否合并细菌感染，合并肺部细菌感染时出现外周血白细胞总数和中性粒细胞计数增高。

4. 痰液检查

痰与气道的炎症性渗出有关，经痰涂片或细菌培养可检出致病菌，同步进行药敏试验可指导抗生素的选药。可发现革兰阳性菌或革兰阴性菌及大量被破坏的白细胞、杯状细胞。

三、防治措施

（一）急性加重期治疗

1. 控制感染

感染是慢性支气管炎发病与病情加重的重要因素，急性期应用抗菌药物控制感染是关键性的治疗措施。治疗可选用氟喹诺酮类、大环类酯类、β-内酰胺类或磺胺类抗生素。如痰培养查明致病菌，应按药敏试验选用抗菌药。

2. 止咳祛痰

咳嗽可影响患者休息及日常工作，痰液可加重支气管阻塞，因此，止咳祛痰是主要的对症治疗措施。可应用复方氯化铵合剂、溴已新、盐酸氨溴索等药物。干咳为主者可用镇咳药物如右美沙芬等。

3. 平喘

喘息性慢支患者尤其是发病后双肺可闻及散在哮鸣音者，常规应用解痉平喘药如氨茶碱或茶碱控释剂，或长效β_2激动剂、糖皮质激素吸入剂等。

（二）缓解期治疗

1. 戒烟，避免吸入有害气体和其他有害颗粒，属于病因治疗。

2. 增强体质，预防感冒，是防治慢性支气管炎的主要内容之一。

3. 反复呼吸道感染者，可试用免疫调节剂或中医中药治疗。

第三节 慢性阻塞性肺疾病

一、概述

慢性阻塞性肺疾病（COPD）是一种以持续存在的气流受限为特征的肺部疾病，气流受限不完全可逆，呈进行性发展，主要累及肺部，也可引起肺外各器官的损害。COPD是我国导致慢性肺心病及慢性呼吸衰竭的最常见病因。COPD是多种环境因素与机体自身因素长期互相作用的结果。其最主要的病因是吸烟，职业粉尘和化学物质、环境污染、感染因素、蛋白酶-抗蛋白酶失衡、氧化应激、自主神经功能失调、营养不良、气温变化等均与COPD发病有关。

二、临床诊断

（一）诊断要点

主要依据有长期吸烟等高危因素史，结合临床症状、体征及肺功能检查结果等综合分析诊断。不完全可逆的气流受限是COPD诊断的必备条件，吸入支气管扩张剂后FEV_1/FVC（用力肺活量）<70%，即可诊断。根据FEV_1占预计值的百分率（$FEV_1\%$）下降的幅度进行气流阻塞严重程度分级。

COPD起病隐匿，病程较长，呈渐进性加重的病程特征。常见症状有慢性咳嗽、咳痰、气短及呼吸困难、喘息和胸闷，晚期可出现食欲减退、体重下降等慢性病的全身表现。其中气短及呼吸困难是其特征性症状。早期患者可无异常体征，随疾病进展出现桶状胸、呼吸变浅、频率增快，双肺语颤减弱，叩诊呈过清音，心浊音界缩小，肺下界和肝浊音界下降，呼吸音减弱，呼气延长，部分患者可闻及湿啰音和（或）散在的干啰音。

（二）分级诊断

根据FEV_1/FVC、FEV_1%和症状可对COPD患者气流受限严重程度做出分级诊断。

COPD患者气流受限严重程度的肺功能分级

肺功能分级	患者FEV_1%
GOLD1级（轻度）	≥80
GOLD2级（中度）	50~79
GOLD3级（重度）	30~49
GOLD4级（极重度）	<30

（三）临床分期

1. 急性加重期

急性加重期指在疾病过程中，短期内咳嗽、咳痰、气短和（或）喘息加重，痰量增多，呈脓性或黏液脓性，可伴发热等症状。

2. 稳定期

稳定期指患者咳嗽、咳痰、气短等症状稳定或症状较轻。

（四）并发症诊断

1. 慢性呼吸衰竭

COPD患者疾病的中后期，在急性加重时因导致通气和（或）换气功能障碍而并发呼吸衰竭，患者症状明显加重，发生低氧血症和（或）高碳酸血症，出现一系列与缺氧和二氧化碳潴留相关的临床表现，动脉血气分析具有确诊价值。

2. 自发性气胸

日常生活中由于患者憋气、用力或剧烈咳嗽，出现突然加重的呼吸困难，伴有发绀，患侧肺部叩诊呈鼓音，听诊呼吸音减弱或消失，应考虑并发自发性气胸，通过X线检查可以确诊。

3. 慢性肺心病

COPD后期因长期缺氧伴有高碳酸血症，致肺动脉痉挛、血管重塑，导致肺动脉高压、右心室肥厚，应诊断并发慢性肺心病，严重时发生右心衰竭。

（五）辅助检查的临床应用

1. 肺功能检查

肺功能检查结果是判断气流受限的主要客观指标，对COPD诊断、严重度评估、疾病进展、预后及治疗反应等有重要意义。其中主要指标为第一秒用力呼气容积（FEV_1）减少，且$FEV_1/FVC<70$%是判断气流受限的主要客观依据。

2. 胸部X线检查

胸片可作为确定肺部并发症及排除其他肺部疾病的客观依据。胸部X线平片早期可无变化，病情进展可出现肺纹理增粗、紊乱等非特异性改变及肺气肿改变。胸部CT不作为常规检查，高分辨CT对疑难病例的鉴别诊断有一定意义。

3. 动脉血气分析

可确定是否发生呼吸衰竭及其类型。

三、防治措施

（一）急性加重期治疗

1. 控制感染

细菌感染是导致COPD急性加重最常见的原因，故选用敏感抗生素控制感染是最重要的治疗措施。应根据COPD严重程度及相应的细菌分层情况，结合当地常见致病菌类型、耐药流行趋势和药敏情况，选用敏感抗生素静脉或口服给药。如对初始治疗反应欠佳，应及时根据细菌培养及药敏试验结果调整。

2. 扩张支气管

短效$β_2$受体激动剂适用于COPD急性加重期的治疗，若单药治疗效果不明显，联合使用抗胆碱能药物。对于病情较为严重的患者，可考虑静脉滴注茶碱类药物。

3. 控制性氧疗

控制性氧疗为住院患者的基础治疗。无严重合并症患者，氧疗后易达到满意的氧合水平（$PaO_2>60mmHg$ 或 $SaO_2>90\%$）。因 COPD 患者多为Ⅱ型呼吸衰竭，应给予控制性氧疗，吸入氧浓度以 28%~30% 为宜，需注意可能发生潜在的 CO_2 潴留及呼吸性酸中毒。

4. 应用糖皮质激素

住院患者在应用支气管扩张剂及抗生素的基础上，可口服或静脉滴注糖皮质激素，常用泼尼松龙等。

5. 其他治疗

包括应用盐酸氨溴索等祛痰，维持水、电解质、酸碱平衡，病情需要时考虑机械通气。

（二）稳定期治疗

1. 健康教育与管理

戒烟是 COPD 的病因治疗措施，应积极劝导患者戒烟，注意防护大气环境及职业环境污染等，病情变化时应及时就诊。

2. 应用支气管扩张剂

应用支气管扩张剂是控制 COPD 患者症状的主要治疗措施，应根据患者病史及病情、既往用药史等个体化治疗。

（1）β_2 肾上腺素受体激动剂　常用沙丁胺醇、特布他林气雾剂等，长效制剂有沙美特罗、福莫特罗等。

（2）抗胆碱能药　常用异丙托溴铵气雾剂，长效抗胆碱能药有噻托溴铵。

（3）茶碱类药　常用氨茶碱、缓释型或控释型茶碱等。

3. 应用糖皮质激素

长期规律地吸入糖皮质激素适用于 $FEV_1<50\%$ 预计值且有临床症状，以及反复加重的 COPD 患者。联合吸入糖皮质激素和长效 β_2 受体激动剂，比单用治疗效果好，目前已有布地奈德加福莫特罗、氟地卡松加沙美特罗两种药物的联合制剂。

4. 应用祛痰药

应用盐酸氨溴索、N-乙酰半胱氨酸或稀化粘素等，主要用于痰液黏稠不易咳出的患者，尤其是老年人。

5. 长期家庭氧疗（LTOT）

有下列病情改变的患者有条件应进行 LTOT：①$PaO_2\leq55mmHg$ 或 $SaO_2\leq88\%$，有（没有）高碳酸血症；②PaO_2 55~60mmHg，或 $SaO_2<89\%$，并有肺动脉高压、心力衰竭或红细胞增多症（红细胞比积>55%）。一般经鼻导管吸入给氧，氧流量 1.0~2.0L/min，吸氧持续时间>15h/d。

6. 康复治疗

进行个体化呼吸生理治疗、呼吸肌锻炼，加强营养支持，进行必要的心理疏导治疗等，可以改善生活质量，稳定病情。

（三）预防措施

戒烟是最重要的预防措施；改善环境污染，通过适当的防护措施尽量避免有害粉尘、气体的吸入；发生呼吸道感染时积极合理治疗；加强体育锻炼，增强抗寒能力。对于已经确诊的 COPD 患者，预防呼吸道感染，积极进行呼吸生理治疗及呼吸机锻炼，进行长期家庭氧疗。

第四节　慢性肺源性心脏病

一、概述

慢性肺源性心脏病简称慢性肺心病，是指由慢性支气管、肺、胸廓疾病或肺血管病变引起肺循环阻力增加，继而肺动脉高压形成，引起右心室肥大，甚至发生右心衰竭的一类心脏病。我国

≥15岁人群中的患病率为6.7%，患病率存在地区性差异，天气干燥、气温寒冷的地区患病率高，农村高于城市，另外，吸烟者高于不吸烟者，随年龄增加患病率升高。

COPD是慢性肺心病最常见的病因，占病因的80%~90%，其他病因有重症支气管哮喘、支气管扩张症、间质性肺病、严重的脊柱畸形、特发性肺动脉高压、慢性栓塞性肺动脉高压、原发性肺泡通气不足、睡眠呼吸暂停低通气综合征等。

上述病因导致机体长期缺氧、高碳酸血症等功能性因素，肺血管慢性炎症、毛细血管床减损、肺血管收缩、肺血管重塑、血栓形成等解剖学因素，血容量增多和血液黏稠度增加等因素，最终导致肺动脉高压形成，随病情进展，肺动脉高压持续存在，右心室代偿性肥大，最终右心功能失代偿，发生右心衰竭。

二、临床诊断

（一）诊断要点

结合病史、体征及实验室检查，综合做出诊断。在慢性呼吸系统疾病的基础上，一旦发现有肺动脉高压、右心室肥大的体征或右心功能不全的征象，排除其他引起右心病变的心脏病，即可诊断。若出现呼吸困难、颈静脉怒张、紫绀，或神经精神症状，为发生呼吸衰竭表现；如有下肢或全身水肿、腹胀、肝区疼痛，提示发生右心衰竭，为急性加重期的主要诊断依据。

（二）分期诊断

慢性肺心病病程漫长，在疾病过程中，患者多因呼吸道感染、受寒、劳累、吸入刺激性气体等原因出现急性加重，经治疗后病情多可缓解，因此，依据临床表现分为急性加重期与缓解期，应依据患者所处的临床分期进行分期治疗。

1. 肺、心功能代偿期（缓解期）

以原发病表现为主，同时伴有肺动脉高压和右心室肥大体征，包括：①肺动脉瓣区S_2亢进；②三尖瓣区出现收缩期杂音，剑突下触及心脏收缩期搏动；③可出现颈静脉充盈、肝淤血肿大等。

2. 肺、心功能失代偿期（急性加重期）

多由急性呼吸道感染所诱发，除上述症状加重外，相继出现呼吸衰竭和心力衰竭的临床表现，甚至出现并发症。

（三）主要鉴别诊断

主要与冠心病鉴别，两者均多见于中老年患者，均可出现心脏增大、肝肿大、下肢水肿及紫绀等，慢性肺心病患者心电图V_1~V_3可呈QS型，又酷似心肌梗死的心电图改变，但冠心病患者多有心绞痛或心肌梗死病史，心脏增大主要为左心室肥大，心尖区可闻及收缩期杂音，X线检查显示心脏向左下扩大，心电图显示缺血型ST-T改变等客观改变，有助于鉴别诊断。

（四）并发症诊断

1. 肺性脑病

肺性脑病是指由于严重缺氧及高碳酸血症导致中枢神经系统障碍，出现意识模糊、谵妄甚至昏迷等一系列精神神经症状的临床综合征，是慢性肺心病患者首要的死亡原因。

2. 酸碱平衡失调及电解质紊乱

酸碱平衡失调及电解质紊乱为最常见的并发症，其中以呼吸性酸中毒常见，合并感染时出现呼吸性酸中毒合并代谢性酸中毒，大量应用利尿剂可出现呼吸性酸中毒合并代谢性碱中毒。

3. 心律失常

可出现各种心律失常，其中以房性快速性心律失常多见，如房性早搏等。

4. 休克

慢性肺心病急性加重期合并肺部感染时，可出现感染性休克，也可发生心源性休克等。

5. 消化道出血

由于缺氧及酸中毒导致消化道黏膜糜烂、出血，出现黑便甚至呕血等上消化道出血的表现。

6. 其他

如功能性肾衰竭、弥散性血管内凝血等。

(五) 辅助检查的临床应用

1. 胸部 X 线

可协助明确原发病及肺部感染,除有原发疾病及急性肺部感染的特征,同时能发现肺动脉高压及右心室肥大的征象,具体表现为右下肺动脉干扩张其横径≥15mm,肺动脉段明显突出或其高度≥3mm,心脏向左扩大等。

2. 心电图

可协助判断有无肺动脉高压及右心室肥大,主要表现为电轴右偏,额面平均电轴≥90°,重度顺钟向转位,$RV_1+SV_5≥1.2mV$,$RV_1≥1.0mV$ 等右心室肥大的改变,以及肺型 P 波。急性期并发心律失常的患者,可协助明确心律失常的类型。

3. 超声心动图

超声心动图是判断肺动脉高压及右心室肥大的客观依据。主要改变有右室内径增大(≥20mm),右室流出道增宽(≥30mm)及肺动脉内径增大、右室前壁厚度增加。肺动脉压力>20mmHg。

4. 动脉血气分析

急性加重期合并呼吸衰竭时,动脉血气分析是诊断呼吸衰竭的主要依据。多数患者出现 II 型呼衰,表现为 $PaO_2<60mmHg$ 及 $PaCO_2>50mmHg$。pH 值因机体对酸碱代偿情况不同而不同,可正常、降低或升高。

5. 血液一般检查

可见继发性红细胞增多、血红蛋白升高,合并感染时出现白细胞总数和中性粒细胞升高。

6. 血液生化检查

可出现血电解质紊乱如低钾血症、低钠低氯血症等;缺氧严重者可出现一过性转氨酶升高及氮质血症等。

三、防治措施

(一) 急性加重期治疗

1. 控制感染

控制感染为治疗慢性肺心病的关键措施。慢性肺心病并发的感染多为混合性感染,故应联合用药,一般可首选青霉素类、氨基糖苷类、氟喹诺酮类及头孢菌素类等。根据痰培养和药物敏感试验选用抗生素更合理。多需静脉用药。长期应用抗生素要防止真菌感染。

2. 改善呼吸功能,纠正呼吸衰竭

采取综合治疗措施,包括缓解支气管痉挛,清除痰液,通畅呼吸道,持续低浓度给氧,应用呼吸中枢兴奋剂等。必要时施行机械通气。

3. 控制心力衰竭

在积极控制感染、改善呼吸功能后,一般患者心功能常能改善,尿量增多,水肿消退,肝肿大可缩小或恢复正常,不需使用利尿剂和强心剂。但较重患者或经以上治疗无效者可适当选用利尿剂和强心剂。

(1)利尿剂 宜短疗程、小剂量、间歇联合使用排钾和保钾利尿剂。一般可用氢氯噻嗪联合螺内酯口服。

(2)强心剂 应用指征:①感染已被控制,呼吸功能已改善,利尿剂不能取得良好疗效而反复水肿的心力衰竭患者;②合并室上性快速心律失常,如室上性心动过速、心房颤动(心室率>100次/分)者;③以右心衰竭为主要表现而无明显急性感染者;④出现急性左心衰竭者。慢性肺心病患者由于慢性缺氧及感染,对洋地黄类药物耐受性低、疗效差,且易引起中毒,应用的原则是:①剂量宜小,为常规剂量的 1/2~2/3;②选用作用快、排泄快的强心剂;③低氧血症、感染等均可使心率增快,故不宜以心率减慢作为衡量强心药的疗效指征。

(3)应用血管扩张剂 可减轻心脏前、后负荷,降低心肌耗氧量,增加心肌收缩力,对部分顽固性心衰患者有一定效果,可应用硝酸酯类药物。

4. 控制心律失常

房性异位心律随着病情好转多可迅速消失,如经治疗仍不能消失时,未经洋地黄制剂治疗者,可在密切观察下选用小量毛花苷 C 或地高辛治疗;对频发室性早搏、室性心动过速者,可选用利多卡因、胺碘酮等药物。另外，要注意避免应用β受体阻滞剂，以免诱发支气管痉挛加重病情。

5. 应用糖皮质激素

糖皮质激素可解除支气管痉挛、改善通气、降低肺泡内压力、减轻右心负荷，在有效控制感染的情况下，短期应用糖皮质激素，有利于纠正呼吸衰竭和心力衰竭。

6. 抗凝治疗

应用低分子肝素防止肺微小动脉原位血栓形成，也可应用阿魏酸钠等。

7. 并发症的处理

①并发肺性脑病时，除上述治疗措施外，应注意纠正酸碱失衡和电解质紊乱；出现脑水肿时，可快速静脉滴注甘露醇；肺性脑病出现兴奋、躁动时慎用镇静剂。②并发酸碱失衡和电解质紊乱、消化道出血、休克、肾衰竭、弥散性血管内凝血等时，积极给予相应治疗。

（二）缓解期治疗

呼吸生理治疗，增强机体免疫力和长期家庭氧疗（详见第三节COPD）。

（三）预防措施

慢性肺心病是慢性阻塞性肺疾病的最终结局，因此，其预防主要是有效预防慢性呼吸系统疾病的发生，尤其是COPD；一旦确诊为慢性肺心病，通过增强体质及抗寒能力，预防急性呼吸道感染，是预防患者由缓解期进入急性加重期的重要措施。

第五节 支气管哮喘

一、概述

支气管哮喘是一种由肥大细胞、嗜酸性粒细胞、淋巴细胞等多种炎症细胞介导的气道慢性炎症，是一种多基因遗传性疾病，具有家族聚集倾向。本病常存在气道高反应性和广泛的、可逆性气流阻塞。支气管哮喘是全球范围内最常见疾病之一，我国成人患病率为1.24%，且呈明显上升的趋势。经过长期规范化治疗和管理，80%以上的患者可达到临床控制。支气管哮喘的病因包括遗传因素与环境因素两个方面，遗传因素是患病的基本条件，在环境因素激发下，发展为临床哮喘。环境因素为临床哮喘的激发因素，根据来源分为：①吸入性激发因素，如尘螨、花粉、动物羽毛、汽车尾气等；②食入性激发因素，包括鱼、虾、蟹、牛奶等动物蛋白；③药物，如阿司匹林、抗生素等；④其他，如运动、寒冷空气等。

二、临床诊断

（一）诊断标准

1. 反复发作喘息、气急、胸闷或咳嗽，多与接触变应原、冷空气、物理或化学性刺激、病毒性上呼吸道感染、运动等有关。

2. 发作时在双肺可闻及散在或弥漫性、以呼气相为主的哮鸣音，呼气相延长。

3. 上述症状可经治疗缓解或自行缓解。

4. 除外其他疾病所引起的喘息、气急、胸闷和咳嗽。

5. 临床表现不典型者（如无明显喘息或体征）应有下列3项中至少1项阳性：①支气管激发试验阳性；②支气管舒张试验阳性；③昼夜PEF变异率≥20%。

符合1~4条或4、5条者，即可诊断。

（二）病情分级

1. 急性发作期严重程度分级

（1）**轻度发作** 一般体力活动时有气喘，可伴有焦虑，呼吸轻度加快，查体双肺可闻及散在哮鸣音，肺功能和动脉血气检查基本正常。

（2）**中度发作** 稍微活动即有气喘，讲话不连续，常有焦虑，呼吸明显加快，有时出现三凹征阳性，查体双肺可闻及响亮而弥漫的哮鸣音，心率增快，肺功能检查使用支气管扩张剂后最大呼气流速（PEF）占预计值60%~80%，动脉血气检查SaO_2在91%~95%。

（3）**重度发作** 安静时即有气喘，强迫端坐位，不能讲话，单字发音或运用肢体语言回答问题，常有焦虑、烦躁不安，出汗多，呼吸明显加快>30次/分，三凹征阳性，查体双肺可闻及响亮而弥漫的哮鸣音，心率增快>120次/分，有奇脉，肺功能检查使用支气管扩张剂后PEF占预计值<60%，动脉血气检查$SaO_2 \leq 90\%$，$PaO_2<60mmHg$，伴有$PaCO_2>45mmHg$。

（4）**危重发作** 患者多呈嗜睡状态，意识模糊，严重发绀，可见胸腹矛盾运动，查体双肺哮鸣音减少甚至消失，心音低弱，脉率不规则，呈现急性呼吸衰竭的危重状态。

2. 慢性持续期病情评估

目前认为长期评估哮喘的控制水平是更为可靠和有积极意义的严重性评估方法，可以更全面地评估哮喘患者的整体病情，指导治疗。根据过去4周内患者以下指标的拥有项多少，将哮喘控制水平分为控制良好、部分控制和未控制3个等级：①日间哮喘症状>2次/周；②夜间因哮喘憋醒；③使用缓解药物频次>2次/周；④哮喘引起活动受限等。

（1）**良好控制** 无上述任何一项。

（2）**部分控制** 具有上述4项中的1~2项。

（3）**未控制** 具有上述4项中的3~4项。

（三）主要鉴别诊断

1. 心源性哮喘

左心衰竭临床表现为呼吸困难、发绀、咳嗽、咳白色或粉红色泡沫痰，与支气管哮喘症状相似，但心源性哮喘多有高血压、冠心病、风心病等病史和体征，两肺不仅可闻及哮鸣音，尚可闻及广泛的水泡音，查体左心界扩大，心率增快，心尖部可闻及奔马律。影像学改变为以肺门为中心的蝶状或片状模糊阴影。

2. 慢性阻塞性肺疾病

COPD多于中年后起病，症状缓慢进展，逐渐加重，多有长期吸烟史或吸入有害气体史，气流受限基本为不可逆性；哮喘则多在儿童或青少年期起病，症状起伏大，常伴过敏性鼻炎等，部分患者有哮喘家族史，气流受限多为可逆性。

3. 原发性支气管肺癌

中央型支气管肺癌肿瘤压迫支气管，引起支气管狭窄，或伴有感染时，亦可出现喘鸣音或哮喘样呼吸困难，但肺癌的呼吸困难及喘鸣症状呈进行性加重，常无明显诱因，咳嗽咳痰，痰中带血。痰找癌细胞、胸部X线、CT、MRI或纤维支气管镜检查可明确诊断。

（四）特殊类型的哮喘

1. 咳嗽变异性哮喘

以发作性胸闷或顽固性咳嗽为唯一的临床表现，无喘息症状，易漏诊。

2. 运动性哮喘和药物诱发性哮喘

由运动以及某些药物诱发，临床少见。

3. 危重哮喘

严重哮喘发作，表现为呼吸困难、发绀、大汗淋漓、四肢湿冷、脉细数，两肺满布哮鸣音，有时因支气管高度狭窄或被大量痰栓堵塞，肺部哮鸣音反而减弱或消失，此时病情危急，经一般治疗不能缓解，可导致呼吸衰竭甚至死亡。

（五）并发症诊断

1. 发作期并发症

可出现自发性气胸、纵隔气肿、肺不张、急性呼吸衰竭等并发症。其中以自发性气胸多见，患者急性发作期突然出现一侧撕裂样胸痛，伴呼吸困难加重，查体患侧胸廓饱满，叩诊呈鼓音，听诊呼吸音消失，胸部X线检查可协助确诊。

2. 晚期并发症

严重哮喘患者疾病晚期可并发慢性肺心病，也可并发支气管扩张症、间质性肺炎等。

（六）辅助检查的临床应用

1. 血液一般检查

血液一般检查可提供过敏及肺部感染的证据，发作期出现嗜酸性粒细胞增多，并发感染者有白细胞总数和中性粒细胞增多。

2. 肺功能

最大呼气流速（PEF）测定值占预计值的百分率（PEF%）和PEF昼夜变异率是判断支气管哮喘病情严重度的两项重要的指标。发作期因广泛小气道痉挛、阻塞，出现FEV_1占预计值的百分率（FEV_1%）降低，PEF降低，必要时可进行支气管激发试验或支气管舒张试验。

3. 免疫学和过敏原检测

慢性持续期血清中特异性IgE和嗜酸性粒细胞阳离子蛋白（ECP）含量测定有助于哮喘的诊断。皮肤过敏原测试用于指导避免过敏原接触和脱敏治疗，临床较为常用。

4. 胸部X线

急性发作期两肺透亮度增加，呈过度充气状态，慢性持续期多无明显改变，疾病后期并发慢性肺心病时可以相应改变。

5. 动脉血气分析

哮喘发作程度较轻时，PaO_2和$PaCO_2$正常或轻度下降；中度哮喘发作时，PaO_2下降而$PaCO_2$正常；重度哮喘发作时，PaO_2明显下降而$PaCO_2$超过正常，并可出现呼吸性酸中毒和（或）代谢性酸中毒。

三、防治措施

（一）治疗措施

1. 脱离变应原环境

急性发作期立即使患者脱离变应原环境是防治哮喘最有效的方法。

2. 药物治疗

治疗支气管哮喘的药物有控制性药物和缓解性药物，控制性药物即抗炎药需要长期使用，用于治疗气道慢性炎症，维持临床控制状态，包括吸入型糖皮质激素、白三烯受体调节剂、长效β_2受体激动剂、缓释茶碱、色甘酸钠等；缓解性药物即解痉平喘药，是根据发作需要用于缓解急性发作的药物，包括短效β_2受体激动剂、短效吸入型抗胆碱能药物、短效茶碱、静脉用糖皮质激素等。

（1）β_2受体激动剂　是缓解哮喘症状的首选药物。有短效-速效β_2受体激动剂，如沙丁胺醇、特布他林气雾剂；短效-迟效β_2受体激动剂，如沙丁胺醇、特布他林片剂；长效-迟效β_2受体激动剂，如沙美特罗气雾剂；长效-速效β_2受体激动剂，如福莫特罗干粉吸入剂等。

（2）茶碱（黄嘌呤）类药物　茶碱缓释或控释片，适合夜间发作的哮喘的治疗。氨茶碱血药浓度个体差异大，监测血清或唾液中茶碱浓度，及时调整用量。

（3）抗胆碱能药物　吸入型抗胆碱能药物如溴化异丙托品，与β_2受体激动剂联合吸入有协同作用，尤其适用于夜间哮喘及多痰患者。

（4）糖皮质激素　是控制哮喘最有效的药物，根据需要选择吸入型、口服或静脉注射。吸入剂型常用倍氯米松吸入剂、布地奈德吸入剂、氟替卡松吸入剂等；口服常用泼尼松和泼尼松龙；重度发作静脉用药常用氢化可的松或甲泼尼龙等。吸入剂型的主要不良反应有咽部不适、声音嘶哑和局部念珠菌感染等。为减少吸入大剂量糖皮质激素的不良反应，可与长效β_2受体激动剂、控释茶碱或白三烯调节剂等联合使用。

（5）白三烯调节剂　通过调节白三烯的生物活性而发挥抗炎作用，同时可舒张支气管平滑肌，作为控制轻度哮喘的较好选择，常用孟鲁司特和扎鲁司特等，不良反应较轻微。

（6）其他　有钙拮抗剂（维拉帕米、硝苯地平等）、酮替芬、曲尼司特、肥大细胞膜稳定剂色甘酸钠、血栓烷A_2受体拮抗剂等。钙拮抗剂可用于治疗运动性哮喘，酮替芬对过敏性哮喘有效，曲尼司特、色甘酸钠主要用于哮喘的预防。

3. 危重哮喘的处理

（1）氧疗与辅助通气　维持$PaO_2>60mmHg$，开始机械通气的指征包括：①呼吸肌疲劳；②$PaCO_2>45mmHg$；③有明显意识改变。

（2）有效解痉平喘　联合应用解痉平喘药。

（3）纠正水、电解质及酸碱失衡　①补液；②纠正酸中毒；③纠正电解质紊乱。

（4）控制感染　静脉应用广谱抗生素。

（5）其他　应用糖皮质激素。

（二）预防措施

1. 慢性持续期应尽量明确可诱发发作的变应原，日常中加以控制避免接触诱发发作。

2. 加强体育锻炼，增强体质。注射哮喘菌苗和进行脱敏疗法。可个体化使用吸入型糖皮质激素等药物以减少复发。

第六节　肺　炎

一、概述

肺炎是指包括终末气道、肺泡腔及肺间质等在内的肺实质的炎症性疾病，是临床最常见的感染性疾病。

肺炎按病因分为：①细菌性肺炎：最为常见，常见致病菌为肺炎链球菌、葡萄球菌、甲型溶血性链球菌、肺炎克雷伯杆菌、流感嗜血杆菌等；②非典型病原体肺炎：见于军团菌、支原体和衣原体感染；③病毒性肺炎：见于冠状病毒、腺病毒、呼吸道合胞病毒、流感病毒等感染；④肺真菌病：由念珠菌、曲霉、隐球菌等引起的肺炎；⑤其他病原所致的肺炎：如立克次体、弓形体、肺吸虫等；⑥理化因素所致的肺炎：放射性肺炎、化学性肺炎等。

肺炎按患病环境分为：①社区获得性肺炎（CAP）：是指在医院外感染病原体所患肺炎，主要致病菌为肺炎链球菌、支原体、衣原体、流感嗜血杆菌、流感病毒、腺病毒等；②医院内获得性肺炎（HAP）：是指患者住院期间未接受有创性机械通气治疗，入院48小时后在院内新发的肺炎，多发生于各种原发疾病的危重患者，革兰阴性杆菌感染率高，常为混合感染，耐药菌株多，治疗困难，且病死率高。

二、临床诊断

（一）诊断要点

1. 肺炎链球菌肺炎

根据典型症状与体征，结合胸部X线检查，可做出初步诊断。对于临床表现不典型者，需认真加以鉴别。确诊有赖于病原菌检测。肺炎链球菌肺炎冬春季节多见，起病急骤，常有受凉淋雨、劳累、病毒感染等诱因，多有上呼吸道感染的前驱症状。初期为刺激性干咳，继而咳白色黏液痰或痰带血丝，1~2日后可咳出黏液血性或铁锈色痰，铁锈色痰为其特征性临床表现之一，部分患者有病侧胸痛。查体呈急性热病面容，部分有鼻翼扇动、口唇单纯疱疹等，典型患者有肺实变体征，包括患侧呼吸运动减弱、触觉语颤增强、叩诊呈浊音、听诊呼吸音减低或消失，并可出现支气管呼吸音。重症患者有肠胀气，上腹部压痛，多与炎症累及膈、胸膜有关。少数重症患者可出现休克，多见于老年患者。

2. 支原体肺炎

需综合临床症状、胸部X线结果及血清学检查结果做出诊断。肺炎支原体肺炎潜伏期为2~3周，起病较缓慢。症状主要有乏力、咽痛、头痛、咳嗽、发热、食欲不振、腹泻、肌痛、耳痛等。咳嗽多为阵发性刺激性呛咳，咳少量黏液痰。发热可持续2~3周，体温恢复正常后可仍有咳嗽，偶伴有胸骨后疼痛，肺外表现更为常见，如皮炎（斑丘疹和多形红斑）等。查体可见咽部充血，儿童偶可并发鼓膜炎或中耳炎，伴颈部淋巴结肿大。胸部查体与肺部病变程度常不相称，可无明显体征。

（二）主要鉴别诊断

1. 肺炎链球菌肺炎

主要应与其他病原体引起的肺炎进行鉴别，一般通过临床特点及病原学检查可以明确诊断，除此之外，应与下列疾病进行鉴别。

（1）急性结核性肺炎　急性结核性肺炎（干酪性肺炎）临床表现与肺炎球菌肺炎相似，X线亦有肺实变，但肺结核常有低热、乏力，痰中可找到结核菌。X线显示病变多在肺尖或锁骨上下，密度不均，久不消散，且可形成空洞和肺内播散，抗结核治疗有效。肺炎球菌肺炎经抗生素治疗3~5天，体温多能恢复正常，肺内炎症也较快吸收。

（2）肺癌　起病缓慢，常有刺激性咳嗽和少量咯血，无明显全身中毒症状，血白细胞计数升高不显著，若痰中发现癌细胞可确诊。

（3）急性肺脓肿　早期临床表现与肺炎球菌肺炎相似，但随病程进展，咳出大量脓臭痰为特征性表现。X线检查可见脓腔及液平面。

2. 支原体肺炎

应与病毒性肺炎、军团菌肺炎等鉴别，鉴别诊断主要依赖于病原学检查。

（三）并发症诊断

严重感染患者易发生感染性休克，尤其是老年人。其他并发症有胸膜炎、脓胸、心肌炎、脑膜炎、关节炎等。并发感染性休克时，除肺炎的基本表现，出现烦躁不安或神志淡漠，冷汗淋漓，皮肤黏膜苍白或呈大理石花纹样改变，少尿或无尿，心动过速伴血压下降，脉压缩小等休克的表现。

（四）辅助检查的临床应用

1. 血液一般检查

可以提供细菌感染的依据。血白细胞计数明显升高，一般在 $(10~20) \times 10^9/L$，中性粒细胞分类多在80%以上，并有核左移或细胞内可见中毒颗粒，提示细菌性感染。年老体弱、免疫功能低下者白细胞计数可不增高，但中性粒细胞的百分比升高。

2. 病原学检查

病原学检查是病因诊断的依据。痰直接涂片发现典型的革兰染色阳性、带荚膜的双球菌，即可初步做出肺炎链球菌肺炎的诊断。直接检测呼吸道标本中肺炎支原体抗体，可用于支原体肺炎的早期快速诊断。

3. 胸部X线检查

肺炎患者因感染部位在肺部，均出现一定的胸部X线改变，具有诊断意义，并可作为治疗疗效的评判方法。肺炎链球菌肺炎患者早期仅见肺纹理增粗、紊乱；肺实变期呈肺叶、肺段分布的密度均匀阴影，并在实变阴影中可见支气管气道征，肋膈角可有少量胸腔积液征；消散期显示实变阴影密度逐渐减低，呈散在的、大小不等的片状阴影，多数病例起病3~4周后才能完全消散。支原体肺炎出现肺部多种形态的浸润影，呈节段性分布，以肺下野为多见，可从肺门附近向外伸展。病变常经3~4周后自行消散。部分患者出现少量胸腔积液。

4. 血清学检查

对支原体肺炎的诊断有一定意义。起病2周后，患者冷凝集试验阳性，滴度大于1:32，如果滴度逐步升高，更具诊断价值。约半数患者链球菌MG凝集试验阳性。血清支原体IgM抗体的测定可进一步确诊。

三、防治措施

（一）肺炎链球菌肺炎

1. 一般治疗

卧床休息，高热、食欲不振者应静脉补液，

注意补充足够蛋白质、热量及维生素。密切观察生命体征，防止休克发生。

2. 对症治疗

高热者采用物理降温；氧疗止咳祛痰，胸痛剧烈者可热敷或酌用镇痛药。禁用抑制呼吸中枢明显的镇静药。

3. 抗菌药物治疗

一经诊断即应予抗生素治疗，不必等待细菌培养结果。首选青霉素G，用药途径及剂量视病情轻重及有无并发症而定。对青霉素过敏者，可用红霉素或阿奇霉素、林可霉素；重症患者可选用氟喹诺酮类、头孢菌素类等。多重耐药菌株感染者可用万古霉素、替考拉宁。疗程通常为5~7天，或在退热后3天可由静脉用药改为口服，维持数日。

4. 感染性休克的处理

①一般处理：平卧，吸氧，监测生命体征等；②补充血容量：是抢救感染性休克的重要措施；③纠正水、电解质和酸碱平衡紊乱：主要是纠正代谢性酸中毒；④应用糖皮质激素；⑤应用血管活性药物：一般不作首选，根据病情应用多巴胺、间羟胺等；⑥控制感染：加大抗生素用量，必要时选用二、三代头孢菌素并采取联合用药；⑦防治心力衰竭、肾功能不全、上消化道出血及其他并发症。

5. 预防措施

增强体质，避免吸烟及酗酒、过度疲劳等诱因。嗜烟、痴呆症、慢性支气管炎、支气管扩张症、慢性心力衰竭、2型糖尿病、血液病及应用免疫抑制剂患者为患病的高危人群，需要时应接种肺炎疫苗加以有效预防。

（二）支原体肺炎

1. 治疗措施

具有自限性，多数病例不经治疗可自愈。抗感染治疗首选大环内酯类抗菌药，常用红霉素、罗红霉素和阿奇霉素等。其他如氟喹诺酮类及四环素类抗菌素也用于肺炎支原体肺炎的治疗。疗程一般2~3周。对症治疗以止咳、镇咳治疗为主。

2. 预防措施

肺炎支原体存在于人类呼吸道的分泌物中，经飞沫或气溶胶颗粒可以传播给密切接触者，但传染性小，婴幼儿、儿童、青少年患者多见，因此，主要预防措施是避免密切接触患者，同时，通过体育锻炼、适当营养饮食等增强呼吸道抗病能力。

第七节　肺结核

一、概述

肺结核是由结核杆菌引起的慢性呼吸道传染病，主要经呼吸道传播，排菌的肺结核患者是重要的传染源，也可通过消化道传染，经皮肤、泌尿生殖道传染现已很少见。在传染性疾病中，结核病已成为成年人的首要死因。全国每年因结核病死亡的人数为其他各种传染病死亡人数总和的2倍，是全国十大死亡病因之一。结核菌属于分枝杆菌，生长缓慢，因涂片染色具有抗酸性又称抗酸杆菌。对人具有致病性的结核杆菌主要是人型菌。结核病灶中常有不同生长速度的结核菌。代谢旺盛不断繁殖的结核菌（A群）致病力强，传染性大，也易被抗结核药物杀灭；在吞噬细胞内酸性环境中受抑制的结核菌（B群）和偶尔繁殖菌（C群）只对部分抗结核药敏感，常为日后复发的根源；休眠菌（D群），一般耐药，可逐渐被吞噬细胞所消灭。

二、临床诊断

(一) 诊断程序

1. 临床可疑病例筛选

主要可疑表现有：①咳嗽、咳痰≥2周伴咯血；②午后低热、乏力、盗汗、月经失调或闭经；③有非结核接触史或肺外结合病史。排查方法主要是痰结核菌检查及X线检查。

2. 诊断肺结核

对X线有疑似病变者，通过多途径检查明确病变性质，是否为结核病变，当前难以确定者，观察2周后复查。

3. 判断是否活动期

确诊者应明确有无活动性，以决定是否治疗，一般根据X线表现进行判断。

4. 是否排菌者

目的是明确是否为传染源，根据痰结核菌检查结合X线表现进行判断。

5. 明确是初治还是复治

详细询问病史尤其是抗结核药物治疗史。

6. 判断是否耐药

根据药物治疗史结合药敏试验判断。

(二) 诊断要点

1. 根据病史尤其是结核病史及结核病接触史，结合症状、体征、胸部X线检查及痰结核菌检查综合做出诊断。肺结核的症状有全身症状及呼吸系统症状，常见长期午后低热、盗汗、乏力、全身不适，伴食欲减退、消瘦。女性可出现月经失调或闭经。呼吸系统症状有慢性咳嗽，多为干咳或咳少量白色痰，继发感染后可有脓性痰，部分患者有不同程度的咯血。全身体征主要有慢性病容，营养不良与消瘦等。

2. X线检查是早期发现肺结核、确定肺结核临床类型、考核疗效及了解病灶活动性的重要依据。痰结核菌检查是确诊肺结核、考核疗效、确定患者是否为传染源及病灶活动性的主要依据。结核菌素试验（PPD试验）仅具有参考诊断的价值。

3. 肺结核的记录方式　按结核病的分类、病变部位、范围、痰菌情况、化疗史书写。举例：原发型肺结核右中涂（-）初治；继发型肺结核双上涂（+）复治。

(三) 结核病的分类

1. 原发型肺结核

原发型肺结核是指初次感染结核菌而发病的肺结核，多见于少年儿童。

2. 血行播散型肺结核

包括急性（急性粟粒型）、亚急性、慢性血行播散型肺结核。

3. 继发型肺结核

成年人多见，病程长。包括浸润性肺结核、空洞性肺结核、结核球、干酪性肺炎、纤维空洞性肺结核。

4. 结核性胸膜炎

多见于青壮年，结核杆菌感染胸膜或过敏反应所致，包括干性胸膜炎、渗出性胸膜炎及结核性脓胸。

5. 其他肺外结核

一般按照感染部位或脏器命名，如肾结核、肠结核、骨关节结核等。

6. 菌阴肺结核

菌阴肺结核是指3次痰涂片及1次痰培养均为阴性的肺结核。

(四) 主要鉴别诊断

1. 原发性肺癌

表现为干咳、痰中带血、胸痛及消瘦等，X线检查可见肺部阴影与肺结核相似，需加以鉴别。鉴别要点：①病史不同，肺癌多有长期吸烟史，肺结核可有结核病史或接触史。②肺癌多见于40岁以上患者，男性居多，肺结核可见于任何年龄。③痰结核菌检查、细胞学检查、胸部CT检查及纤支镜检查有助于鉴别诊断。

2. 肺炎

均为肺部感染性炎症的表现，需加以鉴别。①主要与继发型肺结核鉴别。②肺炎起病急，寒战、高热、咳痰明显；而肺结核起病较缓，急性感染的全身表现不突出,早期咳痰较少。③肺炎多伴有外周血WBC显著升高,胸片表现为片状或斑片状阴影;肺结核WBC多轻度升高,肺部X线表现具有多样性、特征性。④痰结核菌检查有助于鉴别诊断。⑤肺炎一般抗生素治疗多有效,肺结核需用敏感的抗结核药物治疗方可见效。

(五)辅助检查的临床应用

1. 结核菌检查

结核菌检查是确诊肺结核最特异性的方法。应用痰涂片法、集菌法、痰培养法、聚合酶链反应等查找结核杆菌。痰中找到结核菌是确诊肺结核的重要依据,并提示患者具有传染性,痰菌由阳性转为阴性是判断肺结核疗效的主要根据。

2. 胸部X线检查

胸部X线检查是早期发现肺结核的重要方法,并可用于临床分型及治疗后病情随访等。常见X线征象有渗出性、干酪样、空洞、纤维钙化等。胸部CT检查对发现微小或隐蔽的病变,了解病变范围,尤其是对病变性质鉴别有重要意义。

3. 结核菌素试验(PPD试验)

广泛用于分枝杆菌的检查,对肺结核的诊断有参考意义。皮内注射0.1mL(5IU)PPD后48～72小时测量皮肤硬结直径,硬结≥5mm者为阳性。临床意义判读:①试验阳性:提示曾有过结核感染,目前并不一定患病。如3岁以下的幼儿呈强阳性反应,则提示为新近感染的活动性结核病,应予以治疗。②试验阴性:提示没有结核菌感染;或感染在4～8周内机体变态反应尚未充分建立。患者应用糖皮质激素后、营养不良、老年人、合并有淋巴细胞系统免疫缺陷病(如淋巴瘤、艾滋病等)、各种危重患者及应用抗肿瘤药者或严重结核病,虽已患病但试验可呈阴性。结果阴性者可在1周后再用5IU皮试,若仍为阴性,多可除外结核菌感染。

三、防治措施

(一)化学药物治疗原则

早期、规律、全程、适量、联合。治疗过程包括强化治疗和巩固治疗两个阶段。

(二)常用抗结核药

常用抗结核药分为杀菌剂和抑菌剂两大类。

1. 一线杀菌剂

包括异烟肼、利福平、链霉素、吡嗪酰胺等,其中链霉素和吡嗪酰胺为半杀菌剂,链霉素在偏碱性环境中可发挥最大的杀菌效果,对细胞内的结核杆菌无效;吡嗪酰胺可渗入吞噬细胞内,在偏酸性环境中具有杀菌作用。

2. 二线抑菌剂

包括乙胺丁醇、对氨基水杨酸钠、卷曲霉素、氨硫脲、卡那霉素等。

3. 抗结核新药

包括利福布汀、左氧氟沙星、环丙沙星等。

(三)标准化疗方案

1. 初治活动性肺结核

根据患者具体情况及监控服药的条件,选择每日给药方案或间歇给药方案。

(1)每日给药方案 强化期异烟肼、利福平、吡嗪酰胺和乙胺丁醇,每日顿服×2个月+巩固期异烟肼、利福平,每日顿服×4个月(可简写为2HRZE/4HR)。

(2)间歇给药方案 强化期异烟肼、利福平、吡嗪酰胺和乙胺丁醇,隔日一次或每周三次×2个月+巩固期异烟肼、利福平,隔日一次或每周三次×4个月(可简写为$2H_3R_3Z_3E_3/4H_3R_3$)。

2. 复治涂阳肺结核

应进行药物敏感性试验,敏感患者按常规方案进行治疗,耐药患者应用耐药方案治疗。药物敏感患者常规复治方案。

(1)每日给药方案 强化期异烟肼、利福平、吡嗪酰胺、链霉素和乙胺丁醇,每日顿服×2个月+巩固期异烟肼、利福平和乙胺丁醇,每日顿服×6～10个月。巩固期治疗至4个月时查痰菌,如仍未转阴,继续延长治疗至6～10个月(可简写为2HRZSE/6～10HRE)。

(2)间歇给药方案 强化期异烟肼、利福平、吡嗪酰胺、链霉素和乙胺丁醇,隔日一次或每周三次×2个月+巩固期异烟肼、利福平和乙胺丁醇，隔日一次或每周三次×6~10个月（可简写为$2H_3R_3Z_3S_3E_3/6$~$10H_3R_3E_3$）。

（四）对症治疗

1. 毒性症状

中毒症状较重如干酪性肺炎、急性粟粒型肺结核、结核性脑膜炎及有大量胸腔积液的结核性胸膜炎患者，可在使用有效抗结核药的同时适当应用糖皮质激素，待毒性症状缓解后剂量递减；至4~8周停药。

2. 咯血

小量咯血需安静休息，消除紧张情绪，适当应用氨基己酸、卡巴克洛等止血药。大量咯血者应取患侧卧位，轻轻将气管内积血咯出，同时给垂体后叶素5~10U缓慢静脉注射，然后将垂体后叶素加入液体静滴维持。高血压、冠心病、心力衰竭患者及孕妇禁用。大咯血者除上述处理外，可少量输血。咯血不止考虑支气管动脉破裂出血者，经支气管动脉栓塞止血。

（五）结核病预防性化疗

结核病高危人群包括HIV感染者、涂阳肺结核患者的密切接触者、未经治疗的肺部硬化纤维病灶、矽肺、糖尿病、长期应用糖皮质激素或免疫抑制剂者、吸毒者、营养不良、少年儿童PPD试验局部硬结≥15mm者等，应给予预防性化疗。常用异烟肼300mg每日顿服×6~9个月，或常规剂量异烟肼+利福平每日顿服×3个月。

（六）结核病控制策略

1. 医务人员或经培训的家庭督导员直接监督、全程督导化学治疗。
2. 医疗预防机构专人负责及时、准确、完整地报告疫情。
3. 对确诊病例进行登记，长期随访。
4. 新生儿规范进行卡介苗接种。
5. 高危人群预防性化疗。

第八节 原发性支气管肺癌

一、概述

原发性支气管肺癌简称肺癌，为起源于支气管黏膜或腺体的恶性肿瘤。肺癌的发病率与死亡率均居全球癌症首位，占所有癌症发病人数的13.0%，占所有癌症死亡人数的19.4%。我国肺癌已超过癌症死因的20%，且发病率及死亡率均迅速增长，预测到2025年，我国每年肺癌发病人数将超过100万。肺癌发病率男性多于女性，在男性发病率为所有癌症的首位，在女性仅次于乳腺癌居第二位，随着诊断方法的进步以及靶向治疗药物的出现，经过规范有序的诊断、分期以及多学科治疗，生存率已经有所延长。肺癌的病因迄今尚不明确，认为与吸烟、空气污染、职业致癌因子、某些癌基因的活化及抗癌基因的丢失、电离辐射、病毒感染、β胡萝卜素和维生素A缺乏、机体免疫功能低下、内分泌失调以及家族遗传等有关。其中，吸烟是最重要的原因，85%以上肺癌是由于主动吸烟或被动吸"二手烟"所致。空气污染的主要致癌物质为苯并芘等。职业性致肺癌因素可使肺癌的发生危险增加3~30倍，并被吸烟协同增加。

二、临床诊断

（一）诊断要点

肺癌的早期诊断，依赖于患者的及时就诊及给予必要的辅助检查，影像学、细胞学和病理学检查是肺癌诊断的必要手段。一般经肺部CT确定癌肿部位，然后经组织学检查确定诊断及病理学分型，有条件者在病理学诊断的同时，检测肿瘤组织的 EGFR 基因、ALK 基因和 ROS1 融合基因。

对 40 岁以上长期大量或过度吸烟患者有下列情况者应注意肺癌的可能：①刺激性咳嗽持续 2~3 周，治疗无效；②原有慢性呼吸道疾病，咳嗽性质改变者；③持续痰中带血而无其他原因可解释者；④反复发作的同一部位的肺炎，特别是节段性肺炎；⑤原因不明的肺脓肿，无中毒症状，无大量脓痰，抗感染治疗效果不显著者；⑥原因不明的四肢关节疼痛及杵状指（趾）；⑦X 线的局限性肺气肿或段、叶性肺不张，孤立性圆形病灶和单侧性肺门阴影增大者；⑧原有肺结核病灶已稳定，而形态或性质发生改变者；⑨无中毒症状的胸腔积液，尤以血性、进行性增加者。

（二）分型诊断

1. 按生长部位分为中央型肺癌和周围型肺癌。中央型肺癌生长在段支气管以上肺门附近，约占肺癌的 3/4，以鳞状上皮细胞癌和小细胞肺癌（SCLC）较常见；周围型肺癌生长在段支气管及其分支以下，约占肺癌的 1/4，以腺癌较为常见。此分型诊断主要依赖于肺部影像学检查。

2. 按组织病理学分类分为非小细胞肺癌（NSCLC）和小细胞肺癌。非小细胞肺癌包括鳞状上皮细胞癌（简称鳞癌）、腺癌、大细胞癌和其他（腺鳞癌、类癌、肉瘤样癌等）；小细胞肺癌包括燕麦细胞型、中间细胞型、复合燕麦细胞型，细胞浆内含有神经内分泌颗粒，具有内分泌和化学受体功能，能分泌 5-羟色胺、儿茶酚胺、组胺、激肽等肽类物质，可引起类癌综合征，在原发性肺癌中恶性程度最高。组织学分类诊断主要依赖于经支气管镜或肺穿刺术等获得的病变组织，进行病理学检查的结果。

（三）主要鉴别诊断

1. 肺结核

肺结核多见于青壮年，病程长，常有持续性发热及全身中毒症状，可有反复的咯血，痰液可检出结核菌，X 线检查有结核灶的特征，抗结核药物治疗有效。

2. 肺炎

肺炎多见于青壮年，急性起病，寒战高热，咳铁锈色痰，白细胞增高，抗生素治疗有效。若起病缓慢，无毒血症表现，抗生素治疗效果不明显，或在同一部位反复发生的肺炎等，应注意肺癌的可能。

3. 肺脓肿

肺脓肿起病急，中毒症状明显，伴咳大量脓臭痰，白细胞和中性粒细胞增高，胸部 X 线呈薄壁空洞，内壁光整，内有液平，周围有炎症改变。而癌性空洞常先有肿瘤症状，然后出现继发感染的症状。纤支镜等可以鉴别。

4. 结核性胸膜炎

胸液多呈透明，草黄色，有时为血性，而癌性胸水增长迅速，以血性多见，并结合胸水癌胚抗原（CEA）、腺苷酸脱氨酶、能否找到癌细胞以及抗结核治疗疗效等进行鉴别。

（四）辅助检查的临床应用

1. 影像学检查

胸部 X 线检查为常规检查方法，如检查发现块影或可疑肿块阴影，可进一步选用高电压摄片、体层摄片、CT、磁共振显像（MRI）、单光子发射计算机断层显像（SPECT）和正电子发射计算机体层显像（PET）等检查进一步明确。

2. 痰脱落细胞

简单而有效的早期诊断手段之一，并能进行组织学检查。非小细胞肺癌的阳性率较小细胞肺癌者高，可达 70%~80%。

3. 支气管镜检查

支气管镜检查是确诊肺癌的重要检查方法。中央型肺癌确诊率可达 90% 左右，周围型确诊率偏低。

4. 肿瘤标志物

包括蛋白质、内分泌物质、肽类和各种抗原物质如癌胚抗原（CEA）及可溶性膜抗原如 CA-125、CA-199，神经元特异性烯醇化酶（NSE）等，这些标志物虽然对诊断有一定的帮助，但缺乏特异性,对某些肺癌的病情监测有参考价值。

5. 其他检查

淋巴结活检、肺组织针吸活检、胸膜活检、纵隔镜活检、开胸活检等均可采用。放射性核素扫描检查利用肿瘤细胞摄取放射性核素与正常组织的差异进行肿瘤的定位、定性诊断。

三、防治措施

(一) 治疗原则

肺癌的治疗策略应根据患者的一般情况、肺癌的病理学类型、临床分期综合决策,强调个体化的综合性治疗。小细胞肺癌发现时已转移,难以通过外科手术根治,主要依赖化疗或放、化疗综合治疗。相反,非小细胞肺癌可为局限性,外科手术或放疗效果好,但对化疗的反应较小细胞肺癌差。

(二) 治疗措施

1. 手术治疗

手术治疗为非小细胞肺癌的主要治疗方法,主要适用于Ⅰ期、Ⅱ期患者,根治性手术切除是首选的治疗措施,除Ⅰ期患者,Ⅱ~Ⅲ期的患者实施根治手术后需辅助化疗。鳞癌比腺癌和大细胞癌术后效果好,小细胞肺癌主张先化疗、后手术。推荐肺叶切除术,肺功能不良者及外周性病变患者可行肺段切除术和楔形切除术。

2. 化学药物治疗(简称化疗)

小细胞肺癌对化疗最敏感,鳞癌次之,腺癌最差。

3. 靶向治疗

主要适用于表皮生长因子受体(EGFR)敏感突变的晚期非小细胞肺癌,化疗失败或者无法接受化疗的非小细胞肺癌。此外,还有以肿瘤血管生成为靶点的靶向治疗。

4. 放射治疗(简称放疗)

放疗分为根治性和姑息性两种。根治性放疗用于病灶局限、因解剖原因不便手术或患者不愿意手术者,若结合化疗可提高疗效。姑息性放疗目的在于抑制肿瘤的发展,延迟肿瘤扩散和缓解症状,常用于控制骨转移性疼痛、上腔静脉压迫综合征、支气管阻塞及脑转移引起的症状。放疗对小细胞肺癌效果较好,其次为鳞癌和腺癌,其放射剂量以腺癌最大,小细胞肺癌最小。

5. 生物反应调节剂

生物反应调节剂为小细胞肺癌提供了一种新的治疗手段,如小剂量干扰素、转移因子、左旋咪唑、集落刺激因子(CSF)等,在肺癌的治疗中都能增加机体对化疗、放疗的耐受性,提高疗效。

6. 介入治疗

经支气管动脉灌注化疗适用于无手术指征,化、放疗无效的晚期患者;经支气管镜介入治疗等。

(三) 预防措施

原发性肺癌的发病率与死亡率均居全球癌症首位,我国肺癌已超过癌症死因的20%,且发病率及死亡率均迅速增长。改善预后的关键在于早发现、早根治。戒烟,不在公共场所吸烟,避免吸"二手烟",加强劳动防护,中年以上人群每年进行低剂量高分辨率胸部CT扫描检查,并进行血液肿瘤标记物癌胚抗原(CEA),可溶性膜抗原如CA-125、CA-199,神经特异性烯醇酶(NSE)等检测,做到早发现早干预。

第九节 慢性呼吸衰竭

一、概述

慢性呼吸衰竭是各种原因引起的肺通气和（或）换气功能严重障碍，以致在静息状态下亦不能维持足够的气体交换，导致机体缺氧伴（不伴）二氧化碳潴留，从而引起一系列生理功能和代谢紊乱的临床综合征。呼吸衰竭的诊断有赖于动脉血气分析，表现为在海平面正常大气压、静息状态、自主呼吸空气的条件下，动脉血氧分压（PaO_2）<60mmHg伴（不伴）二氧化碳分压（$PaCO_2$）>50mmHg，排除心内解剖分流和原发心排血量降低等因素。

支气管-肺疾病是慢性呼吸衰竭的主要病因，常见于慢性阻塞性肺疾病、重症肺结核、肺间质纤维化、肺尘埃沉着症等。原发疾病导致呼吸衰竭的主要机制有：①肺通气不足：是慢性阻塞性肺疾病，严重胸膜、胸廓疾病，肺间质纤维化及神经肌肉疾病等导致呼吸衰竭的主要机制，常导致缺氧伴CO_2潴留。②通气/血流比例失调：是各类呼吸系统及循环系统疾病导致呼吸衰竭的机制，通常导致缺氧，一般无CO_2潴留。③肺动-静脉样分流：由于肺泡萎陷、肺不张、肺水肿、严重肺炎等，使肺泡丧失通气但血流仍存在，使静脉血未进行气体交换直接流入肺静脉造成缺氧。④弥散障碍：由于广泛肺实质病变、严重肺气肿、肺不张等使弥散面积减少，以及肺间质纤维化、肺水肿等使弥散膜增厚，气体弥散功能障碍，以缺氧为主。⑤机体氧耗量增加：寒战、高热、呼吸困难等均可增加机体耗氧量，耗氧量增加使肺泡氧分压降低，同时伴有通气功能障碍，则出现严重的低氧血症。氧耗量增加是加重缺氧的常见原因之一。

二、临床诊断

（一）诊断要点

1. 有慢性支气管-肺疾患如COPD、重症肺结核、肺间质纤维化等导致呼吸功能障碍的原发疾病史。

2. 有缺氧和CO_2潴留的临床表现。缺氧的表现：①呼吸困难是最早出现的症状；②发绀是缺氧严重的表现；③精神神经症状常见注意力不集中，智能及定向力障碍，缺氧加重时可出现烦躁、恍惚，甚至昏迷；④循环系统表现为早期血压升高、心动过速，严重者出现心动过缓、心律失常，甚至血压下降；⑤消化道表现有上消化道出血、黄疸等；⑥泌尿系统表现为出现蛋白尿、氮质血症等。CO_2潴留表现：①早期出现睡眠习惯改变，昼睡夜醒，严重时出现抽搐、昏迷等二氧化碳麻痹的表现；②早期血压升高，呼吸、心率增快，严重者血压下降，甚至发生休克。

3. 动脉血气分析PaO_2<60mmHg，或伴有$PaCO_2$>50mmHg，即可确立诊断。

（二）临床分型

呼吸衰竭按血气分析结果分为两类：

1. Ⅰ型

缺氧而无CO_2潴留，即PaO_2<60mmHg，$PaCO_2$正常或降低，主要发生机制为换气功能障碍（通气/血流比例失调、弥散功能损害和肺动-静脉样分流），见于严重肺部感染性疾病、急性肺栓塞等。

2. Ⅱ型

缺氧伴CO_2潴留，即PaO_2<60mmHg，$PaCO_2$>50mmHg，主要发生机制为肺泡通气不足，见于慢性阻塞性肺疾病等。

（三）主要鉴别诊断

应与急性呼吸衰竭进行鉴别，两者的鉴别诊断重点是病史及原有呼吸功能状态：①急性呼吸衰竭原有呼吸功能正常，无慢性支气管-肺疾病史，常由急性病因如严重急性肺部感染、急性呼吸道阻塞性病变、危重哮喘、急性肺水肿、肺血管疾病及外伤所致；②除呼吸困难表现外，伴有多脏器功能性障碍；③以Ⅰ型呼吸衰竭多见。

（四）辅助检查的临床应用

1. 动脉血气分析

动脉血气分析是获得动脉血中化学成分含量的主要辅助检查，因此是诊断呼吸衰竭的必备检查。主要改变：①典型的动脉血气改变是 PaO_2<60mmHg，伴（不伴）$PaCO_2$>50mmHg，以伴有 $PaCO_2$>50mmHg 的Ⅱ型呼衰为常见；②pH 改变不如 $PaCO_2$ 改变明显，当 $PaCO_2$ 增高伴有 pH>7.35 时，称为代偿性呼吸性酸中毒，如 pH<7.35 则称为失代偿性呼吸性酸中毒；③呼吸性酸中毒合并代谢性酸中毒见于低氧血症、血容量不足、心排血量减少和周围循环障碍、肾功能损害等，在呼吸性酸中毒的基础上可并发代谢性酸中毒；④呼吸性酸中毒合并代谢性碱中毒常见于慢性呼吸性酸中毒的治疗过程中，由于机械通气不当或由于补充碱性药物过量，导致代谢性碱中毒。

2. X线检查

用于进一步明确原发病，了解肺部感染情况，随访治疗效果等。

三、防治措施

（一）治疗原则

积极处理原发病，去除诱因；保持呼吸道通畅，纠正缺氧、二氧化碳潴留和代谢紊乱；维持心、脑、肾等重要脏器功能，防治并发症。

（二）治疗措施

1. 保持气道通畅

治疗呼吸衰竭的首要措施是保持呼吸道通畅。①给予祛痰药以降低痰液黏度；②应用支气管扩张剂，必要时用糖皮质激素解除支气管痉挛；③若痰液黏稠难以咳出，导致气道阻塞不易解除时，应及时建立人工气道，吸出呼吸道分泌物，保持气道通畅。

2. 氧疗

慢性阻塞性肺疾病是导致慢性呼吸衰竭的最常见病因，以Ⅱ型呼吸衰竭为主，应采取控制性氧疗，氧疗原则为低浓度持续给氧，吸入氧浓度<35%。一般吸入低浓度 O_2 时，$PaCO_2$ 的上升与 PaO_2 的上升比值不超过 17/21，即 PaO_2 上升 21mmHg，则 $PaCO_2$ 上升不超过 17mmHg。氧疗方法常用鼻导管吸氧。

吸入氧流量的计算方法：吸入氧浓度（%）=21+4×吸入氧流量（L/min）。通常每分钟吸氧 1~2L 时，其吸入氧浓度为 25%~29%。合理的氧疗应使 PaO_2 达到 60mmHg 以上，或 SaO_2 达到 90% 以上，而无 $PaCO_2$ 的明显上升。

3. 增加通气量

增加通气量是解除 CO_2 潴留的主要治疗措施。①合理应用呼吸兴奋剂；②合理应用机械通气：对于严重呼衰患者，机械通气是抢救患者生命的重要措施。机械通气可增加通气量，提供适当的氧浓度，并在一定程度上改善换气功能，减少呼吸做功的消耗。

4. 纠正酸碱失衡和电解质紊乱

（1）呼吸性酸中毒　主要治疗方法是改善通气，解除 CO_2 潴留。

（2）呼吸性酸中毒合并代谢性酸中毒　除纠正 CO_2 潴留和改善缺氧外，当 pH<7.20 时应适当补充 5% 碳酸氢钠。

（3）呼吸性酸中毒合并代谢性碱中毒　应针对引起碱中毒的原因进行处理，如纠正低钾血症，避免通气过度等。

5. 防治感染

呼吸道感染为常见诱因，应根据痰菌培养及药敏试验，选择有效抗菌药物控制感染。

6. 治疗并发症

（1）肺性脑病　除以上各种综合治疗外，严密监测病情变化及动脉血气分析，对有明显脑水肿的患者应采取脱水降颅压治疗，常用甘露醇、山梨醇等。

（2）上消化道出血　可适当应用质子泵抑制剂预防上消化道出血，如出现呕血或柏油样便，根据病情需要进行输血治疗，静脉滴注质子泵抑制剂等。

(三) 预防措施

有效控制原发病如慢性阻塞性肺疾病、慢性肺心病等，有效预防呼吸衰竭发生的关键措施是防治呼吸道感染。缓解期应进行适当的耐寒锻炼，有慢性呼吸衰竭发作病史的患者应进行有效的规范的家庭氧疗，并达到家庭氧疗的目标要求。

第十节 心力衰竭

心力衰竭（HF）是指各种心脏疾病导致心脏收缩和（或）舒张功能异常，心室充盈和（或）射血能力障碍，引起以组织血流灌注不足伴有体循环或肺循环淤血的临床综合征。

按照病理改变以及发生功能障碍的部位不同，心力衰竭分为左心衰、右心衰和全心衰。按照心力衰竭的病因及发病缓急，心力衰竭分为急性心衰和慢性心衰。按照发生病理改变的心脏功能不同，心力衰竭分为收缩性心衰和舒张性心衰。

急性心力衰竭

急性心力衰竭（AHF）是指由于急性心脏病变引起心排血量急骤降低，组织器官灌注不足和急性淤血的一类心力衰竭。临床上以急性左心衰较为常见，表现为急性肺水肿或心源性休克，是严重的急危重症，抢救是否及时合理与预后密切相关。

心脏解剖或功能的突发异常，使心排血量急剧降低和肺静脉压突然升高，均可发生急性左心衰竭，常见于急性广泛前壁心肌梗死、感染性心内膜炎、高血压心脏病、器质性心脏病并发快速性心律失常或严重缓慢性心律失常。

一、临床诊断

（一）诊断要点

急性心力衰竭应根据病史、典型症状与体征，快速做出诊断。临床表现是诊断的主要线索及依据：①突发严重呼吸困难，呼吸频率常达每分钟30~40次；②强迫坐位、面色灰白、发绀、大汗、烦躁不安；③频繁咳嗽，咳粉红色泡沫样痰；④听诊两肺满布湿啰音和哮鸣音；⑤危重患者可因脑缺氧而致神志模糊甚至昏迷。

（二）严重程度分级

临床严重程度常用Killip分级：①Ⅰ级：无AHF；②Ⅱ级：有AHF，中下肺野可闻及湿啰音，有舒张期奔马律，胸片见肺淤血征象；③Ⅲ级：严重AHF，严重肺水肿，双肺满布湿啰音；④Ⅳ级：心源性休克。

（三）主要鉴别诊断

急性呼吸困难主要应与支气管哮喘急性发作相鉴别；肺水肿并存的心源性休克应与其他原因所致的休克鉴别。

二、防治措施

（一）治疗措施

1. 一般治疗

患者取坐位，双腿下垂，以减少静脉回流。立即高流量鼻管给氧，病情严重者采用面罩呼吸机持续加压给氧。

2. 有效镇静

立即给予吗啡3~5mg静脉注射镇静，同时扩张外周小血管减轻心脏的负荷。必要时每间隔15分钟重复1次，共2~3次。老年患者应密切注意对呼吸中枢的影响。

3. 快速利尿减轻心脏容量负荷

呋塞米20~40mg静注，4小时后可重复1次，有利于肺水肿缓解。

4. 应用血管扩张剂减轻心脏负荷

（1）硝酸甘油　扩张小静脉，减少回心血量，先以 10μg/min 开始，然后每 10 分钟调整 1 次，每次增加 5~10μg，以收缩压维持在 90~100mmHg 为度。

（2）硝普钠　同时扩张动、静脉血管，起始剂量 0.3μg/（kg·min）滴入，根据血压逐步增加剂量，最大量可用至 5μg/（kg·min），维持量为 50~100μg/min。硝普钠含有氰化物，用药时间不宜连续超过 24 小时。

（3）重组人脑钠肽　具有扩管、利尿、抑制肾素-血管紧张素醛固酮系统（RAAS）和交感活性的作用。

5. 应用正性肌力药增强心肌收缩力

（1）多巴酚丁胺　可增加心输出量，起始剂量为 2~3μg/（kg·min），根据尿量和血流动力学监测结果调整剂量，最高可用至 20μg/（kg·min）。多巴酚丁胺可增加心律失常的发生率，应密切观察。

（2）洋地黄类药　毛花苷 C 静脉给药，最适合用于有心房颤动伴有快速心室率并已知有心室扩大伴左心室收缩功能不全者。首剂可给 0.4~0.8mg，2 小时后可酌情再给 0.2~0.4mg。急性心肌梗死急性期 24 小时内不宜用洋地黄类药物。

6. 机械辅助治疗

主动脉内球囊反搏（IABP）或临时心肺辅助系统，用于极危重患者。

7. 原发病治疗

待急性症状缓解后，应着手对诱因及基本病因进行治疗。

（二）预防措施

急性心力衰竭为临床急危重症，其预防的关键在于对原发器质性心脏病的有效管理与随访，除积极治疗原发病外，通过限盐、限制体力活动等预防心功能进一步恶化，另外应注意规避一些医源性因素导致的心力衰竭病情突然加重，如注意输液量与输液速度，避免过多过快输液输血，避免使用负性肌力药等，并应注意监测患者的电解质。

慢性心力衰竭

慢性心力衰竭（CHF）是大多数心血管疾病的最终归宿，也是最主要的死亡原因。引起 CHF 的基础心脏病，近年来冠心病、高血压病的比例明显上升。慢性心力衰竭的病因包括基本病因与诱因两个方面。基本病因有原发性心肌损害（冠心病是最常见，尚有心肌炎和心肌病、糖尿病心肌病、甲状腺功能亢进或减低的心肌病、心肌淀粉样变性等），心脏负荷过重（压力负荷过重见于高血压、主动脉瓣狭窄、肺动脉高压、肺动脉瓣狭窄等；容量负荷过重见于二尖瓣关闭不全、主动脉瓣关闭不全、室间隔缺损、动脉导管未闭等）。可以引起心力衰竭发病或病情加重的因素，为心力衰竭的诱因，包括感染、心律失常、血容量增加、过度体力活动或情绪激动、静脉输液过多过快、劳累、情绪激动、治疗不当等。

一、临床诊断

（一）诊断要点

器质性心脏病是发生心力衰竭的基础，首先应明确原发器质性心脏病的诊断，结合症状、体征、实验室及其他检查可做出诊断。

左心衰竭的症状与体征源于肺淤血及心排血量减少等病理生理改变，表现为：①劳力性呼吸困难：呼吸困难发生在重体力活动时，休息后可缓解。②夜间阵发性呼吸困难：与平卧睡眠后回心血量增加、副交感神经张力增加、膈肌抬高、肺活量减少有关。③端坐呼吸。④急性肺水肿（心源性哮喘）：是呼吸困难最严重的状态。另外有咳嗽、咳痰、咯血等症状。⑤心排血量不足的表现：有体能下降、乏力、疲倦、记忆力减退、焦虑、失眠、尿量减少等。⑥体征：随着病情由轻到重，肺部湿啰音可从局限于肺底部发展到全肺。病情严重出现心源性哮喘时，可闻及散在哮鸣音。心脏轻度扩大、心率加快、心音低钝，肺动脉瓣区第二心音亢进、心尖区可闻及舒张期奔马律和（或）收缩期杂音，可触及交替脉等。

右心衰竭的症状与体征主要源于体循环淤血，表现为：①食欲不振、腹胀、上腹隐痛等，伴有夜尿增多、轻度气喘等。②身体低垂部位可有压陷性水肿，多由脚踝部开始，逐渐向上进展，午后加重，晨起相对较轻。③颈静脉搏动增强、充盈、怒张，肝颈静脉反流征阳性。④肝脏因淤血肿大伴压痛。⑤三尖瓣关闭不全的反流性杂音。⑥发绀。

（二）心功能分级诊断

目前通用的是美国纽约心脏病学会（NYHA）提出的分级方法，其主要是根据患者自觉的活动能力划分为4级：

Ⅰ级：患者有心脏病但活动不受限制，平时一般活动不引起疲乏、心悸、呼吸困难或心绞痛。为心功能代偿期。

Ⅱ级：心脏病患者的体力活动受到轻度限制，休息时无自觉症状，但平时一般活动下可出现疲乏、心悸、呼吸困难或心绞痛发作等。

Ⅲ级：心脏病患者的体力活动明显受限，小于平时一般活动即可引起上述症状。

Ⅳ级：心脏病患者不能从事任何体力活动。休息状态下即有心力衰竭的症状，体力活动后显著加重。

（三）临床分期诊断

A期：前心衰阶段，存在心衰的高危因素，尚无心脏结构或功能异常，也无心衰的症状与体征，包括高血压、冠心病、2型糖尿病、代谢综合征等疾病，及使用心肌毒性药物史、酗酒史、风湿热病史及心肌病家族史等可发展为心脏病的高危因素。

B期：前临床心衰阶段，无心衰的症状与体征，已有器质性心脏病变，如左室肥厚、LVEF降低、无症状的心脏瓣膜病、陈旧性心肌梗死等。

C期：临床心衰阶段，有器质性心脏病，既往或目前有心力衰竭症状。

D期：难治性终末期心衰阶段，经严格优化的内科治疗，仍然有心衰的症状与体征，需要特殊干预治疗的难治性心力衰竭。

（四）主要鉴别诊断

1. 心源性哮喘与支气管哮喘

前者多见于老年人，有心脏病症状及体征，后者多见于青少年，有过敏史；前者发病时肺部有干、湿啰音，甚至咳粉红色泡沫痰，后者发作时双肺可闻及典型哮鸣音，咳出白色黏痰后呼吸困难常可缓解。血浆BNP水平对鉴别有较重要的参考价值。

2. 心包积液、缩窄性心包炎

由于腔静脉回流受阻同样可以引起颈静脉怒张、肝大、下肢水肿等表现，应根据病史、心脏及周围血管体征进行鉴别，超声心动图检查可得以确诊。

（五）辅助检查的临床应用

1. 常规实验室检查

包括血液一般检查、尿常规、血液生化等，可以协助了解患者有无贫血、肝肾功能状态等。

2. 血浆脑钠肽（BNP）及N端前脑钠肽（NT-proBNP）检测

有助于心衰的诊断及判断预后，BNP＜100pg/mL不支持心衰的诊断；BNP＞400pg/mL支持心衰的诊断；NT-ProBNP＜300pg/mL为正常，可排除心衰，其阴性预测值为99%；心衰治疗后NT-ProBNP＜200pg/mL提示预后良好。

3. X线检查

可以协助明确肺淤血的严重程度，有助于诊断及治疗效果的评估。肺淤血的表现：①心影增大；②肺纹理增粗：早期主要表现为肺门血管影增强。急性肺泡性肺水肿时肺门呈蝴蝶状，肺野可见大片融合的阴影。

4. 超声心动图

超声心动图是诊断心力衰竭最有价值的方法，明确地提供各心腔大小变化及心瓣膜结构及功能情况，估计心脏功能：①收缩功能：左心室收缩分数（LVEF）≤40%为收缩期心力衰竭的诊断标准；②舒张功能：舒张功能不全时，E/A比值降低。

5. 其他

①放射性核素检查：有助于判断心室腔大小，反应 EF 值及舒张功能等。②心-肺吸氧运动试验。③有创性血流动力学检查：对急性重症心力衰竭患者必要时采用漂浮导管在床边进行，经静脉插管直至肺小动脉，直接反映左心功能。

二、防治措施

（一）治疗目的和原则

1. 治疗目的

防止和延缓心衰的发生；缓解临床心衰患者的症状，提高运动耐量，改善生活质量；阻止或延缓心肌损害进一步加重；降低死亡率。

2. 分期治疗原则

按心力衰竭分期治疗。

A 期：积极治疗高血压、糖尿病、脂质紊乱等高危因素。

B 期：除 A 期中的措施外，有适应证的患者使用 ACE 抑制剂，或 β 受体阻滞剂。

C 期及 D 期：按 NYHA 分级进行相应治疗。

3. 分级治疗原则

按心功能 NYHA 分级选择药物治疗。

Ⅰ级：控制危险因素，ACEI。

Ⅱ级：ACEI，利尿剂，β 受体阻滞剂，用（不用）地高辛。

Ⅲ级：ACEI，利尿剂，β 受体阻滞剂，地高辛。

Ⅳ级：ACEI，利尿剂，地高辛，醛固酮受体拮抗剂；病情稳定后，谨慎应用 β 受体阻滞剂。

（二）治疗措施

1. 病因治疗

治疗原发病如冠心病、心肌炎、心肌病等；消除诱因以及时有效控制肺部感染为主。

2. 一般治疗

休息，监测体重，控制钠盐摄入。

3. 药物治疗

（1）利尿剂 可长期维持治疗，水肿消失后，应以最小剂量无限期使用。常用：①噻嗪类利尿剂如氢氯噻嗪口服；②袢利尿剂如呋塞米口服或静脉注射；③保钾利尿剂如螺内酯、阿米洛利口服。

（2）RAAS 抑制剂 ①血管紧张素转换酶抑制剂（ACEI）：阻断心肌、小血管的重塑，以达到维护心肌的功能，延缓充血性心力衰竭的进展。常用卡托普利、依那普利等。②血管紧张素受体阻滞剂：与 ACEI 相同甚至更完全。常用氯沙坦、厄贝沙坦、替米沙坦等。③醛固酮受体拮抗剂：对抑制心血管的重构、改善慢性心力衰竭的远期预后有很好的作用。常用螺内酯等。

（3）β 受体阻滞剂 可对抗交感神经激活，阻断心肌重塑，长期应用达到延缓病变进展、减少复发和降低猝死率的目的。常用美托洛尔、比索洛尔等，但慎用于Ⅳ级心功能的患者。

（4）正性肌力药

1）洋地黄类药：可明显改善症状，减少住院率，提高运动耐量，增加心排血量。常用地高辛、毛花苷 C 等。洋地黄的适应证：在利尿剂、ACEI 和 β 受体阻滞剂治疗过程中，持续有心衰症状的患者，可考虑加用地高辛，如同时伴有心房颤动则更是应用洋地黄的最好指征。洋地黄中毒及其处理：①低血钾、肾功能不全以及与其他药物的相互作用都是引起洋地黄中毒的因素。②洋地黄中毒最重要的反应是各类心律失常及加重心力衰竭，胃肠道反应如恶心、呕吐，以及中枢神经的症状如视力模糊、黄视、倦怠等。③发生洋地黄中毒后应立即停药，对症处理。

2）肾上腺素能受体兴奋剂：多巴胺较小剂量表现为心肌收缩力增强，血管扩张，心率加快不明显。磷酸二酯酶抑制剂仅限于重症心衰，完善心衰的各项治疗措施后症状仍不能控制时短期应用。

（5）血管扩张剂 适用于中、重度慢性心力衰竭。常用：①小静脉扩张剂如硝酸酯类药；②

小动脉扩张剂如酚妥拉明等；③同时扩张动、静脉药如硝普钠等。

4. 舒张性心力衰竭的治疗

（1）药物治疗：应用利尿剂、β受体阻滞剂、钙通道阻滞剂、ACEI等。

（2）维持窦性心律。

（3）对肺淤血症状较明显者，可适量应用静脉扩张剂或利尿剂。

（4）在无收缩功能障碍的情况下，禁用正性肌力药物。

5. 难治性心力衰竭的治疗

难治性心力衰竭是指经各种治疗，心衰不见好转，甚至还有进展者。

（1）积极治疗原发病。

（2）调整心衰用药，联合应用强效利尿剂、血管扩张剂及正性肌力药物等。

（3）对高度顽固性水肿也可使用血液滤过或超滤。

（4）扩张型心肌病伴有QRS波增宽>120ms的心力衰竭患者，可心脏再同步化治疗。

（5）对不可逆的心力衰竭患者可考虑心脏移植。

（三）预防措施

慢性心力衰竭是心功能不全的严重阶段，是器质性心脏病的最终结局及主要死亡原因，慢性心力衰竭发病的基础是原发器质性心脏病导致的心室结构或功能异常，且常由包括肺部感染在内的许多诱因诱发与加重。因此，慢性心力衰竭的预防属于器质性心脏病的二级预防及三级预防措施，包括积极防治原发病进展与加重，避免加重心肌损害及在心脏负荷的诱因，低钠饮食，适量体力活动，做好饮食及体重管理。

第十一节 心律失常

由于心脏冲动的起搏异常或冲动传导异常，导致心脏的频率、节律异常，统称为心律失常。心律失常可以是生理性的，也可以是病理性的，常为器质性心脏病和很多病理状态的临床表现与并发症，也是器质性心脏病常见的死亡原因。心律失常临床上按心律失常发作时的心室率分为快速性心律失常及缓慢性心律失常。快速性心律失常有窦性心动过速、过早搏动、非阵发性心动过速、阵发性心动过速、扑动与颤动等；缓慢性心律失常有窦性缓慢性心律失常、传导缓慢性心律失常、快速性伴缓慢性心律失常等。

过早搏动

过早搏动可以是生理性的，见于情绪激动、剧烈活动、焦虑、饮浓茶、咖啡、饮酒等，也可以是病理性的，见于器质性心脏病如冠心病、心肌病、心肌炎、心脏瓣膜病、二尖瓣脱垂等。少数患者由于药物过量或中毒、电解质紊乱、酸中毒、麻醉、手术等引起。

一、心电图诊断

1. 房性过早搏动

①提前出现的P′波与窦性P波形态各异；PR间期≥0.12s；②提前出现的QRS波群形态通常正常；③代偿间歇常不完全。

2. 房室交界性过早搏动

①提前出现的室上性QRS波群，其前面无相关的P波；②有逆行P波，可在QRS波群之前、之中或之后；③QRS波群形态正常；④代偿间歇多完全。

3. 室性过早搏动

①提前出现的QRS波群前无相关P波；②提前出现的QRS波群宽大畸形，时限大于0.12s，T波的方向与QRS波群的主波方向相反；③代偿

间歇完全。

二、防治措施

首先了解原有心脏病变的程度，有无症状，是否影响心功能及发展成严重心律失常的危险性等临床状况，然后决定是否给予治疗，采取何种治疗方法及确定治疗的终点。

1. 无器质性心脏病的过早搏动

无症状者无需药物治疗；症状明显者可给予镇静剂和β受体阻滞剂等。

2. 频繁发作，症状明显或伴有器质性心脏病的过早搏动

频繁发作，症状明显或伴有器质性心脏病的过早搏动，应积极治疗。

（1）积极治疗病因及诱因，对症治疗。

（2）抗心律失常药物治疗：①房性和交界早搏可选用Ⅰa类、Ⅰc类、Ⅱ类和Ⅳ类抗心律失常药。②室性过早搏动多选用Ⅰ类和Ⅲ类药。③洋地黄毒性所致的室早，应立即停用洋地黄，给予苯妥英钠或氯化钾等治疗。

（3）心动过缓时出现的室性早搏，宜给予阿托品、山莨菪碱等。

3. 预防措施

积极治疗原发病，纠正缺氧、代谢性的酸中毒、血电解质紊乱、发热等病理状态，器质性心脏病尤其是急性心肌梗死、急性心肌炎等患者，需要时可预防性用药。

心房颤动

心房颤动是指心房肌发生的每分钟350~600次的乱颤，使心房丧失正常的收缩功能而发生血液淤积，易形成心房内附壁血栓而继发血栓栓塞，是常见的心律失常。依据心房颤动发作后持续的时间特点，分为阵发性、持续性。阵发性房颤常见于：①情绪激动、手术后、运动或急性乙醇中毒时；②心脏和肺部疾病患者如冠心病、肺心病、心力衰竭等。持续性房颤常见于心脏瓣膜病、冠心病、高血压性心脏病、甲状腺功能亢进症、缩窄性心包炎、心肌病、感染性心内膜炎、慢性心力衰竭及慢性肺源性心脏病等。孤立性房颤是指无心脏病基础的心房颤动。

一、心电图诊断

1. P波消失，代之以一系列大小不等、形状不同、节律完全不规则的房颤波（f波），频率为350~600次/分。

2. 心室率绝对不规则，心室率通常在100~160次/分。

3. QRS波群形态正常，伴室内差异性传导时则增宽变形。

二、防治措施

1. 病因治疗

积极治疗原发疾病，消除诱因。

2. 急性房颤

症状显著者应积极治疗：①控制快速的心室率：心室率过快或伴有心功能不全的患者，可静脉注射毛花苷C将心室率控制在100次/分以下，随后给予地高辛口服维持；②药物或电复律：药物治疗未能恢复窦性心律，伴急性心力衰竭或血压明显下降者，宜紧急施行电复律；③房颤转复后，维持窦性心律。

3. 慢性房颤

①阵发性房颤常能自行终止。如发作频繁或伴随明显症状，可口服胺碘酮或普罗帕酮，以减少发作的次数与持续时间。②持续性房颤应给予复律：选用药物复律或电复律，复律前应用抗凝药物预防血栓栓塞，复律后给予抗心律失常药物，预防复律后房颤复发；③经复律无效者，以控制心室率为主，首选药物为地高辛，也可应用β受体阻滞剂。

4. 预防栓塞

既往有栓塞史，严重瓣膜病、高血压、糖尿病、老年患者、左心房扩大、冠心病等高危患者应长期采用抗凝治疗，口服华法林使凝血酶原时间国际标准化比值（INR）维持在2.0~3.0之

5. 其他

病窦综合征合并房颤不宜复律，若心率过慢，可考虑安装起搏器。发作频繁甚至持久发作，药物治疗无效，心室率很快的患者，可考虑施行射频消融术。其他治疗方法有外科手术、植入式心房除颤器等。

6. 预防措施

心房颤动的常见病因是器质性心脏病以及器质性心脏病导致的心功能不全，其预防以积极控制原发器质性心脏病为主，并有效控制血压，防治心房压过高。急性房颤转复窦性心律后，可适当应用胺碘酮等药物维持治疗，防止再发。

第十二节 原发性高血压

一、概述

原发性高血压即高血压病，是指病因不清，与遗传关系密切，以体循环动脉压升高为主要临床表现，最终导致心、脑、肾及动脉并发症的心血管综合征，占高血压的95%以上；继发性高血压亦称为症状性高血压，是指由某些确定的原发病引起的血压升高，原发疾病与高血压之间存在因果关联，高血压又是该原发病的临床表现之一，约占高血压的5%。原发性高血压是我国急性脑血管病、冠心病、慢性肾损伤的重要危险因素。

原发性高血压是由遗传因素与环境因素交互作用的结果，除遗传因素外，发病主要与某些环境因素有关。与原发性高血压发病有关的环境因素包括：①饮食因素：主要是高钠、低钾膳食。②超重和肥胖。③饮酒：高血压患病率随饮酒量增加而升高。④长期精神紧张：长期从事高度精神紧张工作的人群高血压患病率增加。⑤其他：缺乏体力活动，服用口服避孕药、非甾体类抗炎药、含有麻黄碱或甘草等的药物，睡眠呼吸暂停低通气综合征等。

遗传与环境因素导致血压升高的主要机制：①交感神经兴奋性增加，释放儿茶酚胺增多，加快心率，增强心肌收缩力，增加心输出量；收缩外周小动脉，增加外周阻力，从而升高血压。②肾性水钠潴留，血容量增加，引起血压升高。③肾素-血管紧张素-醛固酮系统激活导致血管紧张素Ⅱ分泌增多，直接收缩外周小动脉，并促进醛固酮分泌，增加血容量，从而升高血压。④细胞膜离子转运异常，钠-钾离子协同转运缺陷，膜电位降低，激活平滑肌细胞兴奋-收缩耦联，血管阻力增高。⑤胰岛素抵抗，血浆胰岛素水平升高，增加交感神经兴奋及水钠潴留。⑥血管内皮细胞功能受损，内皮素和血栓素A_2释放增加，导致血管收缩。

二、临床诊断

（一）诊断标准

在未使用降压药物的情况下，非同日3次测量血压，收缩压≥140mmHg和（或）舒张压≥90mmHg，即可诊断为高血压。收缩压≥140mmHg和舒张压<90mmHg为单纯性收缩期高血压。患者既往有高血压史，目前正在使用降压药物，血压虽然低于140/90mmHg，也诊断为高血压。排除继发性高血压，可诊断为原发性高血压。

血压水平分类和定义

分类	收缩压（mmHg）		舒张压（mmHg）
正常血压	<120	和	<80
正常高值血压	120~139	和（或）	80~89
高血压	≥140	和（或）	≥90
1级高血压（轻度）	140~159	和（或）	90~99
2级高血压（中度）	160~179	和（或）	100~109
3级高血压（重度）	≥180	和（或）	≥110
单纯收缩期高血压	≥140	和	<90

（二）危险分层诊断

制定高血压病的治疗方案时，要考虑血压水平、心血管疾病的危险因素、靶器官损害和相关的临床情况，并判定预后。目前将高血压病的心血管危险性分为低危、中危、高危和很高危4类，指患者在随后的10年中发生主要心血管事件的危险性分别为低于15%、15%~20%、20%~30%和高于30%。

高血压病心血管风险水平分层（2010年中国高血压防治指南）

其他危险因素和病史	1级高血压	2级高血压	3级高血压
无	低危	中危	高危
1~2个其他危险因素	中危	中危	很高危
≥3个其他危险因素或靶器官损害	高危	高危	很高危
临床并发症或合并糖尿病	很高危	很高危	很高危

（三）并发症诊断

1. 靶器官损害并发症

（1）心脏并发症　出现左心室肥大称为高血压心脏病，晚期常发生心力衰竭，是慢性左心衰竭的常见病因。并发冠心病时可出现心绞痛、心肌梗死甚至猝死。

（2）脑卒中　脑血管并发症是我国原发性高血压最常见的并发症。早期可有短暂性脑缺血发作（TIA），长期血压增高可并发腔隙性脑梗死、动脉硬化性脑梗死、脑出血等，短时间内血压显著升高可出现高血压脑病等，也可诱发蛛网膜下腔出血。

（3）慢性肾脏病　肾脏受累时可有蛋白尿，早期出现夜尿增多等肾小管功能异常的表现，晚期多并发慢性肾衰竭。

（4）血管并发症

1）视网膜动脉硬化：眼底改变与病情的严重程度和预后相关，根据眼底镜检查结果，Keith-Wagener眼底分级法分为4级：①Ⅰ级，视网膜小动脉轻度狭窄、硬化、痉挛和变细；②Ⅱ级，小动脉中度硬化和狭窄，出现动脉交叉压迫征，视网膜静脉阻塞；③Ⅲ级，动脉中度以上狭窄伴局部收缩，视网膜有棉絮状渗出、出血和水肿；④Ⅳ级，视神经乳头水肿。

2）主动脉夹层：一旦发生破裂引发大血管急症，预后凶险。

2. 高血压急症

高血压急症是指高血压患者在某些诱因作用下血压突然和显著升高，常超过180/120mmHg，同时伴有进行性心、脑、肾等重要靶器官功能不全的表现，包括高血压脑病、高血压危象、急性心力衰竭、急性冠状动脉综合征、主动脉夹层、子痫等。

（1）高血压脑病　以舒张压增高为主，舒张压常超过120mmHg。因血压过高导致脑组织灌注过多，引起脑水肿等病理改变，出现头痛、烦躁不安、恶心、呕吐、视物模糊、精神错乱，严重者可出现神志恍惚、谵妄甚至昏迷，或出现暂时性偏瘫、失语等脑功能缺失的表现，伴有局灶或全身性抽搐等。

（2）**高血压危象** 以收缩压急剧升高为主，血压可高达200/110mmHg以上，常因紧张、寒冷、突然停服降压药物等原因诱发，伴有交感神经亢进的表现如心悸、汗出、烦躁、手抖等，常伴发急性脏器功能障碍如急性心力衰竭、心绞痛、脑出血、主动脉夹层动脉瘤破裂等。

3. 高血压亚急症

高血压亚急症是指血压显著升高但尚未出现严重临床症状及进行性靶器官损害，与高血压急症的主要区别是有无新近发生的急性进行性靶器官损害。

（四）鉴别诊断

主要与继发性高血压鉴别。

1. 肾实质性疾病

急、慢性肾小球肾炎，慢性肾盂肾炎，肾病综合征及糖尿病肾病均可出现高血压，根据病史，尿常规、肾功能的检查不难鉴别。

2. 肾血管性疾病

肾血管性高血压患者常起病急、血压显著增高，上腹部或肾区可闻及血管性杂音。静脉肾盂造影、肾动脉多普勒、肾动脉造影、放射性核素肾图等可明确诊断。

3. 嗜铬细胞瘤

可有剧烈头痛、出汗、恶心、呕吐、心悸、面色苍白、乏力等，持续数分钟至数天不等，发作间歇血压正常。血和尿儿茶酚胺及其代谢产物的测定，酚妥拉明试验，胰高血糖素激发试验等有助于诊断。

4. 原发性醛固酮增多症

表现为血压升高，多尿、夜尿增多和尿比重下降，口渴，发作性肌无力、手足搐搦，血钾降低伴血钠升高。实验室检查可见血和尿醛固酮升高。

（五）特殊类型高血压

1. 老年高血压

老年高血压指年龄≥60岁的高血压患者，其特点是多数患者为单纯收缩期高血压，脉压增大，血压波动性明显，并发症及伴发病较多，治疗强调收缩压的达标。

2. 儿童青少年高血压

一般为轻、中度血压升高，多数无明显自觉症状，伴有超重的患者较多，进展为成人高血压时，多伴有左心室肥厚甚至高血压性心脏病。

3. 难治性高血压

难治性高血压指经三种以上的降压药物治疗，血压仍不能达标的患者，或使用四种及四种以上降压药血压才能达标的患者。常见原因有：①假性难治性高血压，有显著的白大衣现象；②生活方式干预不足；③降压治疗方案不合理；④在用其他药物对抗降压治疗效果；⑤钠盐摄入过多，容量超负荷；⑥存在胰岛素抵抗；⑦继发性高血压未予准确诊断。

（六）辅助检查的临床应用

原发性高血压的常规检查项目包括尿液检查、血糖、血胆固醇、血甘油三酯、肾功能、血尿酸和心电图等，这些检查有助于发现相关的危险因素和靶器官损害。部分患者根据需要和条件可以进一步检查眼底、超声心动图、血电解质、低密度脂蛋白胆固醇与高密度脂蛋白胆固醇。特殊检查为了更进一步了解高血压患者病理生理状况和靶器官结构与功能变化，有目的地选择一些特殊检查，包括24小时动态血压监测（ABPM），心率变异率，颈动脉内膜中层厚度（IMT），血浆肾素活性（PRA）等。

1. 尿液检查

合并肾脏损害时出现少量蛋白、红细胞，偶有透明管型和颗粒管型。

2. 肾功能检测

晚期肾实质损害可有血肌酐、尿素氮和尿酸升高，内生肌酐清除率降低，浓缩及稀释功能减退。

3. 血脂测定

高血压与血脂异常互相影响，而且合并高血压的血脂异常患者有独立的LDL-C的控制目标，因此，血脂测定是必查且定期随访的实验室检查项目。部分患者有血清总胆固醇、甘油三酯及低密度脂蛋白胆固醇增高，高密度脂蛋白降低。

4. 血糖、葡萄糖耐量试验及血浆胰岛素测定

部分患者有空腹和（或）餐后2小时血糖及血胰岛素水平增高。

5. 眼底检查

眼底血管病变及视网膜病变属于高血压的主要病理改变。长期持续血压升高出现眼底动脉变细、反光增强、交叉压迫及动静脉比例降低；视网膜病变有出血、渗出、视乳头水肿等。眼底改变是临床申办高血压门诊慢性病的必备条件。

6. 胸部X线检查

协助观察大血管病理改变。可见主动脉迂曲延长，局部可见动脉粥样硬化病变钙化等改变。

7. 心电图检查

有助于高血压心脏病及并发冠心病的诊断。出现左室肥厚的相应改变可诊断高血压心脏病，并发冠心病时出现相应的ST-T等改变。

8. 超声心动图

协助明确心脏各房室腔大小、心脏功能及瓣膜情况。可见主动脉内径增大、左房扩大、左室肥厚等高血压心脏病的改变。

9. 动态血压监测

连续监测24小时的家庭血压，对客观诊断及评估高血压，随访降压治疗效果具有重要的意义。可测定白昼与夜间各时间段血压的平均值和离散度。

10. 其他

颈动脉多普勒检查示颈动脉内膜中层厚度（IMT）增厚，血浆肾素活性（PRA）增加，心率变异性增大等。

三、防治措施

（一）治疗策略

首先对确诊的患者进行危险分层，根据危险分层结果选择治疗方案。对于大多数高血压病患者，应在数周到数月内将血压控制到目标水平。年轻患者、病史较短的患者可缩短达标时间；老年高血压患者或伴发病复杂、已有显著并发症的患者，可适当延长达标时间。

1. 高危和很高危患者

一旦确诊，应立即开始生活方式干预和药物治疗。

2. 中危患者

在生活方式干预的同时，继续监测血压和其他危险因素1个月，多次测量血压或进行动态血压监测，若收缩压<140mmHg及舒张压<90mmHg，继续监测；收缩压≥140mmHg或舒张压≥90mmHg，开始药物治疗。

3. 低危患者

在生活方式干预的同时，继续监测血压和其他危险因素3个月，多次测量血压或动态血压监测，若收缩压<140mmHg及舒张压<90mmHg，继续监测；收缩压≥140mmHg或舒张压≥90mmHg，开始药物治疗。

（二）降压目标

一般患者，应将血压降至140/90mmHg以下；65岁及以上的老年人的收缩压应控制在150mmHg以下，如能耐受还可进一步降低；伴有慢性肾脏疾病、糖尿病，或病情稳定的冠心病、脑血管病的高血压患者治疗应个体化，一般可以将血压降至130/80mmHg以下。

（三）治疗措施

1. 非药物治疗

适用于所有高血压患者，包括减少钠、增加钾盐摄入，控制体重，戒烟限酒，合理有氧运动，减轻精神压力，保持心理平衡等。

2. 药物治疗

（1）降压药治疗原则

①小剂量：小剂量开始，根据需要，逐步增加剂量。

②尽量应用长效制剂：使用每日1次给药而有持续24h降压作用的长效药物，以有效控制夜间血压与晨峰血压。

③联合用药：增加降压效果又不增加不良

反应。

④个体化：根据患者具体情况、耐受性及个人意愿或长期承受能力，选择适合患者的降压药物。

(2) 常用降压药物分类

①利尿剂：有噻嗪类、袢利尿剂和保钾利尿剂三类。常用噻嗪类如氢氯噻嗪和氯噻酮、吲哒帕胺等。

②β受体阻滞剂：用于轻、中度高血压，尤其是静息心率较快（>80次/分）或合并心绞痛及心肌梗死后患者。常用药物为美托洛尔、阿替洛尔、倍他洛尔等。

③钙通道阻滞剂：又称钙拮抗剂，可分为二氢吡啶类和非二氢吡啶类，前者如氨氯地平、非洛地平、硝苯地平等，后者有维拉帕米和地尔硫䓬。可用于各种程度高血压，尤其老年人高血压或合并稳定型心绞痛时。周围血管疾病、糖尿病及合并肾脏损害的患者均可用。应优先选择使用长效制剂，如氨氯地平、拉西地平、维拉帕米缓释片等。

④血管紧张素转换酶抑制剂：降压起效缓慢，逐渐增强，在3~4周时达最大作用；特别适用于伴有心力衰竭、心肌梗死后、糖耐量异常或糖尿病肾病的高血压患者。常用卡托普利、依那普利、苯那普利、福辛普利等。妊娠、肾动脉狭窄、肾功能衰竭（血肌酐>265μmol/L）者禁用。

⑤血管紧张素Ⅱ受体阻滞剂：降压作用起效缓慢，但持久而平稳。常用的有氯沙坦、缬沙坦、厄贝沙坦、替米沙坦、坎地沙坦和奥美沙坦等。

⑥α₁受体阻滞剂：一般不作为高血压治疗的首选药，适用于伴高脂血症或前列腺肥大的患者，也可用于难治性高血压患者的治疗。常用药有哌唑嗪、特拉唑嗪等，主要副作用为体位性低血压、眩晕、晕厥、心悸等，首剂减半或临睡前服用可减少副反应。

(3) 降压治疗方案

①无并发症患者可以单独或者联合使用噻嗪类利尿剂、β受体阻滞剂、CCB、ACEI和ARB，治疗应从小剂量开始，逐步递增剂量。

②2级高血压（>160/100mmHg）在治疗开始时就应采用两种降压药物联合治疗，有利于血压在相对较短的时间内达到目标值，减少不良反应。合理的降压药联合治疗方案：利尿剂与ACEI或ARB；二氢吡啶类钙拮抗剂与β受体阻滞剂；钙拮抗剂与ACEI或ARB等。

③三种降压药合理的联合治疗方案除有禁忌证外必须包含利尿剂。

常用降压药物的适应证（2010中国高血压防治指南）

适应证	A（ACEI）	A（ARB）	B（β受体阻滞剂）	C（CCB）	D（利尿剂）
左心室肥厚	+	+	±	+	±
稳定性冠心病	+[a]	+[a]	+	+	+
心肌梗死后	+	+	+	−[b]	+[c]
心力衰竭	+	+	+		+
预防心房颤动	+	+	−	−	−
脑血管病	+	+		+	+
颈动脉内中膜增厚	±	±		+	
蛋白尿/微蛋白尿	+	+			
肾功能不全	+	+	−	±	−[d]
老年性高血压	+	+	±	+	±
糖尿病	+	+		±	
血脂异常	+	+			±

注：+适用、±可能适用、−证据不足或不适用；[a]冠心病二级预防，[b]有心肌梗死病史者可使用长效CCB，[c]使用螺内酯，[d]襻利尿剂。

3. 干预相关危险因素

降压治疗的同时应积极控制心血管相关危险因素，包括调脂、控制血糖、抗血小板、降低同型半胱氨酸等。

4. 高血压急症的治疗

（1）血压控制策略　控制性降压，初始阶段（数分钟到1小时内），平均动脉压降低不超过治疗前的25%或保持血压在160~170/100~110mmHg水平；随后的2~6小时内，将血压降至安全水平即160/100mmHg以内；24~48小时逐步降至正常。

（2）降压药物选择　静脉使用短效降压药物。常用硝普钠加入5%葡萄糖溶液中，以0.25~10μg/（kg·min）的速度静脉滴注，连续使用不超过48~72小时，作为高血压急症的首选药物，但急性肾功能不全者慎用；或硝酸甘油加入5%葡萄糖溶液中静脉滴注，以5~100μg/min的速度静脉滴注，根据血压调整速度，适用于合并冠心病、心肌缺血事件和心功能不全者。暂时没有条件静脉用药时，可舌下含服降压药物。常用硝酸甘油片0.5~1.0mg舌下含服，极少数患者可出现血压过度下降；无禁忌证的情况下，可含服卡托普利片12.5~25mg或硝苯地平10~20mg。

5. 高血压亚急症的治疗

选用不同降压机制的药物联合使用，24~48小时将血压缓慢降至160/100mmHg以下。用药后观察5~6小时，血压达标后调整口服药物后续治疗，并建议患者按医嘱服药和测量血压。

（四）预防措施

一级预防：主要针对整体人群，特别是高血压病高危人群（有明确家族史、肥胖、盐敏感者）开展健康教育，认识高血压病的危害，采取健康的生活方式，防止高血压的发生。

二级预防：在一级预防基础上，对已经患有高血压病的患者，进行及时正确的指导，使高血压患者知晓维持药物治疗的必要性，强调高血压是一个"无声杀手"，不可根据有无自觉症状决定是否药物治疗，合理用药，定时测量血压，知晓降压治疗的最终目的与目标，预防靶器官损害。

三级预防：在二级预防基础上，对合并严重并发症的患者实施有效救治，防治靶器官功能衰竭，并实施康复治疗，改善生活质量和延长寿命。

第十三节　冠状动脉粥样硬化性心脏病

冠状动脉粥样硬化性心脏病是指冠状动脉粥样硬化病变使管腔狭窄或阻塞，导致相应心肌缺血缺氧甚至坏死的一类心脏病，和冠状动脉痉挛导致的心肌缺血缺氧，统称冠状动脉性心脏病（CHD），简称冠心病，又称缺血性心脏病。冠心病男女发病率比例约为2:1；近年来发病有明显的年轻化趋势，男性发病早于女性，其死亡占心脏病死亡率的50%~70%，是危害人类健康的重要疾病之一。冠状动脉粥样硬化性心脏病的病因目前尚不清楚，认为是多因素共同作用的结果，与冠心病发病相关的因素称为冠心病的易患因素，主要有：①年龄因素，多见于40岁以上的中、老年人。②性别因素，男性发病率高于女性。③脂质代谢异常，是最重要的危险因素，目前主要认为与LDL-C关系密切。④高血压是冠心病独立的危险因素，高血压患者患冠心病的概率增加3~4倍。⑤吸烟者冠心病的发病率与死亡率是不吸烟者的2~6倍。⑥糖尿病和糖耐量异常，糖尿病患者发病率较非糖尿病者高出数倍，且病情较重、进展迅速。⑦其他危险因素有肥胖、缺乏体力活动、高热量高脂肪饮食、遗传及性格因素等。

1979年世界卫生组织将冠心病分为5型：隐匿性冠心病、心绞痛、心肌梗死、缺血性心肌病型冠心病、心源性猝死。其中以冠心病心绞痛及心肌梗死常见。近年来趋于将本病分为急性冠脉综合征和慢性心肌缺血综合征两大类。急性冠脉综合征包括不稳定型心绞痛、非ST段抬高性心肌梗死、ST段抬高性心肌梗死及冠心病猝死；慢性心肌缺血综合征包括稳定型心绞痛、冠脉正常的心绞痛（如X综合征）、无症状性心肌缺血和缺血性心力衰竭（缺血性心肌病）。

心绞痛

一、概述

心绞痛是指由于心肌发生急剧而暂时性的缺血缺氧导致的临床综合征，按照WHO对冠心病的临床分型，心绞痛型冠心病包括稳定型与不稳定型心绞痛，结合当前的临床分型，不稳定型心绞痛归属在急性冠状动脉综合征的范畴内，心绞痛一般指稳定型心绞痛。

稳定型心绞痛亦称为劳力性心绞痛，是指在冠状动脉严重的固定性狭窄的基础上，由于心肌耗氧量增加，导致心肌急剧的一过性的缺血缺氧的临床综合征。稳定型心绞痛是慢性心肌缺血综合征的主要临床类型。

二、临床诊断

（一）诊断依据

根据典型心绞痛的发作特点和体征，含服硝酸甘油后可短时间内缓解，结合年龄和存在冠心病危险因素，除外其他原因所致的心绞痛，一般即可建立诊断。必要时行选择性冠状动脉造影明确诊断。

典型心绞痛发作的特点是：①发作多有诱因，常以体力劳动、情绪激动、饱食、寒冷、心动过速等诱发，胸痛发生于诱因出现的当时。②疼痛部位位于胸骨体上段或中段之后，可放射至肩、左臂内侧甚至达无名指和小指，边界模糊，范围约一个手掌大小。③胸痛性质呈压迫感、紧缩感、压榨感，多伴有濒死感。④一般持续时间短暂，为3~5分钟，很少超过15分钟。⑤去除诱因或舌下含服硝酸甘油症状可迅速缓解。⑥发作时常有心率增快、血压升高、皮肤湿冷、出汗等。有时可出现第四心音或第三心音奔马律；暂时性心尖部收缩期杂音，第二心音分裂及交替脉。

不典型心绞痛是指典型心绞痛的前5个特点中某些表现不典型，一般出现胸痛部位、疼痛性质不典型。疼痛感可出现在下颌至上腹部的任何部位，或没有痛感仅有显著的胸闷感。

（二）主要鉴别诊断

1. 急性心肌梗死

疼痛部位与心绞痛相似，但性质更剧烈，持续时间多超过30分钟，甚至长达数小时，多伴有发热、心律失常、心力衰竭或（和）休克，含服硝酸甘油多不能缓解。心电图中面向梗死部位的导联ST段抬高，或同时有异常Q波。实验室检查示白细胞计数增高、红细胞沉降率增快、心肌坏死标记物增高。

2. 心脏神经症

患者多为中年或更年期女性，常诉胸痛，但为短暂的刺痛或持久的隐痛，常有叹息样呼吸，胸痛部位多位于心尖部附近，或经常变动，伴有心悸、疲乏、头昏、失眠及其他神经症的症状。

3. 肋间神经痛和肋软骨炎

疼痛多为刺痛或灼痛，持续性而非发作性，咳嗽、用力呼吸和身体转动可使疼痛加剧，沿神经行径处有压痛。

4. 其他疾病引起的心绞痛

包括严重的主动脉瓣狭窄或关闭不全、风湿性冠状动脉炎、梅毒性主动脉炎引起冠状动脉口狭窄或闭塞、肥厚型心肌病、X综合征、心肌桥等病均可引起心绞痛，要根据其他临床表现来进行鉴别。

5. 不典型疼痛还需与反流性食管炎等食管疾病、膈疝、消化性溃疡、肠道疾病、颈椎病等相鉴别。

（三）心绞痛严重度的分级诊断

根据加拿大心血管病学会（CCS）分级分为四级。

Ⅰ级：一般体力活动（如步行和登楼）不受限，仅在强、快或持续用力时发生心绞痛。

Ⅱ级：一般体力活动轻度受限。快步、饭后、寒冷或刮风中、精神应激或醒后数小时内发作心绞痛。一般情况下平地步行200米以上或登楼一层以上受限。

Ⅲ级：一般体力活动明显受限，一般情况下平地步行200米，或登楼一层引起心绞痛。

Ⅳ级：轻微活动或休息时即可发生心绞痛。

（四）辅助检查的临床应用

1. 心电图

心电图是发现心肌缺血、诊断心绞痛最常用的检查方法，操作简便，便于随访观察病情变化。

（1）静息时心电图　约半数患者正常，也可有陈旧性心肌梗死、非特异性ST-T异常、心脏传导阻滞等。

（2）发作时心电图　大多数患者于心绞痛发作时出现暂时性ST段压低≥0.1mV，提示内膜下心肌缺血，可伴有T波倒置，发作缓解后恢复；有时相关导联ST段抬高，提示透壁性心肌缺血，为变异型心绞痛的特征。

（3）动态心电图　连续记录24小时心电图，协助发现家庭环境中的心肌缺血，心电图出现ST-T改变和各种心律失常等，与患者同时间段的活动及症状相对照，提供临床诊断依据。

（4）心电图负荷试验　通过运动增加心肌氧耗从而激发心肌缺血，常用运动负荷试验。运动中监测心电图改变，运动中止后即刻及此后每2分钟重复记录心电图，直至心率恢复至运动前水平。试验结果以ST段水平型或下斜型压低≥0.1mV（J点后60~80ms）持续2min作为阳性标准。运动中出现心绞痛发作、步态不稳、室性心动过速或血压下降时，应即停止运动。

2. 实验室检查

常规检测血脂、血糖等。胸痛持续时应急查血清心肌损伤标记物包括肌钙蛋白I或T，肌酸激酶同工酶CK-MB，对于鉴别ACS有重要意义。

3. 放射性核素检查

^{201}Tl随冠状血流被正常心肌所摄取，在冠状动脉供血不足的心肌，呈现明显的灌注缺损。放射性核素检查一般不作为常规检查，常用于诊断困难的患者的确诊。

4. 冠状动脉造影

选择性冠状动脉造影可使左、右冠状动脉及其主要分支显影，来判断冠脉的狭窄程度及部位，还可评估心肌血流灌注情况。

5. 心脏CTA

多排或双源CT是无创性用于诊断冠状动脉病变的常用检查方法，可作为冠状动脉狭窄筛查的有效检查手段。

6. 其他

二维超声心动图可探测到缺血区心室壁的运动异常，了解左心室功能。血管内超声显像IVUS、光学相干断层扫描OCT等可显示血管壁的粥样硬化病变。

三、防治措施

（一）治疗原则

改善冠状动脉的血供和降低心肌的耗氧，同时治疗动脉粥样硬化。

（二）治疗措施

1. 发作时治疗

（1）休息　发作时立刻休息。

（2）药物治疗　较重的发作，可使用作用较快的硝酸酯制剂。常用：①硝酸甘油：0.5mg置于舌下含化，可重复使用；②硝酸异山梨酯：5~10mg舌下含化。

2. 缓解期的治疗

宜尽量避免各种已知的足以诱致心绞痛发作的因素。避免饱食，戒烟酒。调整日常生活与工作量；减轻精神负担；一般不需卧床休息，保持适当的体力活动，以不致发生疼痛症状为度。

（1）药物治疗　使用作用持久的抗心绞痛药物，以防心绞痛发作，可单独、交替或联合应用抗心绞痛药物。

①硝酸酯类：硝酸异山梨酯 5~20mg 分次口服；单硝酸异山梨酯，长效硝酸酯类药，20~40mg 2 次/日；长效硝酸甘油，作用持续可达 8~12 小时，2.5mg 每 8 小时服用 1 次。

②β 受体阻滞剂：特别适用于心绞痛伴有高血压及心率增快的患者，常用美托洛尔缓释剂 23.75~47.5mg 1 次/日；比索洛尔 2.5~5mg 1 次/日等。

③钙通道阻滞剂：氨氯地平 5mg 1 次/日；硝苯地平控释剂 30mg，每日 1 次；地尔硫䓬 30~60mg 3 次/日。

④曲美他嗪：通过抑制脂肪酸氧化和增加葡萄糖代谢，改善心肌氧的供需平衡而治疗心肌缺血，20mg 3 次/日，饭后服。

（2）介入治疗　经皮穿刺股动脉或桡动脉，将球囊导管逆行送入冠状动脉的狭窄部位，加压充盈球囊以扩张病变时血管内径增大，从而改善心肌血供、缓解症状并减少心肌梗死发生。

（3）外科手术治疗　主动脉-冠状动脉旁路移植手术。

（4）其他　增强型体外反搏治疗可增加冠状动脉的血供，可考虑应用。适宜的运动锻炼有助于促进冠状动脉侧支循环的形成，提高体力活动的耐受量而改善症状。

（三）预防措施

心绞痛缓解期以预防严重缺血事件为主，一般需要进行规范化药物治疗。

1. 抗血小板聚集药

用于所有没有禁忌证的患者，阿司匹林 75~100mg/d 或氯吡格雷 75mg/d，主要用于存在阿司匹林抵抗或不能耐受阿司匹林的患者。

2. 他汀类药

延缓冠脉内粥样硬化斑块进展、稳定斑块、抑制炎症反应。目前认为所有冠心病患者不参考血脂水平均应使用，并根据 LDL-C 水平调整使用剂量。常用阿托伐他汀 10~20mg/d，或瑞舒伐他汀 5~10mg/d 等。

3. ACEI 或 ARB

可以降低冠心病患者心血管死亡、非致死性心肌梗死的危险性。合并高血压、糖尿病、心功能不全的稳定型心绞痛患者均应使用。常用卡托普利 12.5~50mg，3 次/日，或依那普利 5~10mg，2 次/日等；不能耐受的患者改用 ARB，常用氯沙坦 50~100mg/d，或厄贝沙坦 75~150mg/d 等。

4. 一旦发生病情明显变化，心绞痛的性质及发作频率明显恶化，应及时就诊，以避免急性心肌梗死的发生。

急性心肌梗死

一、概述

急性心肌梗死（AMI）是在冠状动脉病变的基础上，冠脉血供急剧而持久地减少或中断，相应的心肌严重而持久地急性缺血，引起部分心肌的坏死，为冠心病的严重类型，属于急性冠状动脉综合征的临床类型之一，即 ST 段抬高型心肌梗死（STEMI）。AMI 是中老年人的主要疾病性死因，其死亡人数约占心血管疾病的半数，且发病率及整体死亡率呈上升趋势。

急性心肌梗死的发病机制目前认为主要是冠脉内粥样硬化斑块不稳定，由于粥样斑块破溃、粥样斑块内或其下发生出血而管腔内形成血栓、血管持久地痉挛等病理机制，致使冠状动脉血供中断且冠脉系统不能代偿，相应区域心肌严重而持久地缺血，即可发生心肌梗死。其他发病原因有重体力活动、情绪过分激动、血压急剧升高等致心肌氧耗急剧增加，冠脉不能代偿，以及休克、脱水、出血、外科手术或严重心律失常等导致心排血量骤减，冠脉供血急剧减少，从而发生心肌缺血性坏死。

二、临床诊断

(一) 诊断依据

根据有冠心病危险因素的相关病史，典型的临床表现，典型的心电图改变以及血清肌钙蛋白和心肌酶的改变，一般可确立诊断。中老年人突发严重的心律失常、休克或心力衰竭，或突然出现持续而严重的胸闷，找不到合理的原因加以解释，均应立刻想到本病的可能。

半数以上的急性心肌梗死患者在发病前有先兆症状，以原有的稳定型心绞痛变为不稳定型，或突然出现心绞痛发作最常见。发病后的典型临床表现有：①胸痛为最早出现和最突出的症状，部位、性质与心绞痛相似，程度更剧烈，持续时间可达数小时到数天，休息和含服硝酸甘油多不能缓解，伴有烦躁不安、出汗、恐惧、濒死感。②出现各种心律失常，以室性心律失常最多见。③胸痛剧烈时可有血压下降，若疼痛缓解后而收缩压仍<80mmHg，伴周围循环不足的表现，甚至昏厥，应考虑发生了休克。④发生急性心力衰竭，主要是急性左心衰竭，可在最初几天内发生。⑤伴有胃肠道症状，常有恶心呕吐、上腹胀痛和肠胀气，部分患者出现呃逆。⑥坏死心肌组织吸收引起发热、心悸等。⑦查体心脏浊音界可轻至中度增大，心率增快或减慢，S1减弱，可出现舒张期奔马律等。所有患者发病后均出现血压降低。

(二) 主要鉴别诊断

1. 心绞痛

见本节"心绞痛"部分。

2. 急性心包炎

胸痛与发热同时出现，咳嗽、深呼吸及身体前倾常使疼痛加剧，早期即有心包摩擦音；心电图除aVR外，其余导联均有ST段弓背向下的抬高、T波倒置，无异常Q波出现；血清酶无明显升高。

3. 急性肺动脉栓塞

突发剧烈胸痛、气急、咳嗽、咯血或休克。但有右心负荷急剧增加的表现，如发绀、右心室急剧增大、肺动脉瓣第二心音亢进、颈静脉充盈、肝肿大等。典型心电图为出现S_I、Q_{III}、T_{III}改变，肺动脉造影可确诊。

4. 急腹症

急性胰腺炎、消化性溃疡穿孔、急性胆囊炎、胆石症等，均有上腹部疼痛，可能伴休克。病史、体格检查、心电图、血清肌钙蛋白和血清心肌酶测定可帮助鉴别。

5. 主动脉夹层

胸痛迅速达高峰，呈撕裂样，常放射至背、腹、腰或下肢，两上肢血压和脉搏有明显差别，超声心动图及胸腹MRI可确诊。

(三) 辅助检查的临床应用

1. 心电图

心电图出现进行性、动态性改变，有助于诊断、定位、定范围、估计病情演变和预后。

(1) 特征性改变 ①ST段抬高反映心肌损伤；②病理性Q波，反映心肌坏死；③T波倒置，反映心肌缺血。

(2) 动态性改变 ①起病数小时内，无异常或出现异常高大两肢不对称的T波。②数小时后，ST段明显抬高，弓背向上与直立的T波连接，形成单相曲线。数小时至2日内出现病理性Q波，同时R波减低。③ST段抬高持续数日至2周左右，逐渐回到基线水平，T波则变为平坦或倒置。④数周至数月后，T波呈V形倒置，两肢对称，为慢性期改变。

(3) 定位和定范围 ST抬高性心肌梗死的定位和定范围，可根据出现特征性改变的导联判断。

心肌梗死的心电图定位诊断

部位	特征性 ECG 改变导联	对应性改变导联
前间壁	$V_1 \sim V_3$	
局限前壁	$V_3 \sim V_5$	
前侧壁	$V_5 \sim V_7$、Ⅰ、Ⅱ、aVL	
广泛前壁	$V_1 \sim V_6$	
下壁	Ⅱ、Ⅲ、aVF	Ⅰ、aVL
下间壁	Ⅱ、Ⅲ、aVF	Ⅰ、aVL
下侧壁	Ⅱ、Ⅲ、aVF、$V_5 \sim V_7$	Ⅰ、aVL
高侧壁	Ⅰ、aVL、"高"$V_4 \sim V_6$	Ⅱ、Ⅲ、aVF
正后壁	$V_7 \sim V_8$	$V_1 \sim V_3$ 导联 R 波增高
右室	$V_3R \sim V_7R$	（多伴下壁梗死）

2. 超声心动图

有助于了解心室壁的运动和左心室功能，诊断室壁瘤和乳头肌功能失调等。

3. 放射性核素检查

可显示梗死的部位和范围。

4. 实验室检查

（1）血液一般检查　起病24~48小时后外周血白细胞可增至（10~20）×10^9/L，中性粒细胞增多，嗜酸性粒细胞减少或消失；红细胞沉降率增快。

（2）血心肌坏死标记物　心肌损伤标记物增高水平与心肌梗死范围及预后明显相关。①肌红蛋白起病后2小时内升高，12小时内达高峰；24~48小时内恢复正常。②肌钙蛋白Ⅰ（cTnI）或T（cTnT）起病3~4小时后升高，cTnI于11~24小时达高峰，7~10天降至正常，cTnT于24~48小时达高峰，10~14天降至正常。③肌酸激酶同工酶CK-MB在起病后4小时内增高，16~24小时达高峰，3~4天恢复正常，其增高的程度能较准确地反映梗死的范围，其高峰出现时间是否提前有助于判断溶栓治疗是否成功。

三、防治措施

对ST段抬高的急性心肌梗死，强调及早发现，及早住院，并加强住院前的就地处理。治疗原则是尽快恢复心肌的血液灌注（到达医院后30分钟内开始溶栓或90分钟内开始介入治疗），以挽救濒死的心肌、防止梗死扩大或缩小心肌缺血范围，保护和维持心脏功能，及时处理严重心律失常、泵衰竭和各种并发症，防止猝死。

（一）急性期治疗措施

1. 监护和一般治疗

（1）休息　急性期卧床休息，保持环境安静，减少探视，防止不良刺激，解除焦虑。

（2）监护　在冠心病监护治疗病房进行心电图、血压、呼吸和血氧饱和度等指标的严密监测，除颤仪应随时处于备用状态。

（3）饮食　以流质食物为主，低脂而少产气的食物为佳。

（4）建立静脉通道　保持给药途径畅通。

2. 解除疼痛

哌替啶50~100mg肌内注射或吗啡5~10mg皮下注射；硝酸甘油0.3mg或硝酸异山梨酯5~10mg舌下含用或静脉滴注。

3. 再灌注治疗

起病3~6小时最迟在12小时内，使闭塞的冠状动脉再通，心肌得到再灌注，濒临坏死的心肌可能得以存活或使心肌坏死范围缩小，减轻梗死后心肌重塑，预后改善，是一种积极的治疗措施。

（1）介入治疗（PCI） 具备施行介入治疗条件的医院，在患者抵达急诊室明确诊断之后，边给予常规治疗和做术前准备，边将患者送到心导管室。

直接PCI：适应证：①ST段抬高和新出现左束支传导阻滞的心肌梗死；②ST段抬高性心肌梗死并发心源性休克；③适合再灌注治疗而有溶栓治疗禁忌证者；④非ST段抬高性心肌梗死，但梗死相关动脉严重狭窄，血流≤TIMI危险评分Ⅱ级。

补救性PCI：溶栓治疗后仍有明显胸痛，抬高的ST段无明显降低者，应尽快进行冠状动脉造影，如显示TIMI危险评分0～Ⅱ级血流，宜立即施行补救性PCI。

溶栓治疗再通者的PCI：溶栓治疗成功的患者，如无缺血复发表现，可在7～10天后行冠状动脉造影。

（2）溶栓疗法 无条件施行介入治疗或因患者就诊延误、转送患者到可施行介入治疗的单位将会错过再灌注时机，如无禁忌证应立即（接诊患者后30分钟内）行溶栓治疗。

适应证：①两个或两个以上相邻导联ST段抬高，起病时间<12小时，年龄<75岁；②ST段显著抬高的心肌梗死患者年龄>75岁，经慎重权衡利弊仍可考虑；③ST段抬高性心肌梗死，发病时间已达12～24小时，但如仍有进行性缺血性胸痛，广泛ST段抬高者也可考虑。

禁忌证：①既往发生过出血性脑卒中，1年内发生过缺血性脑卒中或脑血管事件；②颅内肿瘤；③近期有活动性内脏出血；④未排除主动脉夹层；⑤入院时严重且未控制的高血压（>180/110mmHg）或慢性严重高血压病史；⑥目前正在使用治疗剂量的抗凝药或已知有出血倾向；⑦近期（2～4周）创伤史，包括头部外伤、创伤性心肺复苏或较长时间（>10分钟）的心肺复苏；⑧近期（<3周）外科大手术；⑨近期（<2周）曾有在不能压迫部位的大血管行穿刺术。

溶栓药物的应用：①尿激酶（UK）30分钟内静脉滴注150万～200万单位。②链激酶（SK）或重组链激酶（rSK）以150万单位静脉滴注，在60分钟内滴完。③重组组织型纤维蛋白溶酶原激活剂（rt-PA）100mg在90分钟内静脉给予：先静脉注入15mg，继而30分钟内静脉滴注50mg，其后60分钟内再滴注35mg。

冠脉再通的判断：①心电图抬高的ST段于2小时内回降>50%；②胸痛2小时内基本消失；③2小时内出现再灌注性心律失常；④血清CK-MB酶峰值提前出现（14小时内）。

4. 紧急主动脉-冠状动脉旁路移植术

介入治疗失败或溶栓治疗无效有手术指征者，宜争取6～8小时内施行主动脉-冠状动脉旁路移植术。

5. 消除心律失常

心律失常必须及时消除，以免演变为严重心律失常甚至猝死。

（1）心室颤动或持续多形性室性心动过速，尽快采用电复律。

（2）室性期前收缩或室性心动过速立即用利多卡因50～100mg静脉注射；室性心律失常反复可用胺碘酮治疗。

（3）窦性心动过缓可用阿托品0.5～1mg肌内或静脉注射。

（4）房室传导阻滞进展到二度或三度并伴有血流动力学障碍者，应急诊安装临时人工心脏起搏器。

（5）室上性快速心律失常药物治疗不能控制时，可考虑用同步直流电复律。

6. 控制休克

（1）补充血容量 补液的同时应严密监测心功能。

（2）应用升压药 补充血容量后血压仍不升，可用多巴胺酚丁胺或去甲肾上腺素。

（3）应用血管扩张剂 血压能维持而肺动脉楔压增高，心排血量低或周围血管显著收缩以致四肢厥冷并有发绀时，可用血管扩张剂。常用硝普钠或硝酸甘油静脉滴注，直至左室充盈压下降。

（4）其他　治疗休克的其他措施包括纠正酸中毒、防治脑缺血、保护肾功能，必要时应用洋地黄制剂等。

7. 治疗心力衰竭

主要是治疗急性左心衰竭，以应用吗啡（或哌替啶）和利尿剂为主，亦可选用血管扩张剂减轻左心室的负荷，或用短效血管紧张素转换酶抑制剂从小剂量开始等治疗。梗死发生后24小时内宜尽量避免使用洋地黄制剂。右心室梗死的患者应慎用利尿剂。

8. 非ST段抬高性心肌梗死的处理

无ST抬高的心肌梗死其住院期病死率较低，但再梗死率、心绞痛再发生率和远期病死率则较高，此类患者不宜溶栓治疗。其中低危险组以阿司匹林和肝素尤其是低分子量肝素治疗为主；中危险组和高危险组则以介入治疗为首选。其余治疗原则同上。

（二）并发症的处理

并发栓塞时，用抗凝疗法；心室壁瘤如影响心功能或引起严重心律失常，宜手术切除或同时做主动脉-冠状动脉旁路移植手术。心脏破裂和乳头肌功能严重失调都可考虑手术治疗，但手术死亡率高。

（三）恢复期治疗

如病情稳定，体力增进，经2~4个月的休息后，酌情恢复部分或轻工作，以后部分患者可恢复全天工作，但应避免过重体力劳动或精神过度紧张。

（四）预防措施

1. 一级预防

通过干预生活方式，戒烟限酒等，预防动脉粥样硬化及冠心病。

2. 二级预防

对已有冠心病和心肌梗死病史者，应预防再次梗死和其他心血管事件。二级预防的综合措施概括为A、B、C、D、E五个方面。

A. 抗血小板聚集（阿司匹林或氯吡格雷等）；抗心绞痛治疗（硝酸酯类）。

B. β受体阻滞剂预防心律失常，减轻心脏负荷；有效控制血压使达标。

C. 控制血脂水平；戒烟。

D. 控制饮食；治疗糖尿病。

E. 普及有关冠心病的教育，包括患者及其家属；鼓励有计划的适当的运动锻炼。

第十四节　病毒性心肌炎

一、概述

心肌炎是指发生在心肌的炎症性病变，根据起病缓急分为急性、亚急性和慢性，根据病因分为感染性和非感染性。感染性病因有细菌、病毒、螺旋体、立克次体、真菌、原虫、蠕虫等。非感染性病因包括过敏、变态反应、理化因素或药物（如阿霉素）等。近年来因风湿热和白喉等所致心肌炎逐渐减少，而病毒性心肌炎的发病率显著增高。引起病毒性心肌炎的病毒以肠道病毒多见，以柯萨奇A、B组病毒，埃可病毒，流感病毒和脊髓灰质炎病毒等为常见，其中柯萨奇B组病毒占病因的30%~50%。此外，人类腺病毒、流感病毒、风疹病毒、单纯疱疹病毒、脑炎病毒、肝炎（A、B、C型）病毒及HIV等都可引起心肌炎。

致病病毒导致病毒性心肌炎的发病与病毒的直接损伤作用及病毒介导的免疫损伤作用有关，

可介导心肌损害和微血管损伤，损害心脏功能和结构。

二、临床诊断

（一）诊断依据

1999年全国心肌炎心肌病专题研讨会提出的成人急性心肌炎诊断参考标准如下：

1. 病史与体征

在上呼吸道感染、腹泻等病毒感染后3周内出现与心脏相关的表现，如不能用一般原因解释的感染后严重乏力、胸闷头晕（心排血量降低）、心尖第一心音明显减弱、舒张期奔马律、心包摩擦音、心脏扩大、充血性心力衰竭或阿-斯综合征等。

2. 上述感染后3周内出现下列心律失常或心电图改变者

（1）窦性心动过速、房室传导阻滞、窦房阻滞或束支阻滞。

（2）多源、成对室性期前收缩，自主性房性或交界性心动过速，阵发或非阵发性室性心动过速，心房或心室扑动或颤动。

（3）两个以上导联ST段呈水平型或下斜型下移≥0.05mV或ST段异常抬高或出现异常Q波。

3. 心肌损伤的参考指标

病程中血清心肌肌钙蛋白I或肌钙蛋白T、CK-MB明显增高。超声心动图示心腔扩大或室壁活动异常和（或）核素心功能检查证实左室收缩或舒张功能减弱。

4. 病原学依据

（1）急性期从心内膜、心肌、心包或心包穿刺液中检测出病毒、病毒基因片段或病毒蛋白抗原。

（2）病毒抗体第2份血清中同型病毒抗体（如柯萨奇B组病毒中和抗体或流行性感冒病毒血凝抑制抗体等）滴度较第1份血清升高4倍（2份血清应相隔2周以上）或一次抗体效价≥640者为阳性，320者为可疑（如以1：32为基础者则宜以≥256为阳性，128为可疑阳性，根据不同实验室标准作决定）。

（3）病毒特异性IgM以≥1：320者为阳性。如同时有血中肠道病毒核酸阳性者更支持有近期病毒感染。

同时具有上述1、2[（1）（2）（3）中任何一项]、3中任何二项，排除其他原因引起的心肌疾病，诊断可成立。如具有4中的第（1）项者可从病原学上确诊。如仅具有4中第（2）（3）项者，在病原学上只能拟诊为急性病毒性心肌炎。

对难以明确诊断者，可进行长期随访，有条件时可做心内膜心肌活检进行病毒基因检测及病理学检查。

（二）重症病毒性心肌炎的诊断

患者发病后出现阿-斯综合征发作、心力衰竭伴（不伴）心肌梗死样心电图改变、心源性休克、急性肾衰竭、持续性室性心动过速伴低血压发作或心肌心包炎等在内的任何一项或多项表现，即可诊断为重症病毒性心肌炎。

（三）主要鉴别诊断

在进行病毒性心肌炎的诊断时，应除外β受体功能亢进、甲状腺功能亢进症、结缔组织病、代谢性疾病以及克山病等导致的心肌病理改变；应与二尖瓣脱垂综合征、风湿性心肌炎、中毒性心肌炎、冠心病等器质性心脏病鉴别。

（四）辅助检查的临床应用

1. 血液一般检查

可协助明确感染性疾病的性质，鉴别细菌性感染还是病毒性感染，病毒感染一般外周血WBC总数不升高，中性分类比例降低，淋巴细胞比例增加。C-反应蛋白升高是现症感染的有力证据。

2. 心电图

一般有各种心律失常和（或）非特异性ST-T改变，如出现高度房室传导阻滞或室性心动过速，提示为重症病毒性心肌炎。

3. 心肌损伤标记物

如患者血清心肌损伤标记物升高，包括CK-MB、cTnI等，提示有心肌损伤，有助于诊断。

4. 心脏超声

部分患者可出现左心室扩大，室壁运动减弱

等，仅能辅助诊断。

5. 血清学检查

仅对病因有提示作用，不能作为病毒感染的主要依据。柯萨奇病毒 IgM 抗体阳性，肠道病毒 RNA-PCR 检测阳性，病毒中和抗体 3 周内 4 倍以上增高，可提示病毒感染及病毒血症的存在。

6. 心内膜心肌活检

心内膜心肌活检是重要的客观诊断依据，并有助于对病情及预后的判断，但因具有创伤性，一般不作为常规检查。心内膜心肌活检可见心肌炎性细胞浸润，伴心肌细胞坏死或变性。病毒基因探针原位杂交、原位 RT-PCR 等发现致病病毒。

三、防治措施

1. 一般治疗

发病后应卧床休息，进富含维生素及蛋白质的食物。

2. 对症治疗

出现心力衰竭时应用利尿剂、血管扩张剂、血管紧张素转换酶抑制剂等治疗。有频发过早搏动或其他快速性心律失常者，根据用药指征选用抗心律失常药物治疗。因合并高度房室传导阻滞、快速室性心律失常或窦房结功能严重障碍而出现晕厥或明显低血压时，可尽早安装临时心脏起搏器。

3. 应用糖皮质激素

早期不常规使用糖皮质激素，合并有房室传导阻滞、难治性心力衰竭及重症患者可慎用。

4. 支持治疗

应用免疫调节药及中医药加强支持治疗，常用中药黄芪、牛磺酸、辅酶 Q_{10}、干扰素等，具有抗病毒、调节免疫等作用。

5. 预防措施

病毒性心肌炎是由病毒感染心肌引起的感染性疾病，引起病毒性心肌炎的病毒以肠道病毒多见，以柯萨奇 A、B 组病毒，埃可病毒，流感病毒等为常见，这些病毒感染机体常先引起肠道或上呼吸道感染，病毒随血流侵入心肌。因此，病毒性心肌炎的预防措施以预防肠道病毒感染为主，适当锻炼增强机体免疫力，注意个人卫生，加强流行季节的防护隔离措施。

第十五节 慢性胃炎

一、概述

胃炎是指任何病因引起的胃黏膜的炎症，常伴有上皮损伤和细胞再生。按临床发病的缓急和病程的长短，分为急性胃炎和慢性胃炎。慢性胃炎是由各种病因引起的胃黏膜慢性炎症，发病率高且随年龄增长而增高，发病率男性稍高于女性。

根据病理组织学改变和病变在胃的分布，结合可能的病因，将慢性胃炎分成非萎缩性、萎缩性和特殊类型三大类。慢性胃炎的病因目前还未完全阐明，一般认为主要与幽门螺杆菌（Hp）感染、自身免疫、理化因素、十二指肠液反流等因素有关。

慢性胃炎的病理变化主要发生于黏膜层，从浅表逐渐向深部扩展至腺区，随病程发展表现为黏膜炎症、萎缩、上皮化生等基本的病理过程。慢性炎症持续存在，胃黏膜产生不完全再生，胃腺逐渐转变成肠腺样，含杯状细胞，称为肠化生。细胞在增生过程中出现过度增生和分化缺失，增生的上皮细胞排列拥挤、有分层现象，有丝分裂相增多，腺体结构紊乱，称为异型增生（不典型增生），是胃癌的癌前病变，轻者可逆转为正常状态，重者应与高分化腺癌严格鉴别。

二、临床诊断

（一）诊断要点

慢性胃炎无特异性临床表现，常出现上腹痛、饱胀不适，以进餐后明显，可伴嗳气、反酸、恶心等，少数患者伴有上消化道出血，慢性胃体炎可有纳差、体重减轻及贫血等表现，发生恶性贫血的患者，可有舌炎、四肢感觉异常等表现，一般无阳性体征。因此，确诊必须依靠胃镜检查及胃黏膜活组织病理学检查。Hp检测及免疫学检查有助于病因学分析及诊断。怀疑自身免疫性胃炎应检测相关自身抗体。

（二）主要鉴别诊断

慢性胃炎应与消化性溃疡、胃癌、功能性胃肠病、慢性胆囊炎等鉴别，胃镜和胆囊B超等辅助检查有助于鉴别。

（三）辅助检查的临床应用

1. Hp检测

有助于慢性胃炎的分类诊断和选择治疗措施。$^{13}C^-$ 或 $^{14}C^-$ 尿素呼气试验具有较高的特异性和敏感性，可用于筛选及治疗后复查。

2. 胃镜检查

胃镜检查是诊断慢性胃炎最可靠的方法，镜下黏膜活检有助于病变的病理分型和鉴别诊断，并可进行快速尿素酶检测确定有无Hp感染。内镜诊断分为非萎缩性胃炎、萎缩性胃炎伴糜烂、萎缩性胃炎。

（1）非萎缩性胃炎　黏膜红斑，粗糙不平，出血点或出血斑。

（2）萎缩性胃炎　黏膜苍白或灰白色，呈颗粒状，可透见黏膜下血管，皱襞细小。

3. 血清学检查

有助于慢性萎缩性胃炎的诊断。

（1）自身抗体　90%的慢性萎缩性胃体炎的抗胃壁细胞抗体阳性，约75%患者抗内因子抗体阳性。

（2）血清胃泌素水平　有助于判断萎缩是否存在及其分布与程度。慢性萎缩性胃体炎血清胃泌素水平可升高，伴发恶性贫血时，可升高数倍至数十倍，维生素 B_{12} 水平下降。萎缩性胃窦炎常表现胃泌素水平降低。

4. 血维生素 B_{12} 水平测定

明显降低有助于自身免疫性胃炎的诊断。

三、防治措施

（一）治疗措施

1. 一般措施

尽量避免进食刺激胃黏膜的食物，如酒、浓茶、咖啡等，多食水果、蔬菜，饮食规律，保持心情舒畅，戒烟。

2. 病因治疗

（1）根除Hp治疗　Hp相关性胃炎，Hp检测阳性者，尤其是活动性者，应给予根除Hp治疗。质子泵抑制剂或胶体铋剂为主，配合两种或三种抗菌药物如阿莫西林、替硝唑、克拉霉素等，10~14天为一个疗程。目前主要使用一种PPI+2种抗生素+1种铋剂的用药方案。

（2）十二指肠-胃反流的治疗　应用胃黏膜保护药、促胃动力药等。

3. 对症治疗

腹胀、恶心、呕吐、腹痛明显者，可应用胃肠动力药如莫沙必利等；伴发恶性贫血者长期应予维生素 B_{12} 治疗；补充多种维生素及微量元素，对逆转黏膜肠化生及不典型增生有一定效果。

4. 胃癌前状态的治疗

首先应进行根治Hp的治疗，出现恶性贫血的患者应注意长期补充维生素 B_{12}，发现有重度异型增生时，宜内镜下或手术治疗。

（二）预防措施

目前认为慢性胃炎的病因仍以Hp感染为常见，少部分慢性非萎缩性胃炎可发展为慢性多灶萎缩性胃炎，极少数慢性多灶萎缩性胃炎经长期演变可发展为胃癌。Hp感染引起的胃炎有15%~20%会进展为消化性溃疡。感染幽门螺杆菌后少有自发清除，因此慢性胃炎的预防，应以筛查

Hp 感染并及时根除为主，Hp 感染有复发倾向，治疗后应进行年度随访。日常生活中应注意餐具的消毒，分餐饮食。

第十六节　消化性溃疡

一、概述

消化性溃疡（PU）主要指发生在胃和十二指肠的慢性溃疡，即胃溃疡（GU）和十二指肠溃疡（DU），溃疡的形成与胃酸/胃蛋白酶的消化作用有关，溃疡的黏膜缺损超过黏膜肌层，是其区别于糜烂的主要病理特点。消化性溃疡发病男性多于女性，十二指肠溃疡比胃溃疡多见。十二指肠溃疡多见于青壮年，胃溃疡多见于中老年。

当某些因素破坏胃、十二指肠黏膜的防御与修复机制，胃酸/胃蛋白酶侵蚀黏膜，导致溃疡形成。最常见的病因是幽门螺杆菌感染和非甾体抗炎药损害胃、十二指肠黏膜屏障作用，胃酸及胃蛋白酶分泌增多，长期精神紧张、焦虑、抑郁、恐惧等环境因素也和消化性溃疡的发病有关。因此，消化性溃疡的发生是由于对胃、十二指肠黏膜有损害作用的侵袭因素与黏膜自身防御、修复因素之间失去平衡的结果。GU 的发生主要是由于防御、修复因素的减弱，而 DU 的发生主要是侵袭因素的增强。

DU 多发生在球部，前壁比较常见；GU 多在胃角和胃窦小弯。组织学检查显示，GU 大多发生在胃窦与胃体交界处的幽门腺区一侧，老年患者 GU 的部位多偏高。溃疡一般为单个，也可多发，呈圆形或椭圆形。DU 直径多<10mm，GU 直径稍大。

二、临床诊断

（一）诊断要点

根据患者有慢性、周期性、节律性上腹部疼痛的典型病史，即可做出初步诊断，但确诊依靠胃镜或 X 线钡餐检查。

消化性溃疡的典型表现为慢性、周期性、节律性的上腹部疼痛，体征多不典型。但是少数患者可无症状，部分患者以出血、穿孔等并发症表现为首诊原因。消化性溃疡典型的腹痛特点是：①慢性病程，病情反复加重、缓解病史可达数年到数十年；②周期性发作，发作与缓解交替出现，发作期与缓解期亦长短不一；③有季节性，多在秋冬或冬春之交发病，可因精神情绪不良或过劳而诱发；④上腹痛呈节律性，表现为餐后痛（餐后 1 小时内）、空腹痛（餐后 2~4 小时）或（和）午夜痛，腹痛多可被服用抗酸药所缓解。上腹部疼痛是消化性溃疡的主要症状，常因精神刺激、过度疲劳、饮食不当、服用药物、气候变化等因素诱发或加重，疼痛呈慢性过程，反复周期性发作，尤以 DU 明显。疼痛位于上腹部，GU 疼痛部位多位于中上腹部或偏左，DU 疼痛多位于中上腹部偏右侧。疼痛发作期与缓解期交替，一般秋冬和冬春换季时易发病。腹痛呈节律性并与进食相关，DU 饥饿时疼痛，多在餐后 2~4 小时出现，进食后缓解，部分患者可有午夜痛；GU 疼痛不甚规则，常在餐后 1 小时内发生，至下次餐前自行消失。腹痛的性质可为钝痛、灼痛、胀痛或饥饿痛，常伴有反酸、嗳气、恶心等消化道症状。疼痛剧烈且突然发生或加重，由上腹部迅速向全腹弥漫，应疑诊为急性穿孔。疼痛较重，向背部放射，经抗酸治疗不能缓解者，应考虑后壁慢性穿透性溃疡。

（二）主要鉴别诊断

消化性溃疡应与胃癌、胃泌素瘤、慢性胃炎、功能性消化不良、十二指肠炎、胆囊炎、胆石症等进行鉴别。尤其中老年患者，应注意排除胃癌。

1. 胃癌

经胃镜检查发现胃溃疡时，应进行溃疡病变的良、恶性鉴别，溃疡型早期胃癌内镜下所见与良性溃疡鉴别有困难，须依靠直视下取活组织检查鉴别。溃疡内镜下有以下特点时，应考虑为恶性溃疡：①溃疡形状不规则，一般较大；②底部凹凸不平，有秽苔；③边缘呈结节状隆起；④周围皱襞中断；⑤胃壁僵硬、蠕动减弱。

2. 胃泌素瘤

即Zollinger-Ellison综合征，是胰腺非β细胞瘤分泌大量胃泌素所致。瘤体小，生长缓慢，半数为恶性。分泌大量胃泌素刺激壁细胞增生，分泌大量胃酸，导致胃、十二指肠发生多发性溃疡。胃泌素瘤与普通消化性溃疡的鉴别要点是溃疡多发生于不典型部位，胃酸分泌明显升高，空腹血清胃泌素明显升高。

（三）特殊类型的溃疡

1. 无症状型溃疡

15%~20%的患者可无任何症状。经胃镜或X线钡餐检查时被偶然发现，或出现出血、穿孔等并发症时被发现，可见于任何年龄，以老年人多见。

2. 复合性溃疡

胃和十二指肠同时存在溃疡称为复合性溃疡，DU常先于GU发生，男性多见，易并发幽门狭窄和上消化道出血。

3. 幽门管溃疡

发生于幽门孔2cm以内的溃疡称为幽门管溃疡，男性多见，一般呈高胃酸分泌，常缺乏典型的周期性和节律性疼痛而表现为餐后立即出现的中上腹剧烈疼痛，应用抗酸药可部分缓解，易并发幽门痉挛、幽门狭窄及出血，内科治疗效果较差。

4. 球后溃疡

发生于十二指肠球部以下，多位于十二指肠乳头近端的溃疡，称为球后溃疡，夜间痛及背部放射痛常见，易并发出血，内科治疗效果差。X线及胃镜检查易漏诊。

5. 难治性溃疡

DU正规治疗8周或GU正规治疗12周后，经内镜检查确定未愈合的溃疡和（或）愈合缓慢、复发频繁的溃疡。

6. 巨大溃疡

巨大溃疡指直径>2cm的溃疡，对药物治疗反应较差、愈合时间较慢，易发生慢性穿透或穿孔。胃的巨大溃疡注意与恶性溃疡鉴别。

7. 老年人消化性溃疡

老年人消化性溃疡指患者年龄超过65岁的消化性溃疡，临床表现多不典型，溃疡常较大，易并发出血，应与胃癌鉴别。

（四）并发症

1. 出血

消化性溃疡是上消化道出血最常见的病因，出血发生率为20%~25%，10%~25%的患者以上消化道出血为首发表现，DU出血多于GU。

2. 穿孔

穿孔发生率DU多于GU。溃疡穿透胃肠壁达游离腹腔，导致急性弥漫性腹膜炎称为急性穿孔或游离穿孔；溃疡穿透并与邻近器官粘连，称为穿透性溃疡或慢性穿孔。患者突发上腹部持续性剧烈疼痛，并迅速弥漫全腹，伴休克表现，查体腹部压痛、反跳痛、呈板状腹，肝浊音界缩小或消失，肠鸣音减弱或消失，外周血白细胞及中性粒细胞增高，腹部X线透视见膈下游离气体影，是诊断穿孔的重要依据。

3. 幽门梗阻

幽门梗阻多见于DU及幽门管溃疡。溃疡活动期引起的幽门梗阻，随着炎症的好转而缓解，呈暂时性，称为功能性梗阻或内科梗阻；由溃疡瘢痕收缩或与周围组织粘连所致，非手术不能缓解，呈持久性，称为器质性梗阻或外科梗阻。呕吐是幽门梗阻的主要症状，吐后症状减轻，呕吐物含有发酵宿食，查体有胃型、胃蠕动波及震水音。X线及胃镜检查可辅助诊断。

4. 癌变

GU 的癌变率在 1% 以下，罕见十二指肠球部溃疡有癌变者。若 GU 患者年龄在 45 岁以上、疼痛的节律性消失、食欲减退、体重明显减轻、粪便隐血试验持续阳性、内科治疗效果较差者，应疑诊癌变的可能，定期复查。

（五）辅助检查的临床应用

1. 胃镜检查和黏膜活检

胃镜检查和黏膜活检可直接观察黏膜情况，确定病变的部位、大小、数目、表面状态、有无活动出血及其他合并疾病的存在，同时可以取活组织进行病理检查和 Hp 检测，是诊断消化性溃疡最有价值的检查方法。内镜下溃疡分期及表现：①活动期：病灶多呈圆形或椭圆形，溃疡基底部覆有白色或黄白色厚苔，周围黏膜充血、水肿；②愈合期：溃疡缩小变浅，苔变薄，黏膜皱襞向溃疡集中；③瘢痕期：基底部白苔消失，呈现红色瘢痕，最后转变为白色瘢痕。

2. X 线钡餐

电子胃镜普及后，X 线钡餐检查的临床应用有明显减少的趋势，但也是诊断消化性溃疡的有效方法。X 线钡餐检查有直接和间接两种征象。直接征象为龛影，对溃疡的诊断有确诊意义，在溃疡的周围尚可见到黏膜放射状皱缩及因组织炎症水肿而形成的环行透亮区（环堤）；间接征象有局部压痛、胃大弯侧痉挛性切迹、十二指肠球部激惹及变形。溃疡合并穿孔、活动性出血时禁行 X 线钡餐检查。

3. Hp 检测

Hp 感染是消化性溃疡的主要病因，检测 Hp 有助于病因诊断，并可以指导治疗措施的选择。快速尿素酶试验是目前临床上最常用的 Hp 感染的检测方法，特异性和敏感性均高；细菌培养是诊断 Hp 感染最可靠的方法。^{13}C- 或 ^{14}C- 尿素呼气试验属非侵入性检查，特异性、敏感性高，简单易行，患者容易接受。

4. 粪便隐血试验

主要用于确定溃疡有无活动及合并活动出血，并可作为疗效判断的指标。粪便隐血试验呈阳性，提示溃疡活动。粪便隐血持续阳性者，应排除癌变的可能。

三、防治措施

（一）治疗目的

消除病因，解除症状，愈合溃疡，防止复发和避免并发症。

（二）治疗措施

1. 一般治疗

生活规律，劳逸结合；合理饮食，少饮浓茶、咖啡，少食酸辣刺激性食物；戒烟酒；调节情绪，避免过度紧张；慎用 NSAID、肾上腺皮质激素等药物。

2. 药物治疗

DU 的治疗重点在于根除 Hp 与抑制胃酸分泌，GU 的治疗侧重于保护胃黏膜。

（1）根除 Hp　根除 Hp 可降低溃疡的复发率，使溃疡痊愈。对 Hp 相关性溃疡，均应抗 Hp 治疗。根除 Hp 方案：①三联疗法：一种质子泵抑制剂（PPI）或一种胶体铋剂，联合克拉霉素、阿莫西林、甲硝唑（或替硝唑）3 种抗菌药物中的 2 种；②四联疗法：以铋剂为主的三联疗法加一种 PPI 组成。疗程为 10~14 天。三联疗法根治失败后，停用甲硝唑，改用呋喃唑酮或改用 PPI、铋剂联合二种抗生素的四联疗法。治疗后 4 周检测 Hp 确定疗效。

（2）抑制胃酸分泌　①碱性药：氢氧化铝、氢氧化镁、碳酸氢钠等可中和胃酸，对缓解溃疡的疼痛症状有较好效果，一般不单独用于治疗溃疡；②抗胃酸分泌药：H_2 受体拮抗剂如西咪替丁、雷尼替丁、法莫替丁等；PPI 如奥美拉唑、兰索拉唑、泮托拉唑、雷贝拉唑等，通过抑制 $H^+、K^+$-ATP 酶（质子泵）使壁细胞内的 H^+ 不能转移至胃腔；③其他药物：抗胆碱能药物如山莨菪碱、阿托品、哌仑西平，以及胃泌素受体拮抗剂丙谷胺等。

（3）保护胃黏膜药物　胃黏膜保护药有硫糖

铝、枸橼酸铋钾、米索前列醇等。

3. 治疗并发症

并发急性上消化道出血、急性穿孔、幽门梗阻时，应及时明确诊断，并行积极治疗，无效者应考虑手术治疗。疑诊发生癌变者，应尽快明确诊断，实施治疗。

4. 外科治疗

外科治疗的适用情况有：①大量或反复出血，内科治疗无效者；②急性穿孔；③瘢痕性幽门梗阻；④GU癌变或癌变不能除外者；⑤内科治疗无效的顽固性溃疡。

5. 维持治疗

GU经治疗溃疡愈合者，可停用药物治疗；有反复急性加重的患者，需要时可长期口服适量药物维持治疗。

6. 治疗策略

对内镜或X线明确诊断的DU或GU，首先明确有无Hp感染：Hp阳性者首先抗Hp治疗，必要时在抗Hp治疗结束后再给予2~4周（DU）或4~6周（GU）的抗胃酸治疗；Hp阴性者常规服用抗胃酸分泌药4~6周（DU）或8周（GU）。

（三）预防措施

消化性溃疡的主要病因有Hp感染、应用非甾体抗炎药、吸烟、急性应激、胃排空增快等。因此，对未患病者，年度健康查体检测Hp，发现阳性应进行有效根除治疗；吸烟伴有上腹痛、腹部不适等消化道症状者，应戒烟；调节饮食，细嚼慢咽，避免进食过快过量，减少刺激性食物的摄入量等。已确诊的消化性溃疡患者，缓解期应生活规律，合理饮食，少饮浓茶、咖啡，少食酸辣刺激性食物，戒烟酒，避免过度紧张，慎用NSAID等药物，如症状反复及时就诊治疗，避免病情反复加重及出现上消化道出血、急性穿孔等并发症。老年胃溃疡患者应常规进行粪便隐血试验的随访，必要时随访胃镜，尽早发现可疑的恶变。

第十七节 胃 癌

一、概述

胃癌是指发生于胃黏膜上皮细胞的恶性肿瘤，约占胃恶性肿瘤的95%以上。男性与女性胃癌的发病率分别居全部癌症的第2位和第5位，病死率分别居全部癌症的第3位和第2位。我国是胃癌高发国家，发病年龄以中老年居多，55~70岁为高发年龄段，男性发病约为女性的2倍。全国平均年死亡率约为16/10万。目前胃癌的病因尚未完全明了，与胃癌发病相关的因素有：①幽门螺杆菌（Hp）感染：Hp感染与胃癌的发生有一定关系，WHO已将Hp列为致癌源。②饮食因素：与食物中亚硝基化合物、苯丙芘等致癌物质含量高及饮食中缺乏抗癌或抑癌物质（如维生素C、β-胡萝卜素及维生素E）有关。③环境因素：高纬度、高泥炭土壤、石棉地区及寒冷潮湿地区居民发病率较高。④遗传因素：胃癌有明显的家族聚集倾向，此外，胃癌发病率与血型有一定的关系，如A型血者比O型者发病率高。⑤癌前变化：包括癌前病变与癌前状态。癌前病变包括异型增生及上皮内瘤变；癌前状态包括萎缩性胃炎（伴或不伴肠化及恶性贫血）、腺瘤型息肉尤其直径>2cm者、胃溃疡、毕Ⅱ式胃切除术后并发胆汁反流性残胃炎、良性病变毕Ⅱ式胃切除术后20年、胃黏膜巨大皱襞症。

胃癌可发生于胃的任何部位，但最常见于胃窦，依次为贲门、胃体。根据病变形态可分为：①早期胃癌：病变局限于黏膜及黏膜下层，可分为隆起性（息肉型）、平坦性（胃炎型）

和凹陷性（溃疡型），无论有无淋巴结转移。②进展期胃癌：癌性病变侵及肌层及全层，常伴有转移，可分为隆起型、局限溃疡型、浸润溃疡型、弥漫浸润型。其中以局限溃疡型和浸润溃疡型多见。

胃癌的转移途径有：①直接蔓延：侵袭至相邻器官胃底、贲门、食管、肝及大网膜，胃体癌常侵犯大网膜、肝及胰腺。②淋巴结转移：一般先转移到局部淋巴结，再到远处淋巴结，胃的淋巴系统与锁骨上淋巴结相连接，转移到该处时称为 Virchow 淋巴结。③血行播散：晚期患者多见，最常转移到肝脏，其次是肺、腹膜、肾上腺，也可转移到肾、脑、骨等。④种植转移：癌细胞侵及浆膜层脱落入腹腔，种植于肠壁和盆腔。如种植于卵巢，称为 Krukenberg 瘤；可在直肠周围形成明显的结节状板样肿块。

二、临床诊断

（一）诊断要点

胃癌诊断主要依赖于胃镜加活组织检查。为提高早期诊断率，凡年龄在40岁以上，出现不明原因的上腹不适、食欲不振、体重明显减轻者，尤其是原有上腹痛而近期疼痛性质及节律发生改变者，或经积极治疗而病情继续发展者，无禁忌证的患者均应给予胃镜检查，及早进行排查。

胃癌的临床表现取决于肿瘤发生的部位、病理性质、病程长短及有否转移，但不具有特异性，绝大多数早期胃癌无症状，进展期胃癌常有体重减轻、上腹痛、食欲不振、乏力等，因此，应对因消化道症状就诊的患者进行细致的病史采集及必要的辅助检查，以期发现早期胃癌。上腹疼痛是胃癌最常见的症状，早期仅为上腹部不适、饱胀或隐痛，餐后为甚，经治疗可缓解，进展期胃癌腹痛可呈持续性，且不能被抑酸剂所缓解。

（二）主要鉴别诊断

胃癌应与胃溃疡、胃原发淋巴瘤、胃平滑肌肉瘤、慢性萎缩性胃炎、胃邻近恶性肿瘤（如原发性肝癌、胰腺癌、食管癌等）进行鉴别。X线、内镜、B超等可助鉴别。

发生淋巴转移，可触及左锁骨上淋巴结肿大即 Virchow 淋巴结；癌细胞侵犯肝、门静脉、腹膜，可出现肝脏肿大、移动性浊音（+）；部分患者出现伴癌综合征，表现为反复发作性血栓性静脉炎、黑棘皮病、皮肌炎等。

（三）辅助检查的临床应用

1. 血液检查

用于了解患者的一般情况，多数患者呈低色素性贫血，血沉增快，血清癌胚抗原（CEA）阳性。

2. 粪便隐血试验

常持续阳性，可作为胃癌筛选的首选方法。

3. X线钡餐检查

采用气钡双重对比法。X线征象有充盈缺损，癌性龛影，皮革胃及胃潴留等表现。但对早期胃癌诊断率低，胃底癌易漏诊。

4. 胃镜检查

胃镜检查是诊断早期胃癌最重要的手段，可直接进行观察及取活组织进行细胞学检查。

（1）早期胃癌　胃镜下早期胃癌呈小息肉样隆起、凹陷或平坦，黏膜粗糙，碰触易出血，可见斑片状糜烂。癌灶直径小于1cm者称小胃癌，小于0.5cm者称微小胃癌。内镜下较小、缺乏特异性，易发生漏诊。

（2）进展期胃癌　内镜下易发现，表面凹凸不平，伴有糜烂及污秽苔，取活检组织时易出血，也可是巨大溃疡型，底部覆有污秽灰白苔，溃疡边缘呈结节状隆起，无聚合皱襞，病变处无蠕动。

5. 超声内镜检查

可显示胃壁各层与周围5cm范围内的声学结构，能清晰观察肿瘤的浸润范围与深度，了解有无周围转移。

三、防治措施

（一）治疗原则

早期选择手术治疗，中晚期采用综合疗法，

并针对肿瘤的不同情况拟订不同的治疗方案。手术治疗是目前唯一有可能根治胃癌的手段。进展期胃癌在全身化疗的基础上，内镜下局部化疗、微波、激光等方法，可以杀灭癌细胞，延长生存期限。化学治疗是手术切除前或根治术后辅助治疗，或作为不能手术的姑息治疗，可选择单一药物或联合用药。免疫增强剂如转移因子、白细胞介素-2等，可提高患者的免疫力，辅助治疗。

（二）预防措施

胃癌的病因尚不明确，因此，尚不知有效的预防措施。目前认为，胃癌的发病与 Hp 感染、饮食因素、遗传因素等有关，对于有家族史的患者，应进行定期的 Hp 感染检测，一旦发现 Hp 感染且伴有消化道症状，应积极进行根除 Hp 感染的相关治疗。

已明确的胃癌的癌前变化包括癌前病变与癌前状态。癌前病变包括异型增生及上皮内瘤变；癌前状态包括萎缩性胃炎（伴或不伴肠化及恶性贫血）、腺瘤型息肉尤其直径>2cm 者、胃溃疡、毕 Ⅱ 式胃切除术后并发胆汁反流性残胃炎、良性病变毕 Ⅱ 式胃切除术后 20 年、胃黏膜巨大皱襞症。经相关检查明确存在癌前变化的患者，应进行合理的干预治疗，并进行必要的随访，以降低胃癌的发病风险。

第十八节　溃疡性结肠炎

一、概述

溃疡性结肠炎（UC）是一种发生在直肠和结肠的慢性非特异性炎症性疾病，是炎症性肠病的常见类型。病情轻重不等，多呈反复发作的慢性病程。本病可发生在任何年龄，以 20~40 岁多见，亦可见于儿童或老年。发病率男女无明显差别，男性稍多于女性。

目前认为，与溃疡性结肠炎的发病有关的因素包括：①免疫因素：肠道黏膜免疫反应的激活是导致本病肠道炎症发生、发展和转归的直接原因。②遗传因素：本病为多基因病，患者在一定的环境因素作用下由遗传易感而发病，患者一级亲属发病率显著高于普通人群。③感染因素：可能与痢疾杆菌、溶组织阿米巴或病毒、真菌感染有关，病原微生物乃至食物抗原可能是其非特异性促发因素。④精神神经因素：本病可因紧张、劳累而诱发，患者常有精神紧张和焦虑表现。

溃疡性结肠炎的主要病变在直肠和乙状结肠，向上蔓延可累及降结肠，甚至整个结肠。偶见涉及回肠末端，称为"倒灌性回肠炎"。病理改变以溃疡糜烂为主，具有弥散性、浅表性、连续性的特点。在反复发作的慢性过程中，黏膜不断破坏和修复，致正常结构破坏，纤维瘢痕组织形成，可导致结肠缩短、结肠袋消失和肠腔狭窄。

二、临床诊断

（一）诊断依据

溃疡性结肠炎起病缓慢，少数急性起病，偶见暴发。病程呈慢性过程，多表现为发作期与缓解期交替，少数症状持续并逐渐加重。精神刺激、劳累、饮食失调、继发感染为其诱因。腹泻为最主要的症状，常反复发作或持续不愈，黏液血便是活动期的重要表现。病变局限在直肠者，鲜血附于粪便表面，病变扩展至直肠以上者，血液混于粪便中。病变累及直肠时，可有里急后重。轻型患者在病变缓解期可无腹痛，或仅有腹部不适，部位多在左下或下腹部，亦可涉及全腹，有疼痛→便意→排便→缓解的规律。腹部体征不典型，轻中型患者仅左下腹部压痛。

主要诊断依据：①慢性或反复发作性腹泻、脓血黏液便、腹痛，伴不同程度全身症状；②多次粪检无病原体发现；③内镜检查及X线钡剂灌肠显示结肠炎病变等。完整的诊断应包括临床类型、严重程度、病变范围及病情分期。

（二）主要鉴别诊断

应与急性自限性结肠炎、克罗恩病、大肠癌、肠易激综合征、慢性阿米巴痢疾等鉴别，内镜及活组织检查有助于鉴别诊断。

1. 急性自限性结肠炎

各种细菌感染如痢疾杆菌、沙门菌、耶尔森菌、空肠弯曲菌等导致的结肠炎症，急性发作时有发热，腹痛较明显，粪便检查可分离出致病菌，抗生素治疗有良好效果，通常在4周内痊愈。

2. 克罗恩病（Crohn病）

腹泻一般无肉眼血便，结肠镜及X线检查病变主要在回肠末段和邻近结肠且呈非连续性、非弥漫性分布并有其特征改变，与溃疡性结肠炎鉴别一般不难。少数情况下，临床上会遇到两者一时难于鉴别的情况，此时可先诊断为炎症性肠病，观察病情变化后进一步确诊。

3. 大肠癌

多见于中老年人，经直肠指检常可触到肿块，结肠镜或X线钡剂灌肠检查对鉴别诊断有价值，活检可确诊。但应注意排除溃疡性结肠炎发生的结肠癌变。

4. 肠易激综合征

粪便可有黏液但一般无脓血，显微镜检查正常，隐血试验阴性。结肠镜检查无器质性病变证据。

（三）分型诊断

1. 初发型

初发型指无既往史的首次发作。

2. 慢性复发型

临床上最多见，发作期与缓解期交替。

3. 慢性持续型

症状持续，间以症状加重的急性发作。

4. 急性暴发型

少见，急性起病，病情严重，全身毒血症状明显，可伴中毒性巨结肠、肠穿孔、败血症等并发症。

上述各型可相互转化。

（四）分期诊断

1. 活动期

患者有典型的临床表现，可以依据表现进行临床分型。

2. 缓解期

临床表现基本缓解，无黏液脓血便及腹痛，偶有排便次数增多，基本无全身表现。

（五）严重程度分级诊断

1. 轻度

腹泻4次/日以下，便血轻或无，无发热、脉速，贫血无或轻，血沉正常。

2. 中度

介于轻度与重度之间。

3. 重度

腹泻6次/日以上，并有明显黏液脓血便，体温>37.5℃，脉搏>90次/分，血红蛋白<100g/L，血沉>30mm/h。

（六）严重并发症

1. 中毒性巨结肠

多发生在暴发型或重症溃疡性结肠炎患者，结肠病变广泛而严重，累及肌层与肠肌神经丛，肠壁张力减退，结肠蠕动消失，肠内容物与气体大量积聚，引起急性结肠扩张，一般以横结肠为最严重。常因低钾、钡剂灌肠、使用抗胆碱能药物或阿片类制剂而诱发。临床表现为病情急剧恶化，毒血症明显，有脱水与电解质平衡紊乱，出现鼓肠，腹部压痛，肠鸣音消失。血常规白细胞计数显著升高，X线腹部平片可见结肠扩大，结肠袋形消失。预后差，易引起急性肠穿孔。

2. 直肠结肠癌变

多见于广泛性结肠炎、幼年起病而病程漫长

者。经肠镜检查及组织学检查可诊断。

（七）辅助检查的临床应用

1. 血液检查

（1）血红蛋白降低，为小细胞低色素性贫血；急性期中性粒细胞增多；血沉增快；凝血酶原时间延长，血浆第Ⅲ、Ⅶ、Ⅷ因子的活性增加，血小板数升高。

（2）严重者血清白蛋白降低；C反应蛋白增高。

（3）严重者出现电解质紊乱，尤以低钾最明显。

2. 粪便检查

粪便病原学检查的目的是排除感染性结肠炎，是诊断的一个重要步骤，需至少连续3次进行粪便检查。常有黏液脓血便，镜检见红细胞、白细胞和巨噬细胞。粪便培养致病菌阴性。

3. 结肠镜检查

结肠镜检查是诊断与鉴别诊断的最重要手段。可直接观察肠黏膜变化，准确了解病变范围。内镜下特征：急性期肠黏膜充血水肿，分泌亢进，可有针尖大小的红色斑点和黄白色点状物，肠腔痉挛，皱襞减少；慢性期黏膜粗糙不平，呈细颗粒状，血管模糊，质脆易出血，有假息肉形成。活组织检查显示特异性炎性病变和纤维瘢痕，同时可见糜烂、隐窝脓肿、腺体排列异常及上皮变化等。

4. X线检查

目前由于电子内镜的广泛应用，X线气钡双重对比造影已不作为常规诊断性辅助检查。X线的主要征象：①黏膜粗乱或颗粒样改变；②多发性浅溃疡见小龛影，亦可有炎症性息肉而表现为多个小的圆或卵圆形充盈缺损；③肠管缩短，结肠袋消失，肠壁变硬，可呈铅管状。

三、防治措施

（一）治疗原则

控制急性发作，缓解病情，减少复发，防止并发症。

（二）治疗措施

1. 一般治疗

强调休息、饮食及营养。急性发作或重症患者应住院治疗，流质少渣饮食并给予支持疗法。及时纠正水、电解质平衡紊乱，贫血者可输血，低蛋白血症者输入血清蛋白。病情严重者应禁食，给予完全胃肠外营养治疗。腹痛患者可酌情用抗胆碱能药物，但不宜多用，以免促发急性结肠扩张。腹泻严重者可谨慎试用复方苯乙哌啶等。

2. 药物治疗

（1）**氨基水杨酸制剂** 常用柳氮磺吡啶（SASP），适用于轻、中型患者及重型经糖皮质激素治疗病情缓解者，病情缓解后改为维持量维持治疗，服用SASP的同时应补充叶酸。如病变局限在直肠，可用SASP或5-氨基水杨酸（5-ASA）灌肠，也可使用栓剂。

（2）**糖皮质激素** 非特异性抗炎和抑制免疫反应，对急性发作期疗效好。适用于重型或暴发型，及柳氮磺吡啶治疗无效的轻型、中型患者，常用泼尼松口服，病情控制后逐渐减量维持至停药。亦可用于灌肠。

（3）**免疫抑制剂** 上述两类药物治疗无效者可试用环孢素，取得暂时缓解而避免急症手术。

3. 手术治疗

（1）**紧急手术指征** 并发大量或反复严重出血、肠穿孔、重型患者合并中毒性巨结肠经积极内科治疗无效，伴有严重毒血症状者。

（2）**择期手术指征** 并发癌变以及长期内科治疗无效者。

（三）预防措施

1. 本病呈慢性过程，大部分患者反复发作，轻症患者首次确诊后应争取规范彻底的治疗，防止病情进展及迁延不愈。

2. 慢性持续活动或反复发作、频繁发作的患者，应及时修订调整治疗方案，有指征时及时手术治疗，防止病情恶化影响预后。

3. 病程漫长者癌变危险性增加，应注意随访，对病程8~10年以上的广泛性或全结肠炎和病程30~40年以上的左半结肠炎、直肠乙状结肠炎患者，至少两年1次行监测性结肠镜检查。

第十九节　肝硬化

一、概述

肝硬化是指由于各种慢性肝病进展，导致肝脏出现以弥漫性纤维化、再生结节和假小叶形成为病理特征的慢性肝病，由不同病因长期损害肝脏引起的慢性、进行性、弥漫性肝病的终末阶段，是一种常见的慢性肝病。起病隐匿，病程发展缓慢，晚期以肝功能减退和门静脉高压为主要表现，常伴有多种并发症。肝硬化是我国的常见病，发病高峰年龄在35~50岁，男性多见，出现并发症时死亡率高。

引起肝硬化的原因很多，在我国由病毒性肝炎所致的肝硬化最常见，国外则以慢性酒精中毒多见，其他病因有非酒精性脂肪性肝病，长期胆汁淤积，慢性右心衰竭、慢性缩窄性心包炎、肝静脉闭塞综合征等导致的肝脏循环障碍，少见的病因有血吸虫等感染，慢性炎症性肠病，长期接触化学毒物如四氯化碳、砷等，患有遗传和代谢疾病如血色病、肝豆状核变性等，自身免疫性肝炎等。约10%的肝硬化病因未能明确，称为隐源性肝硬化。

二、临床诊断

（一）诊断要点

肝硬化起病隐匿，发展缓慢。患者相当长的时期内症状轻微，后期出现肝功能减退和门静脉高压症两大系列表现。临床上根据肝硬化的病程分成肝功能代偿期和失代偿期，但两期界限很难截然分开。失代偿期患者常出现一系列肝功能减退、门静脉高压症与腹水的临床表现，容易做出临床诊断。完整的临床诊断应包括病因、病期、病理和并发症诊断。

失代偿期肝硬化的诊断依据：①有病毒性肝炎、长期大量饮酒等可导致肝硬化的有关病史；②有肝功能减退和门静脉高压的临床表现；③肝功能指标检测有血清白蛋白下降、血清胆红素升高及凝血酶原时间延长等；④B超或CT提示肝硬化改变；内镜检查证实食管胃底静脉曲张；⑤肝活组织检查见假小叶形成是诊断本病的金标准。

肝功能减退的临床表现：①全身症状：消瘦、纳减、乏力、精神萎靡、夜盲、浮肿、舌炎、不规则低热等。②消化道症状：上腹饱胀不适、恶心呕吐、易腹泻。查体示肝脏缩小、质硬、边缘锐利，可有结节感，半数以上患者轻度黄疸。③出血倾向和贫血：皮肤黏膜出血、贫血等。④内分泌失调：男性睾丸萎缩、性欲减退、乳房发育，女性月经失调、闭经、不孕等；出现肝掌、蜘蛛痣、皮肤色素沉着。门静脉高压症的表现主要有脾肿大，食管胃部静脉曲张，腹壁和脐周静脉曲张，痔静脉曲张等。腹水是肝硬化失代偿期最突出的体征之一。

（二）主要鉴别诊断

1. 肝肿大的鉴别

肝肿大与原发性肝癌、脂肪肝或血吸虫病等鉴别。

2. 脾肿大的鉴别

脾肿大与慢性粒细胞白血病、特发性门脉高压症或疟疾等鉴别。

3. 腹水的鉴别

腹水与充血性心力衰竭、结核性腹膜炎、慢性肾炎或腹膜肿瘤等鉴别。

（三）并发症

1. 急性上消化道出血

食管胃底静脉曲张破裂所致，为最常见的并

发症和主要死因。表现为呕血与黑便，大量出血可引起出血性休克，并诱发腹水和肝性脑病。

2. 肝性脑病

晚期肝硬化最严重的并发症，也是最常见死亡原因之一。肝功能衰竭时，肠道和体内一些可以影响神经活性的毒性产物，未被肝脏解毒和清除，经门静脉与体静脉间的交通支进入体循环，透过通透性改变了的血脑屏障进入脑部，导致大脑功能紊乱，主要表现为神经和精神方面的异常。

3. 原发性肝癌

肝硬化特别是病毒性肝炎肝硬化和酒精性肝硬化，发生肝细胞癌的危险性明显增高。当患者出现肝区疼痛、肝大、血性腹水、不明原因的发热时，要考虑到此病的可能，血清 AFP 升高及肝脏 B 超提示肝占位性病变，应高度怀疑，CT 有助于确诊。

4. 感染

患者抵抗力低下，门体静脉间侧支循环建立，增加了肠道病原微生物进入人体的机会，称为肠道细菌移居，故易并发各种感染如支气管炎、胆道感染、自发性腹膜炎、结核性腹膜炎（SBP）等。SBP 是指在无任何邻近组织炎症的情况下发生的腹膜和（或）腹水的细菌性感染，是肝硬化常见的严重的并发症之一，发生率较高，病原菌多为来自肠道的革兰阴性菌。

5. 肝肾综合征

肝肾综合征是指发生在严重肝病基础上的肾衰竭，但肾脏本身并无器质性损害，故又称功能性肾衰竭。主要见于伴有腹水的晚期肝硬化或急性肝功能衰竭患者。

6. 肝肺综合征

肝肺综合征是指发生在严重肝病基础上的低氧血症，主要与肺内血管扩张相关而过去无心肺疾病基础。临床特征为严重肝病、肺内血管扩张、低氧血症/肺泡-动脉氧梯度增加的三联征，无有效治疗方法，预后差。

7. 其他

门脉高压性胃病、电解质和酸碱平衡紊乱、门静脉血栓形成等。

（四）肝硬化的 Child-Pugh 分级诊断

用于肝硬化患者的病情评估，主要是对肝脏储备功能的评估，有助于对预后的评估及指导治疗方案的选择。

肝硬化患者 Child-Pugh 分级标准

分级评估指标	分数		
	1	2	3
肝性脑病（分期）	无	Ⅰ~Ⅱ	Ⅲ~Ⅴ
腹水	无	少量，易消退	中量，难消退
血胆红素（μmol/L）	<34	34~51	>51
血白蛋白（g/L）	>35	28~35	<28
凝血酶原时间（min）	<4	4~6	>6

（五）辅助检查的临床应用

1. 肝功能检查

明确肝细胞的功能状态。失代偿期患者的表现：①血清白蛋白降低而球蛋白增高，白蛋白与球蛋白比例降低或倒置；②血清 ALT 与 AST 增高；③凝血酶原时间在代偿期多正常，失代偿期则有不同程度延长；④重症者血清胆红素有不同程度增高；⑤血清Ⅲ型前胶原肽、透明质酸、层粘连蛋白等肝纤维化指标可显著增高。

2. 免疫学检查

用于明确病毒性肝炎的诊断，了解自身免疫功能状态，尽早发现与排除肝癌。常用检查指标及异常改变：①血 IgG 升高；②抗核抗体、抗平滑肌抗体可呈阳性；③乙型、丙型或丁型肝炎病毒标记物呈阳性；④甲胎蛋白可增高，若>500μg/L或持续升高，应疑合并肝癌。

3. 腹水检查

用于检测腹水的性质，诊断自发性腹膜炎，协助诊断肝癌。一般为漏出液，如并发自发性腹膜炎则透明度降低，比重增高，白细胞及中性粒细胞增多，李凡他试验阳性。如腹水呈血性，应高度怀疑癌变，应做细胞学检查。

4. 影像学检查

（1）X线检查 明确食管胃底静脉曲张的程度。食管吞钡X线检查显示虫蚀样或蚯蚓状充盈缺损以及纵行黏膜皱襞增宽；胃底静脉曲张时，吞钡检查可见菊花样充盈缺损。

（2）超声检查 可测定肝脾大小、腹水及估计门脉高压。肝硬化时肝实质回声增强、不规则、不均匀，为弥漫性病变。进行常规B超检查，有助于早期发现原发性肝癌。

5. 内镜检查

胃镜可直接观察静脉曲张的程度与范围；并发上消化道出血时，可判明出血部位和病因，并进行止血治疗。腹腔镜能窥视肝外形、表面、色泽、边缘及脾等改变，在直视下还可做穿刺活组织检查，其诊断准确性优于盲目性肝穿。

6. 肝穿刺活检

肝穿刺活检是确诊代偿期肝硬化的唯一方法。若见有假小叶形成，可确诊。

三、防治措施

（一）治疗原则

肝硬化目前尚无特效治疗。阻止病情进展的关键在于早期诊断，及时针对病因治疗，加强一般治疗，防止病情恶化。对已进入失代偿期患者，以对症治疗为主，改善肝功能，及时发现和救治危急并发症。

（二）治疗措施

1. 病因治疗

针对引起肝硬化的原发性病因进行相应的治疗，减少肝细胞的进一步损伤坏死，阻止病理改变的进展，包括抗病毒治疗、免疫治疗等。

2. 一般治疗

（1）休息 肝功能代偿期患者可参加一般轻工作，注意劳逸结合；肝功能失代偿期或有并发症者，需卧床休息。

（2）饮食 宜进高热量、高蛋白、足量维生素、低脂肪及易消化的食物。有腹水者，应低盐或无盐饮食。肝功能衰竭或有肝性脑病先兆者应限制或禁食蛋白，避免进食粗糙、坚硬食物。慎用巴比妥类等镇静药，禁用损害肝脏的药物。

3. 药物治疗

（1）保护肝细胞治疗 用于转氨酶及胆红素升高的肝硬化患者。①促进胆汁排泄及保护肝细胞如熊去氧胆酸、强力宁等；②维生素类药包括B族维生素有防止脂肪肝和保护肝细胞的作用，维生素C有促进代谢和解毒的作用，维生素E有抗氧化和保护肝细胞作用，维生素K在有凝血障碍时可应用，慢性营养不良者可适当补充维生素B_{12}和叶酸。

（2）抗肝纤维化药物 目前尚无特效药物，可应用丹参、黄芪、虫草菌丝等。

（3）抗病毒治疗 病毒性肝炎者应根据病情进行抗病毒治疗，抑制病毒复制、改善肝功能，延缓进展。常用拉米夫定、干扰素等。

4. 腹水的治疗

（1）限制水、钠的摄入 一般每天钠盐摄入<5g，如有稀释性低钠血症，难治性腹水则应严格控制进水量在800～1000mL/24h。

（2）应用利尿剂 轻度腹水患者首选螺内酯口服，疗效不佳或腹水较多的患者，螺内酯和呋塞米联合应用。过快利尿易导致电解质紊乱，并诱发肝性脑病、肝肾综合征等，应严密监测。无水肿者每天减轻体重约500g，有下肢水肿者每天减轻体重1000g为宜。

（3）提高血浆胶体渗透压 有利于肝功能恢复和腹水的消退。常用人血白蛋白，也可用血浆，定期、少量、多次静脉滴注。

（4）放腹水疗法　仅限用于利尿剂治疗无效，或由于大量腹水引起呼吸困难者。大量放腹水的主要并发症有严重水和电解质紊乱，诱发肝性脑病、肝肾综合征等，应严格把握指征，规范操作。

（5）其他治疗　①自身腹水浓缩回输术：适用于低蛋白血症的大量腹水者，对利尿剂无反应的难治性腹水以及大量腹水需迅速消除者（如紧急手术前准备）。但感染性或癌性腹水、严重心肺功能不全、凝血功能明显障碍、有上消化道活动出血者不宜做此治疗。②外科治疗：腹腔-颈内静脉分流术、胸导管颈内静脉吻合术、经颈静脉肝内门体分流术、脾切除术等。

5. 肝性脑病的治疗

目前尚无特效疗法，主要针对原发病特点，尽可能改善肝功能，确定并消除诱因，减少肠源性毒物的生成及吸收。①去除诱因：如上消化道出血，感染，水、电解质和酸碱平衡失调，大量放腹水等。②减少肠道毒物的生成和吸收：限制蛋白质摄入，灌肠或导泻以清除肠内积食、积血或其他含氮物质，减少氨的产生和吸收，乳果糖对急性门体分流性脑病特别有效。抗生素口服可抑制肠道细菌生长，抑制血氨的生成，和乳果糖合用有协同作用。③降低血氨药物：应用谷氨酸盐谷氨酸钠、精氨酸等。④应用支链氨基酸：可纠正氨基酸的不平衡，和抑制性神经递质竞争进入脑内。

6. 其他对症治疗

纠正水、电解质和酸碱平衡失调，抗感染，防治脑水肿，保持呼吸道通畅等。

7. 肝移植

对于各种不可逆的终末期肝病，肝移植是一种公认有效的治疗。

（三）预防措施

肝硬化不是独立存在的疾病，是各种慢性肝病进展，导致肝脏出现以弥漫性纤维化、再生结节和假小叶形成为病理特征的慢性肝病，其基础原发病以病毒性肝炎、酒精性肝病、非酒精性脂肪性肝病等为常见，因此，肝硬化的关键预防措施是针对常见基础原发病的有效防治。

1. 预防肝硬化的基础原发病。

（1）病毒性肝炎　加强饮食卫生安全管理，加强用血及血制品的规范管理。一旦诊断为病毒性肝炎，通过中西医结合治疗，控制病情，防止肝细胞的进行性损伤及肝纤维化，延缓肝硬化的形成。

（2）酒精性肝病　尽管不是我国肝硬化的主要病因，但作为肝硬化的常见病因，因其具有可预防性，应积极预防。主要预防措施是戒除酗酒，尤其是饮用高度白酒。

（3）非酒精性脂肪性肝病　已成为我国最常见的肝脏疾病，随病情进展出现局灶性或广泛性桥接纤维化，最终发展成为肝硬化，其主要病因是高热量饮食、大量饮用高糖饮料，缺乏体力活动，超重，患有2型糖尿病、高甘油三酯血症、代谢综合征等，针对这些病因进行预防，防治非酒精性脂肪性肝病的发病及病情进展，从而防治因非酒精性脂肪性肝病引起的肝硬化。

2. 防治肝硬化由肝功能代偿期进展为失代偿期，改善肝硬化患者的生存质量，延长生存期。

第二十节　急性胰腺炎

一、概述

急性胰腺炎（AP）是多种病因导致胰酶在胰腺组织内被激活后引起胰腺组织自身消化，导致局部炎症反应甚至引发全身炎症反应及多系统器官功能障碍的炎症性损伤疾病。根据病情严重程度，分为轻症急性胰腺炎（MAP）、中度重症急性胰腺炎（MSAP）、重症急性胰腺炎（SAP）和危重急性胰腺炎（CAP）。多数患者病情较轻，预后好；少数重症及危重患者可伴发多器官功能障碍及胰腺局部并发症，死亡率高。

胆石症及胆道感染等是急性胰腺炎的主要病因。大量饮酒，酒精可促进胰液分泌，当胰管流出道不能充分引流大量胰液时，胰管内压升高，导致腺泡细胞损伤。暴饮暴食使大量食糜短时间内进入十二指肠，引起乳头水肿和Oddi括约肌痉挛，同时刺激大量胰液与胆汁分泌，加之胰液和胆汁排泄不畅，引发急性胰腺炎。此外，胰管结石或蛔虫、胰管狭窄、肿瘤阻塞等均可引起胰管阻塞，引起急性胰腺炎。血甘油三酯超过11.3mmol/L时，显著增加急性胰腺炎的发病风险。

二、临床诊断

（一）诊断要点

急性腹痛是急性胰腺炎的主要和首发症状，常于饱餐、饮酒后突然发生，初起疼痛位于中上腹或左上腹部，可迅速扩散至全腹。腹痛轻重不一，持续性疼痛伴阵发性加剧，可向腰背部呈束带状放射。多数患者伴有恶心，频繁呕吐，多有中度以上发热。SAP及CAP常伴发休克，上腹压痛明显，腹肌紧张及反跳痛阳性，脐周皮肤出现青紫（Cullen征），两腰部皮肤呈暗灰蓝色（Grey-Turner征）。急性胰腺炎属于急腹症，应在患者就诊后48小时内明确诊断。

确诊AP应具备下列3条中的任意2条：①急性、持续性中上腹痛；②血淀粉酶或脂肪酶>正常值上限3倍；③急性胰腺炎的典型影像学改变。

（二）分级诊断

急性胰腺炎根据胰腺坏死、胰腺感染及脏器衰竭情况，分为轻症急性胰腺炎、中度重症急性胰腺炎、重症急性胰腺炎和危重急性胰腺炎。

1. MAP的诊断依据

有剧烈而持续的上腹部疼痛，伴有恶心、呕吐、轻度发热，上腹部压痛，但无腹肌紧张，同时有血清淀粉酶和（或）尿淀粉酶显著升高，排除其他急腹症者，即可以诊断。

2. SAP的诊断依据

患者除具备轻症急性胰腺炎的诊断标准外，还具有局部并发症（胰腺坏死、假性囊肿、脓肿）和（或）器官衰竭。

由于重症胰腺炎发展险恶且复杂，因此，出现以下表现时应当按重症胰腺炎处置：①症状：烦躁不安、四肢厥冷、皮肤呈斑点状等休克症状；②体征：腹肌强直、腹膜刺激征，Grey-Turner征或Cullen征；③实验室检查：血钙显著下降<2mmol/L，血糖>11.2mmol/L（无糖尿病史），血、尿淀粉酶突然下降；④腹腔诊断性穿刺有高淀粉酶活性的腹水。

（三）分期诊断

MAP一般病程较短，经治疗很快能够好转；MSAP及SAP病程较长，一般分为急性期、进展期、感染期。

1. 急性期

发病后2周内，以全身炎症反应综合征及脏器功能障碍为主要表现，是患者的死亡高峰期。

2. 进展期

发病后2~4周，以急性坏死物胰周液体积聚及急性坏死物积聚为主，可无感染，也可合并感染。

3. 感染期

发病4周后，出现胰腺及胰周坏死性改变伴有感染，脓毒症，出现多系器官功能障碍，是患者的第二个死亡高峰期。

（四）主要鉴别诊断

需要与多种消化系统疾病、急性心肌梗死及糖尿病酮症酸中毒等相鉴别。

1. 消化性溃疡急性穿孔

该类患者多有溃疡病史，以突然出现的腹痛为主要特点，血淀粉酶可有轻中度升高，一般不超过500U，早期即见腹膜炎症状，腹部X线透视可见膈下游离气体有助于诊断。

2. 胆囊炎和胆石症

可有血、尿淀粉酶轻度升高，腹痛以右上腹多见，向右肩背部放射，右上腹压痛，Murphy 征阳性。B 超检查有助于鉴别。

3. 急性肠梗阻

以腹痛、呕吐、腹胀、排便排气停止为特征，肠鸣音亢进或消失，腹部平片可见气液平面。

4. 急性心肌梗死

多有冠心病史，以突然发生的胸骨后及心前区压迫感或疼痛为主要表现，血尿淀粉酶多正常，心肌损伤标志物升高，心电图见心肌梗死的相应改变及动态改变。

（五）并发症

1. 局部并发症

①胰腺脓肿：重症胰腺炎发病 2~3 周后，因胰腺及胰周坏死组织继发感染而形成脓肿；②胰腺假性囊肿：常在病后 3~4 周形成，由胰液和液化的坏死组织在胰腺内或其周围被包裹所致。

2. 全身并发症

SAP 及 CAP 常并发不同程度的多器官功能衰竭：①急性呼吸衰竭；②急性肾衰竭；③心力衰竭与心律失常；④消化道出血；⑤胰性脑病；⑥脓毒症；⑦高血糖；⑧慢性胰腺炎等。

（六）辅助检查的临床应用

1. 标志物检测

胰腺坏死标志物检测是明确胰腺组织发生病理损伤的主要方法，因此，是诊断急性胰腺炎的必查指标。

（1）淀粉酶测定　血清淀粉酶在起病 2~12h 开始上升，约 24h 达高峰，48h 左右开始下降，多持续 3~5 天。血淀粉酶超过正常值上限 3 倍（每升超过 500 苏氏单位）即可确诊急性胰腺炎，但血淀粉酶水平的高低与病情严重程度不一定平行，重症患者血淀粉酶可正常或低于正常；血淀粉酶持续增高常提示病情反复、并发假性囊肿或脓肿。其他急腹症如消化性溃疡穿孔、胆石症、胆囊炎、肠梗阻等亦可引起血清淀粉酶增高，但一般不超过正常值上限 2 倍。尿淀粉酶升高相对较晚，在发病后 12~14 小时开始升高，下降缓慢，持续 1~2 周，尿淀粉酶值受患者尿量的影响。胰源性腹水和胸水中的淀粉酶值亦明显增高。

（2）血清脂肪酶测定　血清脂肪酶常在起病后 24~72 小时开始上升，持续 7~10 天，对延迟就诊的患者有诊断价值，且特异性高。但其升高程度与病情严重度不呈正相关。

2. 血液一般检查

可以证实机体炎症反应的存在。多有 WBC 增多及中性粒细胞分类比例增加，中性粒细胞核左移。

3. 血生化检查

反应急性胰腺炎的病理改变。主要有：①暂时性血糖升高：与胰岛素释放减少和胰高血糖素释放增加有关，持久的空腹血糖>10mmol/L 反映胰腺坏死，提示预后不良；②血胆红素升高：少数患者出现，可于发病后 4~7 天恢复正常；③暂时性血钙降低：血钙<2mmol/L 见于 SAP，低血钙程度与临床严重程度平行，若血钙<1.5mmol/L 提示预后不良；④血清 AST、LDH：可升高；⑤血甘油三酯：可出现高甘油三酯血症，是病因也可能是后果，后者在急性期过后可恢复正常；⑥C 反应蛋白（CRP）：急性胰腺炎发病 72h 后升高>150mg/L，提示胰腺组织坏死。

4. 腹部影像学检查

（1）腹部 X 线平片　腹部平片对排除其他急腹症如内脏穿孔等有重要意义。

（2）腹部 B 超　在发病初期（24~48h）行 B 超检查，可以初步判断胰腺组织形态学变化，对胰腺肿大、脓肿及假性囊肿有诊断意义，同时有助于判断有无胆道疾病，因此，应作为常规初筛检查。

（3）腹部 CT　根据影像改变进行分级，对 AP 的诊断和鉴别诊断、评估其严重程度，特别是对鉴别 MAP 和 SAP，以及附近器官是否累及具有重要价值。MSAP 可见胰腺非特异性增大和增厚，胰周围边缘不规则；SAP 可见胰周围区消失,网膜囊和网膜脂肪变性,密度增加,胸膜腔、腹腔积液。增强 CT 是诊断胰腺坏死的最佳方法,疑有胰腺坏死合并感染者,可行 CT 引导下穿刺。

AP 的 CT 评分标准:0 分胰腺形态正常,无组织坏死;2 分胰腺及胰周炎性改变,组织坏死≤30%,伴有胸膜腔、腹腔积液及消化道出血等改变;4 分有单发或多发积液区、胰周脂肪坏死,组织坏死>30%。评分≥4 分可判断为 MSAP 或 SAP。

三、防治措施

(一)治疗措施

急性胰腺炎治疗的关键是明确并去除病因,控制炎症。

1. 监护与一般治疗

AP 病情变化复杂,应加强监护,及时了解病情进展。维持水、电解质平衡,加强营养支持治疗。

2. 减少胰液分泌、抑制胰酶活性

(1)禁食 食物是胰液分泌的天然刺激物,发病后应短期禁食,以降低胰液分泌,减轻胰腺损伤。

(2)抑制胃酸分泌 胃液可促进胰液分泌,适当抑制胃酸分泌可减少胰液量,缓解胰管内高压。常用 H_2 受体拮抗剂或质子泵抑制剂。

(3)应用生长抑素 可抑制胰泌素和缩胆囊素刺激的胰液基础分泌。AP 时,循环中生长抑素水平显著降低,可补充外源性生长抑素或生长抑素类似物,如奥曲肽等。

(4)抑制胰酶活性 用于 SAP 的早期,抑肽酶可抗血管舒缓素,使缓激肽原不能变为缓激肽,尚可抑制蛋白酶、糜蛋白酶和血清素;加贝酯可抑制蛋白酶、血管舒缓素、凝血酶原、弹力纤维酶等,根据病情选用量静脉滴注,2~3 日后病情好转,可逐渐减量。

3. 防治感染

病程中易发生感染,感染常加重病情,甚至促进死亡。尽早恢复肠内营养,有助于受损肠黏膜的修复,减少细菌移位引发 MODS。必要时选择针对革兰阴性菌和厌氧菌且能透过血胰屏障的抗生素,如喹诺酮类或头孢类联合抗厌氧菌抗生素甲硝唑。

4. 营养支持治疗

对于 MAP 患者,短期禁食期间可通过静脉补液提供能量。SAP 患者在肠蠕动尚未恢复前,亦应先予肠外营养。根据血电解质水平补充钾、钠、氯、钙、镁,注意补充水溶性和脂溶性维生素。病情缓解后应尽早过渡到肠内营养。恢复饮食应从少量、无脂、低蛋白饮食开始,逐渐增加进食量和蛋白质摄入量,直至恢复正常饮食。

5. 急诊内镜治疗

对胆总管结石性梗阻、急性化脓性胆管炎、胆源性败血症等胆源性急性胰腺炎应尽早行经内镜逆行性胰胆管造影(ERCP)治疗。

6. 外科治疗

目前不主张过早手术治疗。手术适应证有:①胰腺坏死合并感染:在严密监测下考虑手术治疗,行坏死组织清除及引流术;②胰腺脓肿:可选择手术引流或经皮穿刺引流;③胰腺假性囊肿:视情况选择手术治疗、经皮穿刺引流或内镜治疗;④胆道梗阻或感染:无条件进行 EST 时予手术解除梗阻;⑤诊断未明确,疑有腹腔脏器穿孔或肠坏死者行剖腹探查术。

7. 中医中药治疗

对急性胰腺炎有一定疗效,常用大承气汤辨证加减。

(二)预防措施

积极治疗胆系疾病,尤其是有症状的胆系疾病患者,应注意随访 B 超检查结果,必要时进行排石、消炎利胆治疗;避免过度饮酒甚至禁酒;高甘油三酯血症患者应积极进行降脂保肝治疗。

第二十一节 慢性肾小球肾炎

一、概述

慢性肾小球肾炎简称慢性肾炎,是指以蛋白尿、血尿、高血压、水肿为基本临床表现,起病方式各有不同,病情迁延,病变缓慢进展,可有不同程度的肾功能减退,最终将发展为慢性肾衰竭的一组肾小球病。绝大多数患者病因尚不明确,部分与溶血性链球菌、乙型肝炎病毒等感染有关。仅有少数慢性肾炎是由急性肾炎发展所致。

二、临床诊断

(一)诊断要点

慢性肾小球肾炎可发生于任何年龄,但以中青年为主。临床表现呈多样性,早期患者可有乏力、疲倦、腰部疼痛、纳差等,以血尿、蛋白尿、高血压和水肿为基本临床表现,有急性发作的倾向,感染、过度疲劳为常见诱因。凡存在慢性肾炎的临床表现如血尿、蛋白尿、水肿和高血压者,均应疑诊慢性肾炎。但确诊前需排除继发性肾小球疾病如系统性红斑狼疮、糖尿病、高血压肾病等。诊断困难时,应做肾穿刺行病理学检查。

(二)主要鉴别诊断

1. 继发性肾小球疾病

首先需与狼疮性肾炎鉴别。系统性红斑狼疮多见于女性,可伴有发热、皮疹、关节炎等多系统受累表现,实验室检查血中可见狼疮细胞,抗Ds-DNA抗体、抗Sm抗体、抗核抗体阳性等,肾组织学检查有助于诊断。其他需鉴别的有过敏性紫癜性肾炎、糖尿病肾病、痛风肾、多发性骨髓瘤肾损害、肾淀粉样变等。

2. 高血压肾损害

患者年龄较大,先有高血压后出现蛋白尿,尿蛋白定量多<1.5g/d,肾小管功能损害一般早于肾小球损害。肾穿刺病理检查有助鉴别。

3. 慢性肾盂肾炎

多见于女性,常有尿路感染病史。多次尿沉渣检查见白细胞、细菌,尿细菌培养异常,以肾小管功能损害为主,可有高氯性酸中毒、低磷性肾性骨病,而氮质血症和尿毒症较轻,且进展缓慢。静脉肾盂造影和核素检查有助于诊断。

(三)辅助检查的临床应用

1. 尿液检查

尿液异常见于所有患者,可提示肾小球的生理功能出现异常。表现为轻重不等的蛋白尿,多为非选择性蛋白尿;镜下血尿,尿畸形红细胞>80%,尿红细胞MCV<75fL,可见颗粒管型。

2. 肾功能检测

随着病情进展,患者有功能的肾小球逐渐较少而出现肾功能检测指标的异常。早期正常或轻度受损(Ccr下降或轻度氮质血症),可持续数年至数十年;晚期出现血肌酐升高、Ccr下降。

3. 肾穿刺活检

如有条件且无禁忌证,或治疗效果欠佳且病情进展者,应做肾穿刺病理检查。肾穿刺活检可以明确诊断及病理改变的类型,有助于指导治疗及评估预后。

4. 肾脏超声

有辅助诊断价值,主要用于了解肾脏的形态结构异常。双肾病变呈一致性,表现为肾实质回声增强、双肾体积缩小等。

三、防治措施

(一)治疗措施

主要治疗目的是防止或延缓肾功能进行性恶化、改善缓解临床症状及防治严重并发症。

1. 饮食治疗

优质低蛋白饮食，蛋白质摄入量 0.6~1.0g/(kg·d)，以优质蛋白（牛奶、蛋、瘦肉等）为主，控制饮食中磷的摄入，适量增加碳水化合物的摄入量。低蛋白饮食 2 周后使用必需氨基酸或 α-酮酸。

2. 控制高血压，减少蛋白尿

高血压是加速病情进展的重要危险因素，尿蛋白＜1.0g/d 时，血压应控制在＜130/80mmHg；尿蛋白≥1.0g/d 者，血压应控制在＜125/75mmHg。首选 ACEI 或 ARB，除具有降低血压作用外，还有减少尿蛋白和延缓肾功能恶化的肾脏保护作用。ACEI 或 ARB 通过扩张入球和出球小动脉，降低肾小球内高压力、高灌注，抑制细胞因子，减少尿蛋白和细胞外基质的蓄积等机制，起到减缓肾小球硬化的发展和肾脏保护作用，为治疗慢性肾炎高血压和（或）减少尿蛋白的首选药物。肾功能不全患者应用 ACEI 或 ARB 应监测血肌酐、血钾，防止高钾血症等副作用。降压治疗一般需联合用药，血压控制不达标时联合应用钙拮抗剂、β 受体阻滞剂和利尿剂等。

3. 抗血小板解聚集

可延缓病变进展，部分患者可减少蛋白尿。高凝状态明显者多见于易引起高凝状态的病理类型如膜性肾病、系膜毛细血管增生性肾炎。常用双嘧达莫、肠溶阿司匹林等。

4. 糖皮质激素和细胞毒药物

不作为常规应用，患者肾功能正常或仅轻度受损，肾脏体积正常，病理类型较轻（如轻度系膜增生性肾炎、早期膜性肾病等），尿蛋白较多者，如无禁忌证可试用。

5. 避免加重肾脏损害的因素

感染、劳累、妊娠及肾毒性药物（如氨基糖苷类抗生素、含马兜铃酸中药等）均可能损伤肾脏，导致肾功能恶化，应予以避免。积极防治各种感染，禁用或慎用具有肾毒性的药物，积极纠正高脂血症、高血糖、高尿酸血症等。人工虫草制剂可辅助治疗。

（二）预防措施

慢性肾炎患者病因尚不明确，少数患者发病与溶血性链球菌、乙型肝炎病毒等感染有关，少数由急性肾炎迁延不愈发展所致，因此，预防溶血性链球菌、乙型肝炎病毒感染，以及预防与链球菌相关的急性肾炎，对预防慢性肾炎有一定的积极意义。

对已经确诊的慢性肾炎患者，避免一切加重肾脏损害的因素，对防止肾功能恶化，延缓病情进展，延长生存期具有重要意义。

第二十二节 尿路感染

一、概述

尿路感染（UTI），简称尿感，是指各种病原微生物引起的尿路感染性疾病，其中以细菌感染引起尿路感染最多见，可发生于任何年龄，育龄期妇女、老年人、免疫力低下者及尿路畸形者多发。女性尿路感染发病率明显高于男性，比例约为 8∶1，超过 50 岁的男性因前列腺肥大等原因，发病率增高。尿路感染最常见的致病菌为革兰阴性杆菌，其中大肠埃希菌感染占全部尿路感染的 80%~90%，其次为变形杆菌、克雷伯杆菌。有 5%~10% 的尿路感染由革兰阳性菌引起，主要是粪链球菌和凝固酶阴性的葡萄球菌。致病菌进入上、下尿路的最主要途径是上行感染，约占尿路感染的 95%，病原菌由尿道经膀胱、输尿管上行至肾脏。其他有血行感染、直接感染和经淋巴道感染。各种原因如结石、前列腺增生、尿道狭窄、肿瘤、泌尿系统结构异常等引起的尿路梗阻是患者具有易患性的主要原因，也常见于膀胱输尿管反流、长期使用免疫抑制剂、糖尿病患者、长期卧床患者及严重的慢性病患者等。导尿或留置导尿管、膀胱镜和输尿管镜检查、逆行性尿路造影等可致尿路黏膜损伤、将细菌带入尿路，引发尿路感染，是重要的医源性机制。

二、临床诊断

（一）诊断要点

1. 确立诊断

典型的尿路感染应有尿路刺激征、感染的全身症状及输尿管压痛、肾区叩击痛等体征，结合尿液改变和尿液细菌学检查，即可确诊。无论有无典型临床表现，凡有真性细菌尿者，均可诊断为尿路感染。无症状性细菌尿的诊断主要依靠尿细菌学检查，先后两次细菌培养均为同一菌种的真性菌尿，即可诊断。

2. 区分上下尿路感染

尿路感染的诊断成立后，应判定是上尿路或下尿路感染。上尿路感染的判断依据：有全身（发热、寒战，甚至毒血症状）、局部［明显腰痛、输尿管点和（或）肋脊点压痛、肾区叩击痛］症状和体征，伴有以下情况可诊断：①膀胱冲洗后尿培养阳性；②尿沉渣镜检见白细胞管型，除外间质性肾炎、狼疮性肾炎等；③尿 N-乙酰-β-D-氨基葡萄糖苷酶（NAG）、β_2-MG 升高；④尿渗透压降低。

3. 慢性肾盂肾炎的诊断

除反复发作尿路感染病史之外，尚需结合影像学及肾脏功能检查。诊断要点：①反复发作的尿路感染病史；②影像学显示肾外形凹凸不平，且双肾大小不等，或静脉肾盂造影见肾盂肾盏变形、缩窄；③合并持续性肾小管功能损害，即可确诊。

（二）主要鉴别诊断

1. 全身性感染疾病

注意尿路感染的局部症状，并做尿沉渣和细菌学检查，鉴别不难。

2. 肾结核

膀胱刺激征多较明显，晨尿结核杆菌培养可阳性，尿沉渣可找到抗酸杆菌，静脉肾盂造影可发现肾结核 X 线征象，部分患者可有肺、生殖器等肾外结核病灶。肾结核可与尿路感染并存，如经积极抗菌治疗后，仍有尿路感染症状或尿沉渣异常者，应考虑肾结核。

3. 尿道综合征

多见于中年妇女，仅有膀胱刺激征，而无脓尿及细菌尿，尿频较排尿不适更突出，有长期使用抗生素而无效的病史，口服地西泮有一定疗效。

4. 慢性肾小球肾炎

慢性肾盂肾炎当出现肾功能减退、高血压时应与慢性肾小球肾炎相鉴别。后者多为双侧肾脏受累，且肾小球功能受损突出，并常有蛋白尿、血尿和水肿等基本表现，慢性肾盂肾炎常有尿路刺激征，细菌学检查阳性，影像学检查可表现为双肾不对称性缩小。

（三）辅助检查的临床应用

1. 血液一般检查

急性肾盂肾炎时，血白细胞及中性粒细胞可升高。

2. 尿液检查

外观多混浊，尿沉渣镜检白细胞>5 个/HP，诊断意义较大；部分患者可有红细胞，少数出现肉眼血尿。尿蛋白含量多为（±~+）。如出现白细胞管型多提示为肾盂肾炎。

3. 尿细菌学检查

尿细菌学检查是病因诊断的主要方法。取清洁中段尿，必要时导尿或膀胱穿刺取标本，进行培养及药敏试验。如细菌定量培养菌落计数 $\geq 10^5/mL$，可确诊；如菌落计数为 $10^4 \sim 10^5/mL$，结果可疑；如 $<10^4/mL$，多为污染。

4. 亚硝酸还原试验

尿路感染时阳性率约80%，可作为尿路感染的过筛实验。

5. 影像学检查

尿路X线（腹部平片和静脉肾盂造影）及B超检查的主要目的是及时发现引起尿路感染反复发作的易感因素，如结石、梗阻、反流、畸形等。慢性肾盂肾炎可有两侧或一侧肾脏缩小，肾盂形态异常等改变。

6. 其他检查

慢性肾盂肾炎晚期出现肾小管功能减退，血尿素氮及血肌酐升高。尿沉渣中抗体包裹细菌阳性者多为肾盂肾炎。肾盂肾炎时尿酶排出量增多，尿 β_2 微球蛋白升高，提示近端肾小管受损，支持上尿路感染。

三、防治措施

（一）治疗原则

积极彻底进行抗菌治疗，消除诱发因素，防止复发。

（二）治疗措施

1. 一般治疗

发热或症状明显时应卧床休息。宜多饮水以增加尿量，促进细菌和炎症分泌物的排泄。给予足够热量及维生素等。发热者给予易消化、高热量、富含维生素饮食。膀胱刺激征和血尿明显者，可口服碳酸氢钠片以碱化尿液、缓解症状、抑制细菌生长、避免形成血凝块。尿路感染反复发作者应积极寻找病因，及时祛除诱发因素。

2. 抗菌治疗

用药原则：①选用致病菌敏感的抗生素。一般首选对革兰阴性杆菌敏感的抗生素，治疗3天症状无改善，应按药敏结果调整用药；②选用在尿和肾内的浓度高的抗生素；③选用肾毒性小、副作用少的抗生素；④单一药物治疗失败、严重感染、混合感染、耐药菌株出现时应联合用药；⑤根据感染轻重选择给药途径，口服、静脉注射等；⑥对不同类型的尿路感染给予不同治疗时间。

（1）急性膀胱炎 目前推荐短疗程（3天）疗法：选用氟喹诺酮类、半合成青霉素类、头孢类或磺胺类等抗生素中的一种，连用3天，治愈率达90%，可显著降低复发率。对无复杂因素存在的急性膀胱炎，可单用1种抗生素治疗。停药7天后需检查尿细菌培养，仍为阳性者，应继续给予2周抗生素治疗。对妊娠妇女、糖尿病患者和复杂性尿路感染者，应采用较长疗程抗生素治疗。

（2）急性肾盂肾炎 尿标本采集后立即进行治疗，一般首选对革兰阴性杆菌有效的抗生素，但应兼顾革兰阳性菌感染。72小时无效者根据药敏结果调整用药。常用抗生素有喹诺酮类、半合成青霉素类、头孢类，必要时联合用药。热退后连续用药3天改为口服，总疗程一般为7~14天。停药后第2、6周复查尿细菌定量培养，随后每月复查一次，随访中出现感染复发，应重新进行治疗。

（3）慢性肾盂肾炎 常为复杂性尿路感染，治疗的关键是去除易感因素；急性发作时，治疗同急性肾盂肾炎。反复发作者，应根据病情和参考药敏试验结果制定治疗方案。如联合几种抗菌药物，分组轮流使用，疗程适当延长至症状改善，菌尿消失，再以一种药物低剂量长期维持，疗程半年到1年。

3. 再发性尿路感染的治疗

（1）重新感染 治疗后症状消失，尿菌阴性，但在停药6周后再次出现真性细菌尿，菌株与上次不同，称为重新感染。多数病例有尿路感染症状，治疗方法与首次发作相同。对半年内发生2次以上者，可用长程低剂量抑菌治疗，即每晚临睡前排尿后服用小剂量抗生素1次，如氧氟沙星口服。

（2）复发 治疗后症状消失，尿菌阴转后的6周内再出现菌尿，且菌种与前一次感染相同（同一血清型），称为复发。复发的复杂性肾盂肾炎，在祛除诱发因素（如结石、梗阻、尿路异常等）的基础上，严格按照药敏选择杀菌性抗生素治疗，疗程不少于6周。

4. 疗效评定

（1）治愈 症状消失，尿菌阴性，疗程结束后于第2周、第6周复查尿菌仍阴性。

（2）治疗失败　治疗后尿菌仍阳性，或治疗后尿菌阴性，但第2周或第6周复查尿菌转为阳性，且为同一种菌株。

（三）预防措施

1. 个人预防措施

坚持多饮水、勤排尿，是最有效的预防方法；注意个人卫生；与性生活有关的尿感，应于性交后立即排尿，并口服一次常用量抗生素；确定有膀胱-输尿管反流者，养成二次排尿的习惯，即每次排尿后数分钟，再排尿一次。

2. 医源性预防措施

尽量避免尿路器械的使用，必须应用时，严格无菌操作；如必须留置导尿管，前3天给予抗生素可延迟尿感的发生，并注意加强护理。

第二十三节　慢性肾衰竭

一、概述

慢性肾脏病（CKD）是指各种原因引起的慢性肾脏结构和功能障碍（肾脏损伤病史>3个月），包括肾小球滤过率（GFR）正常和不正常的病理损伤、血液或尿液成分异常，及影像学检查异常，或不明原因的GFR<60mL/min超过3个月。慢性肾衰竭（CRF）是指CKD引起的肾小球滤过率下降及与此相关的代谢紊乱和临床症状组成的综合征，简称为慢性肾衰。可出现缓慢进行性的肾功能减退，不能维持其基本功能，出现代谢产物潴留，水、电解质和酸碱平衡失调及各系统损害的临床综合征，其终末期为尿毒症。各种原发性和继发性肾脏疾病进行性恶化，最后都可导致肾功能衰竭。慢性肾衰的病因主要有糖尿病肾病、高血压肾小动脉硬化、原发性与继发性肾小球肾炎、肾小管间质病变（慢性肾盂肾炎、慢性尿酸性肾病、梗阻性肾病、药物性肾病等）、肾血管病变、遗传性肾病（多囊肾、遗传性肾炎）等。

在疾病过程中，慢性肾衰竭病情急性恶化的危险因素有：①原发疾病（如肾小球肾炎、高血压病、糖尿病等）复发或加重；②血容量不足（脱水、大出血、各种原因的休克等）；③肾脏血供急剧减少（肾动脉狭窄患者应用ACEI、ARB等药物）；④应用肾毒性药物；⑤严重感染；⑥尿道梗阻；⑦其他：高钙血症、严重肝功能不全等。

二、临床诊断

（一）诊断要点

原有慢性肾脏病史，出现厌食、恶心呕吐、腹泻、头痛、意识障碍时，肾功能检查有不同程度的功能减退，应考虑本病。对因乏力、厌食、恶心、贫血、高血压等就诊者，均应排除本病。

因慢性肾衰竭的基础原发病不同，患者的病程长短不同，临床表现个体差异较大。常见的临床表现有水、电解质及酸碱失衡，各系统表现。

水、电解质及酸碱失衡以代谢性酸中毒，钾与钠、钙代谢异常为主，其中代谢性酸中毒的严重程度与疾病的严重程度平行。各系统表现有：①心血管系统：血压升高，心力衰竭，尿毒症性心肌病和心包病变，血管钙化及动脉粥样硬化。为最常见死亡原因。②消化系统：食欲不振、恶心、呕吐常为首发症状，口有尿臭味，部分患者因消化道炎症和溃疡，出现呕血、便血及腹泻等。由于进食少，吐泻可导致或加重水、电解质紊乱。③神经系统：乏力、精神不振、记忆力下降、头痛、失眠、肌痛、肌萎缩、情绪低落。晚期可出现构音困难、扑翼样震颤、多灶性肌痉挛、手足抽搐，进而意识模糊、昏迷。④血液系统：肾脏分泌促红素减少，为贫血的主要原因，晚期常因血小板功能异常，出现鼻出血、消化道出血、淤斑等出血倾向表现。白细胞活性受抑制、淋巴细胞减少等导致免疫功能受损，易致感染。⑤呼吸系统：体液过多、酸中毒可出现呼吸困难；严重酸中毒时出现深大呼吸。各种代谢废物潴留可导致胸膜炎、肺钙化等。⑥其他：血甘油三酯升高，白蛋白降低；钙磷代谢异常及肾脏合成 1,25$(OH)_2D_3$ 减少，导致甲状旁腺功能亢进，引起肾性骨病，表现为骨痛、近端肌无力、骨折等；骨外钙化导致皮肤瘙痒；淀粉样物质沉着引起腕管综合征等。

（二）分期诊断

按 GFR 进行临床分期，慢性肾衰竭是慢性肾脏病的中后期，包括 4~5 期。

慢性肾脏病按 GRF 的分期

分期	特征	GFR [mL/(min·1.73m²)]
1	GFR 正常或增加	≥90
2	GFR 轻度下降	60~89
3a	GFR 轻到中度下降	45~59
3b	GFR 中到重度下降	30~44
4	GFR 重度下降	15~29
5	肾衰竭	<15 或透析

（三）辅助检查的临床应用

1. 血液检查

血生化指标是诊断肾功能不全的主要依据：①血尿素氮、血肌酐升高，可合并低蛋白血症，血浆白蛋白常<30g/L；②贫血显著，血红蛋白常<80g/L，为正红细胞性贫血；③酸中毒时，二氧化碳结合力下降，血气分析显示代谢性酸中毒（pH<7.35 和血 HCO_3^- <22mmol/L）；④低血钙、高血磷；⑤血钾紊乱等。

2. 尿液检查

根据尿量及尿液成分的改变，有助于诊断。尿液改变的特点与原发病有一定的关联。慢性肾衰竭的尿液改变包括：①尿蛋白量多少不等，晚期因肾小球大部分已损坏，尿蛋白反减少；②尿沉渣检查可有不等的红细胞、白细胞和颗粒管型；③尿渗透压降低，甚至为等张尿。

3. 肾功能检查

通过肾小球功能及肾小管功能的实验室检查，了解肾功能状态，有助于诊断及评估治疗效果。常用检查及表现有：①Ccr 和 GFR 下降；②肾小管浓缩稀释功能下降；③肾血流量及同位素肾图示肾功能受损。

4. 其他

X 线、B 超、CT 等检查，显示肾脏体积缩小，肾皮质变薄等，具体表现还与原发病有关。

三、防治措施

（一）治疗措施

早、中期患者的主要治疗措施包括病因及诱因的治疗、营养治疗、并发症治疗、胃肠道透析等；终末期患者除上述治疗外，以透析和肾移植为主要的有效治疗方法。

1. 延缓病情进展

基本原则是积极治疗原发病、消除导致病情恶化的危险因子和保护残存肾功能。

（1）积极控制高血压　未进入透析的患者目标血压为 120~130/75~80mmHg。

（2）严格控制血糖　目标血糖为空腹 5.0~7.2mmol/L，睡前 6.1~8.3mmol/L，糖化血红蛋白<7%。

（3）控制蛋白尿　目标值为<0.5g/24h。

（4）营养疗法　严格限制蛋白质摄入量，每日 0.6~0.8g/kg；碳水化合物与脂肪热量之比约为 3:1。如热量不足可增加蔗糖、麦芽糖与葡萄糖的摄入。饮食应确保低磷、适当的钙。每日补充维生素B、C、E及叶酸。微量元素以铁、锌为主,避免摄入铝。

(5) ACEI和ARB的应用 除良好的降压作用外,还可减低高滤过、减轻蛋白尿,同时抗氧化、减轻肾小球基底膜损害。

(6) 其他 减轻肾小管高代谢(碱性药、大黄制剂、冬虫夏草制剂等)、纠正高脂血症、减少尿毒症毒素蓄积(如吸附疗法、肠道透析等),应用活血化瘀药、抗氧化剂等。

2. 非透析治疗

(1) 纠正水、电解质失衡和酸中毒 ①纠正代谢性酸中毒;②防治水、钠紊乱;③防治高钾血症:控制含钾食物、药物的摄入,避免输库存血,并可应用利尿剂增加排钾;轻度高钾者,可口服降血钾树脂,便秘时,可同服20%甘露醇;血钾>6mmol/L时,静脉滴注碳酸氢钠以纠正酸中毒;静脉或肌内注射呋塞米或布美他尼;应用10%葡萄糖酸钙10mL静注以对抗钾对心肌的毒性;普通胰岛素加入5%~10%葡萄糖液中静滴,促使血浆与细胞外钾暂时移入细胞内,以降低血清钾。紧急时应血透或腹透排钾。

(2) 控制高血压 常需要降压药联合治疗,未进入透析阶段的患者血压应<130/80mmHg,维持性透析患者的目标血压为140/90mmHg。

(3) 纠正贫血 可用促红细胞生成素(EPO)每周80~120U/kg皮下注射。纠正贫血的靶目标值为Hb达110g/L,应经常检查血常规和网织红细胞。EPO疗效不佳时,应排除缺铁、感染、慢性失血、纤维性骨炎、铝中毒等因素存在。

(4) 低血钙、高血磷与肾性骨病的治疗 可口服 1,25(OH)$_2$D$_3$以纠正低钙血症;严重甲状旁腺功能亢进者可用 1,25(OH)$_2$D$_3$冲击疗法,同时口服葡萄糖酸钙或碳酸钙,应严密监测血钙浓度。低血钙抽搐时静脉注射10%葡萄糖酸钙10~20mL。GFR<30mL/min时,限制磷摄入,联合磷结合剂口服,首选碳酸钙;严重高磷血症(>2.26mmol/L)或钙磷乘积升高时,暂停使用钙剂,可短期改服氢氧化铝制剂。

(5) 防治感染 预防各种病原体的感染。一旦发生感染,及时选择敏感抗生素治疗,需注意随GFR调整药物剂量;尽量选择肾毒性小的药物。

(6) 高脂血症的治疗 积极治疗高脂血症,同一般高脂血症的治疗原则。

(7) 吸附剂治疗 氧化淀粉、活性炭制剂口服后,能结合肠道内的尿素随粪便排出以降低BUN。导泻疗法(口服大黄制剂、甘露醇)也可以增加肠道毒素的排泄。

(8) 其他 ①合并糖尿病者,应注意监测血糖变化,及时调整降糖药及胰岛素的用量。②高尿酸血症主张非药物治疗,如多饮水、低嘌呤饮食;血尿酸>600μmol/L(女),>780μmol/L(男)应给予降尿酸治疗,首选别嘌醇。③皮肤瘙痒:控制高磷血症及加强透析,可试用抗组胺药物。

3. 肾脏替代疗法

主要包括维持性血液透析、腹膜透析及肾移植。透析治疗CRF的目的是:①延长患者生命;②有助于可逆急性加重因素的CRF患者度过危险期;③肾移植术前准备及肾移植后发生急、慢性排异反应,治疗失败后的保证措施。

一般经饮食疗法、药物治疗等无效,肾衰竭继续发展,每日尿量<1000mL者,进行透析治疗的指征有:①血肌酐≥707.2μmol/L;②尿素氮≥28.6mmol/L;③高钾血症;④代谢性酸中毒;⑤尿毒症症状;⑥水潴留(浮肿、血压升高、高容量性心力衰竭);⑦并发贫血(血球压积<15%)、心包炎、高血压、消化道出血、肾性骨病、尿毒症脑病等。

4. 肾移植

成功的肾移植可恢复正常的肾功能(包括内分泌和代谢功能),可使患者几乎完全康复。

5. 治疗目标

慢性肾脏病患者依据临床分期不同,对各项影响肾功能的主要因素的控制目标不同。

慢性肾脏病患者各项重要指标的治疗目标

具体项目	控制目标
CKD 患者 1-5 期血压（尿白蛋白/肌酐≥30mg/g）	≤130/80mmHg
CKD 患者 1-5 期血压（尿白蛋白/肌酐<30mg/g）	≤140/90mmHg
空腹血糖（糖尿病患者）	5.0~7.2mmol/L
睡前血糖（糖尿病患者）	6.1~8.3mmol/L
HbA1c（糖尿病患者）	<7%
蛋白尿	<0.5g/24h
GFR 下降速度	<4.0mL/（min·年）
Scr 升高速度	<50.0μmol/（L·年）

（二）预防措施

1. 对于存在慢性肾脏病高危因素的原发病患者，首先要提高对 CRF 诊断的敏感性，重视就诊患者病史的询问、查体和肾功能相关指标的检测，努力做到早期发现肾功能下降早期诊断。

2. 对已有的肾脏疾患或可能引起肾损害的疾患（如糖尿病、高血压病等）进行及时有效的治疗，并使治疗达到相关目标值，防止 CRF 的发生。

3. 对已确诊的慢性肾脏病患者，应严格规范、个体化治疗，包括避免一切肾损伤因素，尤其是各种感染及肾毒性药物的使用，严格饮食控制，防治疾病进入慢性肾衰竭阶段。

4. 对已经进入慢性肾衰竭阶段的患者，根据病情及治疗条件，及时纠正各种代谢异常及各系统症状，有指征时进行肾脏替代治疗并注意防止各种致死性并发症。

第二十四节 缺铁性贫血

一、概述

贫血是指人体外周血红细胞容量减少，低于正常范围下限的一种常见的临床症状。1972 年 WHO 制订的诊断标准为：在海平面地区 6 个月到 6 岁儿童血红蛋白（Hb）<110g/L，6~14 岁儿童 Hb<120g/L，成年男性 Hb<130g/L，成年女性 Hb<120g/L，孕妇 Hb<110g/L。

缺铁性贫血（IDA）是因体内铁储备耗竭，影响血红蛋白合成所引起的贫血，是贫血中最常见的类型，属于血红素合成异常性贫血。可发生于任何年龄，以育龄妇女及婴幼儿多见。体内铁代谢异常始于铁缺乏症，包括开始时体内贮铁耗尽，继之缺铁性红细胞生成，最终引起 IDA。IDA 是缺铁引起的小细胞低色素性贫血。慢性失血是成年人引起缺铁性贫血的最常见原因，见于消化性溃疡、消化系统恶性肿瘤、痔、女性月经过多等。婴幼儿、儿童，或妊娠和哺乳期妇女，需铁量增加，如补给不足，易引起缺铁性贫血。胃大部切除术后因胃酸缺乏，或胃空肠吻合，影响铁的吸收，萎缩性胃炎长期胃酸缺乏，导致铁的吸收不良，及长期腹泻影响铁吸收，也常发生缺铁性贫血。

二、临床诊断

（一）诊断依据

缺铁性贫血的诊断包括两个方面：确立是否系缺铁引起的贫血和明确引起缺铁的病因。诊断依据包括：①有明确的缺铁病因和临床表现；②小细胞低色素性贫血；③血清铁<8.9μmol/L，总铁结合力>64.4μmol/L，转铁蛋白饱和度<15%；

④血清铁蛋白＜12μg/L，红细胞游离原卟啉（FEP）＞4.5μg/gHb；⑤骨髓铁染色阴性。上述实验指标中以骨髓可染铁及血清铁蛋白测定最有诊断意义。另外，铁剂治疗试验也是诊断缺铁性贫血的方法之一，缺铁性贫血患者服用铁剂后，短时期网织红细胞计数明显升高，常于5～10天到达高峰，平均达0.06～0.08，以后又下降，随后Hb上升。但如果患者同时存在慢性疾病，或胃肠吸收障碍，此种治疗反应可不明显。

（二）组织缺铁与缺铁性贫血的诊断

1. 组织缺铁的诊断要点

组织缺铁的表现是机体缺铁后最早出现的临床表现，常见精神行为异常，如烦躁、易怒、注意力不集中，异食癖，体力、耐力下降，易患各种感染，儿童生长发育迟缓、智力低下，反复口腔炎、舌炎、口角炎，缺铁性吞咽困难，毛发干枯、易脱落，皮肤干燥，指（趾）甲缺乏光泽、脆薄易裂，重者指（趾）甲变平，呈匙状甲。诊断要点：①血清铁蛋白＜12μg/L；②骨髓铁染色显示骨髓小粒可染铁消失，铁粒幼红细胞少于15%。

2. 缺铁性贫血的诊断要点

贫血的临床表现是常见乏力、易倦、头昏、头痛、耳鸣、心悸、气促、纳差等；伴面色苍白、心率增快、心尖区收缩期杂音等。诊断要点：①符合组织缺铁的诊断标准；②血清铁＜8.95μmol/L，总铁结合力升高＞64.44μmol/L，转铁蛋白饱和度＜15%；③FEP/Hb＞4.5μg/gHb。

（三）贫血程度的诊断

1. 轻度贫血

男性Hb 90～120g/L；女性Hb 90～110g/L。

2. 中度贫血

Hb60～900g/L。

3. 重度贫血

Hb30～160g/L。

4. 极重度贫血

Hb＜30g/L。

（四）主要鉴别诊断

主要与低色素性贫血鉴别。

1. 珠蛋白生成障碍性贫血

有家族史，周围血片可见多量靶形细胞，血清铁蛋白及骨髓可染铁均增多，血红蛋白电泳常有异常。

2. 慢性病性贫血

血清铁降低，但总铁结合力正常或降低，血清铁蛋白正常或增高。常有恶性肿瘤或感染性疾病病史。

3. 铁粒幼细胞性贫血

较罕见，多见于中年和老年人。血清铁增高，而总铁结合力降低，骨髓铁染色可见典型的环状铁粒幼细胞。

（五）辅助检查的临床应用

1. 血象

血液一般检查是发现与诊断贫血、评估贫血程度的重要必查项目。缺铁性贫血典型表现为小细胞低色素性贫血。平均红细胞体积（MCV）＜80fL，红细胞平均血红蛋白浓度（MCHC）＜32%。成熟红细胞苍白区扩大，大小不一。白细胞和血小板计数一般正常或轻度减少。

2. 骨髓象

主要用于病因诊断困难的患者，不作为缺铁性贫血的常规检查。缺铁性贫血表现为骨髓增生活跃，幼红细胞增生，中幼红细胞及晚幼红细胞比例增高。幼红细胞核染色质致密，胞质较少，血红蛋白形成不良，边缘不整齐。骨髓铁染色显示骨髓小粒可染铁消失，铁粒幼红细胞消失或显著减少。

3. 铁代谢检查

铁代谢检查是诊断缺铁性贫血的一系列检查指标，可以确定贫血是由铁代谢障碍引起的，并可明确缺铁的程度，随访治疗效果，指导治疗。主要改变有：①血清铁及总铁结合力测定：血清铁浓度常＜8.9μmol/L，总铁结合力＞64.4μmol/L，转铁蛋白饱和度常降至15%以下。②血清铁蛋白测定：血清铁蛋白＜12μg/L可作为缺铁依据。由于血清铁蛋白浓度稳定，与体内贮铁量的相关性好，可用于早期诊断和人群铁缺乏症的筛检。

4. 缺铁性红细胞生成检查

红细胞游离原卟啉（FEP）缺铁时血红素合成障碍，FEP 增高>4.5μg/gHb 有诊断意义。

三、防治措施

（一）病因治疗

尽可能明确病因，针对病因治疗。单纯铁剂治疗有可能使血象好转，但对原发病并无疗效。如不重视病因诊断及治疗，会延误病情，失去治愈的机会。

（二）铁剂治疗

1. 口服铁剂

口服铁剂是治疗缺铁性贫血的首选方法。最常用硫酸亚铁片，进餐时或饭后吞服可减少胃肠道刺激，如仍有恶心、胃痛等则可将剂量减半，再逐渐加至正常剂量。服药时忌茶，以防铁被鞣酸沉淀而影响铁吸收。其他有琥珀酸亚铁及富马酸亚铁等。口服铁剂有效者，5~10天内网织红细胞升高，2周后血红蛋白开始上升，一般2个月可恢复正常。贫血纠正后仍需继续治疗3~6个月以补充体内应有的贮存铁。如治疗3周无反应，应考虑诊断是否准确，是否按医嘱服药，有无活动性出血，有无铁吸收障碍等因素。

2. 注射铁剂

肌注铁剂应严格掌握适应证：①口服铁剂后有严重消化道反应而不能耐受者；②口服铁剂不能奏效者，如脂肪泻、萎缩性胃炎等有胃肠道铁吸收障碍；③需要迅速纠正缺铁者，如妊娠后期贫血严重；④严重消化道疾患，如消化性溃疡、溃疡性结肠炎等，口服铁剂可加剧原发病者；⑤不易控制的慢性出血，失铁量超过肠道所能吸收的铁量。常用注射铁剂有右旋糖酐铁和山梨醇枸橼酸铁，各含铁50mg/mL，给药途径是臀部深位肌注。患者所需铁的总剂量应准确计算，不应超量以免引起急性铁中毒。

计算方法：所需补充铁的总剂量（mg）=［150-患者 Hb（g/L）］×体重（kg）×0.33

（三）预防措施

对于生长发育期的婴幼儿、青少年，应纠正偏食，注意含铁丰富的食物的摄入，定期查、治肠道寄生虫感染；对孕妇、哺乳期妇女应适当补充铁剂；有持续月经量过多的女性，除专科就诊寻找原因外，应注意饮食补铁。做好恶性肿瘤和慢性消化系统疾病的人群筛查、防治工作。

第二十五节 再生障碍性贫血

一、概述

再生障碍性贫血（AA）简称再障，是由多种病因引起的原发性骨髓造血功能衰竭综合征，临床主要表现为骨髓造血功能低下、全血细胞减少和贫血、出血、感染。可发生于各年龄段，青年及老年人发病率较高，男女发病率无明显差别。约半数以上的再障患者原因不明，称为先天性（遗传性）再障；能查明原因者称为后天性（获得性）再障。接触药物及化学物质是获得性再障的首位病因，最常见的药物是氯霉素等抗生素、抗肿瘤药和保泰松等解热镇痛药，其次是磺胺类、有机砷及抗癫痫药，偶见于西咪替丁、肼屈嗪、氯丙嗪及抗甲状腺药甲巯咪唑等。非药物性化学物质引起再障以苯及其衍生物为多见。杀虫剂、农药、染发剂等也可引起再障。各种电离辐射如X线、放射性核素等，达到一定的剂量均可抑制骨髓造血功能。再障也可以发生于病毒性肝炎之后及微小病毒B19等感染，部分患者发病前有病毒性呼吸道感染病史，如腮腺炎、麻疹、流行性感冒等。

二、临床诊断

（一）诊断标准

再障的主要临床表现为进行性贫血、出血及感染。重型再生障碍性贫血（SAA）起病急，进展快，病情重，感染及出血症状重，少数可由非重型再障进展而来。非重型再障（NSAA）起病和进展较缓慢，贫血、感染和出血的程度较轻，也较易控制。贫血呈慢性过程，表现为皮肤黏膜苍白、活动后心悸、乏力等，经输血治疗症状在一段时间内明显改善；感染后高热少见，以上呼吸道感染最常见；有皮肤黏膜出血倾向，内脏出血少见，久治无效者可发生颅内出血而危及生命。

1. 典型再障的诊断标准

①全血细胞减少，网织红细胞百分数<0.01，淋巴细胞比例增高。②一般无肝、脾肿大。③骨髓多部位增生减低，造血细胞减少，非造血细胞比例增高，骨髓小粒空虚。有条件者做骨髓活检，可见造血组织均匀减少。④除外引起全血细胞减少的其他疾病，如阵发性睡眠性血红蛋白尿、骨髓增生异常综合征、急性白血病等。⑤一般抗贫血治疗无效。

2. 不典型再障的诊断依据

需要进行动态观察慎重诊断，多次和多处骨髓穿刺，结合骨髓活检及核素扫描等综合诊断。

3. 重型再障的血象诊断标准

①网织红细胞百分比<0.01，绝对值<15×10^9/L；②中性粒细胞绝对值<0.5×10^9/L；③血小板<20×10^9/L。

（二）重型再障的分型诊断

重型再障根据发病缓急及病情轻重，分为急性型与慢性型。

1. 急性型 SAA

即 SAA-Ⅰ型，发病急，贫血进行性加重，严重感染和出血，血液一般检查具备下述三项中两项：①网织红细胞绝对值<15×10^9/L；②中性粒细胞<0.5×10^9/L；③血小板<20×10^9/L。骨髓增生广泛重度减低。如中性粒细胞<0.2×10^9/L，为极重型再障，预后凶险。

2. 慢性型 SAA

即 SAA-Ⅱ型，指的 NSAA 患者病情恶化，但临床表现、血液检查及骨髓象检查达不到 SAA-Ⅰ型诊断标准的再障，多无严重感染及内脏出血，经治疗可缓解，预后相对良好，但与 NSAA 比较仍属预后不良。

（三）主要鉴别诊断

再障须与阵发性睡眠性血红蛋白尿、骨髓增生异常综合征、低增生性急性白血病、其他原因引起的血小板减少或粒细胞减少如血小板减少性紫癜和粒细胞缺乏症、脾功能亢进、恶性组织细胞病等相鉴别。

（四）辅助检查的临床应用

1. 血象

血象是发现与诊断再障的主要检查手段。表现为全血细胞减少，但发病早期可先有一个或两个血细胞系减少，呈正常细胞正常色素性贫血，网织红细胞显著减少，少数 NSAA 网织红细胞百分数可轻度升高，但绝对值减少；中性粒细胞和单核细胞均减少，SAA 减少显著；淋巴细胞的百分数增高但绝对值不增高；血小板计数减少，SAA 常<10.0×10^9/L。

2. 骨髓象

骨髓象是确诊再障及随访治疗结果的检查方法。SAA 患者骨髓穿刺活检见骨髓小粒很少，脂肪滴显著增多，骨髓有核细胞量少，幼红细胞、粒系细胞及巨核细胞均明显减少或无；淋巴细胞、浆细胞、组织嗜碱细胞等非造血细胞相对增多。NSAA 患者在骨髓再生不良部位，其骨髓象与 SAA 相似或稍轻；如抽取灶性增生部位的骨髓，则细胞数量减少不很明显，甚至幼红细胞可增多，但巨核细胞难见。

3. 其他检查

主要用于病因及发病机制的评估。可出现 CD4+细胞与 CD8+细胞比值降低，Th1 与 Th2 型细胞比值升高。

三、防治措施

（一）治疗措施

1. 一般治疗

预防感染；注意饮食及环境卫生；避免出血，防止外伤及剧烈活动；禁用对骨髓和血小板功能有抑制作用的药物；防止患者与任何对骨髓造血有毒性作用的物质接触。

2. 支持疗法

（1）纠正贫血　血红蛋白<60g/L 且对贫血耐受力较差的患者，可输注红细胞，但应防止输血过多。

（2）控制出血　发生出血时，可用酚磺乙胺、氨基己酸（泌尿生殖系统出血患者禁用）治疗。女性子宫出血可肌注丙酸睾酮。血小板减少引起的严重出血应及时输注浓缩血小板。肝脏疾病如有凝血因子缺乏时应予纠正。

（3）控制感染　有呼吸道及其他感染时，经验性选择广谱抗生素治疗，同时留取感染部位的分泌物或排泄物、血液等做细菌培养和药敏试验，根据药敏试验及时更换敏感抗生素。长期广谱抗生素治疗可诱发真菌感染和肠道菌群失调，应加以防范。

（4）护肝治疗　如合并肝功能损害，应酌情选用护肝药物。

3. 刺激骨髓造血

（1）雄激素　为治疗 NSAA 的首选药物，治疗机制是：①增加红细胞生成素（EPO）的产生，并加强造血干细胞对 EPO 的敏感性；②促进多能干细胞增殖和分化。常用药物有司坦唑醇、十一酸睾酮、达那唑、丙酸睾酮等。疗程至少 3 个月以上，如治疗半年以上无网织红细胞或血红蛋白上升趋势，确定为无效。药物不良反应有雄性化（以丙酸睾酮最明显），肝脏毒性反应（以司坦唑醇等较明显）等。

（2）造血生长因子　特别适用于 SAA。有重组人粒系集落刺激因子（G-CSF）、重组人红细胞生成素（EPO）等。一般在免疫抑制治疗 SAA 后使用，剂量可酌减，维持 3 个月以上为宜。

（3）造血干细胞移植　对 40 岁以下、无感染及其他并发症、有合适供体的 SAA 患者，可考虑造血干细胞移植。

4. 应用免疫抑制剂

抗胸腺细胞球蛋白及抗淋巴细胞球蛋白是目前治疗重型再障的主要药物，临床常联合应用环孢素、大剂量甲泼尼龙、丙种球蛋白、CD3 单克隆抗体等治疗重型再障。

5. 异基因骨髓移植

用于重型再障，年龄<40 岁的患者，最好在输血之前尽早进行。

（二）疗效判断标准

1. 基本治愈

近 3 个月未行输血治疗的前提下，贫血和出血症状消失，Hb>120g/L（男性患者）或>110g/L（女性患者）；中性粒细胞>$1.5×10^9$/L；血小板>$100×10^9$/L，随访一年能够维持。

2. 缓解

近 3 个月未行输血治疗的前提下，贫血和出血症状消失，Hb>120g/L（男性患者）或>110g/L（女性患者）；白细胞>$3.5×10^9$/L；血小板计数有明显增加，随访 3 个月能够维持或更加好转。

3. 明显好转

近 3 个月未行输血治疗的前提下，贫血和出血症状明显好转，Hb 较上一个月增加 30g/L 以上，并能维持。

4. 治疗无效

经充分规范治疗后，血液检查未达到明显好转的水平。

（三）预防措施

加强环境治理与保护，避免频繁、过多接触各类电离辐射，严格把握药物使用指征，不乱用乱服抗生素。

第二十六节 甲状腺功能亢进症

一、概述

甲状腺毒症是指循环血液中甲状腺激素过多，引起以神经、循环、消化等系统兴奋性增高和代谢亢进为主要表现的一组临床综合征。根据甲状腺的功能状态，甲状腺毒症可分类为甲状腺功能亢进类型和非甲状腺功能亢进类型。甲状腺功能亢进症（简称甲亢），是指甲状腺腺体本身产生甲状腺激素过多而引起的甲状腺毒症，其病因主要是弥漫性毒性甲状腺肿（Graves病，GD）、多结节性毒性甲状腺肿和甲状腺自主高功能腺瘤，其中GD是甲状腺功能亢进症的最常见病因，占全部甲亢的80%~85%。我国患病率约1.2%，女性发病显著高于男性，女∶男为（4~6）∶1，高发年龄为20~50岁。Graves病为器官特异性自身免疫病。以遗传易感为背景，在环境因素作用下产生自身免疫反应，出现针对甲状腺细胞TSH受体的特异性自身抗体，不断刺激甲状腺细胞增生和甲状腺激素合成、分泌增加而致Graves病。

二、临床诊断

（一）诊断要点

1. 甲亢的诊断

具备以下三项诊断即可成立。

（1）高代谢症状和体征：怕热多汗、皮肤潮湿、低热、多食善饥、体重锐减和疲乏无力。糖耐量减低或加重糖尿病；血总胆固醇降低。

（2）甲状腺肿大：双侧甲状腺弥漫性、对称性肿大，质地表现不同，多柔软，无压痛，肿大的甲状腺随吞咽而上下移动。甲状腺上下极可触及震颤，闻及血管杂音，为甲亢的特异性体征。

（3）血清TT_3、FT_3、TT_4、FT_4增高，TSH减低。

2. GD的诊断

①甲亢诊断确立；②甲状腺弥漫性肿大（触诊和B超证实）；③眼球突出和其他浸润性眼征；④胫前黏液性水肿；⑤促甲状腺激素受体抗体（TRAb）、甲状腺刺激抗体（TSAb）阳性；⑥甲状腺球蛋白抗体（TGAb）、甲状腺过氧化物酶抗体（TPOAb）阳性。

①+②项为诊断必备条件，少数病例可以无甲状腺肿大。③~⑤项虽为诊断的辅助条件，但是GD甲亢诊断的重要依据。⑥项虽非本病的致病性抗体，但提示本病的自身免疫病因。

（二）特殊类型甲亢的诊断

1. 甲状腺危象

甲状腺危象是甲状腺毒症急性加重的综合征，多发生于较重的甲亢未予治疗或治疗不充分的患者。主要诱因有感染、手术、创伤、精神刺激及放射性碘治疗等。临床表现有：体温>39℃、心率增快>140次/分、烦躁不安、大汗淋漓、厌食、恶心呕吐、腹泻，继而出现虚脱、休克、嗜睡或谵妄，甚至昏迷。部分可伴有心力衰竭、肺水肿，偶有黄疸。白细胞总数及中性粒细胞常升高。血T_3、T_4升高，TSH显著降低，病情轻重与血TH水平可不平行。

2. 淡漠型甲亢

多见于老年人，起病隐匿，全身症状明显，以纳差、乏力、消瘦、淡漠为主要表现，易发生心绞痛、心力衰竭、房颤等，高代谢表现、甲状腺肿大及眼征不明显。

3. 亚临床甲亢

患者无自觉症状，血T_3、T_4正常，但TSH显著降低，部分患者可进展为临床型甲亢。

4. 甲状腺毒症性心脏病

常表现为心力衰竭，分为两种类型：①心动过速和心脏排出量增加导致的心力衰竭，主要发生在年轻甲亢患者，心力衰竭非心脏泵衰竭所致，而是由于心脏高排出量后失代偿引起，称为

"高排出量型心力衰竭"，常随甲亢控制，心功能恢复。②诱发和加重已有的或潜在的缺血性心脏病发生的心力衰竭，房颤是影响心脏功能的因素之一，多发生于老年患者，发生心脏泵衰竭。

5. 妊娠期甲亢

妊娠期甲状腺激素结合球蛋白（TBG）增高，引起血清 TT_4 和 TT_3 增高，因此，妊娠期甲亢的诊断应依赖血清 FT_4、FT_3 和 TSH。

6. 胫前黏液性水肿

与 Graves 眼病（GO）同属于自身免疫病，见于约 5% 的 GD 患者，水肿出现在胫骨前下 1/3 部位，也见于足背、踝关节、肩部、手背或手术瘢痕处，偶见于面部，皮损大多为对称性。

（三）主要鉴别诊断

1. 亚急性甲状腺炎

发病与病毒感染有关。多有发热，短期内甲状腺肿大，触之坚硬而疼痛。白细胞正常或升高，血沉增高，摄 ^{131}I 率下降，TGAb、TPOAb 正常或轻度升高。

2. 慢性淋巴细胞性甲状腺炎

发病与自身免疫有关。多见于中年女性，甲状腺弥漫肿大，尤其是峡部肿大更为明显，质较坚实。TGAb、TPOAb 阳性，且滴度较高。B 超显示甲状腺内部不均匀低密度回声，核素扫描显示甲状腺功能减低，甲状腺细针穿刺可见成堆淋巴细胞。本病常可逐渐发展成甲减。

（四）Graves 眼病的分级诊断

GO 欧洲研究组（EUGOGO）应用突眼度、复视和视神经损伤三个指标评估 GO 病情的程度：①轻度：突眼度 19～20mm，复视间歇性发作，视神经诱发电位异常，视力>9/10；②中度：突眼度 21～23mm，复视非持续性存在，视力>8/10～5/10；③重度：突眼度>23mm，复视持续存在，视力<5/10。

（五）辅助检查的临床应用

1. 血清甲状腺激素测定

血清甲状腺激素测定是发现与诊断甲亢的必查指标，并可以评估病情、随访治疗。① TT_3 和 TT_4：TT_3 较 TT_4 更为灵敏，更能反映本病的程度与预后；② FT_3 和 FT_4：游离甲状腺激素是实现该激素生物效应的主要部分，且不受血中 TBG 浓度和结合力的影响，是诊断甲亢的首选指标。

2. TSH 测定

TSH 是反映甲状腺功能最敏感的指标，也是反映下丘脑-垂体-甲状腺轴功能、鉴别原发性与继发性甲亢的敏感指标，尤其对亚临床型甲亢和甲减的诊断具有更重要意义。测定高敏 TSH（sTSH）灵敏度更高。

3. 甲状腺自身抗体测定

甲状腺自身抗体测定是鉴别甲亢病因、诊断 GD 的指标之一，TRAb 中的 TSH 受体抑制性抗体（TSBAb）能反映自身抗体对甲状腺细胞的刺激功能。TRAb 阳性率 75%～96%，多数患者血中可检出 TGAb 和（或）TPOAb，如长期持续阳性，且滴度较高则提示可能进展为自身免疫性甲减。

4. 甲状腺摄 ^{131}I 率

主要用于甲状腺毒症病因鉴别：甲状腺功能亢进类型的甲状腺毒症 ^{131}I 摄取率增高；非甲状腺功能亢进类型的甲状腺毒症 ^{131}I 摄取率减低。

5. 其他检查

超声、CT、MRI 等有助于甲状腺、异位甲状腺肿和球后病变性质的诊断。放射性核素扫描有助于诊断甲状腺自主高功能腺瘤。

三、防治措施

（一）治疗措施

目前尚缺乏对 GD 的病因治疗方法，针对甲亢的治疗措施包括抗甲状腺药物（ATD）、^{131}I 放射治疗和手术治疗。ATD 的作用是抑制甲状腺合成甲状腺激素，^{131}I 放射治疗和手术治疗是通过破坏甲状腺组织、减少甲状腺激素的产生，达到病情控制的治疗目的。

1. 一般治疗

适当休息、避免精神紧张及过度劳累。补充足够热量和营养，减少碘摄入量，忌用含碘药物。精神紧张和失眠患者可酌用镇静剂。

2. 甲状腺功能亢进的治疗

（1）抗甲状腺药物 有硫脲类（如丙硫氧嘧啶）和咪唑类（如甲巯咪唑和卡比马唑）两类药物。适应证：①病情轻、中度患者；②甲状腺轻、中度肿大；③年龄<20岁；④孕妇、高龄或由于其他严重疾病不适宜手术者；⑤手术前和^{131}I治疗前的准备；⑥手术后复发且不适宜^{131}I治疗者。治疗分为初治、减量和维持期3个阶段，疗程通常在1.5~2.5年或以上。不良反应有粒细胞减少、药疹和中毒性肝病，开始治疗前必须进行血液一般检查。

停药指征：①肿大的甲状腺明显缩小；②所需的药物维持量小；③血T_3、T_4、TSH长期测定在正常范围内；④TSAb或TRAb转阴。目前认为ATD维持治疗18~24个月可以停药。复发是指甲亢完全缓解，停药半年后又有反复者，多在停药后1年内发生。

（2）放射性^{131}I治疗 甲状腺能高度摄取和浓集碘，^{131}I衰减时释出大量β射线（在组织内的射程约2mm）可破坏甲状腺滤泡上皮而减少TH分泌，并可抑制甲状腺内淋巴细胞的抗体生成。此法安全简便，费用低廉，临床治愈率高，复发率低。

适应证：①成人GD伴甲状腺肿大Ⅱ度以上；②ATD治疗失败或过敏；③甲亢手术后复发；④甲状腺毒症心脏病或甲亢伴其他病因的心脏病；⑤甲亢合并白细胞和（或）血小板减少或全血细胞减少；⑥老年甲亢；⑦甲亢合并糖尿病；⑧毒性多结节性甲状腺肿；⑨自主功能性甲状腺结节合并甲亢。

禁忌证：妊娠和哺乳期妇女。主要并发症为甲状腺功能减退，发生甲减后均需用甲状腺素替代治疗。

（3）手术治疗 个体化实施甲状腺次全切除术等。适应证：①中、重度甲亢，长期服药无效，停药后复发，或不愿长期服药者；②甲状腺显著肿大，压迫邻近器官；③胸骨后甲状腺肿伴甲亢者；④结节性甲状腺肿伴甲亢者。禁忌证：①伴严重Graves眶病；②合并较重心、肝、肾疾病，不能耐受手术；③妊娠初3个月和第6个月以后。

（4）其他治疗 ①β受体阻滞剂适用于各类甲亢，但主要在药物治疗的初治期使用，可控制心动过速等临床症状。也用于甲状腺危象、^{131}I治疗前后及手术前准备。常用比索洛尔、美托洛尔等。②复方碘液仅适用于甲状腺危象及手术前准备。

3. Graves眼病的治疗

轻度Graves眼病病程一般呈自限性，治疗以局部治疗和控制甲亢为主。治疗包括：①畏光：戴有色眼镜；②角膜异物感：人工泪液；③保护角膜：夜间遮盖；④眶周水肿：抬高床头；⑤轻度复视：棱镜矫正；⑥强制性戒烟；⑦有效控制甲亢等。中、重度Graves眼病在上述治疗基础上根据具体情况强化治疗，包括甲状腺制剂、免疫抑制剂、放射治疗和眶减压手术。

（二）甲状腺危象的治疗

积极治疗甲亢是预防危象发生的关键。

1. 消除诱因。

2. 抑制TH合成：使用大量抗甲状腺药物，首选丙硫氧嘧啶。

3. 抑制TH释放：抗甲状腺药物、复方碘溶液和碘化钠。

4. 迅速阻滞儿茶酚胺释放，降低周围组织对甲状腺激素的反应性，如普萘洛尔。

5. 肾上腺糖皮质激素：常用氢化考的松。

6. 对症治疗：如降温、镇静、保护脏器功能、防治感染等。

7. 其他：如血液透析、腹膜透析或血浆置换等。

（三）预防措施

1. 预防发病

GD属于自身免疫性疾病，好发于青壮年女性，有明确遗传背景的高危者应避免环境因素的作用诱发发病，包括预防各种细菌感染、病毒感染，生活规律，月经周期正常，不使用含性激素类药物，日常中避免过度情绪变化、创伤、醉酒等应激状态的出现。

2. 规范治疗预防危象与致疾

出现类似甲亢的临床表现或发现颈部增粗，及时就诊明确诊断，一旦确立诊断，严格按照医嘱实施药物治疗，不可随意增减药物或停服用物，按时随诊复查甲状腺功能。合并 GO 的患者加强眼部护理，预防视力严重下降甚至失明。

第二十七节　甲状腺功能减退症

一、概述

甲状腺功能减退症简称甲减，是由于甲状腺结构和功能异常，导致甲状腺激素分泌及合成减少，或发生甲状腺激素抵抗，引起全身代谢减低的临床综合征。主要病理改变为黏多糖在组织和皮肤堆积，呈黏液性水肿。临床患病率为1%左右，女性较男性多见，随年龄增加患病率上升。甲减根据病变部位分为：①原发性甲减：由于甲状腺腺体本身病变引起的甲减，占全部甲减的95%以上。其中自身免疫、甲状腺手术和甲状腺功能亢进症 ^{131}I 治疗为三大常见原因。②中枢性甲减或继发性甲减：由于下丘脑和垂体病变引起的促甲状腺激素释放激素（TRH）或促甲状腺激素（TSH）产生和分泌减少所致的甲减，见于垂体外照射、垂体大腺瘤、颅咽管瘤及产后大出血等。③甲状腺激素抵抗综合征：由于甲状腺激素在外周组织实现生物效应障碍引起的甲减。根据甲状腺功能减低的程度分为临床甲减和亚临床甲减。

二、临床诊断

（一）诊断要点

有甲减的症状和体征，血清 TSH 增高，TT_4、FT_4 均降低，即可诊断原发性甲减，应进一步明确甲减的原因；血清 TSH 减低或者正常，TT_4、FT_4 降低，应考虑为中枢性甲减，需进一步进行下丘脑和垂体的相关检查，明确下丘脑和垂体病变。

甲减的主要临床特点：有 ^{131}I 治疗史、甲状腺手术史、桥本甲状腺炎、Graves 病等病史或甲状腺疾病家族史。起病隐匿，进展缓慢，病程较长，多数患者缺乏特异性的临床表现，以代谢率减低和交感神经兴奋性下降为主。典型症状有怕冷、少汗、乏力、手足肿胀感、嗜睡、记忆力减退、关节疼痛、体重增加、便秘、女性月经紊乱或月经过多、不孕等。查体可见面色苍白、表情呆滞、反应迟钝、声音嘶哑、听力障碍、颜面及眼睑水肿、唇厚、舌大常有齿痕（甲减面容）、皮肤干燥、粗糙、皮温低，毛发稀疏干燥，常有水肿，脉率缓慢，跟腱反射时间延长。少数患者出现胫前黏液性水肿。病情严重者可以发生黏液性水肿昏迷。

（二）主要鉴别诊断

1. **垂体瘤**

经检查发现蝶鞍增大者，应与垂体瘤鉴别，原发性甲减 TRH 分泌增加可导致高泌乳素血症、溢乳及蝶鞍增大，与垂体泌乳素瘤相似，经 MRI 检查可鉴别。

2. **甲状腺癌**

患者甲状腺肿质地坚硬，需注意排除甲状腺癌，甲状腺癌患者甲状腺多呈结节性，质地坚硬而固定，可伴局部淋巴结肿大，超声及核素检查可见孤立病灶，穿刺细胞学检查有助于确定诊断。

（三）辅助检查的临床应用

1. **甲状腺功能检查**

甲状腺功能检查是确诊甲减及评估病情、随

访治疗的主要辅助检查。原发性甲减者血清 TSH 增高，TT_4、FT_4 均降低，三者升降的程度与病情严重程度相关。血清总 T_3（TT_3）、游离 T_3（FT_3）早期正常，晚期减低。因为 T_3 主要来源于外周组织 T_4 的转换，所以不作为诊断原发性甲减的必备指标。亚临床甲减仅有 TSH 增高，TT_4 和 FT_4 正常。

2. 自身抗体检查

TPOAb 和 TgAb 是诊断自身免疫甲状腺炎（包括桥本甲状腺炎、萎缩性甲状腺炎）的主要指标。TPOAb 的诊断意义确切，TPOAb 升高伴血清 TSH 水平增高，提示甲状腺细胞已经发生损伤。

3. 其他检查

可有轻、中度贫血，血清总胆固醇升高。血清心肌酶谱可升高，部分患者血清催乳素升高伴有蝶鞍增大，需与垂体催乳素瘤相鉴别。

三、防治措施

（一）治疗目标

1. 临床症状和体征缓解，生活质量改善。
2. 血清 TSH、TT_4、FT_4 逐渐恢复到正常范围。

（二）药物治疗

主要措施为甲状腺素补充或替代治疗。一般需要终生给予甲状腺素补充或替代治疗，起始剂量和达到完全替代剂量所需时间根据患者的病情轻重、年龄及体重、心脏状态确定，强调个体化。左甲状腺素（$L-T_4$）是目前最常用的药物，$L-T_4$ 可在体内转换为 T_3。成年患者 $L-T_4$ 替代剂量范围在 50~200μg/d，平均 125μg/d，按体重计，其剂量范围为 1.6~1.8μg/(kg·d)，老年患者约 1.0μg/(kg·d)，妊娠期女性应增加 30%~50%。甲状腺癌术后的患者常用剂量为 2.2μg/(kg·d)。年龄<50 岁、既往无器质性心脏病史患者可以尽快达到完全替代剂量；年龄>50 岁的患者服药之前常规评估心脏功能状态，一般从 25~50μg/d 剂量开始，每 1~2 周增加 25μg 直至达到治疗目标。有冠心病病史的患者，起始剂量宜小，调整剂量宜慢，防止诱发和加重心脏病。$L-T_4$ 宜饭前服用，与其他药物的服用间隔时间应>4 小时。

（三）亚临床甲减的治疗

亚临床甲减的患病率随年龄增长而增高，女性多于男性。亚临床甲减的主要危害是引起血脂代谢异常，促进成年人动脉粥样硬化病变的发生、发展。其中部分患者可进展为临床甲减。治疗应根据患者不同年龄、婚育状况等进行分层治疗。

1. 高胆固醇血症患者

血清 TSH>10mU/L，需要给予 $L-T_4$ 治疗。

2. 妊娠期女性

甲减可影响胎儿智能发育，应尽快使血清 TSH 降到<2.5mU/L。

3. 年轻患者

尤其是 TPOAb 阳性者，经治疗应将 TSH 降到 2.5mU/L 以下。

（四）黏液性水肿昏迷的治疗

黏液性水肿昏迷是一种罕见的危及生命的危症，多见于年龄超过 65 岁的老年甲减患者，临床表现为嗜睡、精神异常、木僵，查体可见皮肤苍白、低体温、心动过缓，严重者出现呼吸衰竭和心力衰竭。预后差，病死率高。主要治疗措施包括：

1. 去除或治疗诱因

发病诱因中感染约占 35%，故应积极控制感染，禁用镇静、麻醉剂以免加重中枢抑制等。

2. 补充甲状腺激素

立即静脉注射 $L-T_4$ 300~400μg，继之静脉滴注 $L-T_4$ 50~100μg/d，直至患者意识恢复后改为口服给药。经治疗如症状无改善，尽早改用 T_3 静脉注射。

3. 应用糖皮质激素

静脉滴注氢化可的松 200~400mg/d。

4. 对症治疗

纠正呼吸衰竭、低血压，注意保温，加强支

持治疗。

（五）预防措施

碘摄入量与甲减的发生和发展显著相关。维持碘摄入量在尿碘 100~199ug/L 安全范围是防治甲减的基础预防措施，特别是对于具有甲状腺疾病遗传背景、甲状腺自身抗体阳性和亚临床甲减等易感人群，应重视食源性碘的摄入。

第二十八节　糖尿病

一、概述

糖尿病（DM）是一组由于胰岛素分泌和（或）作用缺陷所引起的，以慢性血葡萄糖（血糖）水平增高为特征的代谢性疾病，长期碳水化合物以及脂肪、蛋白质代谢紊乱，引起多系统损害，导致眼、肾、神经、心脏、血管等组织器官的慢性进行性病变、功能减退及衰竭。糖尿病是常见病、多发病，其患病率随着人口老龄化、生活方式改变而呈逐渐增长的流行趋势。估计我国现有糖尿病患者超过 4000 万，居世界第 2 位。2型糖尿病的发病有明显的低龄化趋向，儿童的发病率逐渐升高。糖尿病已成为发达国家继心血管病和肿瘤之后的第三大非传染性疾病。不同类型糖尿病的病因不尽相同，即使在同一类型中也存在着异质性。总的来说，遗传因素及环境因素共同参与其发病过程。

对于糖尿病的分类，目前国际上通用 WHO 糖尿病专家委员会提出的病因学分型标准（1999）：①1 型糖尿病（T1DM）指 β 细胞破坏，导致胰岛素绝对缺乏的糖尿病。②2 型糖尿病（T2DM）从以胰岛素抵抗为主伴胰岛素分泌不足到以胰岛素分泌不足为主伴胰岛素抵抗。③其他特殊类型糖尿病。④妊娠期糖尿病（GDM）指妊娠期间发生的不同程度的糖代谢异常。

1 型糖尿病的自然病史：①个体具有遗传易感性；②某些触发事件如病毒感染引起少量胰岛 β 细胞破坏并启动自身免疫过程；③出现免疫异常；④胰岛 β 细胞数目开始减少，仍能维持糖耐量正常；⑤胰岛 β 细胞持续损伤达到一定程度时（残存 10% β 细胞），胰岛素分泌不足，糖耐量降低或出现临床糖尿病，需用胰岛素治疗；⑥胰岛 β 细胞几乎完全消失，需依赖胰岛素维持生命。

2 型糖尿病的自然病史：早期存在胰岛素抵抗而胰岛 β 细胞可代偿性增加胰岛素分泌时，血糖可维持正常；当 β 细胞功能有缺陷、对胰岛素抵抗无法代偿时，进展为糖调节受损（IGR）和糖尿病。T2DM 的 IGR 和糖尿病早期不需胰岛素治疗的阶段较长，但随着病情进展，相当一部分患者需用胰岛素控制血糖或维持生命。

二、临床诊断

（一）诊断线索

1. 三多一少症状。

2. 以糖尿病的并发症或伴发病首诊的患者；原因不明的酸中毒、失水、昏迷、休克；反复发作的皮肤疖或痈、真菌性阴道炎、结核病等；血脂异常、高血压、冠心病、脑卒中、肾病、视网膜病、周围神经炎、下肢坏疽以及代谢综合征等。

3. 高危人群：IGR［空腹血糖受损（IFG）和（或）糖耐量减低（IGT）］、年龄超过 45 岁、肥胖或超重、巨大胎儿史、糖尿病或肥胖家族史。

此外，30~40 岁及以上者健康体检或因各种疾病、手术住院时应常规排除糖尿病。

（二）诊断标准

目前国际上通用 WHO 糖尿病专家委员会提出的诊断标准（1999）。糖尿病诊断是基于空腹（指 8~10 小时内无任何热量摄入）血糖

（FPG）、任意时间（指一日内任何时间，无论上一次进餐时间及食物摄入量）或OGTT（采用75g无水葡萄糖）负荷中2小时血糖值（2hPG）。糖尿病症状指多尿、烦渴多饮和难于解释的体重减轻。

1. FPG

3.9~6.0mmol/L为正常；6.1~6.9mmol/L为IFG；≥7.0mmol/L（126mg/dL）应考虑糖尿病。

2. OGTT

2hPG<7.7mmol/L为正常糖耐量；7.8~11.0mmol/L为IGT；≥11.1mmol/L应考虑糖尿病。

3. 糖尿病的诊断标准

糖尿病症状加任意时间血浆葡萄糖≥11.1mmol/L或FPG≥7.0mmol/L，或OGTT 2hPG≥11.1mmol/L。需重复一次确认，诊断才能成立。

DM、IFG和IGT的诊断标准（1999年，WHO）

诊断类型	血糖 [mmol/L（mg/dL）]
糖尿病（DM）	FPG≥7.0（126），或者OGTT 2hPG或随机血糖≥11.1（200）
空腹血糖受损（IFG）	FPG≥6.1~7.0（110~126），且2hPG<7.8（140）
糖耐量减低（IGT）	FPG<7.0（126），且OGTT 2hPG≥7.8~11.1（140~200）

注：FPG为空腹血糖，PG为随机血糖，随机指餐后任何时间，注意随机血糖不能用于诊断IFG和IGT。

4. 诊断注意事项

（1）对于无糖尿病症状、仅一次血糖值达到糖尿病诊断标准者，必须在另一天复查核实而确定诊断。如复查结果未达到糖尿病诊断标准，应定期复查。IFG或IGT的诊断应根据3个月内的两次OGTT结果，用其平均值来判断。在急性感染、创伤或各种应激情况下可出现血糖暂时升高，不能以此诊断为糖尿病，应追踪随访。

（2）儿童糖尿病诊断标准与成人相同。

（3）推荐采用葡萄糖氧化酶法测定静脉血浆葡萄糖，不主张测定血清葡萄糖。

（三）并发症诊断

1. 急性并发症

酮症酸中毒、高渗高血糖综合征、乳酸性酸中毒等。

2. 慢性并发症

（1）大血管病变 动脉粥样硬化的患病率较高，发病年龄较轻，病情进展较快。动脉粥样硬化主要侵犯主动脉、冠状动脉、脑动脉、肾动脉和肢体外周动脉等，引起冠心病、缺血性或出血性脑血管病、肾动脉硬化、肢体动脉硬化等。

（2）微血管病变 微血管是指微小动脉和微小静脉之间、管腔直径在100μm以下的毛细血管及微血管网。微血管病变是糖尿病的特异性并发症。①糖尿病肾病：常见于病史超过10年的患者，是T1DM患者的主要死亡原因。在T2DM其严重性仅次于心、脑血管病。②糖尿病性视网膜病变：糖尿病病程超过10年，大部分患者合并程度不等的视网膜病变，是失明的主要原因之一。③其他：心脏微血管病变和心肌代谢紊乱可引起心肌广泛灶性坏死，称为糖尿病心肌病，可诱发心力衰竭、心律失常、心源性休克和猝死。

（3）神经系统并发症 可累及神经系统任何一部分。①中枢神经系统并发症：伴随严重DKA、高血糖高渗状态或低血糖症出现的神志改变；缺血性脑卒中；脑老化加速及老年性痴呆等。②周围神经病变：最常见，通常为对称性，下肢较上肢严重，病情进展缓慢。先出现肢端感觉异常，可伴痛觉过敏、疼痛，后期可有运动神经受累，出现肌力减弱甚至肌萎缩和瘫痪。③自主神经病变：较常见，并可较早出现，影响胃肠、心血管、泌尿生殖系统功能。

（4）糖尿病足 与下肢远端神经异常和不同程度周围血管病变相关，出现足部溃疡、感染和（或）深层组织破坏。

（5）其他 糖尿病还可引起视网膜黄斑病、

白内障、青光眼、屈光改变、虹膜睫状体病变等其他眼部并发症。皮肤病变也常见。

（四）鉴别诊断

1. 肾性糖尿

因肾糖阈降低所致，虽尿糖阳性，但血糖及OGTT正常。

2. 继发性糖尿病

肢端肥大症、库欣综合征、嗜铬细胞瘤等表现有血糖高、糖耐量异常，但有相应的临床表现、血中相应激素水平增多以及影像学改变。

3. T1DM 与 T2DM 的鉴别

1型糖尿病与2型糖尿病的鉴别要点

鉴别项	1型糖尿病	2型糖尿病
年龄	多见于儿童和青少年	多见于中、老年
起病	急	多数缓慢
症状（三多一少）	明显	较轻或缺如
酮症酸中毒	易发生	少见
自身免疫性抗体	阳性率高	阴性
血浆胰岛素和C肽	低于正常	正常、高于正常或轻度降低
治疗原则	必须胰岛素	基础治疗、口服降糖药，必要时用胰岛素

（五）辅助检查的临床应用

1. 糖代谢相关检查

主要用于发现与证实血糖持续性升高，是诊断的必查指标。

（1）尿糖 为诊断的重要线索，但非诊断依据。

（2）血糖 是诊断的主要依据，也是长期监控病情和判断疗效的主要指标。

（3）口服葡萄糖耐量试验（OGTT） 当血糖高于正常范围而又未达到糖尿病诊断标准，须在清晨空腹做OGTT。

（4）糖化血红蛋白 A_1（$GHbA_1$）测定 $GHbA_1$可反映取血前8~12周的平均血糖状况，是监测糖尿病病情的重要指标。$GHbA_1 \geq 6.5\%$有助于糖尿病的诊断，尤其是对于血糖波动较大的患者有诊断意义。

2. 胰岛功能检测

主要用于了解评估胰岛B细胞功能，鉴别T1DM与T2DM，指导胰岛素的临床应用。

（1）胰岛素释放试验 正常人空腹基础血浆胰岛素为35~145pmol/L（5~20mU/L），口服75g无水葡萄糖后，血浆胰岛素在30~60分钟上升至高峰，峰值为基础值5~10倍，3~4小时恢复到基础水平。本试验反映基础和葡萄糖介导的胰岛素释放功能。

（2）C肽释放试验 方法同上。基础值不小于400pmol/L，高峰时间同上，峰值为基础值5~6倍。反映基础和葡萄糖介导的胰岛素释放功能。C肽测定不受血清中的胰岛素抗体和外源性胰岛素影响。

（3）其他 静脉注射葡萄糖-胰岛素释放试验检测β细胞功能，了解胰岛素释放第一时相；胰升糖素-C肽刺激试验反映β细胞储备功能等。

3. 并发症相关检查

用于了解评估并发症与伴发病，全面进行病情及预后的评估。根据病情需要选用血脂四项、肝肾功能等；急性严重代谢紊乱时的酮体、电解质、酸碱平衡检查；心、肝、肾、脑、眼科以及神经系统的各项辅助检查，如腹部超声、眼底血管荧光造影、肌电图、运动神经传导速度及尿白蛋白排泄率等。

4. 自身免疫反应的标志性抗体检测

用于协助诊断1型糖尿病。多数1型糖尿病患者在发现高血糖时，ICA、IAA和GAD-Ab测定，其中一种或几种自身抗体可阳性。

(六)识别糖尿病高危人群

糖尿病的高危人群是指年龄超过18岁,存在一个及以上高危因素的个体。高危因素包括:①年龄≥40岁;②有糖尿病前期病史;③BMI≥24kg/m²或中心性肥胖(腰围男性≥90cm,女性≥85cm);④缺乏体力活动;⑤一级亲属中有T2DM患者;⑥有巨大胎儿生产史或GDM病史;⑦有高血压或正在降压治疗;⑧有血脂异常或正在进行调脂治疗;⑨有动脉粥样硬化性心脑血管病史;⑩有一过性类固醇糖尿病史;⑪多囊卵巢综合征病史;⑫长期使用抗精神病或抗抑郁药治疗。

三、防治措施

(一)治疗目标

糖尿病强调早期、长期、个体化、积极而理性的治疗原则。治疗目标是纠正代谢紊乱,使血糖、血脂、血压降至正常或接近正常,消除症状、防止或延缓并发症,提高生活质量,延长寿命。

中国2型糖尿病的控制目标

指标	目标值
血糖 [mmol/L(mg/dL)] *	空腹3.9~7.2(70~130),非空腹<10.0(180)
HbA1c(%)	<7.0
血压(mmHg)	<130/80
HDL-C [mmol/L(mg/dL)]	男性>1.0(40),女性>1.3(50)
TG [mmol/L(mg/dL)]	<1.7(150)
LDL-C [mmol/L(mg/dL)]	未合并冠心病<2.6(100),合并冠心病<1.8(70)
体重指数(BMI,kg/m²)	<24
尿白蛋白/肌酐比值 [mg/mmol(mg/g)]	男性<2.5(22),女性<3.5(31)
尿白蛋白排泄率 [μg/min(mg/d)]	<20(30)
主动有氧活动(分钟/周)	≥150

*毛细血管血糖

(二)治疗措施

国际糖尿病联盟(IDF)提出糖尿病治疗的5个要点:医学营养治疗、运动疗法、血糖监测、药物治疗和糖尿病教育。

1. 糖尿病健康教育

糖尿病健康教育是重要的基础治疗措施之一,健康教育包括糖尿病防治专业人员的培训,医务人员的继续医学教育,患者及其家属和公众的卫生保健教育。让患者了解糖尿病的基础知识和治疗控制要求,学会测定尿糖或正确使用便携式血糖计,掌握医学营养治疗的具体措施和体育锻炼的具体要求、使用降血糖药物的注意事项,学会胰岛素注射技术,做到生活规律,戒烟和烈性酒,讲求个人卫生,预防各种感染。

2. 医学营养治疗(MNT)

对T1DM患者,在合适的总热量、食物成分、规则的餐次安排等措施基础上,配合胰岛素治疗有利于控制高血糖和防止低血糖。对T2DM患者,尤其是肥胖或超重者,医学营养治疗有利于减轻体重,改善糖、脂代谢紊乱和高血压以及减少降糖药物剂量。医学营养治疗方案包括:

(1)计算总热量 按患者性别、年龄和身高查表或用简易公式计算理想体重[理想体重(kg)=身高(cm)-105],然后根据理想体重和工作性质,参照原来生活习惯等,计算每日所需总热量。成年人休息状态下每日每千克理想体重给予热量105~125.5kJ(25~30kcal),轻体力劳动125.5~146kJ(30~35kcal),中度体力劳动146~167kJ(35~40kcal),重体力劳动167kJ(40kcal)以上。儿童、孕妇、乳母、营养不良和消瘦以及伴有消耗性疾病者应酌情增加,肥胖者酌减,使体重逐渐恢复至理想体重的±5%。

（2）营养物质含量　糖类占饮食总热量50%~60%；蛋白质含量一般不超过总热量15%，伴有糖尿病肾病而肾功能正常者应限制至0.8g，血尿素氮升高者应限制在0.6g；脂肪约占总热量30%，饱和脂肪、多价不饱和脂肪与单价不饱和脂肪的比例应为1∶1∶1，每日胆固醇摄入量宜在300mg以下。

（3）合理分配　可按每日三餐分配为1/5、2/5、2/5或1/3、1/3、1/3。

3. 体育锻炼

应进行有规律的合适运动。根据年龄、性别、体力、病情及有无并发症等不同条件，循序渐进和长期坚持。对T2DM患者（尤其是肥胖患者），适当运动有利于减轻体重、提高胰岛素敏感性。

4. 病情监测

定期监测血糖，每3~6个月定期复查A1C，了解血糖总体控制情况，及时调整治疗方案。每年1~2次全面复查，了解血脂以及心、肾、神经和眼底情况，尽早发现有关并发症，给予相应治疗。

5. 口服降糖药物治疗

（1）促胰岛素分泌剂　①磺脲类（SUs）：主要作用为刺激胰岛β细胞分泌胰岛素，作为单药治疗主要用于新诊断的T2DM非肥胖患者、用饮食和运动治疗血糖控制不理想时。年龄>40岁、病程<5年、空腹血糖<10mmol/L时效果较好。T2DM晚期β细胞功能几乎消失时，SUs及其他胰岛素促分泌剂均不再有效，须采用外源性胰岛素替代治疗。常用格列吡嗪和格列齐特的控释药片，早餐前半小时服用，根据血糖逐渐增加剂量，剂量较大时改为早、晚餐前两次服药，直到血糖达到良好控制。禁忌证：T1DM，有严重并发症或晚期β细胞功能很差的T2DM，儿童糖尿病，孕妇、哺乳期妇女，大手术围手术期，全胰腺切除术后，对SUs过敏或有严重不良反应者等。不良反应：低血糖反应最常见，体重增加，皮肤过敏反应，消化系统症状，心血管系统症状。②格列奈类：快速作用的胰岛素促分泌剂，可改善早相胰岛素分泌，降血糖作用快而短，主要用于控制餐后高血糖。较适合于T2DM早期餐后高血糖阶段或以餐后高血糖为主的老年患者。可单独或与二甲双胍、胰岛素增敏剂等联合使用。禁忌证与SUs相同。常用瑞格列奈或那格列奈。

（2）双胍类　主要作用机制为抑制肝葡萄糖输出，也可改善外周组织对胰岛素的敏感性，增加对葡萄糖的摄取和利用。单独用药极少引起低血糖，常用二甲双胍，治疗T2DM尚伴有体重减轻、血脂谱改善、纤溶系统活性增加、血小板聚集性降低、动脉壁平滑肌细胞和成纤维细胞生长受抑制等，被认为可能有助于延缓或改善糖尿病血管并发症。适应证：①T2DM尤其是无明显消瘦的患者以及伴血脂异常、高血压或高胰岛素血症的患者，作为一线用药。②T1DM与胰岛素联合应有可能减少胰岛素用量和血糖波动。禁忌证：①肾、肝、心、肺功能减退以及高热患者禁忌，慢性胃肠病、慢性营养不良、消瘦者不宜使用本药；②T1DM不宜单独使用本药；③T2DM合并急性严重代谢紊乱、严重感染、外伤、大手术、孕妇和哺乳期妇女等；④对药物过敏或有严重不良反应者；⑤酗酒者；⑥肌酐清除率<60mL/min时不宜应用。不良反应：①消化道反应；②皮肤过敏反应；③乳酸性酸中毒：为最严重的副作用，二甲双胍极少引起乳酸性酸中毒。

（3）噻唑烷二酮类（TZDs，格列酮类）胰岛素增敏剂，明显减轻胰岛素抵抗，主要刺激外周组织的葡萄糖代谢，降低血糖，改善血脂异常、提高纤溶系统活性，对心血管系统和肾脏有潜在的保护作用。可单独或与其他降糖药物合用治疗T2DM患者，尤其是肥胖、胰岛素抵抗明显者；不宜用于T1DM、孕妇、哺乳期妇女和儿童。主要不良反应为水肿、体重增加，有心脏病、心力衰竭倾向或肝病者不用或慎用。单独应用不引起低血糖，常用罗格列酮或吡格列酮口服。

（4）α葡萄糖苷酶抑制剂（AGI）　抑制α-

葡萄糖苷酶，延迟碳水化合物吸收，降低餐后高血糖。为T2DM第一线药物，尤其适用于空腹血糖正常而餐后血糖明显升高者，可单独用药或与其他降糖药物合用。T1DM患者在胰岛素治疗基础上加用AGI有助于降低餐后高血糖。常见不良反应为胃肠反应，如腹胀、排气增多或腹泻。单用本药不引起低血糖常用阿卡波糖或伏格列波糖，AGI应在进食第一口食物后服用。饮食成分中应有一定量的糖类，否则AGI不能发挥作用。

6. 胰岛素治疗

（1）适应证 ①1型糖尿病；②2型糖尿病经饮食、运动和口服降糖药治疗未获得良好控制；③糖尿病酮症酸中毒、高渗性昏迷和乳酸性酸中毒伴高血糖时；④各种严重的糖尿病急性或慢性并发症；⑤手术、妊娠和分娩；⑥2型糖尿病β细胞功能明显减退者；⑦某些特殊类型糖尿病。目前主张2型糖尿病患者早期使用胰岛素，以保护β细胞功能。

（2）使用原则 应在综合治疗基础上进行。根据血糖水平、β细胞功能缺陷程度、胰岛素抵抗程度、饮食和运动状况等，决定胰岛素剂量。一般从小剂量开始，用量、用法必须个体化，及时稳步调整剂量。

（3）不良反应 低血糖反应最常见，其他有过敏反应、局部反应（注射局部红肿、皮下脂肪萎缩或增生）、胰岛素水肿、视力模糊等。

7. 手术治疗

通过腹腔镜操作的减肥手术，并发症少。

8. 慢性并发症的治疗

①糖尿病肾病应用ACEI或ARB，除可降低血压外，还可减轻微量白蛋白尿，延缓肾衰竭的发生和发展；②糖尿病视网膜病变可使用羟基苯磺酸钙、ACEI、ARB、蛋白质激酶C-β抑制剂等，必要时尽早应用激光光凝治疗，争取保存视力；③糖尿病周围神经病变，可用甲基维生素B_{12}、肌醇、α-硫辛酸以及对症治疗等；④对于糖尿病足，强调注意预防、防止外伤、感染，积极治疗血管病变和末梢神经病变。

9. 胰腺移植和胰岛细胞移植

仅限于伴终末期肾病的1型糖尿病患者。

（三）糖尿病酮症酸中毒的治疗

糖尿病酮症酸中毒（DKA）是由于糖尿病患者发生胰岛素重度缺乏及升糖激素异常升高，引起糖、脂肪、蛋白质代谢紊乱，出现以高血糖、酮症、代谢性酸中毒和脱水为主要表现的严重急性并发症，为最常见的糖尿病急症。糖尿病加重时，胰岛素绝对缺乏，不但血糖明显升高，血中成糖、成酮氨基酸均增加，使血糖、血酮升高。

1. 治疗原则

快速静脉补液恢复有效循环血容量，以适当速度降低血糖，纠正电解质及酸碱平衡失调，积极查明和消除诱因，防治并发症，降低病死率。

2. 救治措施

（1）静脉补液 补液是治疗的关键环节，根据具体病情把握补液量和速度，DKA失水量可达体重10%以上，因此，应按照患者原有体重及失水程度计算补液量，一般为原有体重的10%左右，常规首先补充0.9%氯化钠注射液，开始时输液速度较快，在1~2小时内输入0.9%氯化钠1000~2000mL，前4小时输入所计算失水量1/3的液体，以改善周围循环和肾功能。以后根据血压、心率、每小时尿量、末梢循环情况及有无发热、吐泻等决定输液量和速度。老年患者及原有心、肾疾病的患者，补液过程中应严密监测心肾功能，一般每4~6小时输液1000mL。24小时输液量应包括已失水量和部分继续失水量，一般为4000~6000mL，严重失水者可达6000~8000mL。当血糖下降至13.9mmol/L时可开始应用含糖的液体如5%葡萄糖液，并按每2~4g葡萄糖加入1U短效胰岛素。

（2）应用胰岛素 目前采用持续小剂量（短效）胰岛素治疗方案，即每小时每公斤体重给予0.1U胰岛素，使血清胰岛素浓度恒定达到100~200μU/mL。有休克和（或）严重酸中毒以及昏迷的重症患者，可静脉注射首次负荷剂量胰岛素10~20U。血糖下降速度一般以每小时降低3.9~

6.1mmol/L 为宜，每 1~2 小时复查血糖，及时调节输液中胰岛素的比例，病情稳定后过渡到胰岛素常规皮下注射。

（3）纠正电解质及酸碱平衡失调　①纠正酸中毒：严重酸中毒者，血 pH＜7.1，HCO_3^-＜5mmol/L 者应给予补碱治疗，但补碱不宜过多、过快。常用 5%碳酸氢钠溶液。②纠正低血钾：DKA 患者有不同程度失钾，治疗前的血钾水平不能真实反映体内缺钾程度，补钾应根据血钾和尿量：治疗前血钾低于正常，立即开始补钾，第一个 2~4 小时每小时补氯化钾 1.0~1.5g；血钾正常、尿量＜30mL/h，暂缓补钾，待尿量增加后再开始补钾。治疗过程中定时监测血钾和尿量，调整补钾量和速度。

（4）去除诱因及防治并发症　①防治脏器功能衰竭：在抢救过程中要注意治疗措施之间的协调，特别是预防脑水肿、心力衰竭和肾功能衰竭，预防上消化道出血，维持重要脏器功能。②控制感染：严重感染是常见诱因，亦可是发病后的合并症，应积极处理。

（四）预防措施

糖尿病尤其是 T2DM 被认为是慢性生活方式疾病，是遗传因素与环境因素共同作用的结果，其预防强调三级预防。

一级预防：加强糖尿病知识的宣传教育，提倡健康的生活方式尤其是健康的饮食习惯，适量有氧运动，保持正常体重，戒烟限酒，心理健康。对于重点人群（年龄≥45 岁，BMI≥25kg/m^2，糖尿病家族史，有 IGF 或 IGT 史，高甘油三酯血症，高血压及冠心病患者，年龄≥30 岁的妊娠女性，GDM 病史，多囊卵巢综合征患者等）进行一定的个体化的生活方式干预，包括减少主食摄入，每周 150 分钟有氧运动，减轻体重 5%~7%，使 BMI 维持在 24kg/m^2，控制饱和脂肪酸的摄入等。

二级预防：尽早发现糖尿病，防治糖尿病的慢性并发症。控制及纠正高血糖、高血压、血脂异常、超重、吸烟等高危因素，定期随访，检测治疗效果，使各项治疗达到目标值。

三级预防：筛查糖尿病并发症，及时处理各种并发症，降低残疾率与死亡率。

第二十九节　血脂异常

一、概述

血脂异常是指血浆中脂质的量和质发生异常，一般指血浆胆固醇（CH）或（和）甘油三酯（TG）升高，或高密度脂蛋白胆固醇（HDL-C）降低，也称为血脂紊乱。据流行病学研究，中国成人血脂异常已达 4.3 亿人，血总胆固醇（TC）和低密度脂蛋白胆固醇（LDL-C）升高率在男性和女性都随年龄增高，到 50~69 岁组到高峰，70 岁以后略有降低，50 岁以前男性高于女性，60 岁以后女性明显增高，甚至高于男性。高胆固醇血症与动脉粥样硬化关系密切，血脂异常并与其他心血管危险因素相互作用导致动脉粥样硬化，增加动脉粥样硬化性心血管疾病（ASCVD）的发病率和死亡率。

二、临床诊断

（一）诊断方法

家族史及个人生活方式、体检（营养状态、体型、腰臀比等）等可提供诊断线索，实验室检测可明确诊断。为及时发现血脂异常患者，20~40 岁成年人至少每 2 年检测 1 次血脂；40 岁以上男性和绝经期后女性应每年检测血脂；ASCVD

患者及其高危人群，每3~6个月测定1次血脂。因ASCVD原因住院的患者，应在入院24h内检测血脂。首次发现血脂异常时应在2~4周内复查血液生化，若仍属异常，则可确立诊断。发现血脂异常，应进行其他代谢指标包括空腹血糖、糖化血红蛋白及血尿酸等指标的检测，排除代谢异常综合征。

（二）诊断标准

血脂异常的诊断标准依据《中国成人血脂异常防治指南（2016年修订版）》的分层标准。血脂合适水平和异常切点主要适用于ASCVD一级预防的目标人群。

中国ASCVD一级预防人群血脂合适水平和异常分层标准[mmol/L（mg/dL）]

分层	总胆固醇	LDL-C	HDL-C	非-HDL-C	TG
理想水平		<2.6（100）		<3.4（130）	
合适水平	<5.2（200）	<3.4（130）		<4.1（160）	<1.7（150）
边缘升高	≥5.2（200）且<6.2（240）	≥3.4（130）且<4.1（160）		≥4.1（160）且<4.9（190）	≥1.7（150）且<2.3（200）
升高	≥6.2（240）	≥4.1（160）		≥4.9（190）	≥2.3（200）
降低			<1.0（40）		

（三）病因分类诊断

确诊的血脂异常患者应根据患者性别、年龄及伴发病病史、家族史、药物治疗史等，结合血脂异常的具体检测结果，判断是原发性血脂异常还是继发性血脂异常。

1. 原发性血脂异常

家族性脂蛋白异常血症是由于基因缺陷所致，大多数原发性血脂异常原因不明，认为是由多基因缺陷与环境因素相互作用的结果。临床上血脂异常多与肥胖症、高血压病、糖耐量异常或糖尿病等疾病伴发共存，与胰岛素抵抗有关。如超重、高血压、高血糖、高血浆胰岛素水平及血脂异常共存，互相影响，称为代谢综合征。

2. 继发性血脂异常

①某些全身系统性疾病如糖尿病、甲状腺功能减退症、库欣综合征、肝肾疾病、过量饮酒等可引起各种类型的血脂异常；②某些药物如噻嗪类利尿剂、β受体阻滞剂等长期服用，长期大量使用糖皮质激素等，均可导致血浆TC和TG水平升高。

（四）临床分类诊断

1. 高胆固醇血症

仅有总胆固醇增高。

2. 高甘油三酯血症

仅有甘油三酯升高。

3. 混合型高脂血症

总胆固醇和甘油三酯都高。

4. 低高密度脂蛋白血症

仅有高密度脂蛋白胆固醇降低。

（五）辅助检查的临床应用

1. 血脂四项检测

血脂异常一般通过常规健康体检，或由于其他疾患就诊进行常规血液生化检查时被发现，然后进一步诊断及分型。测定空腹（禁食12小时以上）血浆或血清血脂四项是诊断的主要方法，包括TC、TG、LDL-C和HDL-C。抽血前的最后一餐应忌食高脂食物和禁酒。检测结果可疑时应进行第二次检测。

2. 其他检查

包括心电图、心脏超声、颅脑CT，心脏CTA或选择项冠状动脉造影等，目的是评估与血脂异常相关的动脉粥样硬化的脏器病变，进行心血管疾病的危险分层。

三、防治措施

（一）治疗原则

纠正血脂异常的目的在于降低ASCVD的患

病率和死亡率。TC、LDL-C、TG 和 VLDL-C 增高是 ASCVD 的危险因素，其中以 LDL-C 最为重要，因 HDL-C 具有对 ASCVD 的保护作用，也应加以关注。治疗原则是：

1. 根据患者个体 ASCVD 危险程度，决定是否启动药物治疗。

2. 以生活方式干预为基础，生活方式改善可以同时干预其他 ASCVD 的危险因素。

3. 将控制 LDL-C 水平达标作为防控 ASCVD 危险的首要干预靶点，非 HDL-C 作为次要干预靶点。

4. 明确患者个体干预目标值，并使调脂治疗达到目标值，因各种原因不能达到目标值的患者，LDL-C 应至少降低 50%；LDL-C 基线在目标值以内的极高危患者，LDL-C 仍应降低 30% 左右。

5. 调脂药物首选他汀类。开始应用中等强度剂量的他汀，根据调脂疗效和患者耐受情况调整剂量。

6. 单用他汀类药物胆固醇水平不能达标者，可与其他调脂药物如依折麦布或中药制剂联合使用。

（二）治疗性生活方式干预

1. 控制饮食

包括控制饮食总热量，改善饮食结构，改变饮食习惯等，治疗时应给予患者饮食指导，告知高胆固醇含量食物类别及每天的摄入量极限，一般成年人胆固醇摄入量<300mg/d，碳水化合物占食物总热量的 50%~60%，适当补充可溶性膳食纤维 10~25g/d。

2. 改善生活方式

通过可行的、个体化的锻炼形式，将体重指数（BMI）控制在 $20.0 \sim 23.9 kg/m^2$；坚持每周 5~7 天、每次 30 分钟以上中等强度的有氧运动；完全戒烟并避免吸入二手烟；限制饮酒，包括酒的种类及饮酒量、饮酒习惯。

（三）药物治疗

1. 主要降低胆固醇的药物

（1）他汀类　是目前首选的降胆固醇药物，能够抑制胆固醇合成的限速酶 HMG-CoA 还原酶，减少胆固醇合成，并上调细胞表面 LDL 受体，加速血清 LDL 分解，减少 VLDL 合成。因此他汀类能显著降低血清 TC、LDL-C 和 ApoB 水平，也能降低血清 TG 水平和轻度升高 HDL-C 水平。适用于高胆固醇血症、混合性高脂血症和 ASCVD 患者。目前常用药物有阿托伐他汀、瑞舒伐他汀、氟伐他汀等。

多数患者对他汀类药耐受性良好，极少数严重者因横纹肌溶解而致急性肾衰竭，初始用药 4~6 周应复查肝肾功能及肌酶。他汀类不宜与环孢素、雷公藤、环磷酰胺、大环内酯类抗生素以及吡咯类抗真菌药（如酮康唑）等合用。儿童、孕妇、哺乳期妇女和准备生育的妇女禁用。

（2）肠道胆固醇吸收抑制剂　常用依折麦布，口服后抑制胆固醇和植物固醇在肠道的吸收，促进肝脏合成 LDL 受体，加速 LDL 清除，降低血清 LDL-C 水平。单药或与他汀类联合治疗高胆固醇血症、以 CH 升高为主的混合性高脂血症。禁用于妊娠期和哺乳期。

（3）胆酸螯合剂　阻碍胆酸的肠肝循环，促使胆酸随粪便排出，从而阻断肠道胆固醇的重吸收，降低 TC 和 LDL-C。适应证为高胆固醇血症、以 CH 升高为主的混合性高脂血症，常用考来烯胺等，主要不良反应为恶心、呕吐、腹胀、腹痛、便秘等消化道症状。

（4）普罗布考　通过影响脂蛋白代谢，使 LDL 通过非受体途径被清除，降低 TC 和 LDL-C。适应证为高胆固醇血症，尤其是纯合子型家族性高胆固醇血症。常见不良反应为恶心等。

2. 主要降低甘油三酯（TG）的药物

（1）贝特类　通过激活过氧化物酶体增殖物激活受体 α（PPAR-α），激活脂蛋白脂肪酶（LPL）降低血 TG 和 VLDL-C 水平，轻度降低 TC 和 LDL-C，升高 HDL-C。用于高甘油三酯血症和以 TG 升高为主的混合性高脂血症。常用的药物有非诺贝特、吉非贝齐和苯扎贝特等，常见不良反应与他汀类相似，禁用于肝肾功能不全患者，儿童、孕妇、哺乳期女性禁用。

（2）烟酸类　能抑制脂肪组织中激素敏感酯酶活性，减少游离脂肪酸进入肝脏，降低VLDL分泌，降低血TG、VLDL-C、TC、LDL-C及Lp（a），HDL-C轻度升高。常用烟酸缓释片等，常见不良反应有面部潮红、消化道反应等。

（3）高纯度鱼油制剂　主要成分为ω-3脂肪酸，可降低TG和轻度升高HDL-C，主要用于高甘油三酯血症和以TG升高为主的血脂异常。有出血倾向者禁用。

3. 新型调脂药物

包括前蛋白转化酶枯草溶菌素9（PCSK9）抑制剂、微粒体TG转移蛋白抑制剂、载脂蛋白B100合成抑制剂等，临床应用经验尚少。

（四）其他治疗

1. 脂蛋白血浆置换

脂蛋白血浆置换是家族性高TC血症，尤其是纯合子型家族性高TC血症患者重要的辅助治疗措施。

2. 肝移植和其他手术治疗

肝移植可使LDL-C水平明显改善。极严重纯合子型家族性高TC血症患者，在缺乏更有效的治疗时，可考虑采用部分回肠旁路手术和门腔静脉分流术。

（五）预防措施

原发性血脂异常多与遗传因素有关，有明确血脂异常家族史的患者，应注重一级预防措施，包括从小养成健康合理饮食的习惯，注意避免过多摄入高胆固醇、高油脂、高糖食物，监测体重，保持体重指数在合理的范围内，保持适当规律性有氧运动，一旦发现血脂异常，及时合理治疗与监测，防止血脂异常相关心脑血管疾病与代谢综合征的发病；继发性血脂异常多由某些疾病引起，当出现继发性血脂异常相关的原发病时，积极治疗原发病的同时，应进行适当的血脂干预。

第三十节　高尿酸血症与痛风

一、概述

高尿酸血症（HUA）是由于嘌呤代谢障碍，尿酸生成过多或（和）尿酸排泄减少引起血尿酸水平>420μmol/L的代谢性疾病。5%～15%高尿酸血症患者发展为痛风。痛风是由于尿酸盐沉积所致的异质性疾病，可并发急性和慢性痛风性关节炎、痛风石、痛风性肾病，严重者出现关节破坏、肾功能损伤，常伴发血脂异常、高血压病、糖尿病及动脉硬化症等。目前我国痛风的患病率在1%～3%，并呈逐年上升的趋势。

二、临床诊断

（一）诊断要点

1. 高尿酸血症

日常嘌呤饮食状态下，非同日2次空腹血尿酸水平>420μmol/L，即可诊断。诊断的同时应注意分析血尿酸升高的病因。

高尿酸血症的病因：①尿酸生成增多：尿酸是嘌呤代谢的终产物，可由体内核酸或其他小分子分解产生（内源性占80%），也可由富含嘌呤或核蛋白的食物分解产生（外源性占20%）。食源性高尿酸血症与食物中嘌呤的含量有关，白血病、横纹肌溶解、细胞毒药物化疗后等可导致嘌呤代谢增强；剧烈运动后、癫痫持续状态、急性心肌梗死等由于肌细胞ATP分解加速，也可导致大量嘌呤生成引起高尿酸血症。②尿酸排泄减少：绝大多数高尿酸血症患者存在肾脏尿酸排泄减少，其中肾小球滤过率降低是主要原因。某些药物如阿司匹林等因增加肾小管对尿酸的重吸收而导致血尿酸升高。酒精即可增加尿酸生成，又能较少尿酸排泄。

2. 痛风

在高尿酸血症基础上，出现特征性关节炎表现，尿路结石，或肾绞痛发作，即应考虑痛风，如在滑囊液及痛风石的穿刺和活检中找到尿酸盐结晶即可确诊。痛风的病因分析应首先考虑高尿酸血症，但应注意某些疾病及药物的作用。

痛风的病因包括：①高尿酸血症：5%~15%高尿酸血症患者发展为痛风。②遗传因素：遗传因素与环境因素共同导致痛风，主要机制是尿酸排泄障碍。③其他：某些疾病如肾脏疾病，恶性肿瘤化疗，长期应用某些药物等，可引发痛风。

（二）分类诊断

1. 高尿酸血症

临床上分为原发性和继发性两类。

（1）原发性 HUA 多由先天性嘌呤代谢障碍和（或）尿酸排泄减少所致。

（2）继发性 HUA 继发于其他疾病，如血液病、肾功能不全、使用某些药物或肿瘤放化疗等。

2. 痛风

痛风根据有无病因及病因特点，分为原发性、继发性与特发性。

（1）原发性痛风 为先天性，由遗传因素与环境因素共同致病，具有家族遗传易感性。

（2）继发性痛风 由某些原发病作用或药物导致的痛风，见于肾脏疾病、恶性肿瘤化疗或放疗等。

（3）特发性痛风 部分痛风患者无明显原因，称为特发性痛风。

（三）主要鉴别诊断

1. 类风湿关节炎

以青中年女性多见，好发于小关节和腕、踝、膝关节，伴明显晨僵。血尿酸不高，但有高滴度的类风湿因子。X线示关节面粗糙，间隙狭窄，甚至关节面融合。

2. 风湿性关节炎

多见于年轻女性，大关节游走性、对称性红、肿、热、痛，无关节畸形，可伴其他风湿活动的临床表现及实验室依据如血沉增快、抗O增高等，血尿酸正常，X线无关节畸形。

3. 创伤性关节炎及化脓性关节炎

前者有外伤史，后者伴发热、白细胞增高等全身感染中毒症状。血、尿尿酸均正常。

（四）辅助检查的临床应用

1. 血尿酸测定

血尿酸测定是诊断高尿酸血症及痛风的必备检查，并可随访病情变化及治疗效果。血尿酸>420μmol/L为高尿酸血症，但血尿酸水平波动性较大。

2. 尿尿酸测定

检测目的是判断高尿酸血症的主要原因是尿酸生成增多还是尿酸排泄减少。限制嘌呤饮食5天后，每日尿酸排出量超过3.57mmol，判断为尿酸生成增多。

3. X线检查

主要用于痛风的诊断。痛风患者可见病变周围软组织肿胀，关节软骨及骨皮质破坏，典型者表现为骨质穿凿样或虫蚀样缺损。

4. 关节超声

针对痛风患者的检查，能较敏感地发现尿酸盐沉积征象，超声检查关节肿胀患者有双轨征或不均匀低回声与高回声混合团块影，可辅助诊断痛风。

5. 关节CT或MRI检查

受累部位可见高密度痛风石影，可辅助诊断痛风。

三、防治措施

（一）治疗目标

控制高尿酸血症，预防尿酸盐结晶形成，快速有效控制急性关节炎，保护关节与肾功能。

（二）高尿酸血症的治疗

1. 非药物治疗

进行健康教育，鼓励并督促患者改变生活方式和饮食习惯，是高尿酸血症的基础，包括：①限酒戒烟；②低嘌呤饮食，减少嘌呤含量高的食物如虾、蟹、贝类、沙丁鱼、动物内脏、肉类、啤酒等的摄入；③避免剧烈运动；④避免富含果糖的饮料；⑤保证每日的饮水量及排尿量，每日饮纯水2000mL以上；⑥恢复体重至个体化标准体重范围并保持；⑦增加新鲜蔬菜的摄入比例；⑧生活规律，有规律性的有氧运动。

2. 药物治疗

（1）促尿酸排泄药 通过抑制近曲肾小管对尿酸的重吸收而促进尿酸排泄，用于肾功能良好的患者，不宜用于每日尿尿酸排出>3.57mmol/L，有尿路结石及内生肌酐清除率<30mL/min的患者，急性尿酸性肾病禁用。在用药治疗初期饮水量不得少于1500~2000mL/d，并同时服用碳酸氢钠片3~6g/d。常用药物有苯溴马隆，早餐后服用，不良反应少见，有胃肠不适、腹泻、皮疹等。

（2）抑制尿酸生成药物 ①别嘌醇：抑制黄嘌呤氧化酶，减少尿酸生成，肾功能不全者减量使用。不良反应有胃肠道症状、皮疹、肝功能损害等。②非布司他：适用于痛风患者的长期治疗，不推荐用于无临床症状的高尿酸血症，轻、中度肾功能不全的患者无需调整剂量。常见不良反应有肝功能异常、恶心、关节痛、皮疹等。

（3）碱性药物 通过碱化尿液，减少尿酸盐结晶的形成，常用碳酸氢钠片口服，长期大量使用可导致代谢性碱中毒。

（4）新型降尿酸药 包括拉布立酶、普瑞凯希等，经尿酸氧化酶作用降尿酸分解后排泄；选择性尿酸重吸收抑制剂有RDEA549等。

3. 其他治疗

对于继发性高尿酸血症患者，应积极治疗原发病，慎用与高尿酸血症发病有关的药物。

（三）痛风的治疗

1. 非药物治疗

同高尿酸血症的非药物治疗，但已出现尿少或无尿的患者，应控制饮水量，富含嘌呤食物应暂时禁食；急性关节炎期应卧床休息，减少运动量，抬高患肢，并进行关节局部的保护处理。

2. 药物治疗

（1）急性发作期的治疗 尽早（24h以内）使用非甾体消炎药、秋水仙碱和糖皮质激素可有效抗炎镇痛。急性发作期不宜进行降尿酸治疗，但已服用降尿酸药物者也不需停用。①非甾体消炎药常用吲哚美辛：50mg，每天3~4次，症状缓解后可减量，5~7天后停用。也可使用双氯芬酸、布洛芬等。常见不良反应有消化道溃疡及出血，有症状患者可服用PPI药物加以预防。②秋水仙碱：首次剂量1mg，随后1.5~1.8mg/d分次口服，直到症状缓解，24小时总量不超过6~8mg。不良反应主要为严重的胃肠道反应，也可引起骨髓抑制、肝细胞损害、过敏等，肾功能不全者减量使用。③糖皮质激素：非甾体消炎药和秋水仙碱治疗无效或不耐受者，以及肾功能不全的患者，可考虑短期单用常规剂量的糖皮质激素，常用如泼尼松等。

（2）发作间歇期和慢性期的治疗 在急性发作缓解2周后，从小剂量开始应用降尿酸药，逐渐加量，根据血尿酸的目标水平调整至最小有效剂量并长期甚至终身维持。应将患者血尿酸水平稳定控制在360μmol/L以下。单一药物疗效不好、血尿酸升高明显、痛风石大量形成时可合用两类降尿酸药物。

3. 伴发疾病的治疗

痛风患者常伴有代谢综合征的其他临床问题，包括高血压、高血糖、血脂异常等，应加以良好控制，防止代谢异常互相影响、互相促进，加速脏器损害。

4. 手术治疗

根据个体病情需要，必要时可手术剔除痛风石，矫正残毁关节等。

（四）预防措施

原发性高尿酸血症及痛风的预防，以改善生活方式、改善饮食结构、保证每日饮水量及排尿量为主，保持标准体重，并对其他代谢指标如血脂、血糖及血压加以检测；继发性高尿酸血症及痛风应明确导致高尿酸血症及痛风的原发病或药物，明确诱发急性关节炎的诱因，加以积极治疗控制，避免服用影响尿酸代谢的药物。原发性痛风无肾脏疾病者大多预后良好，大约15%患者死于肾功能衰竭。

第三十一节　类风湿关节炎

一、概述

类风湿关节炎（RA）是以对称性多关节炎为主要临床表现的异质性、系统性、自身免疫性疾病。本病是慢性、进行性、侵蚀性疾病，如未适当治疗，病情逐渐加重可引起手等其他部位的残疾。本病呈全球性分布，是造成人类丧失劳动力和致残的主要原因之一。RA多发生于中年女性，男女之比为1∶3。RA是遗传易感因素、环境因素及免疫系统失调等各种因素综合作用的结果，为一种抗原驱动、T细胞介导及与遗传相关的自身免疫病。

二、临床诊断

（一）诊断要点

1. 类风湿关节炎的临床特点

RA可发生于任何年龄，80%发生于35~50岁。多以缓慢、隐匿方式发病。RA病情和病程有个体差异，从短暂、轻微的部分小关节炎到急剧进行性加重的多关节炎均可出现，多伴有晨僵。关节表现主要有：①晨僵：早晨起床后病变关节感觉僵硬，如胶黏着样的感觉，持续1小时以上，称为晨僵，常被作为观察本病活动指标之一。②关节痛与压痛：关节痛是最早的症状，最常出现的部位为腕、掌指关节、近端指间关节，其次是足趾、膝、踝、肘、肩等关节。多呈对称性、持续性，但时轻时重，疼痛的关节往往伴有压痛，受累关节的皮肤出现褐色色素沉着。③关节肿胀：凡受累的关节均可肿胀，呈对称性。④关节畸形：见于较晚期患者，最为常见的晚期关节畸形是腕和肘关节强直、掌指关节的半脱位、手指向尺侧偏斜和呈"天鹅颈样"及"纽扣花样"表现。⑤关节功能障碍：关节肿痛和结构破坏都引起关节的活动障碍。关节外表现以类风湿结节最重要，发现类风湿结节提示RA处于活动期。其他关节外表现个体差异较大，可累及肺脏、心脏、神经系统、血液系统等。

2. 诊断依据

按美国风湿病学会1987年修订的分类标准，共7项：①晨僵持续至少1小时（≥6周）；②3个或3个以上关节肿（≥6周）；③腕关节或掌指关节或近端指间关节肿（≥6周）；④对称性关节肿（≥6周）；⑤类风湿皮下结节；⑥手和腕关节的X线片有关节端骨质疏松和关节间隙狭窄；⑦类风湿因子阳性（该滴度在正常的阳性率<5%）。上述7项中，符合4项即可诊断。

（二）主要鉴别诊断

1. 骨关节炎

与RA的主要不同点是：①发病年龄多在50岁以上；②主要累及膝、髋等负重关节和手指远端指间关节；③关节活动后疼痛加重，经休息后明显减轻；④血沉轻度增快，类风湿因子阴性；⑤X线显示关节边缘呈唇样骨质增生或骨疣形成。

2. 痛风性关节炎

与RA的主要不同点是：①患者多成年男性；②关节炎的好发部位为第一跖趾关节；③伴有高尿酸血症；④关节附近或皮下可见痛风结节；⑤血清自身抗体阴性。

3. 强直性脊柱炎

与RA的主要不同点是：①青年男性多见，

起病缓慢。②主要侵犯骶髂关节及脊柱，或伴有下肢大关节的非对称性肿胀和疼痛。③X线片可见骶髂关节侵蚀、破坏或融合。④90%～95%患者HLA-B27阳性而类风湿因子为阴性。⑤有家族发病倾向。

4. 系统性红斑狼疮

与RA的主要不同点是：①X线检查无关节骨质改变；②患者多为女性；③常伴有面部红斑等皮肤损害；④多数有肾损害或多脏器损害；⑤血清抗核抗体和抗双链DNA抗体显著增高。

（三）关节功能障碍分级诊断

美国风湿病学会将关节功能障碍分为四级：①Ⅰ级：能照常进行日常生活和各项工作；②Ⅱ级：可进行一般的日常生活和某种职业工作，但参与其他项目活动受限；③Ⅲ级：可进行一般的日常生活，但参与某种职业工作或其他项目活动受限；④Ⅳ级：日常生活的自理和参与工作的能力均受限。

（四）辅助检查的临床应用

1. 血液一般检查

辅助诊断项目，用以了解血液系统受累情况及机体炎症反应状态。有轻度至中度贫血，多呈正红细胞正色素性贫血，活动期血小板可增高，白细胞总数及分类大多正常。

2. 炎性标记物

可判断类风湿关节炎活动程度。活动期血沉增快，C反应蛋白升高。

3. 自身抗体

检测自身抗体有利于RA与其他炎性关节炎的鉴别。RA新的抗体诊断特异性较类风湿因子明显提高，且可在疾病早期出现，包括抗环瓜氨酸肽（CCP）抗体，抗核周因子（APF）抗体、抗角蛋白抗体（AKA）以及抗Sa抗体等。

（1）类风湿因子（RF）　分为IgM、IgG和IgA型RF，常规主要检测IgM型RF，见于约70%的患者，其滴度一般与本病的活动性和严重性呈比例，但非RA的特异性抗体，因此，RF阳性者必须结合临床表现，方能诊断。

（2）抗角蛋白抗体谱　有抗核周因子（APF）抗体、抗角蛋白抗体（AKA）、抗聚角蛋白微丝蛋白抗体（AFA）和抗环瓜氨酸肽（CCP）抗体。抗CCP抗体对RA的诊断敏感性和特异性高，有助于RA的早期诊断，尤其是血清RF阴性、临床症状不典型的患者。

4. 关节影像学检查

（1）X线摄片　对疾病的诊断、关节病变分期均很重要。首选双手指及腕关节摄片检查，骨损害的X线表现分为4期：Ⅰ期可见关节周围软组织肿胀或关节端骨质疏松。Ⅱ期可见关节间隙狭窄。Ⅲ期可见关节面出现虫蚀样破坏。Ⅳ期可见关节脱位或半脱位或关节强直（纤维性强直或骨性强直）。

（2）CT和MRI　CT有助于发现早期骨侵蚀和关节脱位等改变。MRI有助于发现关节内透明软骨、滑膜、肌腱、韧带和脊髓病变。

5. 关节滑液检查

滑液增多，微混浊，黏稠度降低，白细胞升高。

6. 关节镜及针刺活检

关节镜对诊断及治疗均有价值，针刺活检操作简单、创伤小。

三、防治措施

（一）治疗措施

治疗目的在于控制病情，改善关节功能和预后。强调早期治疗、联合用药和个体化原则。实现治疗目的的关键是早期诊断和早期治疗。治疗措施包括一般性治疗、药物治疗、外科手术治疗，其中以药物治疗最为重要。

1. 一般治疗

休息、活动期关节制动、缓解期进行适当的关节功能锻炼、物理疗法等。急性期、发热以及内脏受累的患者应卧床休息。

2. 药物治疗

治疗RA的常用药物分为四大类，即非甾体抗炎药（NSAID）、改变病情抗风湿药（DMARD）、糖皮质激素和植物药等。

（1）非甾体抗炎药　具镇痛消肿作用，有效改善关节炎症状，但不能控制病情进展，应与改变病情抗风湿药联合使用。常用的NSAID有：①塞来昔布：每日200~400mg，分次口服，有磺胺过敏史者禁用；②美洛昔康：每日7.5~15mg，分次口服；③双氯芬酸：每日75~150mg，分次口服。

（2）改变病情抗风湿药　较NSAID发挥作用慢，临床症状明显改善需1~6个月，有改善和延缓病情进展的作用。确诊的RA患者均应使用DMARD，根据患者的病情活动性、严重性和进展确定个体化治疗方案。一般首选甲氨蝶呤（MTX），并作为联合治疗的基本药物。用药指证：①受累关节>20个；②起病2年内出现骨关节破坏；③RF滴度持续很高；④有关节外症状者。上述患者应尽早采用DMARD联合治疗方案。常用药物：①MTX：抑制嘌呤合成，同时具抗炎作用。每周7.5~25mg，以口服为主。4~6周起效，疗程至少半年。不良反应有肝损害、胃肠道反应、骨髓受抑制和口角糜烂等，停药后多能恢复。②柳氮磺吡啶：每日2~3g，分2次服用，对磺胺过敏者禁用。③生物制剂和免疫性治疗：生物制剂如TNF-α拮抗剂、IL-1拮抗剂、CD20单克隆抗体、细胞毒T细胞活化抗原-4（CTLA-4）抗体等，有抗炎及防止骨破坏的作用，宜与MTX联合应用。④其他DMARD：有金制剂、青霉胺、硫唑嘌呤、环孢素等。

（3）糖皮质激素　具有良好的抗炎作用，在关节炎急性发作时可给予短效激素治疗，可使关节炎症状得到迅速而明显地缓解，改善关节功能。有系统症状如伴有心、肺、眼和神经系统等器官受累的重症患者，可予泼尼松每日量为30~40mg，症状控制后递减，以每日10mg或低于10mg维持。但不能根治本病，停药后症状多复发。

（4）植物药制剂　常用的植物药制剂包括雷公藤多苷、青藤碱、白芍总苷等。

3. 外科手术治疗

关节置换术适用于晚期有畸形并失去功能的关节；滑膜切除术可以使病情得到一定的缓解，但当滑膜再次增生时病情又趋复发，所以必须同时应用DMARD。

（二）预防措施

1. 预防发病

RA的发病与遗传易感因素、环境因素及免疫系统失调密切相关，为一种与遗传相关的自身免疫病，目前对其病因的认识包括环境因素中的某些细菌、支原体和病毒感染，以及遗传易感性。因此，RA的预防重点对象是家系调查发现RA先证者的一级亲属，其发生RA的概率为11%，应注意生活方式，规律饮食起居，减少各种机会性感染，一旦出现感染症状，及时抗炎治疗，必要时进行免疫辅助治疗。

2. 预防肢体功能残疾

RA是慢性进展的致残性疾病，肢体残疾只要发生在上肢尤其是手部关节功能障碍，发生的危险性与RA的活动性有关，因此，确诊的RA患者应进行个体化规范治疗，严格执行联合治疗方案及减药原则，注重一般治疗，尽量减少急性关节炎的反复发作，已经出现关节畸形的患者，结合中西医康复治疗维护关节基本功能。

第三十二节 脑梗死

一、概述

脑梗死又称为缺血性脑卒中，是各种原因导致脑动脉供血严重障碍甚至中断，相应脑组织发生缺血、缺氧性坏死，从而出现相应神经功能缺失的一组急性脑血管病。脑梗死占急性脑血管病的70%~80%，是最常见的急性脑血管病。

（一）脑梗死的临床分型

目前采用牛津社区卒中研究（OCSP）分型法：

1. 完全性前循环梗死（TACI）

大脑高级神经活动障碍，同向偏盲，对侧较严重的三个部位（面部、上肢、下肢）运动和感觉障碍。

2. 部分性前循环梗死（PACI）

偏瘫、偏盲、偏身感觉障碍及高级神经活动障碍，较TACI局限。

3. 后循环梗死（POCI）

表现为椎-基底动脉综合征同侧脑神经麻痹及对侧感觉运动障碍，及小脑功能障碍。

4. 腔隙性脑梗死（LACI）

表现为各种腔隙综合征，如纯运动性轻瘫、纯感觉性卒中、共济失调性轻偏瘫等。梗死灶直径小于1.5~2.0cm。

（二）脑梗死的病因学分型

目前采用TOAST分型法：

1. 大动脉粥样硬化型

颅内或颅外大动脉狭窄>50%，血管病变为粥样硬化，脑组织梗死灶直径大于1.5cm，临床表现有皮质损害体征，至少有一个动脉硬化卒中的危险因素如高龄、高血压、血脂异常等，排除心源性脑栓塞。

2. 心源性脑栓塞型

临床表现与大动脉粥样硬化型相似，至少存在一种心源性卒中高度或中度危险因素。

3. 小动脉闭塞型

无明显临床表现或表现为各种腔隙综合征，无大脑皮层受累的表现，梗死灶直径<1.5cm。

4. 其他病因型

除以上三种病因明确的类型外，其他少见的病因如凝血功能障碍性疾病、血液成分异常、血管炎、血管畸形、结缔组织病、大动脉夹层等导致的脑梗死。

5. 不明原因型

两种或多种病因，辅助检查阴性、未查明病因者。

（三）病理生理分型

1. 脑血栓形成

脑血栓形成是指脑动脉的主干或大血管由于动脉粥样硬化病变导致管腔狭窄或闭塞，并形成血栓，导致脑组织血流中断，出现缺血、缺氧性坏死。最常见的病因是脑动脉粥样硬化，其他有动脉炎、药源性病因（安非他明等）、血液系统疾病（红细胞增多症、血小板增多症等）、遗传性高凝状态、抗磷脂抗体综合征、动脉夹层等。

2. 脑栓塞

脑栓塞是指来自身体各部位的栓子随血流进入脑动脉引起脑动脉阻塞，导致脑组织缺血、坏死。最常见的病因是心源性脑栓塞，以心脏瓣膜病二尖瓣狭窄伴房颤所形成的附壁血栓脱落及瓣膜病并发感染性心内膜炎的赘生物脱落多见。此外骨折、手术时的脂肪、寄生虫卵、癌细胞、肾病综合征高凝状态均可引起栓塞。

3. 其他

血流动力学机制导致的脑梗死。

二、临床诊断

（一）诊断要点

1. 脑血栓形成

①中年以上，有动脉硬化、高血压、糖尿病等病史，常有TIA病史。②静息状态下或睡眠中发病，迅速出现局限性神经缺失症状，并持续24小时以上。神经系统症状和体征可用某一血管综合征解释。③意识常清楚或轻度障碍，多无脑膜刺激征。④脑部CT、MRI检查可显示梗死部位和范围，并可排除脑出血、肿瘤和炎症性疾病。

2. 脑栓塞

①冠心病心肌梗死、心脏瓣膜病、心房颤动等病史。②体力活动中骤然起病，迅速出现局限性神经缺失症状，症状在数秒钟至数分钟达到高峰，并持续24小时以上。神经系统症状和体征可用某一血管综合征解释。③意识常清楚或轻度障碍，多无脑膜刺激征。④脑部CT、MRI检查可显示梗死部位和范围，并可排除脑出血、肿瘤和炎症性疾病。

（二）定位诊断

1. 颈内动脉闭塞综合征

可有视力减退或失明、一过性黑矇、Horner综合征；病变对侧偏瘫、皮质感觉障碍；优势半球受累可出现失语、失读、失写和失认。

2. 大脑中动脉

出现典型的"三偏征"，即病变对侧偏瘫、偏身感觉障碍和同向偏盲，伴有眼向病灶侧凝视，优势半球病变伴失语。

3. 大脑前动脉

病变对侧中枢性面、舌瘫；下肢重于上肢的偏瘫；对侧足、小腿运动和感觉障碍；排尿障碍；可有强握、吸吮反射、精神障碍。

4. 大脑后动脉

对侧同向偏盲及丘脑综合征。优势半球受累，有失读、失写、失用及失认。

5. 椎-基底动脉

可突发眩晕、呕吐、共济失调。并迅速出现昏迷、面瘫、四肢瘫痪、去脑强直、眼球固定、瞳孔缩小、高热。可因呼吸、循环衰竭而死亡。小脑梗死常有眩晕、恶心、呕吐、眼球震颤和共济失调。

6. 小脑后下动脉或椎动脉

①延髓背外侧综合征：突发头晕、呕吐、眼震；同侧面部痛、温觉丧失，吞咽困难，共济失调，Horner征；对侧躯干痛温觉丧失。②中脑腹侧综合征：病侧动眼神经麻痹、对侧偏瘫。③脑桥腹外侧综合征：病侧外展神经和面神经麻痹，对侧偏瘫。④闭锁综合征：意识清楚，四肢瘫痪，不能说话和吞咽。

7. 特殊类型脑梗死

①大面积脑梗死：颈内动脉主干或大脑中动脉主干完全性卒中所致，表现为病灶对侧完全性偏瘫、偏身感觉障碍及向病灶对侧的凝视麻痹，常伴有脑水肿和颅内压增高的表现，甚至因发生脑疝而死亡。②分水岭脑梗死：是指相邻血管供血区交界处或分水岭区局部缺血导致的脑梗死，也称边缘带脑梗死，常见病因为血流动力学障碍。典型病例发生于颈内动脉严重狭窄伴有血压显著降低时，呈卒中样发病，但症状较轻，病因纠正后病情很快得到控制。

（三）分型诊断

1. 完全性卒中

发病后神经功能缺失症状较重、较完全，常有完全性瘫痪及昏迷，于数小时内（<6h）达到高峰。

2. 进展性卒中

发病后神经功能缺失症状在48小时内逐渐进展或呈阶梯式加重。

3. 可逆性缺血性神经功能缺失

发病后神经缺失症状较轻，持续24小时以上，但可于3周内恢复，不留后遗症。

（四）主要鉴别诊断

1. 颅内占位病变

病程长，有进行性颅高压和局限性神经体征，造影可有脑血管移位，CT、MRI可发现占位病灶。

2. 中枢性面瘫与周围性面瘫

脑卒中引起的面瘫为中枢性面瘫，表现为病灶对侧眼裂以下面瘫，皱眉和闭眼动作正常，常伴舌瘫和偏瘫；周围性面瘫表现为同侧表情肌瘫痪、额纹减少或消失、眼睑闭合不全，无偏瘫。

3. 与其他急性脑血管病鉴别

见蛛网膜下腔出血。

（五）辅助检查的临床应用

1. 颅脑 CT

颅脑 CT 是快速确诊脑梗死的首选的辅助检查。急性脑梗死通常在起病 24~48 小时后可见低密度病变区，并能发现周围水肿区，以及有无合并出血和脑疝。在 3~5 天内可见缺血性脑水肿高峰期，2~3 周后完全消退。

2. 颅脑磁共振（MRI）

可以早期发现大面积脑梗死，特别是脑干和小脑的病灶，以及腔隙梗死。

3. 脑脊液

不做常规检查，应在 CT 或 MRI 检查后才考虑是否进行腰椎穿刺。有颅内压增高的患者应慎行腰椎穿刺。

4. 经颅多普勒（TCD）

对评估颅内外血管狭窄、闭塞、痉挛等及侧支循环建立情况有意义，并用于溶栓治疗的监测。

5. 其他

数字减影血管造影（DSA）、磁共振成像血管造影（MRA）对脑血管畸形、脑动脉瘤、脑血管狭窄和闭塞的部位有诊断意义。心电图、超声心动图、胸部 X 线等检查有助于查明栓子来源。

三、防治措施

（一）治疗原则

1. 尽早治疗

力争早诊断，确诊后尽早应用最佳方案开始治疗，以挽救缺血半暗区脑组织，减轻致残。

2. 个体化治疗

依据患者年龄、卒中类型、病情严重程度、基础原发病及重要脏器功能状况制定最佳治疗方案。

3. 综合性治疗

采取有轻重缓急的针对性治疗，同时进行支持治疗、对症治疗及早康复治疗。

（二）急性期治疗措施

1. 一般治疗

①保持呼吸道通畅。②控制血压：发病 24 小时内只有当收缩压>200mmHg 或舒张压>110mmHg 时，才需要降压治疗，目的是保证缺血区脑组织供血，在卒中早期（24 小时~7 天）存在持续性高血压者，应将血压控制在收缩压≤185mmHg，或舒张压≤110mmHg，病情较轻时可以控制在 160/90mmHg。③控制血糖：患者可出现应激性高血糖，应常规急查血糖，血糖>10mmol/L，应用胰岛素，将血糖控制在 7.8~10.0mmol/L；开始使用胰岛素后每 1~2 小时测一次血糖。④控制脑水肿：大面积脑梗死可选用 20% 甘露醇、呋塞米或白蛋白缓解脑水肿、降颅压。⑤预防感染。⑥防治消化道出血：老年及重症患者应预防应激性溃疡，可应用质子泵抑制剂。⑦维持水、电解质平衡。⑧预防深静脉血栓形成：鼓励患者尽早开始活动，抬高下肢，无出血风险的患者可应用低剂量抗凝药物，首选低分子肝素。

2. 溶栓治疗

目前尚不作为常规治疗方法，根据具体情况采用静或动脉溶栓。常用的溶栓药物有重组组织型纤溶酶原激活剂（rt-PA）和尿激酶（UK）。

3. 抗血小板聚集治疗

未接受溶栓治疗的患者应在 48 小时内尽早服用阿司匹林 150~325mg/d，2 周后按二级预防措施用药。也可应用氯吡格雷等药物。

4. 抗凝治疗

脑栓塞者，如无出血倾向，可考虑抗凝治疗。常用低分子肝素每天 1~2 次皮下注射。

5. 神经保护治疗

可减少细胞损伤、加强溶栓效果，改善脑代谢，常用胞二磷胆碱、莫地平作等。

6. 降纤治疗

脑梗死早期可选用降纤治疗，尤其适用于合并高纤维蛋白原血症患者。常用巴曲酶，应用中注意出血倾向。

7. 介入治疗

目前主要用于溶栓不成功的患者，尚缺乏远期疗效证据。

（三）恢复期治疗措施

1. 康复治疗

早期进行功能锻炼，降低残疾率，促进肢体功能恢复，一般采用中西医结合的综合康复治疗措施。

2. 控制卒中危险因素

缺血性卒中具有二次发作的倾向，应积极控制急性脑血管病的易患因素，预防复发。

3. 抗血小板治疗

用于非心源性卒中患者，常用阿司匹林或氯吡格雷口服。

（四）预防措施

脑卒中是最常见的急性脑血管病，具有发病率高、致残率高、死亡率高的流行病学特点，应积极按照规范的慢性病三级预防措施，进行个体化预防。

1. 一级预防

针对首次脑血管病发病的预防，对有卒中风险但尚无卒中病史的人群，通过改善生活方式，控制各种易患因素，达到组织或延缓卒中发生的预防目的。预防措施包括：①积极控制血压使血压达标，一般人群血压≤140/90mmHg，低于60岁、合并糖尿病或肾功能不全者≤130/80mmHg；②戒烟；③纠正血脂异常：将LDL-C控制在2.59mmol/L以下或较基线值下降30%~40%，合并有糖尿病、高血压者应控制在<2.07mmol/L；④控制糖尿病：控制糖尿病各项指标达到中国2型糖尿病控制目标的综合目标水平；⑤心房颤动：进行抗凝治疗，使INR维持在理想范围；⑥其他：包括合理膳食、限酒、适当锻炼、随访颈动脉超声及血同型半胱氨酸水平等。

2. 二级预防

二级预防是针对再次卒中的预防，包括对TIA的治疗。预防措施：①控制可调控的易患因素：将LDL-C控制在1.81mmol/L以下，有症状的颈动脉狭窄>50%者行颈动脉内膜剥脱术，规范治疗TIA等；②抗血小板聚集治疗：非心源性栓塞患者使用阿司匹林或氯吡格雷常规剂量治疗；③抗凝治疗：已确诊的心源性栓塞或有慢性房颤的患者，应用华法林治疗，使INR维持在达标范围。

3. 三级预防

三级预防是针对卒中急性期患者，预防严重并发症及脑水肿、脑疝等致死性因素的预防，主要预防措施：①通过高危人群的健康教育，使患者掌握就诊时机的把握；②尽早对可疑患者做出诊断，制定并实施个体化的最佳治疗方案；③及时处理各种并发症；④重视脑保护措施及早期康复的应用，降低残疾率与死亡率。

第三十三节 脑出血

一、概述

脑出血（ICH）是指由于脑内血管破裂导致的非外伤性的脑实质内的出血。发病率为每年（60~80）/10万。占急性脑血管病的20%~30%，死亡率明显高于缺血性卒中，目前急性死亡率为30%~40%。脑出血最主要病因是高血压性动脉硬化，引起脑内小动脉壁纤维素样坏死或脂质透明变性，易形成微动脉夹层动脉瘤，当血压骤升时易破裂造成脑出血。其他有血液病的低凝倾向、动脉瘤、脑血管畸形、脑动脉炎、脑肿瘤、抗凝或溶栓治疗等。

二、临床诊断

（一）诊断要点

1. 50岁以上，有长期高血压病史，尤其有血压控制不良的病史，在活动或情绪激动时突然发病。
2. 突然出现剧烈头痛、呕吐，快速出现意识障碍和偏瘫、失语等局灶性神经缺失症状，病程发展迅速。
3. 颅脑CT检查可见脑内高密度区。

（二）定位诊断

1. 壳核出血（内囊外侧型）

可出现典型的"三偏"征，即对侧偏瘫、对侧偏身感觉障碍和对侧同向偏盲。部分病例双眼向病灶侧凝视，称为同向偏视。出血量大可有意识障碍，病灶位于优势半球可有失语。

2. 丘脑出血（内囊内侧型）

"三偏"征，以感觉障碍明显。上、下肢瘫痪程度基本均等；眼球上视障碍，可凝视鼻尖，瞳孔缩小，对光反射消失。

3. 桥脑出血

一侧桥脑少量出血，表现为交叉性瘫痪，两眼向病灶侧凝视麻痹。但多数累及两侧桥脑，出血破入第四脑室，迅速出现深度昏迷，双侧瞳孔针尖样缩小，四肢瘫痪和中枢性高热的特征性体征，并出现中枢性呼吸障碍和去脑强直，多于数天内死亡。

4. 小脑出血

常有眩晕、频繁呕吐，后枕剧痛，步履不稳，构音障碍，共济失调和眼球震颤而无瘫痪。重症者因血肿压迫脑干或破入第四脑室，迅速出现昏迷、中枢性呼吸困难，常因急性枕骨大孔疝死亡。

5. 脑叶出血

头痛、呕吐、脑膜刺激征及出血脑叶的定位症状。额叶可有对侧单肢瘫或偏身轻瘫、精神异常、摸索、强握；左颞叶可有感觉性失语、幻视、幻听；顶叶可有对侧单肢瘫或偏身感觉障碍、失用、空间构象障碍；枕叶为视野缺损。

6. 脑桥出血

大量出血累及双侧被盖部及基底部，患者迅速出现昏迷、针尖样瞳孔、呕吐咖啡渣样胃内容物，随后出现中枢性高热，中枢性呼吸衰竭、四肢瘫痪及去大脑强直发作。

（三）主要鉴别诊断

脑出血应与其他脑血管病相鉴别，见蛛网膜下腔出血。昏迷患者缺乏脑局灶症状时应注意与糖尿病急性并发症、低血糖症、急性药物中毒等引起的昏迷鉴别。鉴别主要依据原发病病史，实验室检查及头颅CT检查结果。

（四）意识障碍程度的诊断

绝大多数脑出血患者出现昏迷，出血量越多颅内高压越严重，昏迷越严重，提示病情越严重。Glasgow昏迷量表以睁眼反射、语言反应、运动反应三部分判断得分相加评估病情，得分值越高，提示意识状态越好。Glasgow昏迷评分法最高分为15分，表示意识清楚；12~14分为轻度意识障碍；9~11分为中度意识障碍；8分以下为昏迷；分数越低则意识障碍越重。选评判时的最好反应计分。注意运动评分左侧右侧可能不同，用较高的分数进行评分。

Glasgow 昏迷量表

睁眼反应	语言反应	运动反应
自动睁眼4分	正确答对5分	可按指令动作6分
呼唤睁眼3分	回答错误4分	能确定疼痛部位5分
刺痛睁眼2分	语无伦次3分	对疼痛刺激有肢体退缩反应4分
无反应1分	只有发音2分	对疼痛刺激时肢体过屈3分
	无反应1分	对疼痛刺激时肢体过伸2分
		对疼痛刺激时无反应1分

(五) 辅助检查的临床应用

1. 颅脑 CT

颅脑 CT 是快速诊断的首选检查。可显示血肿的部位和形态以及是否破入脑室。血肿灶为高密度影，边界清楚，血肿被吸收后显示为低密度影。对进展型脑出血病例进行动态观察，可显示血肿大小变化、血肿周围的低密度水肿带、脑组织移位和梗阻性脑积水，对脑出血的治疗有指导意义。

2. MRI

可明确出血部位、范围、脑水肿和脑室情况。除高磁场强度条件下，对急性期脑出血不如 CT 敏感。但对脑干出血、脑血管畸形、脑肿瘤比 CT 敏感。

3. 脑血管造影

脑血管造影（DSA 或 MRA）可以除外动脉瘤、血管畸形。

4. 脑脊液检查

不做常规检查以免诱发脑疝，如需排除颅内感染或蛛网膜下腔出血时，应谨慎操作。脑出血表现为脑脊液压力增高，呈均匀血性。

5. 其他

血液一般检查、凝血功能检查、血液生化检查、心电图等。

三、防治措施

(一) 治疗措施

1. 内科治疗

（1）一般治疗　保持安静，避免不必要搬动；保持气道通畅，吸氧；建立静脉通道，维持水、电解质平衡。纠正高血糖和高热。昏迷患者禁食 2~3 天后酌情鼻饲营养。加强护理，防止感染和褥疮等。

（2）减轻脑水肿、降低颅内压　①适当控制液体输入，抬高床头 20°~30°，并控制躁动与疼痛；②必要时气管插管、高流量给氧降低动脉血二氧化碳分压至 30~35mmHg；③依病情选择高渗脱水剂或白蛋白。一般不常规使用激素。

（3）调整血压　如血压显著升高，>200/110mmHg 时，在降颅压同时可慎重平稳降血压治疗，一般应用静脉给药降压。血压过低者应升压治疗，以保护脑灌注压。

（4）亚低温治疗　具有脑保护作用。

（5）止血治疗　高血压性脑出血不常规使用止血药，如有凝血功能障碍，可根据出血机制应用 6-氨基己酸、鱼精蛋白、维生素 K 等。

（6）并发症的处理　控制抽搐首选苯妥英钠或地西泮静脉注射，可重复使用，同时用长效抗癫痫药物。及时处理上消化道出血，注意预防肺部、泌尿道及皮肤感染等。

2. 外科治疗

脑出血后出现颅内高压和脑水肿并有明显占位效应者，外科清除血肿、制止出血是降低颅高压、挽救生命的重要手段。手术指征：①基底核区中等量以上出血（壳核出血≥30mL，丘脑出血≥15mL）；②小脑出血≥10mL 或血肿直径≥3cm，或合并明显脑积水；③重症脑室出血；④合并脑血管畸形、动脉瘤等血管病变者。

3. 康复治疗

患者一旦生命体征平稳，病情稳定不再进展，即可尽早开始康复治疗，进行分阶段综合性康复治疗。

(二) 预防措施

脑出血最主要病因是高血压性动脉硬化，其他有机体出血倾向、脑动脉瘤、脑血管畸形、抗凝或溶栓治疗不当等。

1. 一级、二级预防基本同脑卒中的预防措施。

2. 关键预防措施是良好的控制血压使血压持续达标，延缓脑动脉粥样硬化及微动脉夹层动脉瘤的形成。

3. 避免一些引起血压显著波动的因素如用力抬举重物、情绪波动、大量饮酒等。

4. 合理应用抗凝、溶栓、活血化瘀治疗，避免医源性因素引起脑出血。

第三十四节 病毒性肝炎

一、概述

病毒性肝炎是由多种嗜肝病毒引起的感染性传染病。根据病原学分为甲型、乙型、丙型、丁型和戊型肝炎。由其致病的急性肝炎患者，大多在6个月内恢复，乙型、丙型和丁型肝炎易转为慢性，少数可发展为肝硬化，极少数呈重症经过。慢性乙型、丙型肝炎与原发性肝癌有密切关系。病毒性肝炎的类型不同，其传染病的基本特征不同。

1. **甲型肝炎**

（1）传染源　急性患者和亚临床感染者，起病前2周到ALT高峰期后1周传染性最强。

（2）传播途径　通过日常生活接触而经粪口传染，常引起爆发流行，主要通过水或食物的污染而引起。

（3）易感人群　普遍易感，主要发生于儿童及青少年。

2. **乙型肝炎**

（1）传染源　急、慢性乙型肝炎患者和病毒携带者。慢性肝炎患者和病毒携带者意义更大，其传染性取决于血液HBeAg是否阳性及HBV DNA的含量。

（2）传播途径　①母婴传播：围产期传播和产后密切接触传播，也可发生宫内传播，在我国占40%~50%。②血液、体液传播：输血及血制品、注射、手术、针刺、共用剃刀和牙刷，血液透析、器官移植。已证实唾液、汗液、阴道分泌物、精液、乳汁含有HBV，性接触、密切生活接触亦是感染途径。③其他途径：经破损消化道、呼吸道黏膜传播。虫媒传播理论上有可能，但未经证实。

（3）易感人群　抗HBs阴性者均易感。高危患者为HBsAg阳性者亲属（新生儿）、需反复输血及血制品者（血友病）、多个性伴侣、静脉药瘾者、接触血液的医务人员等。

3. **丙型肝炎**

（1）传染源　主要为急、慢性患者，以慢性患者尤为重要，血清抗HCV阳性的亚临床感染者也可能长期存在传染性。

（2）传播途径　①输血及血制品传播：本病约占输血后肝炎的70%以上，通过非一次性注射器和针头、器官移植、骨髓移植、血液透析感染HCV。②密切生活接触传播：散发的HCV感染者有40%~50%无输血或用血制品史，与生活密切接触有关。③性接触传播：精液、尿及阴道分泌物等可检测到HCV，多个性伴侣、同性恋为高危人群。④母婴传播：感染的重要途径，占4~7%。

（3）易感人群　未感染过HCV者均易感。

4. **丁型肝炎**

传染源为急性或慢性丁型肝炎患者，HDV及HBV携带者。传播途径同HBV。人类对HDV普遍易感。

5. **戊型肝炎**

传染源为患者及隐性感染者，且隐性感染者多见，显性感染主要发生于成年人。粪-口传播是主要的传播途径。未受过HEV感染者普遍易感。成年人及孕妇发病率较高，儿童发病率较低。

二、临床诊断

（一）诊断要点

1. **流行病学资料**

甲肝流行区儿童发病的急性黄疸型肝炎考虑甲型肝炎可能，中年以上的急性肝炎考虑戊型肝炎可能。有乙肝家族史，有乙肝患者或HBsAg携带者密切接触史，有利于乙型肝炎诊断。对有输血制品病史的患者，应考虑丙型肝炎可能。

2. 诊断依据

（1）急性肝炎　起病急，有畏寒、发热、消化道症状，血清 ALT 显著升高。

（2）慢性肝炎　急性肝炎病程超过半年，或原有乙型、丙型、丁型肝炎或 HBsAg 携带者，本次又因同一病原再次出现肝炎症状、体征及肝功能异常者可以诊断为慢性肝炎。

（3）重型肝炎（肝衰竭）　主要有肝衰竭症候群表现。

（4）淤胆型肝炎　黄疸持续 3 周以上，症状轻，有肝内梗阻表现。

（5）肝炎肝硬化　多有慢性肝病病史，有肝功能损害和门脉高压表现。

3. 病原学诊断

（1）甲、丙、丁、戊型肝炎参照病原学检测标准。

（2）乙型肝炎：急性乙型肝炎少见。慢性乙型肝炎（CHB）感染分为以下六种：

①HBeAg 阳性 CHB：血清 HBsAg 阳性、HBeAg 阳性、HBV DNA 阳性，ALT 持续或反复升高，或有肝组织学病变。

②HBeAg 阴性 CHB：血清 HBsAg 阳性、HBeAg 阴性、HBV DNA 阳性，ALT 持续或反复升高，或有肝组织学病变。

③慢性 HBV 携带者：处于免疫耐受期的 HBsAg、HBeAg 和 HBV DNA 阳性者，1 年内随访 3 次，每次至少间隔 3 个月，血清 ALT 和 AST 正常，HBV DNA 高水平，肝组织活检无病变或病变轻微。

④非活动性 HBsAg 携带者：血清 HBsAg 阳性、HBeAg 阴性、抗 HBe 阳性或阴性，HBV DNA 低于检测下限或<200IU/mL，1 年内连续随访 3 次以上，每次至少间隔 3 个月，ALT 和 AST 均在正常范围。肝活检组织活动指数（HAI）评分<4。

⑤隐匿性 CHB：血清 HBsAg 阴性，但血清和（或）肝组织中 HBV DNA 阳性，并有 CHB 临床表现。除 HBV DNA 阳性外，可有血清抗 HBs、抗 HBe 和（或）抗 HBc 阳性，但约 20%隐匿性 CHB 患者的血清学标志物均为阴性。诊断主要通过 HBV DNA 检测，尤其对抗 HBc 持续阳性者。

⑥乙型肝炎肝硬化：组织学或临床提示存在肝硬化的证据；病因学明确 HBV 感染证据；排除其他原因引起的肝硬化。

（二）重型肝炎（肝衰竭）的诊断

重型肝炎占所有肝炎 0.2%～0.5%，病死率高；病因及诱因复杂，包括重叠感染、妊娠、HBV 前 C 区突变、过度疲劳、饮酒、应用肝损药物、合并细菌感染等。

1. 临床表现

出现肝衰竭症候群：①极度乏力，严重消化道症状，神经、精神症状；②明显出血现象，凝血酶原时间显著延长，PTA<40%；③黄疸进行性加深，每日胆红素上升≥17.1mol/L；④可出现中毒性鼓肠，肝臭，肝肾综合征等；⑤可见扑翼样震颤及病理反射，肝浊音界进行性缩小；⑥胆酶分离，血氨升高。

2. 分类诊断

（1）急性重型肝炎（急性肝衰竭，ALF）又称暴发型肝炎，起病急，发病 2 周内出现Ⅱ度以上肝性脑病为特征的肝衰竭症候群。本型病死率高，病程不超过 3 周。

（2）亚急性重型肝炎（亚急性肝衰竭，SALF）　起病较急，发病 15 天～26 周内出现肝衰竭症候群。首先出现Ⅱ度以上肝性脑病者为脑病型；首先出现腹水及相关症候者为腹水型。晚期可有脑水肿、消化道大出血、严重感染、电解质紊乱及酸碱平衡失调、肝肾综合征等并发症，低胆固醇，低胆碱酯酶。本型病程超过 3 周至数月，易转化为慢性肝炎或肝硬化。

（3）慢加急性（亚急性）重型肝炎（ACLF）　在慢性肝病基础上出现的急性或亚急性肝功能失代偿。

（4）慢性肝衰竭（CLF）　在肝硬化基础上，肝功能进行性减退导致的以腹水或门脉高压、凝血功能障碍和肝性脑病等为主要表现的慢性肝功能失代偿。

（三）主要鉴别诊断

主要与其他原因引起的肝炎鉴别，如其他病毒引起的肝炎、感染中毒性肝炎、药物引起的肝损害、酒精性肝病、自身免疫性肝炎、脂肪肝及妊娠期急性脂肪肝、肝豆状核变性。和其他原因引起的黄疸鉴别，如溶血性黄疸、肝外梗阻性黄疸和先天性非溶血性黄疸。

（四）辅助检查的临床应用

1. 血液一般检查

常规检查项目，主要用于病情评估，不作为诊断依据。出现白细胞总数正常或稍低，淋巴细胞相对增多，偶有异常淋巴细胞出现。重症肝炎白细胞总数及中性粒细胞均可增高。肝炎肝硬化伴脾功能亢进者可有三系细胞减少的现象。

2. 肝功能试验

用于评价肝脏损伤程度，评估病情与预后，随访病情变化及治疗效果。

（1）胆红素　反映肝细胞损伤的严重程度。急慢性肝炎、活动性肝硬化均可升高，重型肝炎胆红素可呈进行性升高，每天上升≥1×正常上限（ULN），且出现胆红素升高与 ALT 和 AST 下降的"胆酶分离"现象。

（2）血清酶　ALT、AST 在肝炎潜伏期、发病初期及隐性感染者均可升高，有助于早期诊断。γ-GT 在慢性肝炎时可轻度升高，在淤胆型肝炎可明显升高。AKP 在胆道梗阻、淤胆型肝炎中可升高。

（3）胆固醇、胆固醇酯、胆碱酯酶　肝细胞损害时，血内总胆固醇减少；梗阻性黄疸时，胆固醇增加。重症肝炎患者胆固醇、胆固醇酯、胆碱酯酶均可明显下降，提示预后不良。

（4）血清蛋白　反映肝脏合成功能。慢性肝炎中度以上肝炎、肝硬化失代偿期、重型肝炎时，白蛋白下降，γ-球蛋白常升高。白/球比例下降或倒置。

（5）凝血酶原时间（PT）和凝血酶原活动度（PTA）　PT 反映肝脏凝血因子合成功能。PT 延长或 PTA 下降，与肝脏损害严重程度密切相关。PTA≤40% 是诊断重型肝炎的重要依据。

3. 病原学检测

病原学检测是诊断的客观依据，确诊各型肝炎的必查指标，并作为判断患者传染性的重要依据。

（1）甲型肝炎　抗 HAV-IgM 是早期诊断 HAV 感染的血清学指标，阳性提示存在 HAV 现症感染。抗 HAV-IgG 为保护性抗体，阳性提示既往感染。

（2）乙型肝炎

①HBsAg 和抗 HBs：HBsAg 阳性表明存在现症 HBV 感染。HBsAg 阴性表明排除 HBV 感染或有 S 基因突变株存在。抗 HBs 阳性表示对 HBV 有免疫力，抗 HBs 阴性说明对 HBV 易感。HBV 感染后可出现 HBsAg 和抗 HBs 同时阴性，即"窗口期"，此时 HBsAg 已消失，抗 HBs 仍未产生。

②HBeAg 与抗 HBe：HBeAg 持续阳性表明存在 HBV 活动性复制，提示传染性较大，易转为慢性。抗 HBe 持续阳性提示 HBV 复制处于低水平，HBV-DNA 和宿主 DNA 整合。前 C 区基因变异，不能形成 HBeAg。

③HBcAg 与抗 HBc：HBcAg 常规方法不能检出，阳性表示血清中存在 Dane 颗粒，HBV 处于复制状态，有传染性。抗 HBc-IgM 高滴度提示 HBV 有活动性复制，低滴度应注意假阳性。仅抗 HBc-IgG 阳性提示为过去感染或现在的低水平感染。

④HBV-DNA：病毒复制和传染性的直接指标。

（3）丙型肝炎　抗 HCV 是存在 HCV 感染的标志。抗 HCV-IgM 持续阳性，提示病毒持续复制，易转为慢性。抗 HCV-IgG 可长期存在，诊断 HCV 感染。HCV 感染后 1~2 周即可从血中检出 HCV-RNA，治愈后则很快消失。

（4）丁型肝炎　HDAg、抗 HDV-IgM 阳性有助于早期诊断。持续高滴度的抗 HDV-IgG 是丁型肝炎的主要血清学标志。HDV-RNA 阳性是

HDV 复制的直接证据。

（5）戊型肝炎　抗 HEV-IgM 和抗 HEV-IgG 均可作为近期感染 HEV 的标志。用 RT-PCR 法检测粪便中的 HEV-RNA 已获得成功，但尚未作为常规。

4. 瞬时弹性成像（TE）

无创性检查，操作简便，可重复性好，能够比较准确地识别出轻度肝纤维化和进展性肝纤维化或早期肝硬化。

5. 影像学检查

肝脏 B 超可动态地观察肝脾的形态、大小、血管分布情况，观察胆囊大小、形态，胆囊壁的厚薄，探测有无腹水、肝内占位、肝硬化，显示肝门部及后腹膜淋巴结是否肿大。CT/MRI 价值同 B 超。

6. 肝活体组织检查

能准确判断炎症活动度、纤维化程度及评估预后。同时可进行 PCR 确定病毒类型和复制状态。

三、防治措施

（一）治疗原则

适当休息，合理营养，辅以药物治疗，避免饮酒、过度劳累和使用对肝脏有损害的药物。采取综合疗法，减少慢性化进程及延缓肝纤维化的发生与进展。

（二）急性肝炎的治疗

急性甲型、乙型和戊型肝炎以对症及支持治疗为主。孕妇和老年人患急性戊型肝炎，较易发展为重型肝炎，应按较重肝炎处理。急性丙型肝炎应尽早抗病毒治疗，早期应用干扰素利巴韦林口服。

（三）慢性肝炎的治疗

1. 一般治疗

合理休息、饮食，心理平衡。

2. 改善和恢复肝脏功能

①非特异性护肝药：维生素、还原型谷胱甘肽等；②降酶药：甘草提取物、五味子提取物、垂盆草等；③退黄药：茵栀黄、苦黄、腺苷蛋氨酸、门冬氨酸钾镁等。

3. 免疫调节治疗

应用胸腺肽或胸腺素、转移因子等。中草药提取物如猪苓多糖、香菇多糖等。

4. 抗肝纤维化治疗

有效治疗药物有丹参、冬虫夏草、核仁提取物等。

5. 抗病毒治疗

针对慢性乙型肝炎患者的治疗。

（1）治疗目标　最大限度地长期抑制 HBV 复制，减轻肝细胞炎性坏死及肝纤维化，延缓和减少肝功能衰竭、肝硬化失代偿、原发性肝癌（HCC）及其他并发症的发生，从而改善生活质量和延长生存时间。

（2）适应证　①HBeAg 阳性患者，HBV-DNA>20000IU/mL；HBeAg 阴性患者，HBV-DNA>2000IU/mL。②ALT 持续升高≥2×ULN；如用干扰素治疗，ALT 应≤10×ULN，血清总胆红素应<2×ULN。

对持续 HBV-DNA 阳性、达不到上述治疗标准、但有以下情形之一者，可考虑给予抗病毒治疗：①存在明显的肝脏炎症 2 级以上或纤维化，特别是肝纤维化 2 级以上。②ALT 持续处于（1~2）×ULN 之间，特别是年龄>30 岁者，建议行肝组织活检或无创性检查，若明显肝脏炎症或纤维化则给予抗病毒治疗。③ALT 持续正常（每 3 个月检查 1 次），年龄>30 岁，伴有肝硬化或 HCC 家族史，建议行肝组织活检或无创性检查，若明显肝脏炎症或纤维化则给予抗病毒治疗。④存在肝硬化的客观依据时，无论 ALT 和 HBeAg 情况如何，均建议积极抗病毒治疗。

（3）α干扰素（IFNα）　有普通 IFNα 和聚乙二醇干扰素 α（PegIFNα），推荐疗程为 1 年，若经过 24 周治疗 HBsAg 定量仍>20000IU/mL，建议停止治疗，改用核苷酸类似物治疗。

（4）核苷酸类似物（NAs）　常用药物有拉

米夫定（LAM）、阿德福韦酯（ADV）、恩替卡韦（ETV）、替比夫定（LdT）、替诺福韦酯（TDF）等。对初治患者优先推荐选用 ETV、TDF 或 PegIFN。NAs 的总疗程至少 4 年，在达到 HBV DNA 低于检测下限、ALT 复常、HBeAg 血清学转换后，再巩固治疗至少 3 年（每隔 6 个月复查 1 次）仍保持不变者，可考虑停药，但延长疗程可减少复发。

（四）重型肝炎的治疗

1. 抗病毒治疗

尽早开始，以核苷酸类药物为主，一般不主张使用 IFNα，意义在于改善长期疗效及预后。

2. 免疫调节

重型肝炎患者早期多存在免疫亢进，适当使用糖皮质激素，后期机体免疫抑制为主，可使用免疫增强剂，但必须严格掌握适应证。

3. 促进肝细胞再生

可采用肝细胞生长因子（HGF）、前列腺素 E1（PGE1）、肝细胞或肝干细胞或（骨髓间充质/脐带血）干细胞移植。

4. 积极防治并发症

肝性脑病、上消化道出血、继发感染、肝肾综合征为重症肝炎的并发症，宜及时发现尽早治疗。

5. 其他

应用人工肝支持系统或行肝移植。

（五）预防措施

1. 管理好传染源

急性患者隔离期：甲、戊肝病后 3 周，乙肝 HBsAg 阴转，丙肝 HCV-RNA 阴转。慢性患者/病毒携带者（乙、丙型）患者需加强管理。

2. 切断传播途径

甲、戊型肝炎，重点抓好水源保护、饮水消毒、食品卫生、粪便管理。乙、丙型肝炎，重点在于防止通过血液和体液的传播，各种医疗及预防注射应实行一人一针一管，对带血清的污染物应严格消毒处理。透析病房应加强卫生管理。血液制品应予严格检测。

3. 保护易感人群

（1）主动免疫　注射甲肝减毒活疫苗、乙型肝炎疫苗、戊型肝炎疫苗。

（2）被动免疫　应用甲肝人血清或胎盘球蛋白、乙肝免疫球蛋白（HBIG，高滴度抗 HBV-IgG）等。

第三十五节　乳腺增生病

一、概述

乳腺增生病又称慢性囊性乳腺病、纤维囊性乳腺病，是指乳腺间质的良性增生疾病。增生可发生于腺管周围，并伴有大小不等的囊肿形成；也可发生在腺管内，表现为上皮的乳头样增生，伴乳管囊性扩张。本病是成年女性的常见病多发病，多发生于 30~50 岁妇女。乳腺增生病发病与卵巢功能失调有关，与黄体酮减少及雌激素相对增多，二者比例失衡有关，症状常与月经周期有密切关系，且患者多有较高的流产率。其主要病理改变是导管、腺泡以及间质不同程度的增生，分为乳痛症型（生理性的单纯性乳腺上皮增生症）、普通型腺病小叶增生症型、纤维腺病型、纤维化型和囊肿型，各型之间的病理改变有不同程度的移行交叉。

二、临床诊断

（一）诊断要点

1. 患者多为中青年妇女，常伴有月经不调。
2. 乳房胀痛有明显的周期性，常发生或加重于月经前期，经后可减轻或消失，也可随情志的变化而加重或减轻。轻者不被患者所介意，重者可影响工作和生活，也有的为乳房刺痛或灼痛。疼痛有时可向同侧腋下或肩背部放射。

3. 双侧或单侧乳房内有肿块，好发于乳房的外上象限，也可局限于乳房的任何象限或分散于整个乳房，常为多发性，呈数目不等、大小不一、形态不规则的结节状，质韧而不硬，推之能移，有压痛。

4. 5%~15%的患者可有乳头溢液，多为单侧性、自溢性，溢液呈黄绿色、棕色或血性，少数为无色浆液。

5. 钼靶X线乳房摄片、B型超声检查、分泌物涂片细胞学检查、活体组织病理切片检查等均发现有乳腺导管、腺泡以及间质不同程度的增生。

（二）主要鉴别诊断

1. 乳房纤维腺瘤

多见于20~30岁妇女，多为单个发病，少数属多发性，生长缓慢，肿块多为圆形或卵圆形，表面光滑，边缘清楚，质地坚韧，活动，常在检查时的手指下滑脱。

2. 乳腺导管扩张症

常发生于45~52岁的中老年妇女，常在乳头、乳晕及其附近部位出现细小的结节，乳头常溢出棕黄色或血性分泌物，有时可挤出粉渣样分泌物。

3. 乳腺癌

早期应注意与乳腺囊性增生病的结节状肿块鉴别。乳腺癌早期的肿块多为单发性，质地坚硬，活动度差，无乳房胀痛；鉴别诊断主要依据活体组织病理切片检查。

（三）辅助检查的临床应用

1. X线钼靶摄片

X线钼靶摄片是确定乳腺肿块基本性质的常用方法，本病主要出现边缘模糊不清的阴影或有条索状组织穿越其间。

2. 乳腺B超

乳腺B超是诊断及随访本病的常用检查方法，表现为不均匀的低回声区以及无回声囊肿

3. 活组织病理检查

可以明确病变组织的性质，是最确切的诊断方法。

三、防治措施

（一）治疗思路

1. 本病为中青年女性的多发病，目前尚无确切有效的治疗方法。乳房胀痛严重，肿块较多、较大者，可酌情使用维生素E及激素类药物。

2. 少数患者可发生癌变，确诊后应密切观察、随访，一般3~6个月随访B超检查。疑有癌变可能的患者应及时手术治疗。

3. 结合非药物治疗措施，维护正常的月经周期。

（二）药物治疗

1. 维生素类药物

可口服维生素B_6、维生素E及维生素A。

2. 激素类药物

对软化肿块、减轻疼痛有一定疗效。但应用激素治疗有可能进一步扰乱人体激素之间的细微平衡，不宜常规应用，仅用于疼痛严重而影响工作或生活的患者。常用黄体酮、达那唑、丙酸睾丸酮等。

（三）手术治疗

对可疑癌变的患者，应及时进行活体组织病理学检查，如发现有癌变，应及时行乳癌根治手术。若患者有明确的乳腺癌家族史，或组织病理学检查发现上皮细胞增生活跃，宜及时施行单纯乳房切除手术。

（四）预防措施

1. 保持良好的心理状态，生活规律，减少内分泌紊乱的风险。

2. 不吸烟少饮酒，避免被动吸烟。

3. 婚育期女性保持规律的性生活，使性激活得以平衡。

4. 每年常规进行乳腺健康检查，包括B超在内。

5. 一旦出现内分泌失调、月经周期紊乱等，及时就诊治疗。

第三十六节 急性阑尾炎

一、概述

急性阑尾炎可发生于任何年龄，青壮年多见，男性发病率高于女性。急性阑尾炎是外科最常见的疾病，居各类急腹症发病之首。急性阑尾炎的常见多发与其解剖学特点有关，由于阑尾管腔细长，开口狭小，多种原因均易导致阑尾腔梗阻，且易发生细菌感染性炎症。急性阑尾炎的致病菌多为革兰阴性杆菌及厌氧菌。机体抵抗能力低下时，阑尾腔内的细菌直接侵入损伤黏膜，或经过血液循环到达阑尾发生炎症。

二、临床诊断

（一）诊断要点

根据转移性右下腹疼痛的病史，以及右下腹局限性压痛的典型阑尾炎的特点，一般即可做出诊断。症状不典型的阑尾炎，或异位阑尾炎的诊断有一定困难，应结合详细的病史、仔细的体格检查，并辅以化验及特殊检查，综合判断，以提高阑尾炎的诊断率。

急性阑尾炎典型的症状是转移性右下腹疼痛，腹痛多起始于上腹部或脐周围，呈阵发性疼痛并逐渐加重，数小时甚至1~2天后疼痛转移至右下腹部。腹痛的性质和程度与阑尾炎病理类型有一定的关系。单纯性阑尾炎多呈隐痛或钝痛，程度较轻；梗阻化脓性阑尾炎一般为阵发性剧痛或胀痛；坏疽性阑尾炎开始多为持续性跳痛，程度较重，而当阑尾坏疽后即变为持续性剧痛。患者发病初期常伴有恶心、呕吐等消化道症状，及发热、头痛、乏力、口干、尿黄等全身症状。查体出现的最重要的体征是右下腹麦氏点局限性显著压痛，合并急性弥漫性腹膜炎时出现腹膜刺激三联征。

有助于诊断与鉴别诊断的检查方法有：

1. 结肠充气试验

一手按压左下腹降结肠，另一手沿结肠逆向挤压，出现右下腹疼痛为阳性，提示存在阑尾炎。

2. 腰大肌试验

患者左侧卧位，医生用左手扶住患者右髋部，右手将右下肢向后过伸，出现右下腹疼痛为阳性，提示炎性阑尾贴近腰大肌，多见于盲肠后位阑尾炎。

3. 闭孔内肌试验

患者仰卧，将右髋和右膝屈曲90°并内旋髋关节，以拉紧右侧闭孔内肌，出现右下腹疼痛为阳性，提示炎性阑尾位置较低，贴近闭孔内肌，为盆腔位阑尾炎。

（二）分型诊断

1. 急性单纯性阑尾炎

炎症局限于阑尾黏膜及黏膜下层，逐渐扩展至肌层、浆膜层。阑尾轻度肿胀，浆膜充血，有少量纤维素性渗出物。阑尾壁各层均有水肿和中性粒细胞浸润，黏膜上有小溃疡形成。

2. 化脓性阑尾炎

炎症发展到阑尾壁全层，阑尾显著肿胀，浆膜充血严重，附着纤维素渗出物，并与周围组织或大网膜粘连，腹腔内有脓性渗出物。此时阑尾壁各层均有大量中性粒细胞浸润，壁内形成脓肿，黏膜坏死脱落或形成溃疡，腔内充满脓液。

3. 坏疽或穿孔性阑尾炎

阑尾壁全层坏死，变薄而失去组织弹性，局部呈暗紫色或黑色，可局限在一部分或累及整个阑尾，极易破溃穿孔，阑尾腔内脓液呈黑褐色而带有明显臭味，阑尾周围有脓性渗出。穿孔后感染扩散可引起弥散性腹膜炎或门静脉炎、败血症等。

4. 阑尾周围脓肿

化脓或坏疽的阑尾被大网膜或周围肠管粘连

包裹，脓液局限于右下腹而形成阑尾周围脓肿或炎性肿块。

（三）特殊类型急性阑尾炎

1. 小儿急性阑尾炎

发病率较成人低，多与上呼吸道感染、肠炎同时发生，病情较严重且进展较快。压痛范围一般较广而不局限，腹肌紧张不明显，易出现阑尾穿孔及其他严重并发症。患者高热、恶心呕吐出现早而频繁，常可引起脱水与酸中毒。

2. 老年人急性阑尾炎

老年人对痛觉迟钝、反应性差，症状、体征通常不典型，转移性右下腹痛常不明显，腹膜刺激征多不显著。有时炎症较重，但白细胞计数、中性粒细胞比例仍在正常范围。阑尾坏疽穿孔和其他并发症的发生率都较高。由于临床表现和病理变化往往不相符合，容易延误诊治，尤应提高警惕。

3. 妊娠期急性阑尾炎

临床较常见。特点是随着妊娠的月数增加，阑尾压痛点不固定，压痛、腹肌紧张均不明显。穿孔后由于胀大子宫的影响，腹膜炎症不易局限，炎症刺激子宫可导致早产或流产。

4. 异位急性阑尾炎

症状、体征多不典型，有盲肠后、盆腔内、腹膜外、左下腹、肝下等不同部位的阑尾炎。

（四）主要鉴别诊断

1. 胃十二指肠溃疡穿孔

多有上消化道溃疡病史，突然出现上腹部剧烈疼痛并迅速波及全腹。部分患者穿孔后，胃肠液可沿升结肠旁沟流至右下腹，出现类似急性阑尾炎的转移性右下腹痛，可出现休克，腹膜刺激征明显，多有肝浊音界消失，肠鸣音消失。X线检查见膈下游离气体有助于鉴别诊断。必要时可行诊断性腹腔穿刺。

2. 急性胃肠炎

多有饮食不洁史，临床表现与急性阑尾炎相似，腹部压痛部位不固定，肠鸣音亢进，无腹膜刺激征。便常规检查见脓细胞、未消化食物等有助于鉴别诊断。

3. 急性肠系膜淋巴结炎

腹痛常与上呼吸道感染并发，或腹痛前有头痛、发热、咽痛或其他部位淋巴结肿痛病史，早期即可有高热，白细胞数增高。腹痛相对较轻且较广泛，压痛相对较轻且较广泛，部位较阑尾点为高且接近内侧，在肠系膜区域内有时可触及肿大淋巴结。

4. 右肺下叶大叶性肺炎或右侧胸膜炎

右下腹反射性疼痛，常伴右侧胸痛及呼吸道症状。右下腹压痛和肌紧张，体温升高，腹部无固定性显著压痛点。肺部听诊可闻及湿啰音、摩擦音、呼吸音减弱等。胸部X线检查有鉴别意义。

5. 急性胆囊炎、胆石症

右上腹持续性疼痛，阵发性加剧，可伴有右肩部放射痛，部分患者可出现黄疸。高位阑尾炎时，腹痛位置较高，或胆囊位置较低位，腹痛点比正常降低。腹膜刺激征局限于右上腹，墨菲征阳性，必要时可借助超声和X线等检查进行鉴别诊断。

6. 右侧输尿管结石

突然出现剧烈绞痛，向会阴部及大腿内侧放射。可伴有尿频、尿急、尿痛或肉眼血尿等症状，多无发热。腹部体征不明显，肾区叩击痛阳性，X线片可见阳性结石有助于鉴别诊断。

7. 异位妊娠破裂

女性患者，有停经史。急性失血症状和下腹疼痛症状显著，妇科检查阴道内有血液，阴道后穹窿穿刺有血有助于鉴别。

8. 卵巢滤泡破裂

多出现在两次月经的中期，临床表现与异位妊娠相似，必要时行腹腔或阴道后穹窿穿刺协助鉴别。

（五）辅助检查的临床应用

1. 血液一般检查

血液一般检查是证实感染的基本检查方法。多数患者白细胞升高，中性粒细胞比例不同程度升高。白细胞计数常在 $(10\sim15)\times10^9/L$ 之间，出现阑尾穿孔合并腹膜炎或门静脉炎时，白细胞计数可达 $20×10^9/L$ 以上。

2. 腹腔镜检查

可以直观观察阑尾的情况，对诊断及鉴别诊断有决定性价值，一旦明确诊断，可以直接进行腹腔镜下阑尾切除术。

3. 其他辅助检查

超声显像、CT 检查、放射性核素扫描等，对不典型的阑尾炎在诊断困难时，可辅助诊断价值，不作为常规检查方法。

三、防治措施

（一）治疗方法

急性阑尾炎的治疗一般可分为手术疗法和非手术疗法两类。原则上应强调以手术治疗为主，急性单纯性阑尾炎或阑尾周围脓肿者，一般采用保守治疗。

1. 诊断明确的急性阑尾炎，尤其是老年人、小儿、妊娠期急性阑尾炎，一般主张及早手术治疗。主要方法为阑尾切除术，近年对急性单纯性阑尾炎、慢性阑尾炎开展了经腹腔镜阑尾切除术，可应用超声或 CT 准确定位穿刺点，具有创伤小、恢复快、感染率低等优点。

2. 腹腔渗液严重，或腹腔已有脓液的急性化脓性或坏疽性阑尾炎，应同时行腹腔引流。

3. 阑尾周围脓肿如有扩散趋势，可行脓肿切开引流。

4. 较大和脓液多的阑尾周围脓肿，除药物治疗外，可进行脓肿穿刺抽脓，或在合适的位置放入引流管，以减少脓肿的张力，改善血液循环，并能进行冲洗或局部应用抗生素，利于脓肿的消散吸收。

5. 其他治疗：卧床或半坐卧位休息。发病初期可根据食欲、病情，给予清淡饮食。

（二）预防措施

1. 养成良好的排便习惯，避免饮食不节及食后剧烈运动。

2. 一旦出现急性腹痛而高度怀疑急性阑尾炎时，应及时就诊明确诊断，防止病情恶化而丧失保守治疗的可能性。

第三十七节　胆石症

一、概述

胆石症包括胆囊结石和胆管结石，常与胆道感染有关，是外科常见病和多发病。胆囊结石发病率逐年上升，女性多于男性，其中胆固醇结石多于胆色素结石。

根据胆结石的构成成分比例不同，分为胆固醇结石、胆色素结石和混合结石三类。

1. 胆固醇结石

含胆固醇 70%~90%，质地硬，外观呈白黄、灰黄或黄色，形状和大小不一，呈圆形或椭圆形，表面多光滑，剖面呈放射性条纹状。大者直径数厘米，小者如沙粒。多位于胆囊内，X 线检查不显影。胆固醇结石均在胆囊内形成，与胆汁内胆固醇浓度过高，胆汁中胆固醇成核过程异常有关。

2. 胆色素结石

分为黑色胆色素结石和棕色胆色素结石。前者呈黑色，形状不一，多位于胆囊内，后者外观呈棕色，可呈颗粒状或长条状等，主要发生在肝内、外胆道。胆道感染和梗阻是胆色素结石形成的主要原因，胆道蛔虫症是胆道感染的重要原因，蛔虫残体又可作为胆结石核心，在胆色素结石形成中起重要作用。

3. 混合结石

由胆红素、胆固醇和钙盐等多种成分混合而成，根据所含成分的比例不同可呈现不同的形状、颜色及剖面结构。

二、临床诊断

（一）胆囊结石症的诊断

有典型的胆绞痛病史，右上腹有轻度压痛，提示胆囊结石的可能，影像学检查可确诊，B超阳性率可高达95%。胆囊结石分为静止性结石和有症状结石，前者主要在体格检查、手术或尸体解剖时偶然发现。后者只有少数人出现，常表现为急性或慢性胆囊炎的临床表现。主要表现为胆绞痛，常因高脂肪饮食、暴饮暴食、过度疲劳等诱发，伴有恶心、呕吐等消化系统症状。体格检查可有上腹部压痛及墨菲征阳性。

（二）肝外胆管结石症的诊断

出现典型的胆绞痛发作，伴有黄疸，除考虑胆囊结石外，需考虑肝外管结石的可能，主要依据影像学检查诊断。根据结石的部位和是否合并感染，临床表现存在差异。结石位于肝总管则触不到胆囊，结石在胆总管，可触到肿大的胆囊。合并胆道感染时，可出现典型的夏柯（Charcot）三联征，即腹痛、寒战、高热和黄疸的临床表现。B超可见到扩张的肝内、外胆管及结石影像。CT、MRI和ERCP检查可有助于诊断。

（三）肝内胆管结石症的诊断

临床症状取决于结石的部位、范围、炎症轻重和梗阻程度。常有典型的胆石梗阻和急性胆管炎的病史。如不合并感染常有肝区、胸背部的深在而持续性的疼痛。如肝内胆管结石脱落成为继发肝外胆管结石，其临床症状和体征同肝外胆管结石的表现。肝区可有叩击痛，合并感染时临床表现和体征同胆管炎，影像学可确定诊断。

（四）主要鉴别诊断

1. 消化性溃疡

溃疡病多有反复发作病史，男性多于女性；胆石症多有胆绞痛发作诱因，如饱食、高脂肪性食物、暴饮暴食、过度疲劳等，女性多于男性。临床表现相似，鉴别存在困难。胃镜和B超可提供鉴别诊断。

2. 病毒性肝炎

病毒性肝炎常有肝炎接触病史及食欲不振，全身乏力等症状，肝脏可有肿大并有触痛，很少出现全身感染症状。胆石症一般有胆道感染病史，常有胆绞痛、寒战、高热症状，右上腹压痛阳性。如有黄疸，通过对黄疸的鉴别，有助于鉴别诊断：胆石性梗阻引起黄疸以直接胆红素增高为主，肝炎引起黄疸直接、间接胆红素均可升高，肝炎引起的黄疸伴有ALT、AST增高显著。血常规检查的鉴别意义：肝炎患者外周血白细胞一般不高，有时淋巴细胞增高，胆石症多伴有不同程度感染，外周血白细胞和中性粒细胞增高，BUS、CT等影像学检查可见肝内外胆管扩张及结石影像，有助于鉴别诊断。

3. 壶腹周围癌

两病均可出现梗阻性黄疸，壶腹周围癌引起的梗阻性黄疸多为无痛性、进行性、加重性，病程较长，黄疸无波动，常伴有皮肤瘙痒，全身进行性消瘦等特点，如果为完全性梗阻，粪便可呈陶土色。胆石症梗阻多先有腹痛或出现胆道感染症状后出现黄疸，黄疸呈波动性，完全性梗阻少见，患者的一般情况较好，病程短。影像学检查如B超、CT、MRCP和ERCP等有助于鉴别诊断。

三、防治措施

（一）治疗措施

1. 胆囊结石

（1）**手术治疗** 胆囊切除术适用于有症状和（或）有并发症的胆囊结石。腹腔镜胆囊切除术（LC）为首选治疗方法。没有腹腔镜治疗条件时，可采取小切口胆囊切除或常规胆囊切除术。对于静止性结石，一般不需手术治疗，可随访观察。但对于胆囊结石较大（≥3cm），伴有胆囊息肉（>1cm），胆囊壁增厚明显，钙化或瓷性胆囊和胆囊结石发现时间较长（>10年）的胆囊结石，易引起恶变，可考虑手术治疗。

（2）**非手术治疗** 主要适用于胆囊结石伴有急性期炎症、胆囊内结石较小（<0.5cm）或有

全身基础疾病不能耐受手术者。主要措施包括解痉、止痛、消炎利胆，应用抗生素，纠正水、电解质紊乱及酸碱平衡失调等。溶石口服药物有鹅去氧胆酸和熊去氧胆酸，长期服用有一定效果，但停药后复发率高。排石疗法效果不肯定，且有将结石排入胆总管引起急性胆管炎的危险，一般不作为常规治疗措施。

2. 肝外胆管结石

手术治疗是肝外胆管结石的主要方法，手术尽量取尽结石，解除梗阻，术后保持胆汁引流通畅。

（1）非手术治疗　适用于肝内外胆管结石直径<1cm或合并有严重心、肺、脑等严重疾病不能耐受手术者，也可作为手术前的准备治疗。具体治疗措施同胆囊结石非手术治疗。

（2）手术治疗　①胆总管切开取石、T管引流术，有开腹及腹腔镜手术两种方法。适用于单纯胆总管结石、胆道上下端通畅无狭窄或其他病变者。若伴有胆囊结石和胆囊炎，可同时行胆囊切除术。②胆肠吻合术适用于胆总管远端炎症狭窄造成的梗阻无法解除、胆总管扩张、胆胰汇合部异常、胰液直接流入胆管或胆管病变切除后无法再吻合时，常用Roux-en-Y吻合术式。

（3）其他治疗　对于手术后残留结石，可经T管窦道胆道镜取石。也可经皮经肝穿刺胆道（PTCS）以及经十二指肠镜Oddi括约肌切开取石（EST）等。对于较大结石也可经上述途径导入激光、超声波、电力液压碎石探头直接接触胆石粉碎。

3. 肝内胆管结石

手术为主要的治疗方法，治疗原则同肝外胆管结石治疗。手术治疗包括胆管切开取石、胆肠吻合术和肝脏切除术。肝内胆管结石术后常有残留结石，对残留结石的后续治疗很重要，治疗措施包括术后经引流管窦道胆道镜取石，激光、超声、微爆破碎石，经引流管溶石，体外震波碎石和中药排石等方法。

（二）其他治疗措施

1. 调节饮食，避免过食肥甘厚味。
2. 估计有结石排出时，应留大便查石，最好对结石进行成分鉴定。
3. 结石发作绞痛、并发感染时，密切观察血压、脉搏、体温，特别是腹痛情况变化，以便及时更改治疗方法。
4. 手术取石患者按一般外科术后护理。

（三）预防措施

1. 保证每日饮水量，从而保证一定的尿量。
2. 规律饮食，控制富含胆固醇的食物，不过度节食。
3. 适当运动，避免久坐不动，控制体重，避免超重与肥胖。
4. 避免应用影响胆汁排泄的药物。
5. 减少肠道感染的概率，少年儿童注意个人卫生，规律进行肠道驱虫。

第三十八节　良性前列腺增生症

一、概述

良性前列腺增生症又称为前列腺增生症、前列腺肥大，是老年男性的常见病多发病，发病率随年龄增长而增加，多于50~70岁发病。良性前列腺增生症的病因目前仍不十分明确，一般认为与体内性激素水平紊乱有关，年龄老化与有功能的睾丸是公认的两个发病基础，而且两者共同作用导致发病。增大的腺体在后尿道、膀胱颈部隆起，或突入膀胱内，使尿道受压，尿道变窄、伸长，膀胱颈部变小导致排尿受阻，进而引起后尿道以上部位的病变，初期导致输尿管排空障碍，随着病情进展，膀胱颈部梗阻不能解除，逼尿肌无法代偿，张力减退，残余尿增多。尿潴留可导致膀胱壁变薄，形成无力性膀胱。膀胱内尿液逆流入上尿路，使上尿路压力增高，可造成输尿管、肾盂积水，最终发展为肾衰竭、尿毒症。

二、临床诊断

（一）诊断要点

男性50岁后出现进行性尿频、排尿困难，应考虑前列腺增生的可能。部分患者以急性尿潴留、充溢性尿失禁、血尿等发病。部分老年患者虽无明显排尿困难，但有膀胱炎、膀胱结石、肾功能不全时，也应注意有无前列腺增生。结合其他体征、直肠指检、辅助检查结果可明确诊断。

良性前列腺增生症的常见临床表现有：①尿频：早期表现为尿频，尤其夜尿次数明显增多，每夜2次以上。②排尿困难：进行性排尿困难是前列腺增生最重要的症状。③血尿：可发生镜下血尿或肉眼血尿，也可出现大出血，血块阻塞尿道或充满膀胱。④尿潴留：急性尿潴留表现为下腹部疼痛、膀胱区膨胀。由于气候变化、饮酒、劳累等诱因，常导致排尿困难加重，尿液突然完全不能排出。慢性尿潴留是残余尿随梗阻加重而增多，过多的残余尿使膀胱失去收缩能力，逐渐发生尿潴留。尿潴留可损害肾功能，严重者可导致肾衰竭。⑤直肠指检：可于直肠前壁触及增生的前列腺。

（二）分度诊断

直肠指检正常前列腺表面光滑、柔软、界限清楚，中央可触及纵向浅沟，横径4cm，纵径3cm，前后径2cm，重约20g。良性前列腺增生症根据直肠指检的增生程度分为三度：

1. Ⅰ度

前列腺大小为正常的1.5~2倍，约鸡蛋大，质地中等，中央沟变浅，重量为20~25g。

2. Ⅱ度

前列腺大小为正常的2~3倍，约鸭蛋大，质地中等，中央沟极浅，重量为25~50g。

3. Ⅲ度

前列腺大小为正常的3~4倍，约鹅蛋大，质地硬韧，中央沟消失，重量为50~70g。

（三）主要鉴别诊断

前列腺增生应与神经源性膀胱、膀胱结石、尿路狭窄、膀胱颈痉挛、前列腺癌及膀胱癌相鉴别。

（四）辅助检查的临床应用

1. 尿流率检查

可以协助判断下尿路有无梗阻以及梗阻的程度。测定指标有最大尿流率（MFR）、平均尿流率（AFR）、排尿时间（T）、尿量（V）。排尿量>150mL是评估MFR的前提，MFR<15mL/s说明排尿不畅，<10mL/s说明梗阻严重，需要治疗。

尿流动力学检查可鉴别逼尿肌、尿道括约肌失调和不稳定膀胱逼尿肌引起的排尿困难，还有助于确定手术适应证及判断手术后的疗效。

2. 血清前列腺特异抗原（PSA）测定

PSA是筛查前列腺癌的实验室指标，可以协助排除前列腺肿瘤。前列腺体积较大，质地较硬，或有结节时，均应测定血清PSA。正常PSA<4ng/mL，如异常增高，应考虑癌肿。

3. 前列腺B超

可以评估前列腺的形态、大小等，测定残余尿。经腹B超可观察前列腺形态、结构、大小、突入腔内的情况。测定膀胱内残余尿量，有助于了解有无肾积水以及积水程度。经直肠B超可显示前列腺的断面像、前列腺病变发展程度及形态变化。

4. 膀胱镜检查

可以观察后尿道、膀胱颈形态、腔内前列腺增生情况。有助于了解后尿路梗阻程度，发现膀胱内有无占位性病变及结石，临床出现无痛性血尿的患者必须进行膀胱镜检查。

5. X线检查

（1）静脉尿路造影　可以观察下尿路梗阻及肾盂、输尿管扩张程度。造影剂充满膀胱时显示充盈缺损说明前列腺中叶或侧叶明显突出于膀胱内。排尿后摄片可观察残余尿是否存在及程度。

（2）前列腺造影　观察前列腺形态、大小、密度及病变性质。经会阴或直肠黏膜穿刺，分别将造影剂注入腺体的左右叶，注射后拍摄正侧位片，可清楚观察前列腺包膜轮廓。

6. CT及MRI检查

观察前列腺及与周围组织的关系。以形态、密度来判断前列腺大小、性质以及前列腺周围的关系。有助于了解腺体与周围组织之间的关系，对外科手术治疗的选择有重要意义。

三、防治措施

（一）治疗原则

治疗的目的在于改善排尿症状，减轻并发症，保护肾功能。前列腺增生未引起梗阻的患者无需治疗，梗阻较轻、不能耐受手术治疗的患者，可选择非手术疗法，或姑息性手术。梗阻严重、符合手术适应证的患者应及早手术治疗。

（二）治疗措施

1. 一般治疗

戒烟禁酒，不吃辛辣刺激性食物，气候变化时避免受凉，预防感染，保持心态平和，适当多饮水，不憋尿。

2. 药物治疗

（1）5α还原酶抑制剂　常用非那雄胺，常规用量5mg，每日2次口服。可抑制前列腺增生，使前列腺体积缩小，从而缓解或减轻排尿困难的症状。

（2）α受体阻滞剂　常用药物有特拉唑嗪、阿夫唑嗪、坦索罗辛等。可降低平滑肌张力，使尿道阻力减小，改善排尿功能。

（3）植物药　常用药物有太得恩，用法为50mg，每日2次口服。此外还有普适泰及中药制剂。此类药物来源于天然植物，可抑制碱性成纤维细胞生长因子、表皮样生长因子，从而改善排尿症状。

3. 手术治疗

良性前列腺增生症患者出现严重梗阻时应考虑手术治疗。手术分为开放性与非开放性两类，两类手术的适应证不同，临床应根据患者病情选择最适合的方法。

（1）开放性手术　经耻骨上前列腺摘除术、耻骨后前列腺摘除术、经会阴前列腺摘除术。特点是疗效好，治疗彻底，但创伤较大。

（2）非开放性腔内手术　经尿道前列腺电切术（TURP）、等离子双级切除术。特点是痛苦少、创伤小、恢复快，适用于年老体弱、增生不太大的患者。

4. 其他疗法

（1）激光治疗　经膀胱镜置入激光导光束，接触式或非接触式直接作用于前列腺，通过切割、气化、消融等手段达到治疗增生的目的。

（2）前列腺尿道支架置入术　利用记忆合金制成的网状支架撑起前列腺尿道部，改善梗阻症状。

（3）经尿道气囊高压扩张术　经尿道插入带气囊的导管，利用气囊压力撑开前列腺，达到扩张尿道的目的。

（4）电磁波疗法　包括微波和射频治疗，原理都是局部热疗。治疗时应注意调节温度，避免灼伤尿道。

（5）高强度聚集超声治疗　通过超声传递能量，"热消融"治疗前列腺增生。

（三）预防措施

1. 检测与随访

50岁以上男性，有明确前列腺疾病家族史的人群年龄提前到40岁，每年接受健康查体，并进行直肠指检及前列腺B超、前列腺相关抗体检测，以期尽早发现增生改变并进行年度随访，指导防治措施的选择。

2. 饮食起居管理

保持良好的心理状态，通过户外活动或听音

乐等方式放松情绪。工作中不宜久坐不起，禁止养成憋尿的习惯。讲究个人卫生，注意保持外生殖器及会阴部清洁。成年后注意饮食清淡，多进食低脂肪富含纤维素的食物，适当进食豆类食品。少食辛辣刺激性食物，戒烟限酒。拥有规律的正常轻松的性生活。

3. 适当运动

适当运动，以规律性慢走、打太极拳等形式运动为宜，避免进行长时间直立位剧烈运动。

第三十九节　排卵障碍性异常子宫出血

一、概述

排卵障碍性异常子宫出血是异常子宫出血的一个临床类型，属于功能性子宫出血，相对于无排卵性子宫出血少见，多由黄体功能不足引起，多发生于生育期女性。患者有临床可辨的月经周期，主要包括黄体功能不足、子宫内膜不规则脱落、子宫内膜局部病理改变三种临床情况。

二、临床诊断

（一）诊断依据

1. 病史

详细了解异常子宫出血的类型、发病时间、病程经过、流血前有无停经病史及其以往的治疗情况。注意患者的年龄、月经史、婚姻、生育史、避孕措施、激素类药物的使用情况；既往是否患有肝病、血液病、甲状腺功能亢进或减退等。

2. 临床表现

最常见的症状是子宫不规则出血，表现为月经周期紊乱，经期长短不一，经量不定或增多，甚至大量出血。出血期间一般无腹痛或其他不适，出血量多或时间长时常继发贫血，大量出血可导致休克。不同患者可有不同表现：①月经过多，周期规则，但行经期延长（>7日）或经量过多（>80mL）；②经量过多，周期规则，经期正常，但经量过多；③子宫不规则出血过多，周期不规则，经期延长，经量过多；④子宫不规则出血，周期不规则，经期可延长，经量正常；⑤月经过频，周期缩短，一般<21天。由于患者卵泡期延长、黄体期缩短，常伴有不易受孕或妊娠早期流产。体格检查有贫血的阳性体征。妇科检查无阴道、宫颈及子宫器质性病变。

3. 基础体温

呈双相型，高温相小于11天，子宫内膜活检分泌反应至少落后2天。

（二）主要鉴别诊断

子宫出血原因很多，因此在诊断排卵障碍性异常子宫出血时，必须排除生殖道局部病变或全身性疾病所导致的生殖道出血。尤其青春期少女的阴道或宫颈部恶性肿瘤，育龄妇女子宫黏膜下肌瘤和滋养细胞肿瘤，以及绝经过渡期、绝经期妇女子宫内膜癌所致出血，最易误诊为功能失调性子宫出血，应特别注意鉴别。

1. 异常妊娠或妊娠并发症

如异位妊娠、流产、滋养细胞疾病、子宫复旧不良、胎盘残留、胎盘息肉等。

2. 生殖道肿瘤

如子宫内膜癌、子宫颈癌、滋养细胞肿瘤、子宫肌瘤、卵巢肿瘤等。

3. 生殖道感染

如急、慢性子宫内膜炎，子宫肌炎等。

4. 性激素药物使用不当

如口服避孕药或口服其他激素类药引起的突破性或撤退性出血等。

5. 全身性疾病

如血液病、肝病、甲状腺功能亢进或低下、肾上腺功能失调等。

（三）辅助检查的临床应用

1. 血液一般检查

根据全血细胞计数确定与评估有无贫血及血小板减少，了解贫血是否为失血性贫血或缺铁性贫血，判断贫血的程度。

2. 凝血指标检测

血小板计数、出凝血时间和凝血酶原时间、活化部分凝血酶原时间等，便于了解贫血的程度和排除血液系统病变。

3. 尿妊娠试验或血hCG检测

用于有性生活的患者，除外妊娠及妊娠相关疾病。

4. 盆腔B超检查

了解子宫大小、形态，宫腔内有无赘生物，子宫内膜厚度等，除外多囊卵巢综合征，明确有无宫腔内占位病变及其他生殖道器质性病变等。

5. 基础体温测定

了解有无排卵及黄体功能。基础体温呈单相型提示无排卵；黄体功能不全时显示双相型，后期升高时间短，为9~11日；子宫内膜脱落不全时虽呈双相型但下降缓慢。

6. 诊断性刮宫

其作用一是止血，二是明确子宫内膜病理诊断。对年龄超过35岁，药物治疗无效或存在子宫内膜癌高危因素的异常子宫出血患者，应通过诊刮排除子宫内膜病变。施术时必须搔刮整个宫腔，并注意宫腔大小、形态，宫壁是否光滑，刮出物的性质和量。未婚患者，在激素等保守治疗无效或疑有器质性病变情况下，也应经患者或家属知情同意后考虑诊刮。为了确定排卵和黄体功能，应在经前期或月经来潮6小时内诊刮；若怀疑子宫内膜脱落不全，应在月经来潮第5天诊刮；不规则阴道流血者可在消毒条件下随时进行诊刮。

7. 宫腔镜与子宫内膜病理检查

在宫腔镜直视下，选择病变区域进行组织活检。排卵障碍性异常子宫出血可见增生期变化或增生过长，呈无分泌期状态。

8. 激素测定

经前测血孕二醇，表现增生期水平为无排卵；测血催乳素水平及甲状腺功能，排除其他内分泌疾病。

9. 宫颈细胞学检查

用于排除宫颈癌及癌前病变。

10. 宫颈黏液结晶检查

经前出现羊齿状结晶提示无排卵。

三、防治措施

（一）治疗原则

有效止血，促进黄体功能的恢复。以止血、调整周期、减少经量、防止子宫内膜病变为原则。

（二）一般治疗

明显贫血的患者应补充铁剂、维生素，注意补充营养物质尤其是蛋白质。严重贫血有输血指征者应输血治疗。行经时间长流血时间长者，适当给予抗生素预防感染。出血期间应加强营养，避免过劳，保证充分休息。

（三）药物治疗

药物治疗是排卵障碍性异常子宫出血的主要治疗措施，常采用性激素止血和调整月经周期。出血期可辅用促进凝血和抗纤溶药物，以促进止血。

1. 黄体功能不全型患者的治疗

（1）促进卵泡发育　针对其发生原因，促进卵泡发育和排卵。增生期使用低剂量雌激素：可于月经第5日起每日服妊马雌酮0.625mg或17-β雌二醇1mg，连续5~7日。或应用氯米芬：可在月经第5日开始口服氯米芬50mg，每日1次，共5日。

（2）促进LH峰形成　在监测到卵泡成熟时，使用绒促性素（hCG）5000~10000U一次或分两次肌注。

（3）黄体功能刺激疗法　在基础体温上升后开始，隔日肌注hCG 1000~2000U，共5次，可以使血浆黄体酮明显上升，延长黄体期。

（4）黄体功能替代疗法　一般选用天然黄

体酮制剂，自排卵后开始每日肌内注射黄体酮10mg，共10~14日，以补充黄体酮分泌的不足。

2. 黄体功能不足合并高催乳素血症的治疗

使用溴隐亭每日25~50mg，可以使催乳素水平下降，并促进垂体分泌促性腺激素及增加卵巢雌、孕激素分泌，从而改善黄体功能。

3. 子宫内膜不规则脱落型患者的治疗

（1）孕激素　自排卵后第1~2日或下次月经前10~14日开始，每日口服甲羟孕酮10mg，连服10日。有生育要求者可注射黄体酮注射液。无生育要求者，可单服口服避孕药，从月经周期第5日起，每日1片，连服22日作为1周期。

（2）绒促性素　用法同黄体功能不足型患者，hCG有促进黄体功能的作用。

（四）辅助治疗

1. 注意调节情志，避免过度精神刺激、过度疲劳，生活规律。
2. 重视饮食调养，勿过食辛辣刺激、生冷食物。
3. 注意经期卫生。
4. 出血期间避免重体力劳动，必要时卧床休息，忌性生活。

（五）预防措施

1. 做好生育计划，减少人工流产的次数。
2. 早期治疗月经先期、月经量多、经期延长等月经失调性疾病。

第四十节　绝经综合征

一、概述

绝经分为自然绝经和人工绝经。自然绝经是指卵巢内卵泡生理性耗竭所致的绝经；人工绝经是指两侧卵巢经手术切除或受放射治疗所致的绝经。绝经综合征是指妇女绝经前后出现性激素波动或减少所致的一系列躯体及精神、心理症状。人工绝经患者更易发生绝经综合征。

绝经前后最明显内分泌变化是卵巢功能衰退，随后表现为下丘脑-垂体功能退化。

1. 雌激素

卵巢功能衰退的最早征象使卵泡对卵泡刺激素（FSH）敏感性降低，FSH水平升高。绝经过渡早期雌激素水平波动大，甚至高于正常卵泡期水平，系因FSH升高对卵泡过度刺激引起雌二醇过多分泌所致。整个绝经过渡期雌激素水平并非逐渐下降，只是在卵泡停止生长发育时，雌激素水平才急速下降。绝经后卵巢不再分泌雌激素，妇女循环中仍有低水平雌激素，主要是来自肾上腺皮质和来自卵巢的雄烯二酮经周围组织的芳香化酶转化为雌酮。绝经期妇女循环中雌酮（E1）高于雌二醇（E2）。

2. 黄体酮

绝经过渡期卵巢尚有排卵功能，仍有黄体酮分泌。但因卵泡期延长，黄体功能不良，导致黄体酮分泌减少。绝经后无黄体酮分泌。

3. 雄激素

绝经后雄激素来源于卵巢间质细胞及肾上腺，总体雄激素水平下降。其中雄烯二酮主要来源于肾上腺，量约为绝经前的一半。卵巢主要产生睾酮，由于升高的黄体生成素（LH）对卵巢间质细胞的刺激增加，使睾酮水平较绝经前增高。

4. 促性腺激素

绝经过渡期FSH水平升高，呈波动型，LH仍在正常范围，FSH/LH仍>1。卵泡闭锁导致雌激素和抑制素水平降低，以及FSH水平升高，是绝经的主要信号。

5. 促性腺激素释放激素

绝经后 GnRH 分泌增加，并与 LH 相平衡。

6. 抑制素

绝经后妇女血抑制素水平下降，较雌二醇下降早且明显，是反映卵巢功能衰退更敏感的指标。

二、临床诊断

（一）诊断要点

1. 根据病史及临床表现一般不难诊断。

（1）近期症状

①月经紊乱：月经紊乱是绝经过渡期的常见症状，由于无排卵，表现为月经周期不规则、经期持续时间长及经量增多或减少。此期症状的出现取决于卵巢功能状态的波动变化。

②血管舒缩症状：主要表现为潮热，是雌激素减低的特征性症状。其特点是反复出现短暂的面部和颈部及胸部皮肤阵阵发红，伴有轰热，继之出汗。一般持续1~3分钟。症状轻者每日发作数次，严重者十余次或更多，夜间或应激状态易促发。该症状可持续1~2年，有时长达5年或更长。潮热发作严重影响妇女的工作、生活和睡眠，是绝经后期妇女需要性激素治疗的主要原因。

③自主神经失调症状：常出现如心悸、眩晕、头痛、失眠、耳鸣等自主神经失调症状。

④精神神经症状：围绝经期妇女往往感觉注意力不易集中，并且情绪波动大。表现为激动易怒、焦虑不安或情绪低落、抑郁、不能自我控制等情绪症状。记忆力减退也较常见。

（2）远期症状

①泌尿生殖道症状：主要表现为泌尿生殖道萎缩症状，出现阴道干燥、性交困难及反复阴道感染，排尿困难、尿痛、尿急等反复发生的尿路感染。

②骨质疏松：绝经后妇女雌激素缺乏使骨质吸收增加，导致骨量快速丢失而出现骨质疏松。50岁以上妇女半数以上会发生绝经后骨质疏松，一般发生在绝经后5~10年，最常发生在椎体。

③阿尔茨海默症：是老年性痴呆的主要类型，绝经后期妇女比老年男性罹患率高，可能与绝经后内源性雌激素水平降低有关。

④心血管病变：绝经后妇女动脉硬化、冠心病较绝经前明显增加，可能与雌激素低下和雄激素活性增强有关。

2. 除外有相关症状的器质性疾病、甲状腺疾病及精神疾病等，卵巢功能评价等实验室检查有助于诊断。

（二）主要鉴别诊断

妇女在围绝经期进入高血压病、冠心病、恶性肿瘤等疾病的高发期，因此，必须除外心血管疾病、泌尿生殖系统的器质性疾病，并注意与神经症、甲亢等疾病鉴别。

（三）辅助检查的临床应用

1. 血清 FSH 值及 E_2 值测定

应检查血清 FSH 值及 E_2 值了解卵巢功能。绝经过渡期血清 FSH>10U/L，提示卵巢储备功能下降。闭经、FSH>40U/L 且 E_2<20pg/mL，提示卵巢功能衰竭。

2. 氯米芬兴奋试验

月经期第5日口服氯米芬，每日50mg，共5日，停药第1日测血清 FSH>12U/L，提示卵巢储备功能降低。

三、防治措施

（一）治疗目的

缓解近期症状，并能早期发现、有效预防骨质疏松症、动脉硬化等老年性疾病。

（二）治疗措施

1. 一般治疗

围绝经期精神神经症状可因神经类型不稳定，或精神状态不健全而加剧，应进行心理治疗。

2. 性激素补充治疗

有适应证且无禁忌证时选用。

（1）适应证　主要用于有绝经相关症状，有泌尿生殖道萎缩相关症状的患者，也用于预防骨质疏松。

（2）禁忌证 ①绝对禁忌证包括已有或可能乳腺癌、子宫内膜癌、生殖道异常出血、6个月内活动性血栓症、重症肝病等，脑膜瘤禁用孕激素；②相对禁忌证有心脏病、偏头痛、肝胆疾病史、子宫内膜癌病史、血栓性疾病史、乳腺良性疾病和乳腺癌家族史等。

（3）口服常用药物 主要药物为雌激素，可辅以孕激素。单用雌激素治疗仅适用于子宫已切除者，单用孕激素适用于绝经过渡期功能失调性子宫出血。剂量和用药方案应个体化，以最小剂量且有效为佳。①常用雌激素有戊酸雌二醇口服、结合雌激素口服、17-β-雌二醇经皮贴膜、尼尔雌醇口服。②组织选择性雌激素活性调节剂替勃龙口服，根据靶组织不同，其在体内的3种代谢物分别表现出雌激素、孕激素及弱雄激素活性，也用于预防和治疗骨质疏松。③选择性雌激素受体调节剂雷洛昔芬口服，用于预防和治疗骨质疏松，长期应用有发生静脉血栓的可能。④孕激素制剂常用醋酸甲羟孕酮口服。

（4）口服药物治疗方案 ①雌激素+周期性孕激素：雌激素每周期应用21~25日，后10~14日加用孕激素，每周期停用6~8日。模拟自然月经周期。适用于年龄较轻的绝经早期妇女。②雌激素+连续性孕激素：每日同时口服雌激素及孕激素。不发生撤药性出血，但可发生不规则淋漓出血，常发生在用药6个月以内。适用于绝经多年妇女。③单用雌激素治疗：适用于子宫已切除妇女。

（5）胃肠道外途径给药 能缓解潮热症状，防治骨质疏松，避免肝脏首过效应，对血脂影响较小。①经阴道给药：常用药物有E3栓和E2阴道环及结合雌激素霜。主要用于治疗下泌尿生殖道局部低雌激素症状。②经皮肤给药：包括皮肤贴膜及涂胶，主要药物为17-β-雌二醇，每周使用1~2次，可使雌激素水平恒定，方法简便。胃肠道外途径给药在卵巢功能开始减退并出现相关绝经症状后即可开始应用，治疗期间以3~5年为宜，需定期评估，明确受益大于风险方可继续应用。停止雌激素治疗时，应缓慢减量或间歇用药，然后逐步停药，防止症状复发。

（6）药物治疗的副作用及危险性 ①雌激素剂量过大可引起乳房胀、白带多、头痛、水肿、色素沉着等，应酌情减量，或改用雌三醇。②孕激素的副作用包括抑郁、易怒、乳房痛和浮肿，患者常不易耐受。③雄激素的副作用有增加高血脂、动脉粥样硬化、血栓栓塞性疾病的危险，大量应用出现体重增加、多毛、痤疮及影响肝功能。④子宫出血：性激素替代治疗时的子宫异常出血，多为突破性出血，必须高度重视，查明原因，必要时行诊断性刮宫，排除子宫内膜病变。⑤子宫内膜癌：长期单用雌激素，可使子宫内膜异常增殖和子宫内膜癌危险性增加，此种危险性依赖于用药持续时间长短及用药剂量大小。目前对有子宫者强调雌孕激素联合使用，能够降低风险。⑥乳腺癌：雌孕激素联合治疗超过5年，有增加乳腺癌发病率危险。

3. 非激素类药物治疗

（1）选择性5-羟色胺再摄取抑制剂 盐酸帕罗西汀20mg，每日1次早上口服，可有效改善血管舒缩症状及精神神经症状。

（2）钙剂 氨基酸螯合钙口服每日一粒，可减缓骨质丢失。

（3）维生素D 适用于围绝经期妇女缺少户外运动者，每日口服400~500U，与钙剂合用有利于钙的吸收完全。

（三）预防措施

1. 适当运动

根据自身情况选择适宜的运动方式，适当接受日照，多运动可以增强体质，提高身体机能，延缓衰老。

2. 调节饮食

少食高脂肪、高糖类食物，多食新鲜蔬菜瓜果，适量补充钙、钾等。适量进食豆类食物。

3. 定期健康体检

婚育期及绝经期女性应每年进行健康体检，接受妇科检查，必要时进行内分泌检查。

4. 保持平衡心理状态

放松情绪，保持乐观生活态度，防止内分泌功能紊乱。

第四十一节 阴道炎

一、概述

阴道炎是指各种病原体引起的阴道的炎症性疾病。正常健康妇女阴道由于解剖组织的特点对病原体的侵入有自然防御功能，如阴道口的闭合，阴道前后壁紧贴，阴道上皮细胞在雌激素的影响下的增生和表层细胞角化，阴道酸碱度保持平衡，使适应碱性的病原体的繁殖受到抑制，而颈管黏液呈碱性，当阴道的自然防御功能受到破坏时，病原体易于侵入，导致阴道炎症。

正常情况下有需氧菌及厌氧菌寄居在阴道内，形成正常的阴道菌群。任何原因将阴道与菌群之间的生态平衡打破，也可形成条件致病菌。根据病原体不同，阴道炎分为细菌性阴道病、念珠菌性阴道炎、滴虫性阴道炎、老年性阴道炎、幼女性阴道炎。

1. 细菌性阴道病

正常阴道内以产生过氧化氢的乳杆菌占优势。细菌性阴道病时，是由阴道内乳杆菌减少、加德纳菌及厌氧菌等增加所致的内源性混合感染。

2. 念珠菌性阴道炎

80%～90%病原体为白假丝酵母菌，为条件致病菌，常见发病诱因包括妊娠、糖尿病、大量应用免疫抑制剂及广谱抗生素、胃肠道假丝酵母菌、着紧身化纤内裤、超重等。

3. 滴虫性阴道炎

病原体为阴道毛滴虫，正常寄生于阴道、尿道或尿道旁腺、膀胱、肾盂、男方包皮褶皱、尿道、前列腺。月经前后阴道pH改变，月经后接近中性，滴虫易繁殖而发病，常与其他阴道炎并存。

4. 老年性阴道炎

绝经后妇女因卵巢功能衰退，雌激素水平降低，阴道壁萎缩，黏膜变薄，阴道内pH增高，局部抵抗力降低，其他致病菌过度繁殖或容易入侵引起炎症，以需氧菌为主。

5. 幼女性阴道炎

因婴幼儿外阴发育差、雌激素水平低及阴道内异物等造成激发感染所致，常见病原体有大肠埃希菌及葡萄球菌、链球菌等。

二、临床诊断

（一）诊断依据

阴道炎的临床类型不同，诊断要点不同。

1. 细菌性阴道病

10%～40%患者无临床症状，有症状者主要表现为阴道分泌物增多，有鱼腥味，症状在性交后加重，伴有轻度的外阴瘙痒或灼热感。妇科检查的主要表现是阴道黏膜一般无充血等炎症性表现，分泌物呈灰白色，均匀一致，稀薄，黏附于阴道壁，容易拭去。满足下列4条中的任何3条即可做出临床诊断，其中第4条为诊断的金标准。

（1）阴道分泌物呈牛奶样均质，有臭味。

（2）阴道pH值>4.5。

（3）胺试验（+）。

（4）线索细胞阳性（>20%）。

2. 念珠菌性阴道炎

主要表现是外阴瘙痒、灼痛、性交痛，常伴有尿频，排尿时尿液刺激水肿的外阴及前庭导致疼痛，阴道分泌物白色稠厚呈凝乳或豆渣样，部分患者可见外阴呈地图样红斑、水肿，有抓痕。诊断要点如下：

（1）有上述阴道炎症状或体征的妇女。

（2）在阴道分泌物中找到白假丝酵母菌的芽生孢子或假菌丝即可确诊。

（3）pH测定具有鉴别意义，pH 4.5一般为混合感染，尤其是细菌性阴道病的混合感染。

3. 滴虫性阴道炎

主要临床表现是阴道口和外阴瘙痒明显，阴道分泌物增多为主要临床表现，分泌物呈黄绿色稀薄脓性，带泡沫，有臭味。若合并尿道感染则伴有尿频、尿急、尿痛等尿路感染的症状，有时可见血尿。妇科检查见阴道黏膜充血，有散在出血斑点，宫颈后穹窿呈"草莓样"，白带多，呈灰黄色、黄白色稀薄液体或黄绿色脓性分泌物，常呈泡沫状，阴道黏膜无异常改变。因阴道毛滴虫能吞噬精子，阻碍乳酸生成，影响其在阴道内存活，因而会导致不孕。诊断要点如下：

（1）有上述临床表现。

（2）在阴道分泌物中找到滴虫即可确诊。取标本前24~48小时避免阴道及外阴清洗、用药及检查，取得标本后注意保暖、及时送检。常用悬滴法（准确性80%~90%）或培养法（准确性98%）检测。

4. 老年性阴道炎

常出现阴道分泌物增多，外阴瘙痒等，常伴有性交痛。诊断要点如下：

（1）绝经、卵巢手术史、盆腔放射治疗史或药物性闭经史。

（2）有阴道炎的临床表现。

（3）排除其他类型阴道炎。

5. 幼女性阴道炎

主要临床表现是阴道脓性分泌物增多伴外阴瘙痒。诊断要点如下：

（1）病史采集：婴幼儿一般难以准确描述病史，采集病史应详细询问患儿母亲（或其他家长），同时询问患儿母亲有无阴道炎病史。

（2）患儿有抓挠外阴的症状，检查可见阴道分泌物增多，可做出初步诊断。

（二）主要鉴别诊断

阴道炎的鉴别诊断，主要是各型阴道炎之间的鉴别，有助于合理选择治疗措施。

临床类型	病原体	易患人群及感染途径	主要临床表现
细菌性阴道病	混合性细菌		白带匀质稀薄，阴道pH＞4.5，阴道分泌物中加10%氢氧化钾产生鱼腥味；阴道涂片中见线索细胞
滴虫性阴道炎	毛滴虫	月经期、便桶、浴巾、性交、自身尿粪	白带增多、灰黄色泡状、质稀、有臭味、混血、脓样物。外阴、阴道瘙痒；尿急、尿频
霉菌性阴道炎	白色念珠菌	孕妇，糖尿病、长期应用抗生素者	白带增多、白色凝乳状或豆渣状、阴道奇痒、坐立不安、影响睡眠、表皮破损伴局灼痛
老年性阴道炎	病菌		白带增多、黄色浆液状，甚血性脓样、阴道灼热、外阴瘙痒

（三）辅助检查的临床应用

主要是阴道分泌物的常规检查，包括分泌物外观特征、细胞学检查、pH值测定，必要时进行病原体检查或致病微生物培养。阴道分泌物检查结合临床表现特点，是重要的诊断依据。

三、防治措施

（一）细菌性阴道病

1. 抗菌治疗

首选抗厌氧菌药物，常用甲硝唑、替硝唑、克林霉素等。

（1）口服给药　首选甲硝唑。

（2）局部用药　选用上述抗生素阴道内塞药治疗。

2. 其他治疗

可以同时使用中药外洗、坐浴等治疗方法。

3. 性伴侣不需常规治疗。

（二）念珠菌性阴道炎

1. 消除诱因

若有糖尿病应给予积极治疗使血糖达标，及

时停用广谱抗生素、雌激素及皮质醇等与发病有关的药物。勤换内裤，用过的内裤、盆、毛巾均应用开水烫洗。

2. 局部用药

常用咪康唑栓剂、克霉唑栓剂、制霉菌素栓剂等。

3. 全身用药

用于反复发作或不能阴道给药的患者，常用氟康唑、伊曲康唑、酮康唑口服，副作用大，应注意剂量与疗程。

4. 其他

性伴侣不需常规治疗。妊娠合并假丝酵母菌阴道炎应以局部治疗为主，禁用康唑类药物口服。

（三）滴虫性阴道炎

1. 阴道局部用药

甲硝唑阴道泡腾片或0.75%甲硝唑凝胶，1%乳酸或0.5%醋酸液冲洗可减轻局部症状。

2. 全身用药

初次治疗可选甲硝唑口服，一旦发现明显副作用应停药。甲硝唑用药期间及停药24小时内，替硝唑用药期间及停药72小时内禁止饮酒，哺乳期妇女用药期间暂停哺乳。

3. 性伴侣应同时进行治疗，治愈前应避免无保护措施的性交。

（四）老年性阴道炎

治疗原则为补充雌激素，增强阴道免疫力，抑制细菌生长；症状明显时可采用局部中药治疗，一般不需要应用抗生素。

（五）幼女性阴道炎

治疗原则为保持外阴清洁、对症处理、针对病原体合理选择抗生素。

（六）阴道炎的预防措施

1. 注意个人卫生，保持外阴清洁，避免长时间使用卫生护垫，减少对局部的刺激。

2. 行经期及时更换卫生巾，防止带经血卫生巾长时间不更换而增加局部感染的机会。

3. 注意性生活的卫生安全，清洁尽量用清洗法，减少消毒湿巾的使用，避免有些成分对外阴及阴道的刺激。

4. 中老年人注意膳食营养，适量运动，保持身体活力。

5. 有糖尿病病史的患者，应注意检测血糖并经过治疗使血糖达标。

第四十二节 先兆流产

一、概述

流产是指妊娠不足28周、胎儿体重不足1000g而终止者，其中流产发生于妊娠12周前者称早期流产，发生在妊娠12周至不足28周者称晚期流产。先兆流产是指妊娠28周前，出现少量阴道流血和（或）下腹疼痛，宫口未开，胎膜未破，妊娠物尚未排出，子宫大小与停经周数相符者。

流产的病因有胎儿因素、母体因素、父亲因素及环境因素四个方面。胎儿因素主要是染色体异常；母体因素包括母体患有器质性或功能性疾病、免疫功能异常等；父亲因素主要是精子的染色体异常；环境因素主要是过多接触放射线或有毒化学物质如铅、苯、甲醛、氧化乙烯等。

二、临床诊断

（一）诊断要点

1. 妊娠<28周。

2. 停经后有早孕反应，以后出现阴道少量流血，或时下时止，或淋漓不断，色红，持续数日或数周，无腹痛或有轻微下腹胀痛，腰痛及下腹坠胀感。

3. 妇科检查见宫口未开，胎膜未破，妊娠物尚未排出，子宫大小与停经周数相符。

（二）主要鉴别诊断

1. 不同类型流产的鉴别要点

流产类型	症状			妇科检查			辅助检查
	出血	下腹痛	妊娠物排出	宫颈口	子宫大小	妊娠试验	B超检查
先兆流产	少	轻	无	闭	与孕周相符	（+）	胚胎存活
难免流产	中→多	重	无	扩张	相符或略小	（+）或（-）	胚胎堵在宫口
不全流产	少→多	减轻	部分排出	扩张或有物堵塞	小于孕周	（+）或（-）	排空或有
完全流产	少→无	无	全部排出	无	正常或稍大	（+）或（-）	宫内无妊娠物

2. 与妇产科疾病的鉴别

（1）异位妊娠 有腹痛、停经、不规则阴道出血症状，妇科检查宫颈有举痛，附件可触及包块并有压痛，B超检查宫内无胚胎，宫外有包块或孕囊，尿妊娠试验阳性，后穹窿穿刺抽出不凝血。

（2）葡萄胎 停经后有阴道不规则出血，恶心、呕吐较重，子宫大于孕周，血hCG检查明显升高，B超检查不见胎体及胎盘的反射图像，只见雪花样影像"落雪状"改变。

（3）功能失调性子宫出血 可引起阴道不规则流血，一般无停经史，无早孕反应，尿妊娠试验阴性，B超检查无宫内外妊娠证据有助于鉴别诊断。

（4）子宫肌瘤 子宫增大可不均匀，且子宫体硬，一般无停经史，无早孕反应，尿妊娠试验阴性，可借助血hCG和B超检查鉴别。

（三）辅助检查的临床应用

1. B型超声检查

对疑为先兆流产者，根据妊娠囊的形态，有无胎心搏动，确定胚胎或胎儿是否存活，以指导正确的治疗方法。若妊娠囊形态异常或位置下移，预后不良。不全流产及稽留流产均可借助B型超声检查协助确诊。

2. 妊娠试验

临床多采用尿早早孕诊断试纸疗法，对诊断妊娠有价值。为进一步了解流产的预后，多选用各种敏感方法连续测定血hCG的水平，正常妊娠6~8周时，其值每日应以66%的速度增长，若48小时增长速度小于66%，提示妊娠预后不良。

3. 孕激素测定

测定血黄体酮水平，能协助诊断先兆流产的预后。

三、防治措施

1. 卧床休息，减少活动，禁止性生活，避免不必要的阴道检查。

2. 黄体功能不全的患者，黄体酮肌内注射，每日或隔日1次，每次10~20mg；绒毛膜促性腺激素肌内注射，隔日1次，每次3000U；也可口服维生素E保胎治疗。

3. 甲状腺功能低下者，可口服小剂量甲状腺素片。

4. 经治疗症状不缓解或反而加重者，应进行B超及血hCG测定，根据情况，给予相应处理，决定继续妊娠还是终止妊娠。

第四十三节 异位妊娠

一、概述

受精卵在子宫体腔以外着床称为异位妊娠，俗称为宫外孕。实际上两者稍有差别，后者仅指子宫以外的异常位置妊娠，不包括子宫颈妊娠和子宫残角妊娠。根据受精卵种植部位不同分为输卵管妊娠、卵巢妊娠、腹腔妊娠、阔韧带妊娠、宫颈妊娠等。临床上95%的异位妊娠为输卵管妊娠，其中以输卵管壶腹部最多见，约占78%，其次为输卵管峡部、伞部，输卵管间质部较少见。

输卵管妊娠的病因包括：①输卵管炎症，是异位妊娠的主要病因；②有输卵管手术史；③输卵管发育不良或功能异常；④辅助生殖技术的应用；⑤宫内节育器避孕失败，带节育器妊娠；⑥输卵管周围肿瘤压迫影响受精卵运行。

输卵管妊娠的结局：①输卵管妊娠流产：多见于输卵管壶腹部妊娠，多在妊娠8~12周发病。②输卵管妊娠破裂：输卵管肌层血运丰富，如破裂可造成迅速、大量出血，处理不及时可发生休克，甚至危及生命。③继发性腹腔妊娠：输卵管妊娠流产或破裂，胚囊排到腹腔偶尔存活，继续发育形成继发性腹腔妊娠。④陈旧性宫外孕：输卵管妊娠流产或破裂，长期反复出血形成血肿不消散，机化变硬与周围粘连，称作陈旧性宫外孕。

二、临床诊断

（一）诊断要点

输卵管妊娠未发生流产或破裂前，临床表现不明显，诊断较困难，应结合辅助检查，协助尽早诊断。有诊断价值的临床表现有：①停经史：应注意临床有20%~30%患者无明显停经史。②腹痛：为输卵管妊娠的主要症状。典型的输卵管妊娠破裂或流产时出现一侧下腹部撕裂样疼痛，常伴有恶心、呕吐。③阴道出血：常有不规则阴道出血，色暗红、量少、淋漓不尽，一般不超过月经量，随出血可排出蜕膜管型或碎片。④昏厥休克：异位妊娠破裂导致急性腹腔内出血及剧烈腹痛均可导致低血压、昏厥甚至失血性休克。⑤查体：体温一般正常或略低，腹腔内血液吸收时体温可略升高。可有贫血貌，下腹有明显压痛、反跳痛，尤以患侧为著，内出血多时可出现移动性浊音。少数患者下腹部可触及包块。盆腔检查阴道内可有少量暗红色血液，后穹窿可饱满、触痛，宫颈可有举痛或摆痛，子宫相当于停经月份或略大而软，宫旁可触及有轻压痛的包块。内出血多时，子宫有漂浮感。⑥发生失血性休克时，患者面色苍白，四肢湿冷，脉搏细弱，血压下降。

（二）主要鉴别诊断

异位妊娠应与流产、急性输卵管炎、急性阑尾炎、卵巢囊肿蒂扭转、黄体破裂等有急性腹痛的妇产科、外科疾病相鉴别，详细询问病史，结合有诊断价值的辅助检查，一般不难鉴别。

（三）辅助检查的临床应用

下列各项辅助检查仅有协助诊断及鉴别诊断的价值，应根据病情缓急及检查条件进行选择。

1. 血 β-hCG 定量

异位妊娠时，该值通常低于同期正常宫内妊娠。

2. 血黄体酮定量

输卵管妊娠时，黄体酮一般偏低。

3. 超声检查

有助于诊断异位妊娠，阴道超声优于腹部超声。超声与血 β-hCG 结合对确诊帮助很大。

4. 阴道后穹窿穿刺

适用于疑有腹腔内出血的患者，可抽出不凝血液。

5. 腹腔镜检查术

腹腔镜检查术是诊断的"金标准"。

6. 诊断性刮宫及子宫内膜病理检查

适于超声不能确定妊娠部位者，对于诊断不明确的，尤其子宫内膜较厚或者宫内有囊性区者，可刮宫后24小时复查血清β-hCG，较术前无明显下降或上升，协助支持诊断。

三、防治措施

（一）手术治疗

分为保守手术和根治手术。前者保留患侧输卵管，后者为切除患侧输卵管。手术治疗适应证：①生命体征不稳定或有腹腔内出血征象者；②病情有进展，hCG>3000IU/L或持续升高，有胎心搏动，附件区包块大；③诊断不明确者；④随诊不可靠者；⑤药物治疗禁忌或无效者。

（二）药物治疗

1. 药物治疗的适应证

①无药物治疗禁忌；②输卵管妊娠未破裂；③妊娠囊直径≤4cm；④血hCG<2000IU/L；⑤无明显内出血。

2. 治疗措施

主要为化学药物治疗，常用甲氨蝶呤0.4mg/(kg·d)，肌内注射，5天一个疗程。或者单次给药50mg/m^2。治疗第4天和7天复查血β-hCG，若下降<15%，重复剂量给药，而后每周复查。药物治疗期间应随诊超声及检测β-hCG水平。如药物治疗无效或病情加重，甚至发生内出血，随时准备手术。并要注意化学药物的毒副反应。

3. 救治休克

出现内出血休克的患者，首先开放静脉通路，积极抢救休克，并准备手术治疗。

（三）预后

根据妊娠部位，就诊时间，诊断处理是否及时得当，预后不一。早期诊断得当，治疗预后较好；病情重，就诊不及时，可危及生命。输卵管妊娠后，10%患者可再患输卵管妊娠，50%~60%患者继发不孕。

（四）预防措施

1. 减少宫腔手术及人工流产次数，避免产后及流产后感染。

2. 积极治疗盆腔炎及盆腔肿瘤等疾病。对有盆腔炎病史，放置宫内节育器，出现停经要警惕异位妊娠的发生。

3. 对疑诊异位妊娠患者，建议入院观察，尽量卧床休息，少活动，清淡饮食，保证大小便通畅，做好疾病宣教。

第四十四节　小儿肺炎

一、概述

肺炎是指由不同病原体或其他因素所致的肺部的炎症性疾病。临床以发热、咳嗽、气促、呼吸困难及肺部固定的湿啰音为主要表现。肺炎冬春二季多发，寒冷地区发病率高。肺炎可发生在任何年龄，但以婴幼儿为多发，是婴儿时期的常见病多发病，是我国小儿住院死亡的第一位的原因。

（一）肺炎的病因

肺炎的病因主要为感染因素和非感染因素。

1. 感染因素

常见的病原微生物为细菌和病毒。发达国家小儿肺炎病原以病毒为主，发展中国家则以细菌为主。其中肺炎链球菌、金黄色葡萄球菌、流感嗜血杆菌是重症肺炎的主要病因。肺炎支原体、衣原体和流感嗜血杆菌感染有增多的趋势。此外，临床上小儿肺炎病毒与细菌混合感染者并不少见。

2. 非感染因素

常见有吸入性肺炎、坠积性肺炎、过敏性肺炎等。

（二）肺炎的分类

1. 按病理分类

（1）大叶性肺炎。

（2）小叶性肺炎（支气管肺炎）。

（3）间质性肺炎。

2. 按病因分类

（1）病毒性肺炎　呼吸道合胞病毒占首位，其次为腺病毒3、7型，流感病毒，副流感病毒1、2、3型，鼻病毒，巨细胞病毒和肠道病毒等。

（2）细菌性肺炎　肺炎链球菌、金黄色葡萄球菌、肺炎克雷伯杆菌、流感嗜血杆菌、大肠埃希菌、军团菌等。

（3）支原体肺炎　由肺炎支原体所致。

（4）衣原体肺炎　以沙眼衣原体（CT）、肺炎衣原体（CP）和鹦鹉热衣原体引起，以CT和CP多见。

（5）原虫性肺炎　包括肺包虫病、肺弓形虫病、肺血吸虫病、肺线虫病等。

（6）真菌性肺炎　由白色念珠菌、曲霉菌、组织胞浆菌、隐球菌、肺孢子菌等引起的肺炎，多见于免疫缺陷病及长期使用免疫抑制剂或抗菌药物者。

（7）非感染因素引起的肺炎　如吸入性肺炎、坠积性肺炎、嗜酸性粒细胞性肺炎（过敏性肺炎）等。

3. 按病程分类

（1）急性肺炎　病程<1个月者，称为急性肺炎。

（2）迁延性肺炎　病程1~3个月者，称为迁延性肺炎。

（3）慢性肺炎　病程>3个月者，称为慢性肺炎。

4. 按病情分类

（1）轻症肺炎　除呼吸系统外，其他系统轻微受累，无全身中毒症状。

（2）重症肺炎　除呼吸系统出现呼吸衰竭外，其他系统亦严重受累，可有酸碱平衡失调，水、电解质紊乱，全身中毒症状明显，甚至危及生命。

5. 按临床表现典型与否分类

（1）典型肺炎　肺炎链球菌、金黄色葡萄球菌、肺炎克雷伯杆菌、流感嗜血杆菌、大肠埃希菌等引起的肺炎。

（2）非典型肺炎　肺炎支原体、衣原体、嗜肺军团菌、某些病毒（如汉坦病毒）等引起的肺炎。儿童患者临床表现较成人轻，病死率亦较低，传染性亦较弱。

6. 按肺炎发生的地点分类

（1）社区获得性肺炎（CAP）　指原本健康的儿童在医院外获得的感染性肺炎，包括感染了具有明确潜伏期的病原体而在入院后潜伏期内发病的肺炎。

（2）医院获得性肺炎（HAP）　又称医院内肺炎（NP），指患儿入院时不存在、也不处于潜伏期而在入院≥48小时发生的感染性肺炎，包括在医院感染而于出院48小时内发生的肺炎。

临床上能够明确病因，应首选按病因学分类，有助于指导治疗；如病因诊断困难，可按照病理或其他方法分类。但是，无论按照哪种方法进行分类诊断，都应同时进行按病情的分类，明确是轻症还是重症肺炎，便于指导治疗及评估预后。

二、临床诊断

（一）诊断要点

1. 根据临床有发热、咳嗽、气促或呼吸困难，肺部有较固定的中、细湿啰音，一般不难诊断。

2. 胸部X线检查有各型肺炎相关的改变，结合血液一般检查及痰病原学检查，可协助诊断。

3. 确诊后，应进一步进行病情分类诊断，根据全身症状轻重及并发症表现，做出轻型或重型的诊断,以指导治疗和评估预后。

(二)常见小儿肺炎的临床特点

1. 支气管肺炎

2岁以下的婴幼儿多见,起病多数较急,发病前数日多先有上呼吸道感染,主要临床表现为发热、咳嗽、气促,及肺部固定的中、细湿啰音。

(1)主要症状 ①发热:热型不定,多为不规则热,亦可为弛张热或稽留热。应注意新生儿、重度营养不良患儿体温可不升或低于正常。②咳嗽:较频繁,早期为刺激性干咳,极期咳嗽反而减轻,恢复期咳嗽有痰。③气促:多在发热、咳嗽后出现。④全身症状:精神不振、食欲减退、烦躁不安,轻度腹泻或呕吐。

(2)体征 ①呼吸增快:40~80次/分,并可见鼻翼扇动和吸气性凹陷。②发绀:口周、鼻唇沟和指(趾)端发绀,轻症患儿可无发绀。③肺部啰音:早期不明显,可有呼吸音粗糙、减低,以后可闻及固定的中、细湿啰音,以背部两侧下方及脊柱两旁较多,于深吸气末更为明显。肺部叩诊多正常,病灶融合时可出现实变体征。

(3)X线胸片 早期肺纹理增强,透光度减低;以后两肺下野、中内带出现大小不等的点状或小斑片状影,或融合成大片状阴影,甚至波及节段。可并发肺气肿、肺不张。伴发脓胸时,早期患侧肋膈角变钝;积液较多时,可成反抛物线状阴影,纵隔、心脏向健侧移位。并发脓气胸时,患侧胸腔可见液平面。肺大疱时则见完整薄壁、无液平面的大疱。肺部X线未能显示肺炎征象而临床又高度怀疑肺炎、难以明确炎症部位、需同时了解有无纵隔内病变等,可行胸部CT检查。

2. 呼吸道合胞病毒肺炎

多见于婴幼儿,尤以1岁以内儿童多见。我国北方地区多见于冬春季,南方多见于夏秋季,广东地区多见于春夏季。

(1)主要症状 轻症患者发热、呼吸困难等症状不重;重症者有较明显的呼吸困难、喘憋、口唇发绀、鼻翼扇动及三凹征阳性,发热多为低、中度热和高热。

(2)体征 肺部听诊多有中、细湿啰音。

(3)实验室检查 病原学检测可进行鼻咽分泌物脱落细胞抗原及血清中IgM抗体合胞病毒感染的快速诊断。外周血白细胞总数大多正常。

(4)X线胸片 两肺可见小点片状、斑片状阴影,部分患儿有不同程度的肺气肿。

3. 腺病毒肺炎

多见于6个月~2岁儿童。我国北方多发于冬春两季,南方地区则多见于秋季。临床特点为起病急骤,高热持续时间长,中毒症状重,肺部啰音出现较晚,X线改变较肺部体征出现早,易合并心肌炎和多器官功能障碍。

(1)主要症状 ①发热:可达39℃以上,呈稽留热或弛张热,热程长,可持续2~3周。②中毒症状重:面色苍白或发灰,精神不振,嗜睡与烦躁交替。③呼吸道症状:咳嗽频繁,呈阵发性喘憋,轻重不等的呼吸困难和发绀。④消化系统症状:腹泻、呕吐和消化道出血。⑤可因脑水肿而致嗜睡、昏迷或惊厥发作。⑥腺病毒肺炎易继发细菌感染。继发细菌感染者表现为持续高热不退,症状恶化或一度好转又恶化,痰液由白色转为黄色脓样。外周血白细胞明显升高,有核左移。胸部X线见病变增多或发现新的病灶。部分腺病毒肺炎可发展为闭塞性细支气管炎,导致反复喘息。

(2)体征 ①肺部啰音出现较迟,多于高热3~7天后才出现,肺部病变融合时可出现实变体征;②肝脾增大;③麻疹样皮疹;④出现心率加速、心音低钝等心肌炎、心力衰竭表现,亦可有脑膜刺激征等中枢神经系统体征。

(3)X线胸片 ①肺部X线改变较肺部啰音出现早,故强调早期检查;②出现大小不等的片状阴影或融合成大病灶,甚至累及一个肺大叶;③病灶吸收较慢,需数周或数月。

4. 肺炎链球菌肺炎

肺炎链球菌肺炎是5岁以下儿童最常见的细菌性肺炎,支气管肺炎是儿童肺炎链球菌肺炎最常见的病理类型，也可表现为大叶性肺炎，多见于年长儿。

（1）主要症状　①临床起病多急骤，可有寒战，高热可达40℃；②呼吸急促、呼气呻吟、鼻翼扇动、发绀，可有胸痛，最初数日多咳嗽不重，无痰，后可有痰呈铁锈色；③轻症者神志清醒，重症者可有烦躁、嗜睡、惊厥、谵妄，甚至昏迷等缺氧中毒性脑病表现；④亦可伴发休克、急性呼吸窘迫综合征等。

（2）体征　早期只有轻度叩诊浊音或呼吸音减弱，肺实变后可有典型叩诊呈浊音、语颤增强及管状呼吸音等体征。消散期可闻及湿啰音。

（3）X线检查　早期可见肺纹理增强或局限于一个节段的浅薄阴影，以后有大片阴影均匀致密，占全肺叶或一个节段，经治疗后逐渐消散。少数患者出现肺大疱或胸腔积液。支气管肺炎则呈斑片状阴影。

（4）实验室检查　外周血白细胞总数及中性粒细胞均升高，ERS、CRP、PCT增加。

5. 金黄色葡萄球菌肺炎

金黄色葡萄球菌由呼吸道入侵或经血行播散入肺。儿童免疫功能低下，故易发生金黄色葡萄球菌肺炎，新生儿、婴幼儿发病率更高。病变发展迅速，易形成肺脓肿、脓胸、脓气胸、肺大疱、皮下气肿、纵隔气肿等，并可引起脓毒症及其他器官的迁徙性化脓灶。

（1）主要症状　①起病急、病情严重、进展快，全身中毒症状明显；②发热多呈弛张热型，但早产儿和体弱儿有时可无发热或仅有低热；③患儿面色苍白、烦躁不安、咳嗽、呻吟、呼吸浅快和发绀，重症者可发生休克；④消化系统症状有呕吐、腹泻和腹胀。

（2）体征　肺部体征出现较早，两肺有散在中、细湿啰音，发生脓胸、脓气胸和皮下气肿时则有相应体征。发生纵隔气肿时呼吸困难加重。可有各种类型皮疹。

（3）X线检查　胸部X线可有小片状影，病变发展迅速，其至数小时内可出现小脓肿、肺大疱或胸腔积液，因此在短时间内应重复摄片随访。病变吸收较一般细菌性肺炎缓慢，重症病例在2个月时可能还未完全消散。

（4）实验室检查　外周血白细胞多数明显增高，中性粒细胞增高伴核左移并有中毒颗粒。婴幼儿和重症患者可出现外周血白细胞减少，但中性粒细胞百分比仍较高。

6. 革兰阴性杆菌肺炎

目前有增多的趋势，病原菌以流感嗜血杆菌和肺炎克雷伯杆菌为多，伴有免疫缺陷者常发生铜绿假单胞菌肺炎，新生儿时期易患大肠埃希菌肺炎。革兰阴性杆菌肺炎的病情较重，治疗困难，预后较差。

（1）主要症状　大多患儿先有数日呼吸道感染症状，病情呈亚急性，但全身中毒症状明显，表现为发热、精神萎靡、嗜睡、咳嗽、呼吸困难、面色苍白、口唇发绀，病重者甚至出现休克。

（2）体征　肺部听诊可闻及湿啰音，病变融合则有实变体征。

（3）X线检查　①肺炎克雷伯杆菌肺炎可为肺段或大叶性致密实变阴影，其边缘往往膨胀凸出；②铜绿假单胞菌肺炎显示结节状浸润阴影及细小脓肿，可融合成大脓肿；③流感嗜血杆菌肺炎可呈粟粒状阴影；④革兰阴性杆菌肺炎基本改变为支气管肺炎征象，或呈一叶或多叶节段性或大叶性炎症阴影，易见胸腔积液。

7. 肺炎支原体肺炎

肺炎支原体肺炎是学龄儿童及青年常见的肺炎类型，婴幼儿亦不少见。

（1）主要症状　发热、咳嗽、咳痰为主要症状。热型不定，大多在39℃左右，热程1～3周，可伴咽痛和肌肉酸痛。咳嗽为本病突出的症状，一般于病后2～3天开始，初为干咳，后转为顽固性剧咳，常有黏稠痰液，偶带血丝，少数病例可类似百日咳样阵咳，可持续1～4周。婴幼儿则起病急，病程长，病情较重，表现为呼吸困难、喘憋、喘鸣音较为突出，肺部啰音比年长儿多。

（2）体征　因年龄而异，年长儿大多缺乏显著的肺部体征，婴幼儿肺部叩诊呈浊音，听诊呼吸音减弱，有时可闻及湿啰音，部分婴儿可闻及哮鸣音。伴发多系统、多器官损害，如心肌炎、溶血性贫血、脑膜炎、肾炎等肺外表现。

（3）病原学检查　血清早期特异性IgM抗体阳性有诊断价值。

（4）X线检查　是本病的重要诊断依据。特点为：①支气管肺炎；②间质性肺炎；③均匀一致的片状阴影似大叶性肺炎改变；④肺门阴影增浓。体征轻而X线改变明显是肺炎支原体肺炎的临床特点。

8. 衣原体肺炎

衣原体肺炎是由衣原体引起的肺炎，包括沙眼衣原体（CT）、肺炎衣原体（CP）、鹦鹉热衣原体和家禽衣原体。与人类关系最密切的是CT和CP，偶见鹦鹉热衣原体肺炎。

（1）沙眼衣原体肺炎　主要通过母婴垂直传播而感染。临床特点是：①主要见于婴儿，多为1~3个月的婴儿。②起病缓慢，多不发热或仅有低热，一般状态良好。③开始可有鼻塞、流涕等上呼吸道感染症状，半数患儿可有结膜炎。④呼吸系统主要表现为呼吸增快和具有特征性的阵发性不连贯咳嗽，一阵急促咳嗽后继以一短促的吸气，但无百日咳样回声。阵咳可引起发绀和呕吐，亦可有呼吸暂停。⑤肺部偶闻及干、湿啰音，甚至捻发音和哮鸣音。⑥X线胸片可显示双侧间质性或小片状浸润，双肺过度充气。

（2）肺炎衣原体肺炎　①多见于学龄儿童。②大部分为轻症，发病常隐匿。③无特异性临床表现，早期多为上呼吸道感染症状，咽痛、声音嘶哑、发热。④呼吸系统最常见的症状是咳嗽，1~2周后上呼吸道感染症状逐渐消退而咳嗽逐渐加重，并出现下呼吸道感染征象，如未经有效治疗，咳嗽可持续1~2个月或更长。⑤肺部偶闻及干、湿啰音或哮鸣音。⑥X线可见肺炎病灶，多为单侧下叶浸润，也可为广泛单侧或双侧性病灶。

（三）病情分类诊断

1. 轻症肺炎

以呼吸系统症状为主，一般无全身中毒症状或全身症状轻微。

（1）症状　起病急，发病前多数有上呼吸道感染表现，以发热、咳嗽、气促为主要症状。热型不定，多为不规则发热，也可表现为弛张热或稽留热，新生儿及体弱儿可表现为不发热。咳嗽较频，早期为刺激性干咳，以后咳嗽有痰，咳白色或黄色痰，新生儿、早产儿则表现为口吐白沫。发热、咳嗽之后常有气促，不足2月龄的婴儿，呼吸常超过60次/分；2~12个月月龄的幼儿，呼吸多超过50次/分；1~5岁儿童，呼吸多超过40次/分。气促明显时常伴有呼吸困难，表现为鼻翼扇动，点头呼吸，三凹征等。

（2）体征　早期肺部体征可不明显或仅有呼吸音粗糙，随后可闻及固定的中、细湿啰音。也可出现肺实变的体征，病侧语颤增强，叩诊呈浊音，听诊呼吸音减弱或出现管状呼吸音。新生儿肺炎肺部听诊仅闻及呼吸音粗糙或减低，亦可出现细湿啰音或哮鸣音。

2. 重症肺炎

重症肺炎除呼吸系统受累外，全身中毒症状明显，伴有其他系统受累的表现。

（1）循环系统　常见心力衰竭，主要表现有：①心率突然加快超过180次/分；②呼吸突然加快超过60次/分；③极度烦躁不安，明显发绀，皮肤苍白发灰，指（趾）甲微血管再充盈时间延长；④颈静脉怒张，心音低钝，可闻及奔马律；⑤肝脏迅速增大；⑥颜面、眼睑或下肢水肿，尿少或无尿。具备前5项者，即可诊断为心力衰竭。重症革兰阴性杆菌感染还可发生微循环衰竭。部分患儿伴发心肌炎。

（2）神经系统　常见烦躁不安、嗜睡，或两者交替出现。继而出现昏迷，惊厥，前囟隆起，呼吸不规则，瞳孔对光反应迟钝或消失及有脑膜刺激征。

（3）消化系统　常见食欲不振，呕吐，腹泻，腹胀等。可出现中毒性肠麻痹而肠鸣音消失。腹胀严重时致使膈肌上升，压迫胸部，使呼吸困难加重。

（四）主要鉴别诊断

1. 急性支气管炎

以咳嗽为主，一般无发热或仅有低热，肺部听诊呼吸音粗糙或有不固定的干、湿啰音。

2. 支气管异物

支气管吸入异物可继发肺部感染。根据异物吸入史，突然出现呛咳及胸部X线检查可予以鉴别，支气管镜检查可协助鉴别诊断。

3. 肺结核

婴幼儿活动性肺结核的临床症状及X线影像改变与支气管肺炎有相似之处，但肺部啰音常不明显。应根据结核病接触史、结核菌素试验、血清结核抗体检测、X线胸片随访等加以鉴别。

（五）辅助检查的临床应用

1. 血液一般检查

细菌性肺炎患儿白细胞总数和中性粒细胞多增高，甚至可见核左移，胞浆有中毒颗粒；病毒性肺炎白细胞总数正常或降低，淋巴细胞增高，有时可见异型淋巴细胞。

2. C反应蛋白

C反应蛋白是反映机体炎症的敏感指标。细菌感染时，C反应蛋白水平上升；非细菌感染时则上升不明显。

3. 病原学检查

进行呼吸道分泌物及血液的病原体检查，可做出病因诊断，对指导抗生素的选择具有重要的临床意义。

（1）细菌培养和涂片　取痰液、肺泡灌洗液、胸腔穿刺液或血液等进行细菌培养，可明确病原菌，同时应进行药物敏感试验。痰液亦可做涂片染色镜检，进行初筛试验。

（2）病毒分离　应于起病7日内取鼻咽或气管分泌物标本做病毒分离，阳性率高，但需时间较长，对早期诊断帮助不大。

（3）病原特异性抗体检测　发病早期血清中主要为IgM抗体，但持续时间较短；后期或恢复期抗体产生较多，以IgG为主，持续时间较长。因此，急性期特异性IgM测定有早期诊断价值；急性期与恢复期双份血清特异性IgG检测4倍以上增高或降低，对诊断有重要意义。

（4）细菌或病毒核酸检测　应用PCR技术等，通过检测病原体特异性核酸（RNA或DNA）来发现相关的细菌或病毒感染的证据，并可进行微量检测。

（5）其他试验　鲎珠溶解物试验有助于革兰阴性杆菌肺炎的诊断。

4. 动脉血气分析

可明确任意时刻患儿的缺氧、二氧化碳潴留、酸碱平衡状态。对重症肺炎有呼吸困难的患儿，测定PaO_2、$PaCO_2$及血pH值测定，以了解缺氧、酸碱失衡的类型及程度，有助于诊断、治疗和判断预后。

5. X线检查

不同病理类型、不同病因的肺炎，X线表现不同，可以协助确定诊断，并可进行各型肺炎的鉴别诊断，协助诊断肺部并发症。各型肺炎的X线特点见上述"常见小儿肺炎的临床特点"中叙述。

三、防治措施

（一）一般治疗及护理

1. 室内环境：空气要流通，以温度18~20℃、湿度60%为宜。不同病原的肺炎患儿应分别隔离。

2. 及时清除鼻腔分泌物，勤吸痰，常翻身。

3. 供给易消化、富营养的食物，尽量不改变原有的喂养方法，重症可给予肠道外营养。注意水、电解质的补充，纠正酸中毒和电解质紊乱。

4. 呼吸急促时，应保持气道通畅，随时吸痰。咳嗽剧烈时可抱起小儿轻拍其背部，伴呕吐时应防止呕吐物吸入气管。

5. 重症肺炎患儿要加强巡视，监测呼吸、心率等，密切观察病情变化。

（二）病因治疗

明确细菌感染或病毒感染，继发细菌感染者均应使用抗菌药物。

1. 使用原则

①有效和安全是首要原则；②根据病原菌选择敏感药物；③选用的药物在肺组织中应有较高的浓度；④适宜剂量、合适疗程；⑤轻症患者口服抗菌药物，重症宜联合用药，经静脉给药。

2. 针对不同病原选择抗菌药物

（1）肺炎链球菌感染　青霉素敏感者首选青霉素或阿莫西林。

（2）金黄色葡萄球菌感染　甲氧西林敏感者首选苯唑西林钠或氯唑西林，耐药者选用万古霉素或联用利福平。

（3）流感嗜血杆菌感染　首选阿莫西林/克拉维酸、氨苄西林/舒巴坦。

（4）大肠埃希菌和肺炎克雷伯杆菌　不产超广谱β-内酰胺酶（ESBLs）菌首选头孢他啶、头孢哌酮；产ESBLs菌首选亚胺培南、美罗培南。

（5）绿脓杆菌　首选替卡西林/克拉维酸。

（6）肺炎支原体、衣原体感染　首选大环内酯类抗生素，如红霉素、罗红霉素、阿奇霉素等。

3. 用药时间

一般应持续至体温正常后5~7天，症状、体征消失后3天停药。支原体肺炎至少使用抗菌药物2~3周。葡萄球菌肺炎在体温正常后2~3周可停药，一般总疗程≥6周。

4. 抗病毒治疗

①利巴韦林：可口服或静脉滴注，可抑制多种RNA和DNA病毒；②α-干扰素：5~7天为1个疗程，亦可雾化吸入。若为流感病毒感染，可用磷酸奥司他韦口服。部分中药制剂有一定抗病毒疗效。

（三）对症治疗

1. 氧疗

凡有呼吸困难、喘憋、口唇发绀、面色苍白等低氧血症表现者，应立即给氧。多采取鼻前庭给氧，氧流量为0.5~1L/min，氧浓度不超过40%，氧气宜湿化，以免损伤气道纤毛上皮细胞和使痰液变黏稠。缺氧严重者可用面罩给氧，氧流量为2~4L/min，氧浓度为50%~60%。若出现呼吸衰竭，则需用人工呼吸器。

2. 保持呼吸道通畅

及时清除鼻腔分泌物和吸痰，以保持呼吸道通畅、改善通气功能。气道湿化有利于痰液的排出、雾化吸入有助于解除支气管痉挛和水肿。呼吸衰竭加重时应行气管插管。严重病例宜短期使用机械排痰。

3. 腹胀的治疗

低钾血症者，应补充钾盐。缺氧中毒性肠麻痹时，应禁食和胃肠减压，亦可使用酚妥拉明，每次0.3~0.5mg/kg，加5%葡萄糖20mL静脉滴注，每次最大量≤10mg。

4. 合并心力衰竭的治疗

主要镇静、给氧，增强心肌收缩力，减慢心率，增加心搏出量，减轻心脏负荷。

5. 其他

高热患儿可物理降温，如温热擦身、减少衣物、冰敷；或口服对乙酰氨基酚、布洛芬等。若伴烦躁不安，可给予氯丙嗪、异丙嗪，每次各0.5~1.0mg/kg肌注，水合氯醛或苯巴比妥每次5mg/kg肌注。

（四）应用糖皮质激素

糖皮质激素可减少炎症渗出，解除支气管痉挛，改善血管通透性和微循环，降低颅内压。使用指征：①有严重喘憋或呼吸衰竭患儿；②全身中毒症状明显患儿；③合并感染中毒性休克患儿；④出现脑水肿患儿；⑤胸腔短期有大量渗出患儿。上述情况可短期应用激素，常用甲泼尼龙1~2mg/(kg·d)或琥珀酸氢化可的松5~10mg/(kg·d)或地塞米松0.1~0.3mg/(kg·d)静脉滴注，疗程3~5天。

（五）并发症及并存症的治疗

1. 发生心力衰竭、中毒性脑病、电解质紊乱时应及时予以处理。

2. 脓胸和脓气胸者应及时进行穿刺引流，若脓液黏稠，经反复穿刺抽脓不畅或发生张力性气胸时，宜行胸腔闭式引流。

3. 对并存佝偻病、贫血、营养不良者，应给予相应治疗。

（六）生物制剂的应用

重症患儿可酌情给予血浆和静脉注射用丙种球蛋白，特异性抗体如 RSV-IgG 抗体，可用于重症患儿，3~5 天为一疗程。

（七）预防措施

1. 积极锻炼身体，预防急性呼吸道感染。
2. 加强营养，防止佝偻病及营养不良是预防重症肺炎的关键。
3. 保持室内空气流通，室温以 18~20℃ 为宜，相对湿度 60%。

第四十五节　小儿腹泻病

一、概述

小儿腹泻病是一组由多病原、多因素引起的消化道疾病，临床以大便次数增多和大便性状改变为特点。本病一年四季均可发生，夏秋季节易发，不同季节发生的腹泻病，临床表现有所不同。6个月~2岁婴幼儿发病率高，是造成小儿营养不良、生长发育障碍和死亡的主要原因之一。小儿易患发腹泻病与其特有的解剖、生理特点密切相关。腹泻病根据病因可分为感染性和非感染性两大类，以感染性多见，病毒、细菌、真菌、寄生虫等感染均可引起感染性腹泻病。非感染性腹泻病的病因包括饮食不当、过敏、双糖酶缺乏及其他因素等。

（一）小儿腹泻病的易患因素

1. 婴幼儿消化系统发育不成熟，胃酸分泌少，消化酶活性低，但营养需要相对较多，胃肠道负担重。
2. 小儿免疫功能差，血清中 IgM、IgA 和胃肠道分泌型 IgA 均较低。
3. 母乳中含有大量体液因子、巨噬细胞、粒细胞及溶酶体等，有很强的抗肠道感染作用，但牛乳等家畜乳在加热过程中上述成分被破坏，故人工喂养儿易发生肠道感染。
4. 正常肠道菌群对入侵的致病微生物有拮抗作用，新生儿出生后尚未建立正常肠道菌群、改变饮食使肠道内环境改变或应用广谱抗生素，均可使肠道正常菌群平衡失调而患肠道感染。

（二）小儿腹泻病的病因

1. 感染因素

肠道内感染可由病毒、细菌、真菌、寄生虫引起，以前两者多见，尤其是病毒。

（1）病毒　人类轮状病毒是引起秋季腹泻最常见的病原体，其他如诺沃克病毒、埃可病毒、柯萨奇病毒、腺病毒、冠状病毒等均可致腹泻。

（2）细菌　主要为致腹泻大肠杆菌（包括致病性大肠杆菌、产毒性大肠杆菌、侵袭性大肠杆菌、出血性大肠杆菌、黏附-集聚性大肠杆菌），其他细菌如空肠弯曲菌、耶尔森菌、变形杆菌、铜绿假单胞菌、枸橼酸杆菌等。

（3）真菌　如白色念珠菌、毛霉菌、曲菌等。

（4）寄生虫　如梨形鞭毛虫、结肠小袋虫、隐孢子虫等。

2. 非感染因素

（1）饮食因素　多见于人工喂养儿，常因喂养不定时，喂食量不当，突然改变食物品种，过早喂给大量淀粉类食品引起。

（2）过敏因素　如对牛奶或大豆过敏而引起腹泻。

（3）原发性或继发性双糖酶（主要为乳糖酶）缺乏或活性降低　使肠道对糖的消化吸收不良，乳糖积滞引起腹泻。

（4）其他因素　气候突变，腹部受凉使肠蠕动增加，天气过热消化液分泌减少等，都可能诱发消化功能紊乱而致腹泻。

3. 症状性腹泻

如患有中耳炎、上呼吸道感染、肺炎、肾盂肾炎、皮肤感染或急性传染病时，可由于发热和病原体的毒素作用而引发腹泻。

（三）小儿腹泻病按病因的分类

1. 感染性腹泻病

（1）**病毒性肠炎** 各种病毒侵入肠道后，使细胞发生空泡变性和坏死，微绒毛肿胀，致使小肠黏膜回吸收水分和电解质的能力受损，肠液在肠腔内大量积聚而引起腹泻。

（2）**细菌性肠炎** ①肠毒素性肠炎：各种产生肠毒素的细菌可引起分泌性腹泻，如霍乱弧菌、产肠毒素性大肠杆菌、空肠弯曲菌、金黄色葡萄球菌、产气荚膜杆菌等。②侵袭性肠炎：各种侵袭性细菌感染可引起渗出性腹泻，如志贺菌属、沙门菌属、侵袭性大肠杆菌、空肠弯曲菌、耶尔森菌和金黄色葡萄球菌等，均可直接侵袭小肠或结肠肠壁，使黏膜充血、水肿，炎症细胞浸润引起渗出和溃疡等病变。

2. 非感染性腹泻病

主要由饮食不当引起，当饮食过量或食物成分不当时，消化过程发生障碍，食物不能被充分消化和吸收而积滞于小肠上部，使肠腔内酸度降低，食物发酵和腐败使消化功能紊乱，肠腔内渗透压增高，并协同腐败性毒性产物刺激肠壁使肠蠕动增加导致腹泻、脱水和电解质紊乱。

二、临床诊断

（一）诊断要点

1. 根据发病季节、病史（包括喂养史和流行病学资料）、临床表现和大便性状，易于做出临床诊断。

2. 诊断的同时必须做出有无脱水（程度和性质）、电解质紊乱和酸碱失衡的诊断。

3. 做出病因分类诊断。一般大便无或偶见少量白细胞者，为侵袭性细菌以外的病因（如病毒、非侵袭性细菌、寄生虫等肠道内、外感染或喂养不当）引起的腹泻，多为水样泻，有时伴脱水症状；大便有较多白细胞者，常由各种侵袭性细菌感染所致。

（二）腹泻病的共同临床表现

1. 胃肠道症状

大便次数增多，每日数次至数十次，多为黄色水样或蛋花样大便，含有少量黏液，少数患儿也可有少量血便。食欲低下，常有呕吐，严重者可吐咖啡色液体。

2. 重型腹泻

除胃肠道症状严重外，常有明显的脱水、电解质紊乱和全身中毒症状。

（1）**脱水** 由于吐泻丢失和摄入量不足，使体液总量尤其是细胞外液量减少，导致不同程度脱水。患儿表现为皮肤黏膜干燥，弹性下降，眼窝、囟门凹陷，尿少、泪少，甚则出现四肢发凉等末梢循环改变。由于腹泻患儿丧失的水和电解质的比例不尽相同，可造成等渗、低渗、高渗性脱水，以前两者多见。

（2）**代谢性酸中毒** 吐泻丢失大量碱性物质，进食量少，热卡不足，肠吸收不良，正常能量供应不足导致脂肪分解增加，产生大量酮体；脱水时血容量减少，血液浓缩，血流缓慢，组织缺氧致乳酸堆积；脱水使肾灌注不足，酸性代谢产物滞留体内。患儿可出现精神不振，口唇呈樱红色，呼吸深大等表现，但小婴儿症状多不典型。

（3）**低钾血症** 吐泻导致大量钾盐丢失；进食少，摄入钾不足等均可致体内缺钾。但脱水酸中毒时钾由细胞内转移到细胞外，血清钾大多正常。当脱水酸中毒被纠正，排尿后钾排出增加，大便继续失钾以及输入葡萄糖消耗钾等因素，使血钾迅速下降，随即出现不同程度的缺钾症状。表现为精神不振、无力、腹胀、心律不齐等。

（4）**低钙和低镁血症** 进食少，吸收不良，从大便丢失钙、镁，可使体内钙、镁减少，活动性佝偻病和营养不良患儿更多见，脱水、酸中毒纠正后易出现低钙症状（手足搐搦和惊厥）；极少数久泻和营养不良患儿输液后出现震颤、抽搐，用钙治疗无效时应考虑低镁血症的可能。

（三）常见腹泻病的临床诊断

1. 轮状病毒肠炎

轮状病毒是秋、冬季小儿腹泻最常见的病原体，故又称秋季腹泻。呈散发或小流行，经粪-口传播，也可以气溶胶形式经呼吸道感染而致病。潜伏期1~3天，多发生在6~24个月的婴儿。

（1）起病急，常伴发热和上呼吸道感染症状，病初即有呕吐，常先于腹泻。

（2）大便次数多量多，水分多，黄色水样便或蛋花样便带少量黏液，无腥臭味，常并发脱水、酸中毒及电解质紊乱。

（3）大便镜检有少量白细胞。感染后1~3天即有大量病毒自大便中排出，最长可达6天。血清抗体一般在感染后3周上升。

（4）呈自限性，病程一般为3~8天。

2. 产毒性细菌性肠炎

潜伏期1~2天，起病较急。

（1）轻症仅大便次数稍增，性状轻微改变；重症腹泻频繁，量多，呈水样或蛋花样，混有黏液，伴呕吐，常发生脱水、电解质和酸碱平衡紊乱。

（2）大便镜检无白细胞。

（3）呈自限性，病程一般为3~7天。

3. 侵袭性细菌性肠炎

常见的侵袭性细菌有侵袭性大肠杆菌、空肠弯曲菌、耶尔森菌、鼠伤寒杆菌等。潜伏期长短不一。

（1）起病急，腹泻频繁，大便呈黏冻状，带脓血。

（2）常伴恶心、呕吐、高热、腹痛和里急后重，可出现严重的中毒症状如高热、意识改变，甚至出现休克。

（3）大便镜检有大量白细胞和数量不等的红细胞，细菌培养可找到相应的致病菌。

4. 出血性大肠杆菌肠炎

（1）常伴腹痛，个别病例可伴发溶血性尿毒综合征和血小板减少性紫癜。

（2）大便次数增多，开始为黄色水样便，后转为血水便，有特殊臭味。

（3）大便镜检有大量红细胞，常无白细胞。

5. 抗生素诱发的肠炎

长期应用广谱抗生素可使肠道菌群失调，肠道内耐药的金黄色葡萄球菌、铜绿假单胞菌、变形杆菌、某些梭状芽孢杆菌和白色念珠菌大量繁殖而引起肠炎。

（1）多见于营养不良、免疫功能低下或长期应用肾上腺皮质激素患儿，婴幼儿病情多较重。

（2）金黄色葡萄球菌肠炎的典型大便为暗绿色，量多带黏液，少数为血便。大便镜检有大量脓细胞和成簇的革兰阳性球菌，培养有葡萄球菌生长，凝固酶阳性。

（3）真菌性肠炎多为白色念珠菌所致，大便次数增多，黄色稀便，泡沫较多，带黏液，有时可见豆腐渣样细块（菌落）。大便镜检有真菌孢子和菌丝。

（四）辅助检查的临床应用

1. 大便常规

显微镜检查注意有无脓细胞、白细胞、红细胞及吞噬细胞，有无虫卵、寄生虫、真菌孢子和菌丝。有助于腹泻病的诊断与分类诊断。

2. 血液一般检查

血液一般检查有助于进行感染性腹泻病的分类诊断。病毒性肠炎白细胞总数一般不增高；细菌性肠炎白细胞总数可增高或不增高，50%以上的患儿有杆状核增高，杆状核>10%，有助于细菌感染的诊断。

3. 大便培养

对确定腹泻病的病原体及病因诊断有重要意义。一次粪便培养阳性率较低，需多次培养，新鲜标本立即培养可提高阳性检出率。

4. 大便乳胶凝集实验

对某些病毒性肠炎有诊断价值，如轮状病

毒、肠道腺病毒等，有较好敏感性和特异性，对空肠弯曲菌肠炎的诊断有帮助。

5. 血生化检查

对腹泻较重的患儿，应及时检查pH、二氧化碳结合力、碳酸氢根、血钠、血钾、血氯、血渗透压等，对诊断及治疗有重要意义。

6. 其他

对迁延性和慢性腹泻者，必要时做乳糖、蔗糖或葡萄糖耐量试验等。

（五）主要鉴别诊断

1. 生理性腹泻

生理性腹泻多见于6个月以内婴儿，外观虚胖，常有湿疹，出生后不久即出现腹泻，除大便次数增多外，无其他症状，食欲好，不影响生长发育。近年来发现此类腹泻属于乳糖不耐受的一种特殊类型，添加辅食后，大便即转为正常。

2. 细菌性痢疾

细菌性痢疾属于肠道传染病，常有传染源接触史，大便次多，量少，脓血便伴里急后重。大便镜检有较多脓细胞、红细胞和吞噬细胞，大便细菌培养有痢疾杆菌生长可确诊。

3. 坏死性肠炎

中毒症状较严重，有高热、腹痛、腹胀症状明显，频繁呕吐，大便呈暗红色糊状，渐出现典型的赤豆汤样血便，伴休克。腹部X线摄片呈小肠局限性充气扩张，肠间隙增宽，肠壁积气等。

4. 导致小肠消化吸收功能障碍的各种疾病

如乳糖酶缺乏、葡萄糖-半乳糖吸收不良、失氯性腹泻、原发性胆酸吸收不良、过敏性腹泻等，可根据各病特点进行鉴别。

三、防治措施

（一）饮食疗法

腹泻病患儿应注意进行饮食调整，减轻胃肠道负担，但是由于肠黏膜的修复及蛋白丢失导致机体对蛋白质需求增加，故控制饮食应适当，保证机体生理的需要量，补充疾病消耗，利于疾病的恢复。

1. 母乳喂养的患儿可继续母乳喂养；混合喂养或人工喂养的患儿，用稀释牛奶或奶制品喂养，逐渐恢复正常饮食；儿童则采用半流质易消化饮食，然后恢复正常饮食。

2. 有严重呕吐者可暂时禁食4~6小时，但不禁水，待病情好转，再由少到多、由稀到稠逐渐恢复正常饮食。

3. 病毒性肠炎多有继发性双糖酶缺乏，可采用去乳糖饮食，如用去乳糖配方奶粉或去乳糖豆奶粉。有些患儿在应用无双糖饮食后腹泻仍不改善，需要考虑蛋白过敏引起的过敏性腹泻，改用其他种类饮食。腹泻停止后，继续给予营养丰富的饮食，并每日加餐一次，共两周。

（二）液体疗法

主要是纠正水、电解质紊乱及酸碱失衡。脱水是急性腹泻死亡的主要原因，合理的液体疗法是降低病死率的关键。治疗小儿腹泻常用的液体疗法有口服补液和静脉补液法。

1. 口服补液

世界卫生组织推荐的口服补液盐（ORS）可用于预防和纠正腹泻病的轻、中度脱水而无明显周围循环障碍者。轻度脱水50~80mL/kg，中度脱水80~100mL/kg，少量分次服用，8~12小时将累积损失量补足。脱水纠正后将ORS液加等量水稀释后维持补液。新生儿和有明显呕吐、腹胀、休克、心肾功能不全或其他严重并发症的患儿，不宜采用口服补液。使用过程中如发现眼睑浮肿，应改为白开水口服。

2. 静脉补液

适用于腹泻病中度以上脱水，病情重、呕吐及腹泻剧烈或有腹胀的患儿。静脉补液首先要根据脱水的程度和性质制定"三定"，即定量（输液总量）、定性（溶液种类）、定速（输液速度），然后根据患儿具体病情适当调整方案。

（1）第1天补液

①定量：包括补充累积损失、生理需要及继续损失的液体总量。根据脱水的程度确定，轻度脱水时90~120mL/kg，中度脱水120~150mL/

kg，重度脱水150~180mL/kg。对少数营养不良，肺、心、肾功能不全的患儿，应根据具体病情再做详细计算。

②定性：溶液中电解质溶液与非电解质溶液的比例，应根据脱水的性质而定。等渗性脱水用1/2张含钠液，低渗性脱水用2/3张含钠液，高渗性脱水用1/3张含钠液。如临床判断脱水性质有困难，可先按等渗脱水处理。

③定速：输液的速度主要取决于脱水的程度和继续损失的量和速度。原则上先快后慢，有重度脱水或有休克表现者需尽快补充血容量，可用等渗含钠液20mL/kg，在30~60分钟内快速输入。累积损失量（扣除扩容液量）应在8~12小时补完，每小时8~10mL/kg；在脱水基本纠正后，补充继续损失量和生理需要量时速度宜减慢，于12~16小时内补完，约每小时5mL/kg；若吐泻症状缓解，可酌情减少补液量或改为口服补液。

（2）纠正酸中毒　纠正酸中毒的关键是纠正引起代谢性酸中毒的原发病及尽早恢复肾脏灌注和肾功能。轻度酸中毒能随脱水的改善而得到纠正，不需补充碱性药物。对重度酸中毒可根据临床症状结合血气测定结果用1.4%碳酸氢钠进行纠正。

（3）纠正低血钾　低钾的纠正一般可按10%氯化钾每日1~3mL/kg计算，浓度一般不超过0.3%（新生儿0.15%~0.2%）。静脉滴入补钾总量的时间不应少于8小时，严禁钾盐直接静脉推注。因细胞内钾浓度恢复正常要有一个过程，一般静脉补钾要持续4~6天。患儿能口服或缺钾不严重时，可用口服方法补充，剂量同静脉用药。患儿若能恢复原来饮食的半量时，即可考虑停止钾的补充。补钾的原则是见尿补钾，因为无尿时补钾则钾潴留在体内，有引起高钾可能。

（4）其他电解质的补充　补液过程中如出现手足搐搦（多见于伴有营养不良、佝偻病患儿），可由静脉缓慢注射10%葡萄糖酸钙5~10mL（用等量葡萄糖溶液稀释）。如补充钙剂后搐搦不缓解反而加重，应考虑低镁的可能，可给25%硫酸镁每次0.1mg/kg，每日2~3次，深部肌内注射，症状消失后即停用。

（5）第2天及以后的补液量　根据继续损失和生理需要量补充。病情明显缓解者，可改为口服补液。若腹泻仍频繁或呕吐者，应继续采用静脉补液。生理需要量按每日60~80mL/kg计算，用1/3张含钠液补充，能口服则减量；继续损失的补充原则为丢失多少补多少，一般给1/3~1/2张含钠液；同时仍需注意继续补钾和纠正酸中毒。

（三）控制感染

病毒性及非侵袭性细菌所致，一般不用抗生素，应合理使用液体疗法，选用微生态制剂和黏膜保护剂。但对重症患儿、新生儿、小婴儿和免疫功能低下的患儿应选用抗生素。根据大便培养和药敏试验结果进行调整。有黏液脓血便患儿多为侵袭性细菌感染，针对病原体选用第三代头孢菌素类、氨基糖苷类抗生素。婴幼儿选用氨基糖苷类和其他有明显副作用的药物时应慎重。

（四）辅助治疗

1. 微生态疗法

长期腹泻者大多与肠道功能及肠道菌群失调有关，故切忌滥用抗生素，可用微生态疗法。微生态制剂有助于恢复肠道正常菌群的生态平衡，抑制病原菌的定植和侵袭，有利于控制腹泻。常用的有双歧杆菌、嗜乳酸杆菌、粪链球杆菌、需氧芽孢杆菌等菌制剂。如肠道菌群严重紊乱，应选用2种以上的菌制剂进行治疗。

2. 肠黏膜保护剂

与肠道黏液蛋白相互作用可增强其屏障功能，同时能吸附病原体和毒素，阻止病原微生物的攻击，维持肠细胞的吸收和分泌功能，如蒙脱石粉。

3. 补锌治疗

世界卫生组织/联合国儿童基金会建议，对于急性腹泻患儿，应每日给予元素锌20mg（>6个月），6个月以下婴儿每日10mg，疗程10~

14天。

4. 禁用止泻剂

止泻剂具有抑制胃肠动力的作用，从而增加细菌繁殖和毒素吸收，感染性腹泻应用时很危险。

（五）加强护理

1. 适当控制饮食，减轻胃肠负担。对吐泻严重患儿暂时禁食，以后随着病情好转，逐渐增加饮食量。忌食油腻、生冷及不易消化的食物。

2. 保持皮肤清洁干燥，勤换尿布。每次大便后，要用温水清洗臀部，肛周涂以消毒过的植物油或婴儿护肤霜，预防上行性尿道感染和尿布皮炎。

3. 密切观察病情变化。包括呕吐及大便的次数、大便量和性质以及尿量等，及早发现泄泻变证。

（六）迁延性和慢性腹泻病的治疗

主要是积极寻找病程迁延的原因，针对病因治疗，同时做好液体疗法、营养治疗和药物疗法。

1. 液体疗法

预防和治疗脱水，纠正电解质紊乱，调节酸碱平衡。

2. 营养治疗

慢性腹泻病患儿多有营养障碍，条件允许时应坚持母乳喂养；人工喂养者应调整饮食，6个月以下小儿，用牛奶加等量米汤或水稀释，或用酸奶，也可用奶-谷类混合物，每日喂6次，以保证足够的热量；6个月以上患儿可用已习惯的日常饮食，应由少到多，由稀到稠；双糖不耐受患儿宜采用去双糖饮食，如豆浆或去乳糖配方奶粉。少数严重病例不能耐受口服营养物质，可采用静脉营养。

3. 药物疗法

抗生素应慎用，仅用于分离出有特异病原的患儿，并要依据药物敏感试验结果选用。注意补充微量元素与维生素，同时给予微生态疗法和肠黏膜保护剂。

（七）预防措施

1. 注意饮食卫生。食品应新鲜、清洁，不吃变质食品，不暴饮暴食。饭前、便后要给小儿清洁双手，餐具要保持清洁卫生。

2. 注意科学喂养。提倡母乳喂养，不宜在夏季及小儿患病时断奶，遵守添加辅食的原则，循序渐进增加辅食。

3. 加强户外活动，但注意气候变化，避免腹部受凉。

4. 应注意对感染性腹泻病患儿的隔离，防止交叉感染。

第四十六节 水 痘

一、概述

水痘是由水痘-带状疱疹病毒引起的小儿常见急性传染病，临床特征为发热，皮肤黏膜分批出现瘙痒性斑、丘、疱疹及结痂，各期皮疹可同时存在。水痘全年均可发病，以冬春季节多见，多为散发性，但偏僻地区偶可暴发，城市可每2~3年发生周期性流行。发病年龄以6~9岁多见。水痘患者为其主要传染源，通过空气飞沫或接触患儿疱疹内的疱浆传播，人群对水痘普遍易感。感染水痘后可获得持久的免疫力，但以后可以发生带状疱疹。水痘的潜伏期为10~21天，结痂后病毒消失，故传染期为自发疹前24小时至病损结痂约10天。

水痘的病原为水痘-带状疱疹病毒（VZV）。水痘和带状疱疹是同一病毒所致两种不同的临床病证。VZV只有一个血清型，在体外抵抗力弱，不耐酸，不耐高热，对乙醚敏感，在痂皮中不能存活，但在疱液中-65℃可长期存活。人是该病毒唯一已知自然宿主。

二、临床诊断

（一）诊断要点

典型水痘根据流行病学资料、临床表现，尤其皮疹形态、分布特点，不难做出诊断。非典型病例需靠实验室检测进行确诊。

1. 典型水痘

潜伏期10～21天，平均14天。临床上可分为前驱期和出疹期。

（1）前驱期　可无症状或仅有轻微症状，可见低热或中等程度发热、头痛、全身不适、乏力、食欲减退、咽痛、咳嗽等，持续1～2天即迅速进入出疹期。

（2）出疹期　皮疹特点：①初为红斑疹，数小时后变为深红色丘疹，再经数小时发展为疱疹。位置表浅，形似露珠水滴，椭圆形，3～5mm大小，壁薄易破，周围有红晕。疱液初透明，数小时后变为混浊，若继发化脓性感染则成脓疱，常因瘙痒使患者烦躁不安。②皮疹呈向心分布，先出现于头面、躯干，继为四肢，四肢远端、手掌及足底均较少。部分患者鼻、咽、口腔、结膜和外阴等处黏膜可发疹，黏膜疹易破，形成溃疡而疼痛。③水痘皮疹先后分批陆续出现，每批历时1～6天，皮疹数目为数个至数百个不等。同一时期常可见斑、丘、疱疹和结痂同时存在。④疱疹持续2～3天后从中心开始干枯结痂，再经1周痂皮脱落，一般不留疤痕，若继发感染则脱痂时间延长，甚至可能留有疤痕。

2. 重症水痘

免疫功能低下者易形成播散性水痘，表现为高热及全身中毒症状重，皮疹多而密集，易融合成大疱型或呈出血性，或伴有血小板减少而发生暴发性紫癜。此外，重症水痘还可出现水痘肺炎、水痘脑炎、横贯性脊髓炎、水痘肝炎、心肌炎及肾炎等并发症。若多脏器受病毒侵犯，病死率极高。

3. 先天性水痘

妊娠早期感染水痘可能引起胎儿先天畸形（如肢体萎缩、头小畸形、白内障等）；若发生水痘后数天分娩亦可发生新生儿水痘。该型水痘易发生弥漫性水痘感染，呈出血性，并累及肺和肝，病死率高。

（二）主要鉴别诊断

1. 丘疹样荨麻疹

本病多见于婴幼儿，系皮肤过敏性疾病，皮疹多见于四肢，可分批出现，为红色丘疹，顶端有小水疱，壁较坚实，痒感显著，周围无红晕，不结痂。

2. 手足口病

本病皮疹多以疱疹为主，疱疹出现的部位以口腔、臀部、手掌、足底为主，疱疹分布以离心性为主。

（三）辅助检查的临床应用

1. 血常规

白细胞总数正常或稍低。提示为病毒感染。

2. 疱疹刮片

协助诊断。刮取新鲜疱疹基底组织涂片，瑞氏染色见多核巨细胞，苏木素-伊红染色可见细胞核内包涵体。

3. 病毒分离

将疱疹液直接接种于人胚纤维母细胞，分离出病毒再做鉴定，仅用于非典型病例的诊断。

4. 血清学检测

检测水痘病毒特异性IgM抗体或双份血清特异性IgG抗体，4倍以上升高可协助诊断。

三、防治措施

（一）一般治疗

1. 发热期应卧床休息，限制活动，注意水分和营养的补充，不宜吃辛辣、肥腻的食物。

2. 高热患儿给予降温治疗。禁用糖皮质激素及对乙酰氨基酚。

3. 皮肤瘙痒可局部应用炉甘石洗剂，注意保持皮肤清洁，减少搔抓，防止继发细菌感染。

（二）抗病毒治疗

对重症、有并发症或免疫功能受损的患者，应及早使用抗病毒药。首选阿昔洛韦每次 10mg/kg 静脉滴注，每 8 小时一次，疗程 7~10 天。一般应在皮疹出现后 24 小时内开始应用。

（三）其他

1. 早期应用 α-干扰素可促进疾病恢复。
2. 继发皮肤细菌感染时加用抗菌药物。

（四）预防措施

1. 控制传染源

一般水痘患者应在家隔离治疗至疱疹全部结痂；消毒患儿呼吸道分泌物和被污染的用品；托幼机构宜用紫外线消毒；带状疱疹患者不必隔离，但应避免与易感儿及孕妇接触。

2. 保护易感人群

进行水痘减毒活疫苗的接种有较好预防效果。在 72 小时之内用水痘-带状疱疹免疫球蛋白肌内注射进行被动免疫，主要适用于有细胞免疫缺陷者、免疫抑制剂治疗者、患有严重疾病者（如白血病、淋巴瘤及其他恶性肿瘤等）或易感孕妇及体弱者，亦可用于控制、预防医院内水痘暴发流行。

第四十七节　流行性腮腺炎

一、概述

流行性腮腺炎是由腮腺炎病毒所引起的急性呼吸道传染病。临床以腮腺肿胀、疼痛为主要特征。腮腺炎病毒除侵犯腮腺外，还可能累及其他腺体和器官，引起脑膜炎、脑膜脑炎、睾丸炎、卵巢炎和胰腺炎等。流行性腮腺炎一年四季都可发病，冬春两季较易流行。早期患者及隐性感染者均为传染源，主要通过直接接触或飞沫传播。任何年龄均可发病，尤以 5~15 岁多见，可在儿童集体中流行。感染后具有持久免疫。

腮腺炎病毒系副粘病毒科的单股 RNA 病毒。该病毒只有一个血清型。该病毒能被福尔马林、来苏液及紫外线迅速杀灭。

二、临床诊断

（一）诊断要点

根据流行病学史、接触史以及腮腺肿大疼痛的临床表现，诊断一般不困难。对疑似病例需根据血清学检查或病毒分离确诊。

流行性腮腺炎潜伏期为 2~3 周。常无前驱期症状，腮腺肿大多是疾病的首发体征，通常先于一侧肿大，继之累及对侧。腮腺肿胀是以耳垂为中心，向前、后、下发展，边缘不清，触之有弹性感及触痛，表面皮肤不红，张口、咀嚼困难，当进食酸性食物促使唾液腺分泌时疼痛加剧。腮腺导管口（位于上颌第二磨牙旁的颊黏膜处）在早期常有红肿。腮肿 1~3 天达高峰，1 周左右逐渐消退。有时颌下腺或舌下腺可以同时受累。不典型病例可无腮腺肿胀而以单纯睾丸炎或脑膜脑炎的症状出现，也有仅见颌下、舌下腺肿胀者。

（二）主要鉴别诊断

1. 化脓性腮腺炎

多为一侧腮腺肿大，局部疼痛剧烈拒按，红肿灼热明显。挤压腮腺时有脓液自腮腺管口流出。无传染性。外周血白细胞总数和中性粒细胞百分数明显增高。

2. 其他病毒性腮腺炎

流感病毒、副流感病毒、肠道病毒中的柯萨奇 A 组病毒等均可以引起腮腺炎，对再次发生病毒性腮腺炎的病例，需根据血清学检查和病毒分离进行鉴别。

3. 急性淋巴结炎

耳前、颈部、颌下淋巴结炎，有时易与腮腺炎、颌下腺炎相混淆，应注意鉴别。淋巴结发炎时，局部疼痛较重，肿胀的淋巴结边缘清楚，质地较硬，不以耳垂为中心，局部红肿灼热明显，腮腺管口无红肿，常有头面或口咽部感染灶，周围血象白细胞总数及中性粒细胞增高。

（三）并发症

流行性腮腺炎是全身性疾病，病毒常侵犯中枢神经系统及其他腺体而出现症状。甚至某些并发症可不伴有腮腺肿大而单独出现。

1. 脑膜脑炎

较为常见。一般发生在腮腺炎发病后4~5天，个别患儿脑膜脑炎先于腮腺炎。其临床表现及脑脊液改变与其他病毒性脑炎相似。一般预后良好。重症患儿有高热、谵妄、抽搐、昏迷，可能留有神经系统后遗症，甚至引起死亡。

2. 生殖器并发症

睾丸炎是男患儿最常见的并发症，多为单侧。多数在腮腺肿大开始消退时，患儿又出现发热，头痛，睾丸明显肿胀疼痛，可并发附睾炎。30%~50%的病例发生不同程度睾丸萎缩，但很少引起不育症。卵巢炎的发生率比睾丸炎低，临床可见腰部酸痛、下腹疼痛和压痛，目前未见影响生育的报道。

3. 胰腺炎

常发生于腮腺肿大数日后。表现为上腹疼痛和压痛，伴有体温骤然上升、恶心和呕吐等症。由于单纯腮腺炎即可引起血、尿淀粉酶升高，故不宜作为诊断依据。检测血脂肪酶升高有助于胰腺炎诊断。

4. 其他并发症

如心肌炎、甲状腺炎、关节炎、肝炎等，部分患儿遗留耳聋。

（四）辅助检查的临床应用

1. 血清和尿液中淀粉酶测定

有助于流行性腮腺炎与其他原因引起的腮腺肿大或其他病毒性脑膜炎相鉴别。90%患儿发病早期有血清淀粉酶和尿淀粉酶增高，有助于该病的诊断。无腮腺肿大的脑膜炎患儿，血淀粉酶和尿淀粉酶也可升高。另外，血脂肪酶升高有助于流行性腮腺炎继发胰腺炎的诊断。

2. 血清学检查

（1）抗体检查　检测血清中腮腺炎病毒的IgM抗体可作为近期感染的诊断。

（2）病原检查　应用特异性抗体或单克隆抗体检测腮腺炎病毒抗原，可进行早期诊断。应用PCR技术检测腮腺炎病毒RNA，可大大提高可疑患者的诊断。

3. 病毒分离

应用患儿的唾液、血、尿或脑脊液，可分离出腮腺炎病毒，具有确诊的价值。

三、防治措施

（一）治疗措施

1. 对高热患儿可采用物理降温或使用解热药。

2. 严重头痛和并发睾丸炎者可酌情使用止痛药。合并睾丸炎时，用丁字带托住阴囊。

3. 对并发脑膜脑炎、心肌炎的患儿，可短期应用氢化可的松每日5mg/kg静脉滴注；合并胰腺炎时应禁食，静脉输液加用抗生素；可使用干扰素。

（二）预防措施

1. 控制传染源

患儿应及早隔离至腮肿完全消退为止，有接触史的易感儿应检疫观察3周。

2. 保护易感人群

流行性腮腺炎流行期间，少去公共场所，避免感染。预防的重点是应用腮腺炎疫苗进行主动免疫。

第四十八节 手足口病

一、概述

手足口病是由肠道病毒引起的急性传染病，引发手足口病的肠道病毒有20多种（型），其中以柯萨奇病毒A16型（Cox A16）和肠道病毒71型（EV 71）最为常见。手足口病多发生于5岁以下儿童，表现有口痛、厌食，低热，手足、口腔等部位出现小疱疹或小溃疡，多数患儿一周左右可自愈，少数患儿可引起心肌炎、肺水肿、无菌性脑膜脑炎等并发症。个别重症患儿病情发展快，短时间内发生死亡。其感染途径包括消化道，呼吸道及接触传播。手足口病目前尚缺乏有效治疗药物，患病后以对症治疗为主。

二、临床诊断

（一）诊断要点

手足口病主要发生在5岁以下的儿童，潜伏期多为2~10天，平均3~5天。根据临床症状及体征，在大规模流行时，尤其是口腔、手足部位的典型皮疹分布特点，诊断不困难。

1. 普通病例

急性起病，发热、口痛、厌食，口腔黏膜出现散在疱疹或溃疡，位于舌、颊黏膜及硬腭等处，也可波及软腭、牙龈、扁桃体和咽部。手足、臀部、手臂、腿部等处出现斑丘疹，后转为疱疹，疱疹周围可有炎性红晕，疱内液体较少。手足部皮疹较多，掌背面均有。皮疹数少则几个多则几十个，消退后不留痕迹，无色素沉着。部分病例仅表现为皮疹或疱疹性咽峡炎。本病具有自限性，多在一周内痊愈，预后良好。部分病例皮疹表现不典型，如仅出现于单一部位或仅表现为斑丘疹。

2. 重症病例

多见于年龄小于3岁者，病情进展迅速，在发病1~5天出现脑膜炎、脑炎、脑脊髓炎、肺水肿、循环障碍等，极少数病例病情危重，可致死亡，存活病例可留有后遗症。

（1）神经系统表现　有中枢神经系统并发症时，常出现精神差、嗜睡、易惊、急性弛缓性麻痹，惊厥。查体可见脑膜刺激征阳性，腱反射减弱或消失，巴宾斯基征阳性。合并有中枢神经系统症状以2岁以内患儿多见。

（2）呼吸系统表现　主要见于并发肺水肿的患儿，呼吸浅促、呼吸困难或有呼吸节律的异常改变，口唇发绀，咳嗽，咳白色或粉红色、血性泡沫样痰；肺部可闻及湿啰音或痰鸣音。

（3）循环系统表现　并发心肌炎的表现。面色苍灰、皮肤花纹、四肢发凉，指（趾）发绀；出冷汗；毛细血管再充盈时间延长。心率增快或减慢，脉搏浅速或减弱甚至消失；血压升高或下降。

（二）主要鉴别诊断

散在发生时，须与疱疹性咽峡炎、风疹等鉴别：

1. 单纯疱疹性口炎

四季均可发病，由单纯疱疹病毒引起，以散发病例为主。口腔黏膜出现疱疹及溃疡。但没有手、足部疱疹。

2. 疱疹性咽峡炎

主要由柯萨奇病毒引起，患儿有发热、咽痛，口腔黏膜出现散在灰白色疱疹，周围有红晕，疱疹破溃形成溃疡。病变在口腔后部如扁桃体前部、软腭、悬雍垂，很少累及颊黏膜、舌、龈。不典型的患儿须做病原学及血清检查。

（三）辅助检查的临床应用

以三大常规检查为主。外周血白细胞计数减低或正常；尿、便常规检查一般无异常。取咽拭子或粪便标本送至实验室检测病毒，但病毒检测需要2~4周才能出结果。

三、防治措施

（一）一般治疗

本病如无并发症，预后一般良好，多在一周内痊愈。以对症治疗为主。

1. 首先隔离患儿，接触者应注意消毒隔离，避免交叉感染。
2. 对症治疗，做好口腔护理。
3. 衣服、被褥要清洁，衣着要舒适、柔软，经常更换。剪短患儿的指甲，必要时包裹双手，防止抓破皮疹。臀部有皮疹的患儿，应随时清理其大小便，保持臀部清洁干燥。
4. 可服用抗病毒药物及清热解毒中草药，补充维生素B、C等。

（二）并发症与合并症治疗

1. 密切监测病情变化，尤其是脑、肺、心等重要脏器功能；危重患儿应特别注意监测血压、血气分析、血糖及胸片。
2. 维持水、电解质、酸碱平衡。
3. 有颅内压增高者给予降颅压治疗。
4. 出现低氧血症、呼吸困难等呼吸衰竭征象者，应及早进行机械通气治疗。
5. 维持血压稳定。如出现DIC、肺水肿、心力衰竭等，应给予相应处理。

（三）抗病毒治疗

抗病毒药一般在发病24~48小时前使用最佳，但手足口病确诊的时候，基本已经过了最有效的治疗阶段，因此，不提倡常规使用抗病毒药物。

（四）预防措施

1. 饭前便后、外出后要给儿童洗手，不要让儿童喝生水、吃生冷食物，避免接触患病儿童。
2. 看护人接触儿童前及替幼童更换尿布、处理粪便后均要洗手，并妥善处理污物。
3. 婴幼儿使用的奶瓶、奶嘴使用前后应充分清洗。
4. 本病流行期间不宜带儿童到人群聚集、空气流通不良的公共场所，注意保持家庭环境卫生，居室要经常通风，勤晒衣被。
5. 儿童出现相关症状要及时到医疗机构就诊。患儿不要接触其他儿童，父母要及时对患儿的衣物进行晾晒或消毒，对患儿粪便及时进行消毒处理；轻症患儿不必住院，宜居家治疗、休息，以减少交叉感染。
6. 每日对儿童玩具、个人卫生用具、餐具等物品进行清洗消毒。
7. 托幼单位每日进行晨检，发现可疑患儿时，采取及时送诊、居家休息的措施；对患儿所用的物品要立即进行消毒处理。
8. 患儿增多时，要及时向卫生和教育部门报告。根据疫情控制需要当地教育和卫生部门可决定采取托幼机构或小学放假措施。

附录：中医执业助理医师资格考试实践技能考试大纲

一、医师职业素养

（一）医德医风

（二）沟通能力

（三）人文关怀

二、中医思维与诊疗能力

（一）中医四诊信息采集

（二）诊断与鉴别诊断

（三）辨证论治

（四）预防与调护

三、中医操作技能

（一）中医四诊

（二）针灸常用腧穴

1. 手太阴肺经腧穴：尺泽、孔最、列缺、鱼际、少商

2. 手阳明大肠经腧穴：商阳、合谷、手三里、曲池、肩髃、迎香

3. 足阳明胃经腧穴：地仓、下关、头维、天枢、梁丘、犊鼻、足三里、上巨虚、条口、丰隆、内庭

4. 足太阴脾经腧穴：公孙、三阴交、地机、阴陵泉、血海、大横

5. 手少阴心经腧穴：通里、神门、少府

6. 手太阳小肠经腧穴：后溪、养老、天宗、听宫

7. 足太阳膀胱经腧穴：攒竹、天柱、肺俞、膈俞、胃俞、肾俞、大肠俞、次髎、委中、膏肓、秩边、承山、昆仑、申脉、至阴

8. 足少阴肾经腧穴：涌泉、太溪、照海、复溜

9. 手厥阴心包经腧穴：郄门、内关、大陵、中冲

10. 手少阳三焦经腧穴：中渚、外关、支沟、翳风

11. 足少阳胆经腧穴：风池、肩井、环跳、阳陵泉、悬钟、丘墟

12. 足厥阴肝经腧穴：太冲、蠡沟、期门

13. 督脉腧穴：腰阳关、命门、大椎、百会、神庭、水沟、印堂
14. 任脉腧穴：中极、关元、气海、中脘、膻中、天突
15. 常用经外奇穴：四神聪、太阳、定喘、夹脊、腰痛点、十宣

（三）针灸技术

1. 毫针法
2. 艾灸法
3. 其他疗法：三棱针法、皮肤针法、耳穴压丸法
4. 针灸异常情况处理：晕针、滞针、弯针、断针、血肿、皮肤灼伤及起疱、刺伤内脏、刺伤脑脊髓、外周神经损伤
5. 常见急性病症的针灸治疗

（1）偏头痛　　　　　　　　　　　（7）痛经
（2）落枕　　　　　　　　　　　　（8）扭伤
（3）中风　　　　　　　　　　　　（9）牙痛
（4）心悸　　　　　　　　　　　　（10）晕厥
（5）哮喘　　　　　　　　　　　　（11）抽搐
（6）呕吐　　　　　　　　　　　　（12）内脏绞痛

（四）推拿技术

1. 㨰法　　　　　　　　　　　　　5. 拿法
2. 揉法　　　　　　　　　　　　　6. 抖法
3. 按法　　　　　　　　　　　　　7. 捏脊法
4. 推法　　　　　　　　　　　　　8. 搓法

（五）拔罐技术

四、西医临床技能

（一）体格检查

1. 全身状态检查

生命征、发育与体型、营养状态、意识状态、面容、体位、步态

2. 皮肤检查

3. 浅表淋巴结检查

4. 头部检查

（1）眼部检查：眼睑、结膜、巩膜、瞳孔（大小、对光反射）

（2）咽部、扁桃体检查

（3）鼻窦检查

5. 颈部检查（血管、甲状腺、气管）

6. 胸廓、胸壁与乳房检查

7. 肺和胸膜检查

（1）视诊（呼吸运动、呼吸频率、呼吸节律、呼吸深度）

（2）触诊（胸廓扩张度、语音震颤、胸膜摩擦感）

（3）叩诊（叩诊方法、叩诊音）

（4）听诊（听诊方法、呼吸音、啰音、听觉语音）

8. 心脏检查

（1）视诊（心前区隆起、心尖搏动）

（2）触诊（心尖搏动、震颤）

（3）叩诊（心脏相对浊音界）

（4）听诊（心脏瓣膜听诊区、听诊方法、心率、心律、心音、心脏杂音）

9. 血管检查：脉搏、周围血管征

10. 腹部检查

（1）视诊（腹部外形、呼吸运动、腹壁静脉、胃肠型和蠕动波）

（2）触诊（腹壁紧张度、压痛及反跳痛、腹部包块、肝脾触诊、墨菲征、液波震颤）

（3）叩诊（腹部叩诊音、肝浊音界、移动性浊音、肾区叩击痛）

（4）听诊（肠鸣音、振水音）

11. 脊柱、四肢检查

（1）脊柱（弯曲度、活动度、压痛与叩击痛）

（2）四肢关节

12. 神经系统检查

（1）肌力、肌张力

（2）神经反射（浅反射、深反射、病理反射）

（3）脑膜刺激征

（4）拉塞格征

（二）基本操作

1. 外科手消毒

2. 戴无菌手套

3. 手术区皮肤消毒

4. 穿、脱隔离衣

5. 创伤的现场止血法

6. 伤口（切口）换药

7. 脊柱损伤的现场搬运

8. 长骨骨折现场急救固定

9. 心肺复苏术

10. 气囊-面罩简易呼吸器的使用

（三）辅助检查结果分析判读

1. 心电图

（1）正常心电图　　　　　　　　（5）过早搏动

（2）心室肥大　　　　　　　　　（6）阵发性室上性心动过速

（3）心肌缺血　　　　　　　　　（7）室性心动过速

（4）急性心肌梗死　　　　　　　（8）心房颤动

（9）心室颤动

（10）房室传导阻滞

2. 普通 X 线片

（1）正常胸部正位片

（2）阻塞性肺气肿

（3）气胸

（4）胸腔积液

（5）肺炎链球菌肺炎

（6）原发性肺癌

（7）胃溃疡

（8）急性胃肠穿孔

（9）长骨骨折

3. 实验室检查

（1）血液一般检查

（2）尿液检查

（3）粪便检查

（4）肝功能（血清蛋白、丙氨酸氨基转移酶、天门冬氨酸氨基转移酶、γ-谷氨酰转肽酶、胆红素）

（5）乙型肝炎病毒标志物

（6）肾功能（尿素氮、肌酐、尿酸）

（7）血糖、糖化血红蛋白

（8）血清总胆固醇、甘油三酯、高密度脂蛋白胆固醇、低密度脂蛋白胆固醇

（9）血清钾、钠、氯、钙

（10）血清淀粉酶

（11）血清心肌标志物（心肌酶、肌钙蛋白）

（12）抗链球菌溶血素"O"

（13）类风湿因子与抗核抗体

（14）浆膜腔积液

（15）常用肿瘤标志物（AFP、CEA）

（16）甲状腺功能（FT_3、FT_4、TSH）

五、中医常见病

1. 感冒
2. 咳嗽
3. 哮病
4. 喘证
5. 肺痨
6. 肺胀
7. 心悸
8. 胸痹
9. 不寐
10. 痫病
11. 胃痛
12. 呕吐
13. 腹痛
14. 泄泻
15. 痢疾
16. 便秘
17. 胁痛
18. 黄疸
19. 鼓胀
20. 头痛
21. 眩晕
22. 中风
23. 水肿
24. 淋证
25. 郁证
26. 血证
27. 消渴
28. 内伤发热
29. 痹证
30. 痿证
31. 腰痛
32. 痈
33. 乳癖
34. 湿疮
35. 痔
36. 肠痈

37. 崩漏

38. 痛经

39. 绝经前后诸证

40. 带下病

41. 胎漏、胎动不安

42. 不孕症

43. 肺炎喘嗽

44. 小儿泄泻

45. 积滞

46. 鹅口疮

47. 水痘

48. 手足口病

49. 麻疹

50. 丹痧

51. 紫癜

52. 肩周炎

53. 颈椎病

54. 腰椎间盘突出症

六、西医常见病

1. 急性上呼吸道感染
2. 慢性支气管炎
3. 慢性阻塞性肺疾病
4. 慢性肺源性心脏病
5. 支气管哮喘
6. 肺炎（肺炎链球菌肺炎、支原体肺炎）
7. 肺结核
8. 原发性支气管肺癌
9. 慢性呼吸衰竭
10. 心力衰竭
11. 心律失常
    （1）过早搏动
    （2）心房颤动
12. 原发性高血压
13. 冠状动脉粥样硬化性心脏病
14. 病毒性心肌炎
15. 慢性胃炎
16. 消化性溃疡
17. 胃癌
18. 溃疡性结肠炎
19. 肝硬化
20. 急性胰腺炎
21. 慢性肾小球肾炎
22. 尿路感染
23. 慢性肾衰竭
24. 缺铁性贫血
25. 再生障碍性贫血
26. 甲状腺功能亢进症
27. 甲状腺功能减退症
28. 糖尿病
29. 血脂异常
30. 高尿酸血症与痛风
31. 类风湿关节炎
32. 脑梗死
33. 脑出血
34. 病毒性肝炎
35. 乳腺增生病
36. 急性阑尾炎
37. 胆石症
38. 良性前列腺增生症
39. 排卵障碍性异常子宫出血
40. 绝经综合征
41. 阴道炎
42. 先兆流产
43. 异位妊娠
44. 小儿肺炎
45. 小儿腹泻病
46. 水痘
47. 流行性腮腺炎
48. 手足口病

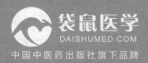

国家中医药管理局直属单位——中国中医药出版社旗下医学培训品牌

官方权威　　顶级师资　　科学教研　　专业服务

医考关键节点班型推荐——科学规划，省心省力

2020大纲官方公布	免费
2020执医导学公开课	
最新大纲官方解读与全科复习规划指导	

2019.12-2020.04	1680元
综合笔试-全面精讲班	
180小时大纲全考点精讲，基础学习必入	

2019.12-2020.04	1399元
综合笔试-强化进阶班	
120小时精华考点深度讲解，巩固提升进阶	

2020.05	599元
实践技能-全面精讲班	
50小时三站考点全覆盖，技能通关必备	

2020.05	99元
实践技能规范化操作视频	
第二站操作评分指南，2020参考人手一份	

2020.05-2020.06	399元
实践技能-实战特训班	
三站考试全真模拟，应考策略考前必看	

2020.06	599元
综合笔试-经典例题讲解班	
800道典型题目深度剖析，点拨思路灵活应考	

2020.07	699元
综合笔试-冲刺提分班	
60小时必考要点梳理及考情预测，临考高效突破	

私人定制班型
高端协议小班
12800元
全程跟踪服务

15人小班型面对面直播，面授效果，网课价格

尊享袋鼠医学全部班型、500小时课程学习

全阶段复习规划，班主任督导答疑，全天候陪伴式备考

更多医考资讯获取请前往
执医官方辅导APP——袋鼠医学

独家讲师团队，顶级师资配置

袋鼠医学课程主讲老师均来自北京中医药大学、南京中医药大学等知名院校，其中90%以上为博士，多位参与2020医师资格考试大纲修订或为实践技能考官，能够精准把握医考动态与命题趋势，紧扣最新大纲、高效授课。

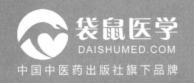

中国中医药出版社旗下品牌

国家中医药管理局直属单位—中国中医药出版社旗下医学培训品牌

国家中医医师资格考试技能操作规范化视频唯一授权发布平台

下载"袋鼠医学APP"

体验学习的乐趣

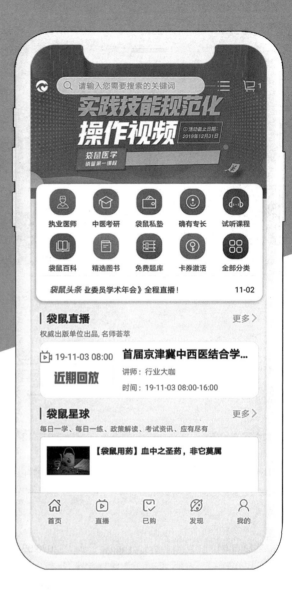

袋鼠医学APP功能介绍

高清视频 离线下载

视频支持离线下载观看，支持不同清晰度和多倍速播放，不限次数不限时间反复播放，不受网络限制，方便在不同场景下学习

直播课堂 引人入胜

手机看直播，直接与名师近距离接触。疑难问题随时提，名师指点解迷津，直播回放随时看，学习中医更容易

袋鼠星球 干货文章

拥有上万流量的执医重点表格袋鼠笔记以及每日推荐的中医资讯、学术文章都会在袋鼠星球出现，方便学习者查找和系统学习

海量题库 权威解析

全科题库，紧随考点大纲，集合历年考题，题题详细解析

电子讲义 方便快捷

电子资料随时查看，关键词查找，信息获取快人一步

课程购买 一步到位

限时福利、免费试看、课程详情，课程轻松购

执医考试、中医考研、大咖直播、海量题库等，中医药知识尽在袋鼠医学APP